全国高等职业院校预防医学专业规划教材

突发公共卫生事件应急处置

（供预防医学专业用）

主　　审　郝艳华

主　　编　黄新宇　张周斌

副 主 编　李龙飞　陆剑云　郑代坤

编　　者　（以姓氏笔画为序）

　　　　　史烨梁（江苏省疾病预防控制中心）

　　　　　李　亮（山东医学高等专科学校）

　　　　　李龙飞（黑龙江护理高等专科学校）

　　　　　李治伟（长沙卫生职业学院）

　　　　　张周斌（广州市疾病预防控制中心）

　　　　　陆剑云（广州市白云区疾病预防控制中心）

　　　　　罗丹彤（长春医学高等专科学校）

　　　　　郑代坤（重庆三峡医药高等专科学校）

　　　　　孟南希（哈尔滨市疾病预防控制中心）

　　　　　赵　帅（天津市疾病预防控制中心）

　　　　　黄新宇（黑龙江护理高等专科学校）

编写秘书　罗丹彤

中国健康传媒集团
中国医药科技出版社　·北京

内 容 提 要

本教材为"全国高等职业院校预防医学专业规划教材"之一，专为高等职业院校预防医学专业学生及基层公共卫生工作者量身定制，旨在培养和提升读者在突发公共卫生事件中的应急处置能力。内容紧扣国家公共卫生应急管理体系的建设需求，涵盖突发公共卫生事件基本理论、应急预案编制与演练、传染病分类处置、有毒有害因素造成的群体中毒处置、食物中毒处置、职业中毒处置、不明原因引起的群体发病处置、消毒与病媒生物控制技术及现场毒物快速检测技术等，强调理论与实践相结合。本教材遵循实用性、科学性和可操作性的原则，通过实践指导操作，有效提升学生实际操作能力，满足国家对基层公共卫生人才培养需求。本教材为书网融合教材，即纸质教材与数字资源有机融合，包括PPT、微课、习题等内容，满足学生线上线下学习需求，便教易学。

本教材主要供预防医学专业师生教学使用，也可作为相关人员学习参考用书。

图书在版编目（CIP）数据

突发公共卫生事件应急处置 / 黄新宇，张周斌主编
. -- 北京：中国医药科技出版社，2025.7
全国高等职业院校预防医学专业规划教材
ISBN 978-7-5214-4325-7

Ⅰ. ①突… Ⅱ. ①黄… ②张… Ⅲ. ①公共卫生 – 突发事件 – 卫生管理 – 中国 – 高等职业教育 – 教材 Ⅳ.
①R199.2

中国国家版本馆 CIP 数据核字（2023）第 236344 号

美术编辑　陈君杞
版式设计　友全图文

出版　**中国健康传媒集团** | 中国医药科技出版社
地址　北京市海淀区文慧园北路甲 22 号
邮编　100082
电话　发行：010 – 62227427　邮购：010 – 62236938
网址　www.cmstp.com
规格　889mm×1194mm $^1/_{16}$
印张　18 $^1/_4$
字数　533 千字
版次　2025 年 7 月第 1 版
印次　2025 年 7 月第 1 次印刷
印刷　天津市银博印刷集团有限公司
经销　全国各地新华书店
书号　ISBN 978-7-5214-4325-7
定价　**65.00 元**

获取新书信息、投稿、为图书纠错，请扫码联系我们。

为了贯彻党的二十大精神，落实《国家职业教育改革实施方案》《关于推动现代职业教育高质量发展的意见》等文件精神，对标国家健康战略、服务健康产业转型升级，服务职业教育教学改革，对接职业岗位需求，强化职业能力培养，中国健康传媒集团中国医药科技出版社在教育部、国家药品监督管理局的领导下，组织相关院校和企业专家编写"全国高等职业院校预防医学专业规划教材"。本套教材具有以下特点。

1.强化课程思政，体现立德树人

坚决把立德树人贯穿、落实到教材建设全过程的各方面、各环节。教材编写将价值塑造、知识传授和能力培养三者融为一体。在教材专业内容中渗透我国医疗卫生事业人才培养需要的有温度、有情怀的职业素养要求，着重体现加强救死扶伤的道术、心中有爱的仁术、知识扎实的学术、本领过硬的技术、方法科学的艺术的教育。引导学生始终把人民群众生命安全和身体健康放在首位，尊重患者，善于沟通，提升综合素养和人文修养，提升依法应对重大突发公共卫生事件的能力，做医德高尚、医术精湛的健康守护者。

2.体现职教精神，突出必需够用

教材编写坚持"以就业为导向、以全面素质为基础、以能力为本位"的现代职业教育教学改革方向，根据《高等职业学校专业教学标准》《职业教育专业目录(2021)》要求，教材编写落实"必需、够用"原则，以培养满足岗位需求、教学需求和社会需求的高素质技能型人才，体现高职教育特点。同时做到与技能竞赛考核、职业技能等级证书考核的有机结合。

3.坚持工学结合，注重德技并修

围绕"教随产出，产教同行"，教材融入行业人员参与编写，强化以岗位需求为导向的理实教学，注重理论知识与岗位需求相结合，对接职业标准和岗位要求。设置"学习目标""情景导入""知识链接""重点小结""练习题"等模块，培养学生理论联系实践的综合分析能力；增强教材的可读性和实用性，培养学生学习的自觉性和主动性，强化培养学生创新思维能力和操作能力。

4.建设立体教材，丰富教学资源

依托"医药大学堂"在线学习平台搭建与教材配套的数字化资源(数字教材、教学课件、图片、视频、动画及练习题等),丰富多样化、立体化教学资源,并提升教学手段,促进师生互动,满足教学管理需要,为提高教育教学水平和质量提供支撑。

本套教材的出版得到了全国知名专家的精心指导和各有关院校领导与编者的大力支持,在此一并表示衷心感谢。希望广大师生在教学中积极使用本套教材并提出宝贵意见,以便修订完善,共同打造精品教材。

数字化教材编委会

主　　编　黄新宇　张周斌

副 主 编　李龙飞　陆剑云　郑代坤

编　　者　（以姓氏笔画为序）

　　　　　史烨梁（江苏省疾病预防控制中心）

　　　　　李　亮（山东医学高等专科学校）

　　　　　李龙飞（黑龙江护理高等专科学校）

　　　　　李治伟（长沙卫生职业学院）

　　　　　张周斌（广州市疾病预防控制中心）

　　　　　陆剑云（广州市白云区疾病预防控制中心）

　　　　　罗丹彤（长春医学高等专科学校）

　　　　　郑代坤（重庆三峡医药高等专科学校）

　　　　　孟南希（哈尔滨市疾病预防控制中心）

　　　　　赵　帅（天津市疾病预防控制中心）

　　　　　黄新宇（黑龙江护理高等专科学校）

编写秘书　罗丹彤

PREFACE
前言 ▶

  随着全球化的浪潮不断推进和人口流动性的日益增强，公共卫生安全已上升为全球面临的重大挑战。一系列突发公共卫生事件不仅对人类社会造成了深远的影响，更凸显了加强公共卫生体系建设和提升应急处置能力的重要性。在这一背景下，我国政府高度重视公共卫生事业的发展，明确提出构建强大的公共卫生体系，以维护人民健康和国家安全。作为预防医学专业的重要组成部分，突发公共卫生事件的应急处置不仅是专业技能的体现，更是对高职高专学生政治素养和专业责任感的深刻考验。《突发公共卫生事件应急处置》正是在这样的时代背景下应运而生，它不仅是对当前国际国内公共卫生形势的深刻回应，更是对国家战略需求的有力支撑，旨在响应国家对基层公共卫生人才的培养需求。

  本教材系统地介绍了突发公共卫生事件的基本概念、类型、特点及其应急处置的原则、策略和方法。通过学习本教材，旨在使学生能够深刻理解突发公共卫生事件对国家安全和社会稳定的重要性，增强政治意识和社会责任感；掌握突发公共卫生事件的预防、监测、预警和应急处置的基本理论和实践技能；学习在不同情境下快速有效地应对各类突发公共卫生事件，保障人民群众的生命安全和身体健康；培养科学决策和团队协作的能力，为将来在公共卫生领域工作打下坚实的基础。

  本教材充分吸纳了疾病防控中心在突发公共卫生事件应急处置方面的实践经验和高职院校在教学与研究方面的深厚积累，通过高职院校与各级疾控中心的合作，实现了理论与实践的有机融合，确保了教材内容的前瞻性、实用性、适用性和针对性。本教材内容丰富，从理论到实践，涵盖了应急预案的制定与演练、传染病的分类处置、群体中毒事件的应对以及消毒与病媒生物控制技术等。通过情景导入、实践指导帮助学生构建系统的知识结构，提高实际操作能力。本教材为书网融合教材，纸质教材与数字资源有机融合，包括PPT、微课、习题等内容，满足学生线上线下学习需求，便教易学。

  本教材包括10章理论知识和8个实践指导，其中，史烨梁负责第五章和第七章，李亮负责第九章第二节、第十章及实践指导7、8，李龙飞负责第四章第三节及实践指导2，李治伟负责第四章第七节，张周斌负责第二章及实践指导1，陆剑云负责第三章和第八章，罗丹彤负责实践指导6，郑代坤负责第四章第五节及实践指导3，孟南希负责第六章及实践指导5，赵帅负责第四章第一、二、四、六、八、九节及实践指导4，黄新宇负责第一章、第九章第一节，以及全书的统稿工作。本教材主要供预防医学专业使用。

  在本教材编写过程中，得到了各位编者所在单位领导的大力支持，在此一并表示衷心的感谢！我们还要特别感谢哈尔滨医科大学的郝艳华教授承担本教材的主审工作，为本书的编写提供了宝贵的指导和帮助。限于编者的水平，书中难免存在疏漏或不足之处，诚恳地希望广大专家和读者提出宝贵的意见和建议，以期使本教材更加完善。

编 者

2025 年 3 月

CONTENTS
◀ 目录

第一章 导 论

◈ 学习目标

知识目标

1. 掌握突发公共卫生事件的概念、分类、分级、特点和危害；突发公共卫生事件的报告；突发公共卫生事件应急处置流程。

2. 熟悉突发公共卫生事件应急管理的概念、特征、基本原则；突发公共卫生事件应急反应措施。

3. 了解卫生应急管理的主要内容和任务；突发公共卫生事件应急响应处置原则。

能力目标

能正确认识和理解突发公共卫生事件基本概念及危害性、卫生应急管理的相关基本理论，具有应急响应和处置工作任务相关知识的能力。

素质目标

通过本章的学习，树立有效预防、及时控制和消除突发公共卫生事件及其危害重要性的思想，培养预防为主、统一领导、依靠科学、措施果断的工作作风，最大限度地减少突发公共卫生事件对公众健康造成的危害，保障公众身心健康与生命安全。

情境导入

情境： 1987 年 12 月 30 日—1988 年 1 月 4 日，某市各区、县共报告腹泻患者 10245 人，部分主要症状为低热、恶心、呕吐、腹痛和腹泻，经大便和肛拭细菌学检测，诊断为福氏志贺氏菌引起的细菌性痢疾。该市卫生防疫站随即选择了 200 例腹泻病例进行发病因素调查，发现 164 人（82%）主诉在发病前 3 天内食用过毛蚶。根据卫生防疫站的建议，该市人民政府立即制定了禁止销售和运输毛蚶的紧急措施。

1988 年 1 月 19 日，该市病毒性肝炎报告例数由 73 例升至 134 例。1 月 20 日，该市卫生防疫站组织调查发现患者剧增且多为黄疸型，立即向当地卫生局及国家卫生部通报。1 月 21 日启动日报制度，病例数每日递增 200 ~ 300 人，1 月 25 日至 2 月 15 日达高峰，日均超 1 万例，2 月中旬后下降，至 3 月 18 日共报告甲肝病例 292301 例，罹患率 4082.6/10 万。综合分析确诊为甲肝暴发。

在该市政府统一领导下，各部门合作协同，建立疫情防控网络。卫生防疫部门加强疫情监测，严格做好消毒隔离工作，广泛开展卫生宣教等综合防控措施。医疗机构全力以赴收治患者，确保有效治疗。卫生监督机构加强执法检查，落实对食品生产、流通、贮存各环节监督管理。通过一系列积极有效的预防控制措施，本次疫情逐步得到控制。

思考：

1. 什么是突发公共卫生事件？该次事件属于其哪种分类？

2. 总结该次事件的应急处置流程，谈谈应急反应措施的重要性。

3. 作为基层疾控工作人员，应该如何通过预防措施和风险管理防止未来类似事件的发生？

人类社会发展的历史始终与风险、灾难、传染病的流行相伴，突发公共卫生事件直接关系到公众健康、经济发展和社会安定。20世纪以来，各种突发公共卫生事件逐步呈现出多发、频发的态势，传染性非典型肺炎（SARS）、人感染高致病性禽流感、甲型H1N1流感疫情，以及新冠病毒感染全球大流行等一系列突发公共卫生事件的发生，使人们深刻地认识到对各种突发公共卫生事件进行管理的必要性，极大地推动了卫生应急管理理论和实践研究的深入发展。现场应急处置是积极应对各级各类突发公共卫生事件的关键技术，是将突发公共卫生事件消灭在萌芽阶段，最大限度地减少突发公共卫生事件对公众健康和生存环境危害的关键环节。

第一节　突发公共卫生事件应急处置概述

突发公共卫生事件（public health emergency）是指突然发生，造成或者可能造成社会公众身心健康严重损害的重大传染病、群体性不明原因疾病、重大食物、职业中毒和其他群体性中毒以及因自然灾害、事故、灾难或社会安全等事件引起的严重影响公众身心健康的事件。

一、突发公共卫生事件的分类与分级

（一）分类及特点

突发公共卫生事件按发生原因可分为以下八类。

1. 生物病原体所致疾病　主要指传染病（包括人畜共患传染病）、寄生虫病，地方病区域性流行、暴发流行或出现死亡，群体性医院感染等。

2. 不明原因引起的群体发病或死亡　该类事件原因不明，公众缺乏相应的防护和治疗知识。同时，日常也没有针对该事件的特定监测预警系统，使得该类事件常常造成严重的后果。此外，由于原因不明，在事件发生控制上也存在较大难度。

3. 食物中毒事件　指人摄入含有生物性、化学性有毒有害物质后，或把有毒有害物质当作食物摄入后，所出现的非传染性的急性或亚急性疾病。属于食源性疾病的范畴。

4. 职业中毒事件　通常由工作场所的特殊环境因素引起，如高温、低压、有毒气体或粉尘等职业性暴露。这类事件往往影响人数众多，造成的伤亡也较严重。

5. 群体中毒事件　通常由有毒有害因素的污染引起，如水体污染、大气污染等，影响范围广泛，对人群健康构成重大威胁，甚至还可能导致社会恐慌和经济负担。

6. 自然灾害引发的公共卫生事件　通常由地震、火山爆发、泥石流、台风、洪水等不可预测的自然力量所引起，这些灾害不仅直接导致人员伤亡，还会在灾后引发一系列复杂的公共卫生问题。灾后的紧急阶段，可能伴随着基础设施的破坏、卫生条件的恶化，疾病传播风险增加，易发生传染病暴发流行。此外，灾害还可能引发创伤后应激障碍（PTSD）、焦虑和抑郁等社会心理问题。

7. 意外事故引发的公共卫生事件　通常指非故意、突发性的事故，如交通事故、工业爆炸、火灾、建筑物坍塌等。这些事故往往在没有预警的情况下发生，往往会造成巨大的人员伤亡和健康风险。不幸遇难者的遗体如果未能及时妥善处理，还可能引起疾病传播。

8. 三恐事件　指生物、化学、核辐射恐怖事件。该类事件不仅能造成直接的人员伤亡，还可能引发社会秩序的混乱和长期的心理影响。这些事件的潜在后果包括疾病传播、环境污染以及对公众健康的极大损害。

（二）分级

依据《国家突发公共卫生事件应急预案》，突发公共卫生事件可根据事件性质、危害程度、涉及范围划分为特别重大（Ⅰ级）、重大（Ⅱ级）、较大（Ⅲ级）和一般（Ⅳ级）四个级别。

突发公共卫生事件遵循统一领导、分级负责的原则。在发生突发公共卫生事件时，事发地的县级、市（地）级、省级人民政府及其有关部门按照分级响应的原则，做出相应级别应急反应。特别重大突发公共卫生事件（Ⅰ级）应急处理工作由国务院或国务院卫生健康主管部门和有关部门组织实施。特别重大级别（Ⅰ级）以下的突发公共卫生事件应急处理工作由地方各级人民政府负责组织实施，其中，重大（Ⅱ级）突发公共卫生事件由省级政府负责组织处置；较大（Ⅲ级）突发公共卫生事件由市级政府负责组织处置；一般（Ⅳ级）突发公共卫生事件由区/县级政府负责组织。超出本级应急处置能力时，地方各级人民政府要及时报请上级人民政府和有关部门提供指导和支持。

1. 特别重大突发公共卫生事件（Ⅰ级）　有下列情形之一的，为特别重大突发公共卫生事件（Ⅰ级）。

（1）肺鼠疫、肺炭疽在大、中城市发生并有扩散趋势，或肺鼠疫、肺炭疽疫情波及2个以上的省份，并有进一步扩散趋势。

（2）发生传染性非典型肺炎、人感染高致病性禽流感病例，并有扩散趋势。

（3）涉及多个省份的群体性不明原因疾病，并有扩散趋势。

（4）发生新传染病或我国尚未发现的传染病发生或传入，并有扩散趋势，或发现我国已消灭的传染病重新流行。

（5）发生烈性病菌株、毒株、致病因子等丢失事件。

（6）周边以及与我国通航的国家和地区发生特大传染病疫情，并出现输入性病例，严重危及我国公共卫生安全的事件。

（7）国务院国家卫生健康委员会行政部门认定的其他特别重大突发公共卫生事件。

2. 重大突发公共卫生事件（Ⅱ级）　有下列情形之一的，为重大突发公共卫生事件（Ⅱ级）。

（1）在1个县（市、区）行政区域内，一个平均潜伏期内（6天）发生5例及以上肺鼠疫、肺炭疽病例，或者相关联的疫情波及2个以上的县（市、区）。

（2）发生传染性非典型肺炎、人感染高致病性禽流感病例。

（3）腺鼠疫发生流行，在1个市（地）行政区域内，一个平均潜伏期内多点连续发病20例及以上，或流行范围波及2个以上地市（地）。

（4）霍乱在1个市（地）行政区域内流行，一周内发病30例及以上；或波及2个以上市（地），有扩散趋势。

（5）乙类、丙类传染病波及2个以上县（市），一周内发病水平超过前5年同期平均发病水平2倍以上。

（6）我国尚未发现的传染病发生或传入，尚未造成扩散。

（7）发生群体性不明原因疾病，扩散到县（市）以外的地区。

（8）发生重大医源性感染事件。

（9）预防接种或群体预防性服药出现人员死亡。

（10）一次食物中毒人数超过100人并出现死亡病例，或出现10例以上死亡病例。

（11）一次发生急性职业中毒50人及以上，或死亡5人及以上。

（12）境内外隐匿运输、邮寄烈性生物病原体、生物毒素造成我境内人员感染或死亡的。

（13）省级以上人民政府卫生健康主管部门认定的其他重大突发公共卫生事件。

3. 较大突发公共卫生事件（Ⅲ级）　有下列情形之一的，为较大突发公共卫生事件（Ⅲ级）。

（1）发生肺鼠疫、肺炭疽病例，一个平均潜伏期内病例数未超过5例，流行范围在1个县（市）

行政区域以内。

（2）腺鼠疫发生流行，在1个县（市）行政区域内，一个平均潜伏期内连续发病10例及以上，或波及2个以上县（市）。

（3）霍乱在1个县（市）行政区域内发生，一周内发病10～29例，或波及2个以上县（市），或地（市）级城市的首次发生。

（4）一周内在1个县（市）行政区域内，乙、丙类传染病发病水平超过前5年同期平均发病水平1倍以上。

（5）在1个县（市）行政区域内发现群体性不明原因疾病。

（6）一次食物中毒人数超过100人，或出现死亡病例。

（7）预防接种或群体预防性服药出现群体心因性反应或不良反应。

（8）一次发生急性职业中毒10～49人，或死亡4人以下。

（9）市（地）级以上人民政府卫生健康主管部门认定的其他较大突发公共卫生事件。

4. 一般突发公共卫生事件（Ⅳ级） 有下列情形之一的，为一般突发公共卫生事件（Ⅳ级）。

（1）腺鼠疫在1个县（市）行政区域内发生，一个平均潜伏期内病例数未超过10例。

（2）霍乱在1个县（市）行政区域内发生，一周内发病9例以下。

（3）一次食物中毒人数30～99人，未出现死亡病例。

（4）一次发生急性职业中毒9人以下，未出现死亡病例。

（5）县级以上人民政府卫生健康主管部门认定的其他一般突发公共卫生事件。

二、突发公共卫生事件的特点和危害

（一）主要特点

1. 突发性 突发公共卫生事件没有固定的发生时间、发生方式和发生人群，往往是突如其来、来势凶猛，它强调的是一种紧急状态，一种迫在眉睫的危机或危险局势，并对公民造成影响以及对整个社会的正常生活构成威胁。

2. 不确定性和复杂性 突发公共卫生事件具有不确定性，首先是其产生、发展、演变轨迹不确定，受制于多重因素的影响和驱动；其次，信息本身的不确定，会导致决策者无所适从，加大决策难度；最后，危机借助于各种媒体产生的放大效应、公众迫切的诉求和压力以及危机管理者对危机的认知、管理和应对能力的差异性，使危机的演变轨迹和结局不确定。突发公共卫生事件的复杂性不仅体现在由自然因素、人为因素等多种原因造成，还表现为突发公共卫生事件后果的复杂性和多样性。

3. 群体性和公共性 突发公共卫生事件的群体性和公共性往往会通过其造成的群体性危害、群体行为、群体事件、群体社会压力等方式表现出来，牵扯面较大，事件所引发的媒体和公众的聚焦，又会进一步将其推向政府和公众的议事日程，使之成为整个社会关注的重大公共问题，具有公共卫生属性。

4. 危害性 突发公共卫生事件涉及范围广，影响范围大，与公众的利益休戚相关。由于事发突然，事件发展迅速，一时难以采取最有效的措施控制，而且由于累及人数众多、损失巨大，往往会造成社会公众的健康、生命财产的损害，导致社会恐慌的传播，影响社会稳定和破坏经济发展等严重后果。

5. 快速播散性和全球性 突发公共卫生事件所具有的公共危机特性使其在现代高度信息化、日益现代化的海、陆、空立体交通网络的社会中具备了极快的播散能力。其快速播散性体现在两个方面：一是传染病疫情本身的快速传播性，加剧了传染病在世界范围内快速传播的可能。在过去几个世纪里，传染病的全球传播可能需要数十年甚至更长的时间才能实现，而目前，借助于大城市间密集的航线，疫情的全球传播可能在几个月、几天，甚至几个小时内就可以实现。二是事件信息和影响的快速传播性，媒体声音的缺失以及媒体对危机事件的过度报道，特别是互联网以及全球传播网络的无缝连接，在很大程度上影响人们对危机事实的判断，也会在一定程度上导致群体性恐慌、焦虑等情绪的全球传播。

6. 应急处理的综合性　许多突发公共卫生事件不仅仅是公共卫生问题，还是社会问题。事件发生后的应急处理需要在各级政府的统一领导下，通过公安、交通、环保、应急、消防等多部门与卫生部门密切配合，甚至全社会动员，采取有效措施共同应对。

（二）危害

突发公共卫生事件关系到人类的生存和发展，与人们的利益紧密相关。处理不当会直接造成社会公众的健康、生命财产的损害，导致社会恐慌的传播。如果控制不当，还会导致社会正常生活和工作秩序的破坏、影响社会稳定、破坏经济建设、诱发一系列继发危机事件，以至于造成多重社会组织危害。主要危害可表现如下。

1. 威胁生命安全，造成人员伤亡。
2. 造成重大财产损失。
3. 危及社会稳定，社会正常秩序遭到破坏，并由此导致人群心理受到伤害、行为的失控。
4. 阻碍经济发展。
5. 使环境、水源、食品污染，生态环境受到破坏。
6. 媒介生物孳生，相关传染病流行。

第二节　突发公共卫生事件应急管理概述

一、应急管理相关概念

（一）应急的概念

应急（emergency response）是指对正在发生和预测要发生的突发事件所采取的防范、应对措施和活动。广义的应急是指需要立即采取某些超出正常工作程序的行动，以避免事故发生或减轻事故后果的状态，并遵循科学精准、最小损害原则，根据情势变化动态调整。应急的结果可能表现出三种形式。

1. 通过人们的及时行动化解危机，使紧急事态缓解，并恢复到常态。
2. 未能出现缓解，仍处于紧急状态，表现为紧急事件。
3. 未能有效逆转和控制紧急情势，事态呈现危急状态，是危机的进一步深化，呈现为灾难性事件。

（二）突发公共卫生事件应急的概念

突发公共卫生事件应急（public health emergency response）是为预防、消减和控制突发公共卫生事件造成的和可能造成的健康和社会危害所采取的一系列防范和应对措施和行动。根据《中华人民共和国突发事件应对法》第二条，突发公共卫生事件优先适用《中华人民共和国传染病防治法》规定；其未规定的环节适用《突发事件应对法》。其中包括突发公共卫生事件事前的监测预警、风险评估、物资储备和能力准备，事中的现场调查与处置、紧急医疗救援、危机沟通、心理援助，以及事后的各种恢复和重建等活动。

（三）突发公共卫生事件应急管理的概念

突发公共卫生事件应急管理（public health emergency management）是研究突发公共卫生事件发生、发展、演变规律以及人类应对行动和策略的科学，通过对突发公共卫生事件的预防与准备、响应与处置、恢复与重建等过程的计划、组织、领导、协调与控制等全过程、全方位的管理实践以及相关理论、方法及综合策略的系统探索，来预防、消减和控制突发公共卫生事件危害和影响的一门学科。

二、突发公共卫生事件应急管理的特征

（一）一般特征

1. 综合性　突发公共卫生事件应急管理是一个复杂的系统工程，不是任何一个部门、单位或社会团体能够独立完成的，而是需要全社会的参与，明确"属地、部门、单位和个人"四方责任，实行联防联控、群防群控，建立完善的应急体系，包括组织机构、网络信息、实验研究、应急队伍、支持系统、法规建设、教育培训、国际合作等。

2. 强制性　公共卫生领域有许多相关的法规、条例，其实施均具有强制性。《突发公共卫生事件应急条例》严格规定了各级政府及其所属部门在突发公共事件中的法律责任，任何人和任何部门不得隐瞒、缓报、漏报、谎报突发公共卫生事件，对上级部门进行的调查应予配合，不得阻碍、干涉调查。对拒不履行职责、玩忽职守、失职、渎职者应予惩处。

3. 公益性　突发公共卫生事件是突然发生的，往往造成或可能造成对社会公众健康和安全的严重危害，使一个地区、国家，乃至全球的经济受到影响。建立完善的突发公共卫生事件应急机制，能快速、有效做出反应，防止事态进一步扩散，防止或减少给广大公众带来的危害，保障人民群众的生命和财产安全，维护社会稳定。国家规定对未成年人、老年人、残疾人、孕产期和哺乳期的妇女以及需要及时救治的伤病人员等群体给予特殊照顾和安排，并确保相关人员获得医疗救治，政府需保障管控期间生活必需品供应和医疗服务，对任何单位、厂商和个人囤积居奇、哄抬价格等扰乱市场秩序的行为依法从重给予行政处罚。

（二）我国突发公共卫生事件应急管理的特点

1. 复杂性　我国地域辽阔，突发公共卫生事件成因复杂，涉及自然、社会、行为及政策等因素，这些因素相互交织，增加了应急管理的复杂性。同时，随着全球化进程的加快，传染病等突发公共卫生事件在全球不断出现，具有重大危害的公共卫生事件时有发生，突发事件关联性、衍生性、复合性和非常规性不断增强，事件防控难度增大。公众对政府及时处置突发事件、保障公共安全提出了更高的要求，但公众健康责任感与健康素养不强，风险防范意识、自救互救能力不足。此外，应急文化缺失，国民危机意识和防范意识淡薄、自救意识和能力薄弱、公众心理脆弱、社会力量参与不足，也从一定程度上增加了卫生应急工作的难度。

2. 不平衡性　国家、省、市、县及不同地区间突发公共卫生事件特点和卫生应急管理水平发展是不平衡的。医疗卫生资源和实际需求仍存在较大缺口，地区间不均衡问题仍然突出，卫生人员素质和水平参差不齐，应急的理念还未牢固树立，人员、物资等不能在第一时间高效率进行调配，这些都造成了我国突发公共卫生事件应急管理的不平衡性。

3. 长期性　突发公共卫生事件应急管理体系的建设与完善是一个长期过程，不可能一蹴而就。在实践工作中，需要不断总结经验，科学规划，有序发展，逐步推进，以求我国突发公共卫生事件应急"法制、体制、机制和预案"建设不断完善。

4. 后发性　一个全面的现代卫生应急管理体系的建设很难在一朝一夕完成，既需要多年的积累和实践的检验，也需要国际上的合作与交流。突发公共卫生事件往往具有跨国性，通过与国际组织和其他国家的合作，共享信息，学习借鉴先进的突发公共卫生事件应急管理的理论和实践，实现"西为中用""举一反三"，有益于我国公共卫生应急体系的建立健全。

5. 传统优势 我国具有集中力量办大事的国家治理优势，动员全社会广泛参与也是我国卫生工作一以贯之的基本方针。在既往抗击重大传染病疫情过程中，在党的集中统一领导下，全党全国各族人民围绕共同的奋斗目标，集中各个方面的力量，全国一盘棋、上下一条心，高效执行、有力推进，战胜了病魔。在我国卫生应急管理工作实践中，政府居于主导地位，做好卫生工作是政府的一项重要职责，不仅卫生部门责无旁贷，也是各有关部门和全社会的共同任务。

三、突发公共卫生事件应急管理的基本原则

（一）预防为主，关口前移

提高全社会对突发公共卫生事件的防范意识，落实各项防范措施，做好人员、技术、物资和设备的储备工作，将应急避难场所、封闭隔离设施纳入国土空间规划。加强突发公共卫生事件风险源头管理，对本行政区域可能引发突发公共卫生事件的风险源进行调查、登记和风险评估，对风险源的管理使用情况开展监督检查，采取防范措施，消除引发突发公共卫生事件的隐患，减少突发公共卫生事件的发生或者减轻突发公共卫生事件的危害。

（二）信息先行，快速反应

建立健全多点触发、反应快速、权威高效的突发公共卫生事件监测预警体系，收集患者就医症状、群体性不明原因疾病、异常健康事件等突发公共卫生事件相关信息。个人信息收集需遵循最小必要原则，禁止过度采集，并确保信息安全。根据《中华人民共和国突发事件应对法》《中华人民共和国传染病防治法》《突发公共卫生事件应急条例》《国家突发公共卫生事件应急预案》等法律、法规要求，依法规范突发公共卫生事件信息报告工作，规范各类非官方卫生事件信息的核实机制。认真落实突发公共卫生事件的统计信息报告制度。加强对相关信息的核实、审查和管理。

（三）健全预案，强化演练

国家建立健全突发公共卫生事件应急预案体系，国务院制定国家级别的预案，而县级以上地方政府和卫生健康主管部门需根据实际情况和职责，制定并备案相应预案，增强各级预案衔接性和可操作性。预案应包含组织指挥、监测预警、信息报告、应急处置、物资储备等关键内容，并具备科学性、针对性和可操作性，同时需定期修订以适应形势变化。县级以上政府需依据预案组织演练，确保应急响应的实效性。医疗卫生机构、学校、养老机构、大型场馆、监管场所等关键单位也应评估风险，制定并实施应急预案，通过演练提升应对能力。鼓励其他单位根据自身情况制定预案并演练。地方政府卫生健康和疾病预防控制部门应指导相关单位制定和实施预案，确保公共卫生安全。

（四）社会参与，协同合作

各级人民政府负责突发公共卫生事件应急处理的统一领导和指挥，各有关部门按照预案规定密切合作与配合，在各自的职责范围内做好突发公共卫生事件应急处理的有关工作，加强部门间信息沟通和联防联控机制，健全跨部门、跨区域联防联控与信息共享机制，联合开展培训、演练和检查，共同应对突发公共卫生事件。

同时，需要社会团体和人民群众的广泛参与和共同努力，加强基层公共卫生应急能力建设，基层群众性自治组织应协助做好应对突发公共卫生事件的宣传教育和健康提示，并组织群众依法有序参与突发公共卫生事件应对工作。支持和鼓励单位和个人参与突发公共卫生事件应对工作，提供便利措施引导单位和个人依法有序参与应对突发公共卫生事件的宣传教育、信息报告、志愿服务等活动。

（五）依靠科学，依法处置

突发公共卫生事件应急工作要充分尊重和依靠科学，要重视开展防范和处理突发公共卫生事件的科

研和培训，为突发公共卫生事件应急处理奠定科学基础。多年来，我国已制定了较为完善的关于应对突发公共卫生事件的法律、法规，对突发公共卫生事件的应急管理、预防与预警、应急处置与救援、事后恢复与重建等各个环节都做出了明确的规定，为突发公共卫生事件应急管理工作提供了法律依据。依法行政是应急管理工作的基本要求，也是提高应急管理工作科学化、规范化、制度化水平的重要保障。

四、卫生应急管理的主要内容和任务

（一）卫生应急管理的主要内容

1. 理论、方法体系的探索与完善 全球范围内，各国政府和学者都高度重视突发公共卫生事件的管理，开展了不同学科领域的研究探索活动。主要围绕突发公共卫生事件的生命周期开展相关理论研究，卫生应急的制度、体制、机制研究，以及风险管理和应急沟通管理等关键环节的研究。

2. 卫生应急系统组织结构与功能设计 突发公共卫生事件的有效应对需要一个复杂而庞大的组织系统，只有对不同的组织系统的功能进行有效衔接和整合，使其成为一个完整的应对系统，才能确保卫生应急管理目标得以实现。需要重点研究对其组织系统的构成要素，包括人、财、物、机构、信息、技术、资源等众多构成要素的有效管理。同时，关注对整个系统结构与功能的优化设计，确保不同应对组织通过有效的结构和功能关联和整合，形成相互关联的多个功能子系统，如预防与准备系统、指挥与协调系统、响应与处置系统、资源保障系统、信息与决策支持系统等。

3. 卫生应急要素、过程和关键环节管理 提升整体应对突发公共卫生事件能力的关键是实现对突发公共卫生事件全过程、全方位的管理。卫生应急的人、财、物、机构、信息、技术等要素管理是卫生应急管理工作有效开展的前提和基础；对突发公共卫生事件事前、事中、事后进行过程管理是卫生应急管理最基本的研究内容之一；在重视要素和过程管理的基础上，还应对卫生应急管理的关键和薄弱环节展开探索研究。

4. 卫生应急管理体系构建与管理 中国的卫生应急管理体系（public health emergency management system）是由一系列相互关联的要素、组织功能系统以及相应的制度、规则系统构成的，具有特定结构和功能的有机整体。它主要由两大部分组成。

（1）组织规则系统 主要由制度、体制、机制、预案等内容组成，以"一案三制"为基本内核的制度框架，它从宏观、中观和微观层面确立了支撑卫生应急组织系统能够有效运作的制度和操作规范体系。

（2）组织功能系统 是由众多子系统和构成要素通过一定结构相互联结而成的、完成多种功能的一体化的组织功能系统。卫生应急系统是由各级政府和卫生行政等相关部门、疾病预防控制机构、卫生监督机构、医疗机构、非政府组织、社区组织等众多部门和组织机构参与构成的复杂应对系统。实现上述两大系统的有机衔接是确保卫生应急体系有效运行的关键。

5. 卫生应急研究方法、管理技术与工具方法的探索和应用 卫生应急管理是一门以实践为导向的学科，关注突发公共卫生事件的应对策略、操作流程、管理方法和工具等方面的研究。卫生应急管理重视吸收和借鉴预防医学、管理学、社会学、心理学、危机管理学等相关学科的理论和研究方法，针对卫生应急管理实践中存在的各种问题展开研究，探索问题的原因和形成机制，用以支持卫生应急管理的循证决策和管理活动，并不断丰富和发展卫生应急管理的理论体系。

（二）卫生应急管理的主要任务

1. 研究突发公共卫生事件，完善过程管理和关键环节管理 突发公共卫生事件的孕育、发生、发展及其演变轨迹的未知性、不确定性及其可能造成的巨大破坏性，要求人们重视对其形成机理和演变规律的研究。不断开展突发公共卫生事件应急风险管理、应急沟通管理以及危机决策管理等关键内容的研究，探索对卫生应急关键环节有效地管理。

2. 探索卫生应急系统组织结构、功能设计，完善要素管理策略　突发公共卫生事件的有效应对需要一个复杂而庞大的组织系统，只有对不同的组织系统的功能进行有效衔接和整合，使其成为一个完整的应对系统，才能确保卫生应急管理目标得以实现。重点研究对其组织系统构成要素：人、财、物、机构、信息、技术、资源等众多构成要素的有效管理。并且，关注对整个系统结构与功能的优化设计，确保不同应对组织通过有效的结构和功能关联和整合，形成相互关联的多个功能子系统，如预防与准备系统、指挥与协调系统、响应与处置系统、资源保障系统、信息与决策支持系统等。

3. 完善卫生应急管理的组织规制系统的构建与管理　中国的卫生应急管理的组织规则系统主要是围绕"一案三制"为核心而构建的，包括体制、机制、制度和预案。体制解决的是主体及其职能、权限及管理规范问题；机制解决的是具体管理运行规程之间的有机互动和关联问题；制度解决的是强制性规则问题；预案则是预先的应对行动计划，规定不同应急反应主体应遵循的反应程序和反应规则等。卫生应急管理的重要任务之一即如何围绕这一核心框架，不断完善其规则系统的保障效力，更好地推动其组织功能系统各项功能和目标的实现。

4. 丰富和发展卫生应急管理理论体系　卫生应急管理学科的理论体系包含卫生应急管理的概念体系、研究对象、内容、任务等学科基本内涵，在对已有卫生应急管理理论进行系统总结的基础上，围绕卫生应急管理实践和学科发展需要，不断丰富和发展卫生应急管理的学科内涵和理论体系，不断研究和探索突发公共卫生事件的形成机制与演化规律，研究相应的预警、预测模型、仿真模拟与优化决策等基本理论和方法。

5. 开展卫生应急管理研究，支持循证决策　卫生应急管理研究是推动人们对卫生应急管理现象、规律、问题、产生机制进行探索的重要手段，也是不断丰富和发展卫生应急管理学科内涵和理论体系所必备的基础和条件。此外，不断拓展的卫生应急管理实践活动和管理决策也迫切需要更多的实证支持。

6. 探索卫生应急管理的基本研究方法　卫生应急管理需要在综合统计和流行病学方法、管理学、社会学、心理学等多学科研究方法的基础上，跟随卫生应急管理理论和实践活动的不断深入，探索和开发新的、满足卫生应急管理理论探索和实践需要的、反映应急管理特色的系统研究方法。

7. 探索专业和管理技术、工具与方法　卫生应急管理是一门实践导向性很强的学科，它关注应急管理具体实践中的策略、操作流程、工具、方法、手段的探索。通过寻找对卫生应急管理和处置过程产生重要影响的关键及其薄弱环节，开发能够有效提升卫生应急管理效果的各项管理和专业技术工具是卫生应急管理的重要任务之一。

突发公共卫生事件的有效应对需要强有力硬件和软件的技术支持系统，硬件技术支持如现代高端的实验检测设备等，软件支持包括专业的管理和专业技术人员。我国现阶段不仅缺乏完备的技术支撑系统，还缺乏技术支持的制度化保障及技术支持网络。因此，需要针对卫生应急响应与处置中缺乏的软、硬件的支撑系统，大力开展对卫生应急关键管理技术和专业技术的研究，不断开发和完善卫生应急管理过程的各项规范、流程、模板、手段、工具、方法。

第三节　突发公共卫生事件应急响应与处置

情境导入

情境：2024 年 2 月 26 日，某市一农村出现自来水浑浊及异味。市、区疾控中心对该事件进行了联合调查，发现该村某村民在山上私接水管连通其果园的花生麸水池，导致花生麸肥液倒灌入村内供水管网。当日，疾控中心采集了该村多份末梢水进行实验室检测，发现感官指标和氨（以 N 计）不符合《生活饮用水卫生标准》（GB 5749—2022）要求，并且在花生麸残留液中检出多种农药成分。接报事故后，自来水公司关闭总阀门和连接管道，通知用户排水冲洗管网，并启用应急供水车。经冲洗日水质检测合格后，该市自来水才恢复使用。3 月 7 日，该市疾控中心联合水厂测试了花生麸液输送管网水压，发现其是市政管网的 3 倍以上，并测算污染扩散情况。

通过该起事件，使当地政府对农村地区私接市政自来水管网现象引起重视。促使相关部门加强排查，开展卫生宣教，以降低饮用水卫生安全风险。

思考：

1. 如何快速识别和确认突发公共卫生事件的类型和严重性？

2. 在该类突发公共卫生事件中，如何制定和实施有效的紧急措施？

3. 在控制突发公共卫生事件的过程中，有哪些关键的预防和控制措施？

根据突发事件类别不同，卫生应急管理的地位作用和职责任务也不一样。对于突发公共卫生事件，卫生部门必须全程应对和管理，主导应急管理过程，是应急处置的核心力量；而对于自然灾害、事故灾难和社会安全事件，当在短时间发生或可能造成大量伤亡时，卫生部门应主要承担现场医学救援和心理救援的应急响应工作。

一、突发公共卫生事件的报告

（一）监测

监测（surveillance）是指长期、连续、系统地收集疾病与健康相关事件、危险因素的信息资料，并汇总、分析掌握动态变化，为突发公共卫生事件的预测、预报及制定应急对策与控制措施提供信息保障及科学依据。国家建立统一的突发公共卫生事件监测、预警与报告网络体系，依托多点触发机制强化智慧化监测，包括突发公共卫生事件监测、法定传染病报告等监测网络以及全国统一的举报电话等。

各级医疗、疾病预防控制、卫生监督和出入境检疫机构负责突发公共卫生事件的日常监测工作。省级人民政府卫生健康主管部门要按照国家统一规定和要求，结合实际，组织开展重点传染病和突发公共卫生事件的主动监测。国务院卫生健康主管部门和地方各级人民政府卫生健康主管部门要加强对监测工作的管理和监督，保证监测质量。

（二）预警

预警（early warning）是以监测为基础，以数据库为依据，采取综合评估手段，建立信息交换和发布机制，及时发现事件的苗头，发布预警，快速做出反应，达到控制事件蔓延的目的。

各级人民政府卫生健康主管部门根据医疗机构、疾病预防控制机构、卫生监督机构提供的监测信息，按照公共卫生事件的发生、发展规律和特点，及时分析其对公众身心健康的危害程度、可能的发展趋势，及时做出预警。可以预警的公共卫生事件的预警级别，按照突发事件发生的紧急程度、发展势态和可能造成的危害程度，分为一级、二级、三级和四级，分别用红色、橙色、黄色和蓝色标示，一级为最高级别。

（三）报告

任何单位和个人都有权向国务院卫生健康主管部门和地方各级人民政府及其有关部门报告突发公共

卫生事件及其隐患，也有权向上级政府部门举报不履行或者不按照规定履行突发公共卫生事件应急处理职责的部门、单位及个人。

1. 责任报告单位和责任报告人

（1）责任报告单位　包括县级以上各级人民政府卫生健康主管部门指定的突发公共卫生事件监测机构、各级各类医疗卫生机构、卫生健康主管部门、县级以上地方人民政府和检验检疫机构、食品药品监督管理机构、环境保护监测机构、教育机构等有关单位。

（2）责任报告人　包括执行职务的各级各类医疗卫生机构的医疗卫生人员、个体执业医生等。

2. 报告时限和程序　突发公共卫生事件监测机构、医疗卫生机构及有关单位发现突发公共卫生事件，应在2小时内向属地卫生健康主管部门报告。卫生健康主管部门接到报告后，应当尽快组织有关专家进行现场调查，如确认为实际发生突发公共卫生事件，应根据不同的级别，及时组织采取相应的措施；认为可能发生重大或者特别重大突发事件的，应当立即向上级人民政府报告，并向上级人民政府有关部门、当地驻军和可能受到危害的毗邻或者相关地区的人民政府通报，及时采取预防措施。

3. 报告内容　包括事件信息，事件发生、发展、控制过程信息等。

（1）事件信息　信息报告主要内容包括事件名称、事件类别、发生时间、地点、涉及的地域范围、人数、主要症状与体征、可能的原因、已经采取的措施、事件的发展趋势、下一步工作计划等。

（2）事件发生、发展、控制过程信息　分为初次报告、进程报告、结案报告。

1）初次报告　报告内容包括事件名称、初步判定的事件类别和性质、发生地点、发生时间、发病人数、死亡人数、主要的临床症状、可能原因、已采取的措施、报告单位、报告人员及通信方式等。

2）进程报告　报告事件的发展与变化、处置进程、事件的诊断原因或可能因素，势态评估、控制措施等内容。同时，对初次报告的《突发公共卫生事件相关信息报告卡》进行补充和修正。重大及特别重大突发公共卫生事件至少按日进行进程报告，进程报告要体现"新"的原则，报告不限次数。另外，文字附件信息必不可少，要体现措施的落实和评价、反映最新的疫情动态。

3）结案报告　事件结束后，应进行结案信息报告。达到《国家突发公共卫生事件应急预案》分级标准的突发公共卫生事件结束后，由相应级别卫生健康主管部门组织评估，在确认事件终止后2周内，对事件的发生和处理情况进行总结，分析其原因和影响因素，并提出今后对类似事件的防范和处置建议。结案报告要体现"全"的原则，报告内容至少应包括前言、事件的背景及经过、现场调查方法、现场调查结果（流行病＋临床＋实验室）、处理过程、控制措施及效果评价等内容。

4. 网络直报　国家建立了突发公共卫生事件相关信息报告管理系统，为全国提供统一的突发公共卫生事件相关信息报告网络平台，用于收集、处理、分析和传递突发公共卫生事件相关信息。信息系统覆盖中央、省、市（地）、县（市）、乡（镇、街道）。获得突发公共卫生事件相关信息的责任报告单位和责任报告人，应当在2小时内向属地卫生健康主管部门指定的专业机构报告的同时进行网络直报，直报的信息由指定的专业机构审核后进入国家数据库。不具备网络直报条件的责任报告单位和责任报告人，应采用最快的通信方式将《突发公共卫生事件相关信息报告卡》报送属地卫生健康主管部门指定的专业机构，接到《突发公共卫生事件相关信息报告卡》的专业机构，应对信息进行审核，确定真实性，2小时内进行网络直报。

二、突发公共卫生事件应急响应与处置原则

（一）突发公共卫生事件应急响应概念

应急响应（emergency response）是指在突发事件发生发展过程中所进行的抢救生命、保护财产和环

境、满足人的基本需要的各种紧急处置和救援工作，是应急管理的重要环节。响应行动需遵循"比例原则"，采取对公民权益影响最小的措施，并根据情况变化及时调整，做到科学、精准、有效。

突发公共卫生事件应急响应（emergency response for public health event）是卫生部门及机构获知发生或可能发生传染病疫情、群体性不明原因疾病、食品安全和职业危害、动物疫情等严重影响公共健康和生命安全事件后所采取的紧急筹划和应对行动。主要工作包括：成立相应应急组织，组织专家分析判断，综合评估；启动应急预案；紧急筹划，部署下达任务；做好响应准备，尽快核查排险；适时组织开展现场调查等。

（二）突发公共卫生事件应急响应处置原则

根据突发公共卫生事件性质、危害程度、波及范围，我国突发公共卫生事件反应区分为特别重大（Ⅰ级）、重大（Ⅱ级）、较大（Ⅲ级）和一般（Ⅳ级）四级。我国《国家突发公共事件总体应急预案》和《国家突发公共事件医疗卫生救援应急预案》具体明确了四级应急响应策略。

突发公共卫生事件应急处理要采取边调查、边处理、边抢救、边核实的方式，以有效措施控制事态发展。发生突发公共卫生事件时，事发地的县级、市（地）级、省级人民政府及有关部门按照上述分级响应的原则，做出应急响应，开展医疗救治、进行公共卫生调查与监测、组织专家核实分类及评估事件。响应级别一般由低（Ⅳ级）向高（Ⅰ级）递进，出现紧急情况和严重态势也可直接跃进。要根据不同类别突发公共卫生事件的性质和特点，注重分析事件的发展趋势，对事态和影响不断扩大的事件，应及时升级预警和反应级别；对范围局限、不会进一步扩散的事件，应相应降低反应级别，及时撤销预警。当事件波及多行政区时，由共同上级政府统一协调响应资源，根据共同应对突发公共卫生事件的需要，地方政府之间可以建立协同应对机制。

国务院有关部门和地方各级人民政府及有关部门对在学校、区域性或全国性重要活动期间等发生的突发公共卫生事件，应高度重视，可相应提高报告和反应级别，确保迅速、有效控制突发公共卫生事件，维护社会稳定。

三、突发公共卫生事件应急处置流程

1. 应急办公室应急响应

（1）**受领任务，启动预案** 卫生健康主管部门领导参加同级政府或突发事件应急处置领导小组会议，或者直接接到相关指令后，建立应急组织，召集应急办公室和专家组成员，召开紧急会议，传达上级指示，启动本级突发公共卫生事件应急预案，随时掌握卫生应急动态。

（2）**分析形势，明确任务** 及时收集和研判有关信息，派出专业人员核实现场情况，听取专家组关于突发公共卫生事件造成的人员健康危害、伤亡评估及发展趋势的意见和建议，确定卫生应急处置任务和目标，修订卫生应急处置预案，并将有关情况向同级政府及有关部门报告和通报。

卫生健康主管部门必须通过现场调查等手段，了解事件信息、环境信息和相关部门信息，评估突发事件对公共卫生和医疗基础设施的影响，做出有效和充分的应急响应，即快速需求评估（rapid needs assessment，RAN）。快速需求评估是应急响应和处置的关键步骤，其作用是获取救援需求和救援环境的准确数据，有助于确定最适当的反应以及需要的额外帮助。

（3）**筹措力量，协调支援** 根据应急救援方案，筹措一定数量的各种应急力量，迅速下达任务指示，明确救援时限。紧急筹措、调配药品器材和物资，协调解决应急机构的生活保障、通信联络、运输工具等物资。派专家组或观察员，在现场指导、参与工作。

（4）上情下达，及时报告　分析事件发展趋势，提出应急处置建议，并将有关情况向同级政府或应急救援指挥组、上级卫生健康主管部门及相关部门报告。必要时主要或分管领导要亲临现场，靠前指挥，减少中间环节，及时发现和解决实际中出现的问题（图1-1）。

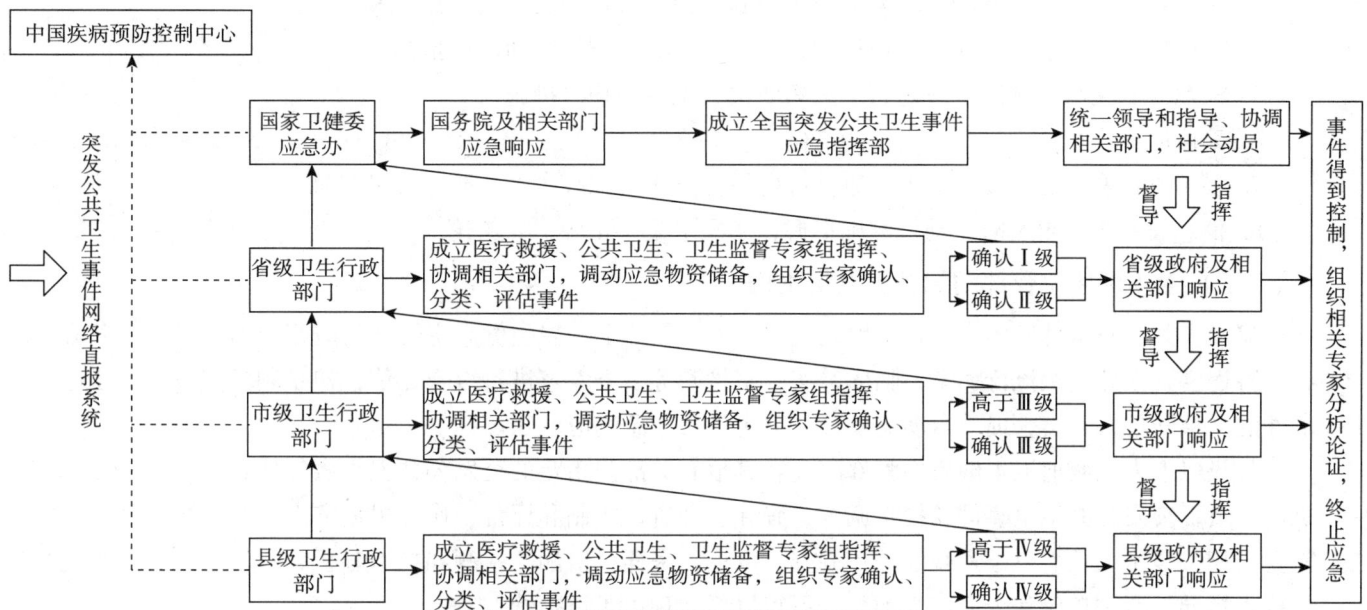

图1-1　突发公共卫生事件分级应急处置流程

2. 疾病预防控制机构的应急响应

（1）分析研判，报告情况　疾病预防控制机构在公共卫生事件监测与发现可疑迹象等信息的基础上，组织专家进行初步分析研判，存在传染病流行、不明原因疾病流行、群体食物中毒、生物突发事件、职业中毒、突发核辐射和化学事故等的可能时，立即报告上级卫生健康主管部门，并要求有关单位采取必要的现场保护、人员保护措施。

（2）紧急机动，现场核查　成立紧急核查小组，配备必要的检测试剂、药品器材、防护装备，迅速前往事件现场，开展流行病学调查、实验室检验，以尽快核实情况并提出应急处置意见。必要时，请上级疾病预防控制中心支援。

（3）综合判断，提出预警　根据现场流行病学调查、实验室检验和临床检查结果，综合判断事件性质、原因、发展趋势，评估先期处置，向上级卫生健康主管部门提交核查报告。确认在发生公共卫生事件、生物突发事件征兆或事件处于萌芽状态时，向上级卫生健康主管部门提出处置建议。

（4）全面部署，转入处置　卫生健康主管部门接到疾病预防控制机构的预警建议后，确认可能发生的突发公共卫生事件、核辐射或化学事故灾难，立即向同级政府和处置突发事件领导小组报告，提出预警依据和级别、范围及应急措施建议，由有关单位和部门发出预警通报，进行全面部署和应急处置。

四、突发公共卫生事件应急反应措施

（一）应急指挥部及各级政府

应急响应启动后，突发公共卫生事件发生地的人民政府及有关部门，应当服从突发公共卫生事件应急指挥部的统一指挥，采取有关的控制措施。人民政府应当及时组织专家对突发公共卫生事件事态发展进行分析研判，并根据研判结果调整应急响应的级别；突发公共卫生事件得到有效控制后，应当及时宣布终止应急响应。

突发公共卫生事件应急指挥部根据需要，可以决定采取以下一项或几项适宜措施。

1. 紧急调集本行政区域内的人员、物资、交通工具、相关设施、设备，以及征用场地。

2. 对人员进行疏散或者隔离，依法对传染病疫区、中毒及核和辐射等危险区域实行封锁。

3. 对食物、水源、交通和环境采取控制措施，包括封存相关材料、设备和工具等。

4. 采取停工、停业、停课、停止集市、集会等限制人群聚集活动的措施。

5. 采取应急接种、预防性服药、中医药防治、卫生防护等措施。

6. 采取防止次生、衍生事件发生的措施。

7. 妥善管理和处置突发公共卫生事件应急措施产生的医疗废物，防止疫情传播。

8. 信息发布工作要及时主动、准确把握，实事求是，正确引导舆论。

（二）卫生健康主管部门和各类卫生机构

突发公共卫生事件发生后，在当地人民政府统一领导下，卫生健康主管部门应当针对其性质、特点和危害程度，立即组织流行病学、临床、实验室检测等多方专家进行综合评估，初步判断突发公共卫生事件的类型和危害程度，提出启动突发公共卫生事件应急响应的建议。

县级以上人民政府卫生健康主管部门或者其他有关部门指定的突发公共卫生事件应急处置专业技术机构，负责突发公共卫生事件的技术调查、确证、处置、控制和评价工作。根据突发公共卫生事件处置需要，相关技术人员有权进入现场进行调查、取证、采样、监测、检测和技术分析，对事件处置工作进行技术指导，有关单位和个人应当配合，不得以任何理由予以拒绝。

医疗卫生机构、监测机构和科学研究机构，应当服从突发公共卫生事件应急指挥部的统一指挥，相互配合、协作，集中力量开展技术处置和相关的科学研究工作。医疗卫生机构应当对因突发公共卫生事件致病、致伤的人员提供医疗救治和现场救援，并按要求书写病历记录及采取相关医学处理措施。对需要转送的患者，应及时转送，并做好交接工作。医疗卫生机构应当采取必要的卫生防护措施，防止突发公共卫生事件影响范围扩大。

（三）社会公众和患者

突发公共卫生事件发生时，街道、乡镇以及居（村）民委员会应当组织力量，协助卫生健康主管部门和其他有关部门、医疗卫生机构做好事件信息的收集和报告、公共卫生措施的落实工作，向居民、村民宣传相关的防治知识和技能。

公民应当服从各级人民政府及居（村）民委员会或者所属单位的指挥和安排，配合采取应急处置措施，积极参加应急救援工作，协助维护社会秩序。

在突发公共卫生事件中需要接受隔离治疗、医学观察措施的患者、疑似患者和传染病患者密切接触者应当配合卫生健康主管部门或者有关机构采取医学措施；拒绝配合的，由公安机关依法协助强制执行。

（四）非事件发生地区的应急反应措施

未发生突发公共卫生事件的地区，应根据发生事件的性质、特点、发生区域和发展趋势，分析本地区受波及的可能性和程度，重点做好以下工作。

1. 密切保持与事发地的联系，及时获取有关信息。

2. 组织好本地区应急处理所需人员与物资准备。

3. 加强相关疾病与健康监测和报告工作，必要时建立专门报告制度。

4. 开展重点人群、重点场所和重点环节的监测和预防控制工作。

5. 开展防治知识宣传和健康教育，增强公众自我保护意识和能力。

6. 根据上级人民政府及有关部门规定，开展交通卫生检疫。

练习题

答案解析

一、选择题

1. 下列哪种情形为特别重大突发公共卫生事件（Ⅰ级）
   A. 发生新传染病或我国尚未发现的传染病发生或传入，并有扩散趋势，或发现我国已消灭的传染病重新流行
   B. 腺鼠疫发生流行，在1个市（地）行政区域内，一个平均潜伏期内多点连续发病20例及以上，或流行范围波及2个以上地市（地）
   C. 乙类、丙类传染病波及2个以上县（市），一周内发病水平超过前5年同期平均发病水平2倍以上
   D. 发生重大医源性感染事件
   E. 发生群体性不明原因疾病，扩散到县（市）以外的地区

2. 以下哪项工作由卫生健康主管部门组织实施
   A. 紧急调集本行政区域内的人员、物资、交通工具、相关设施、设备，以及征用场地
   B. 根据突发公共卫生事件处置需要，组织疾控机构相关技术人员进入现场进行调查、取证、采样等和技术分析，必要提供医疗救治
   C. 采取停工、停业、停课、停止集市、集会等限制人群聚集活动的措施
   D. 对食物、水源、交通和环境采取控制措施
   E. 对人员进行疏散或者隔离，依法对传染病疫区、中毒及核和辐射等危险区域实行封锁

3. 以下哪项不是突发公共卫生事件的特点
   A. 突发性　　　　　B. 不确定性和复杂性　　　　C. 可预测性
   D. 群体性和公共性　　E. 危害性

4. 卫生应急管理的主要任务不包括以下哪项
   A. 完善卫生应急管理的组织规制系统　　B. 丰富和发展卫生应急管理理论体系
   C. 开展循证决策支持的研究　　　　　　D. 忽略对突发公共卫生事件的监测和预警
   E. 探索专业和管理技术、工具与方法

5. 卫生应急协同治理理论的核心是
   A. 政府单一管理　　　　　　　　B. 多方参与的危机应对网络系统
   C. 仅依靠非政府组织　　　　　　D. 个人独立应对
   E. 仅依靠媒体进行信息传播

6. 突发公共卫生事件的报告责任单位不包括以下哪项
   A. 医疗卫生机构　　　B. 疾病预防控制机构　　C. 环境保护监测机构
   D. 教育机构　　　　　E. 商业保险公司

7. 以下哪项不是突发公共卫生事件应急响应处置原则
   A. 边调查、边处理　　　　　　　　B. 边抢救、边核实
   C. 严格按照规定流程操作，不可灵活应变　　D. 根据事件性质和特点采取相应措施
   E. 注重分析事件的发展趋势

8. 在突发公共卫生事件中，哪个部门负责组织开展日常监测工作

A. 各级医疗、疾病预防控制机构   B. 各级卫生健康主管部门

C. 各级公安部门   D. 各级教育部门

E. 各级环保部门

二、思考题

1. 简述突发公共卫生事件的概念、分类、分级、特点和危害。

2. 简述突发公共卫生事件报告时限、程序和内容。

3. 简述突发公共卫生事件应急处置流程。

4. 简述突发公共卫生事件应急反应措施。

5. 简述卫生应急管理的概念和主要任务。

书网融合……

本章小结

题库

第二章　突发公共卫生事件应急预案与演练

学习目标

知识目标

1. 掌握突发公共卫生事件应急预案概念、意义及编制要点；突发公共卫生事件应急演练的概念、基本类型及设计步骤。

2. 熟悉突发公共卫生事件应急预案分类体系及其内容框架；突发公共卫生事件应急预案的编制要求和准备；突发公共卫生事件应急演练评估。

3. 了解突发公共卫生事件应急演练的实施。

能力目标

掌握突发公共卫生事件应急预案与演练相关专业知识，掌握预案编制及演练设计实施的理论基础，具备预案编制及演练设计实操能力。

素质目标

通过本章的学习，树立思想道德教育与专业理论知识教育融合发展的理念，提升高职预防医学生综合素质，培养学生职业道德，理解突发公共卫生事件应急预案与演练实施的规范流程。

情境导入

情境：2022 年 3 月，某市在一大型会展中心举办 2022 年度春季国际博览会。作为该行业动态风向标，博览会深受行业人士的重视，来自世界各地业内人士共聚一堂。正值新冠病毒感染期间，为全方位提高大型会议活动卫生保障人员和举办方的应急处置能力，确保突发事件规范处置，某商品交易会活动举办方疫情防控组与该市卫生健康委员会联合举办一次医疗卫生保障应急演练。通过展馆入口查验、病例发现、现场应急处置等情景模拟全流程演练，有效提高了会议工作人员、驻点卫生保障人员等的应急响应、现场调查、突发事件处置和跨部门联动的综合能力。

思考：

1. 为什么要制定突发公共卫生事件应急预案？

2. 如何制定突发公共卫生事件应急预案？

3. 为什么要开展突发公共卫生事件应急演练？

第一节　突发公共卫生事件应急预案概述

一、突发公共卫生事件应急预案概念

突发公共卫生事件应急预案是指一个政府或组织预先制定的，用于指导在突发公共卫生事件发生时的处置方案。它旨在确保政府或组织面对突发公共卫生事件时，能够迅速、科学、有序地采取必要的应

对措施，以最大限度地减少突发公共卫生事件对人民健康和社会稳定造成的负面影响。

突发公共卫生事件应急预案主要解决 4 个问题。

1. 针对什么样的突发公共卫生事件（事件情景）。

2. 由谁来处理（责任人或部门）。

3. 使用哪些卫生应急装备和物资（应急资源）。

4. 采取什么应对行动（流程与措施）。

二、突发公共卫生事件应急预案的意义

1. 预事于先，做到未雨绸缪 突发公共卫生事件应急预案是为应对突发公共卫生事件而准备，保障主要负责人在处置应急事件时可以做到更加从容应对。

2. 机制预设，确保各司其职 突发公共卫生事件应急预案是在非常态时期，多部门、机构、组织按照预设机制，在统一指挥下通力协作。大部分内容在日常已经启动、落实，确保在突发事件发生时能即刻启动，使处置工作井然有序开展。

3. 资源到位，做到用时有备 在突发公共卫生事件应急预案的编写过程中，依据应急处置任务确定应急能力，将应急能力转化为应急资源，并确定需要的资源类型、数量等。通过实施预案，保证物资资源、人力资源提前准备到位。

4. 措施科学，确保处置得当 通过对突发公共卫生事件案例分析研究，汲取经验教训，更好地把握事件的发生发展规律，制定合理的处置程序和措施；其次，通过反复演练，卫生应急人员熟练掌握处置程序和措施，有效保障应急处置效果。

三、突发公共卫生事件应急预案的分类体系

2024 年 2 月 7 日，国务院办公厅发布实施了《突发事件应急预案管理办法》对我国预案框架体系进行系统介绍。根据"统一规划、综合协调、分类指导、分级负责、动态管理"的原则，按照制定主体划分，应急预案分为政府及其部门应急预案、单位和基层组织应急预案两大类。其中，政府及其部门应急预案包括总体应急预案、专项应急预案、部门应急预案等。单位和基层组织应急预案包括企事业单位、村民委员会、居民委员会、社会组织等编制的应急预案（图 2 − 1）。

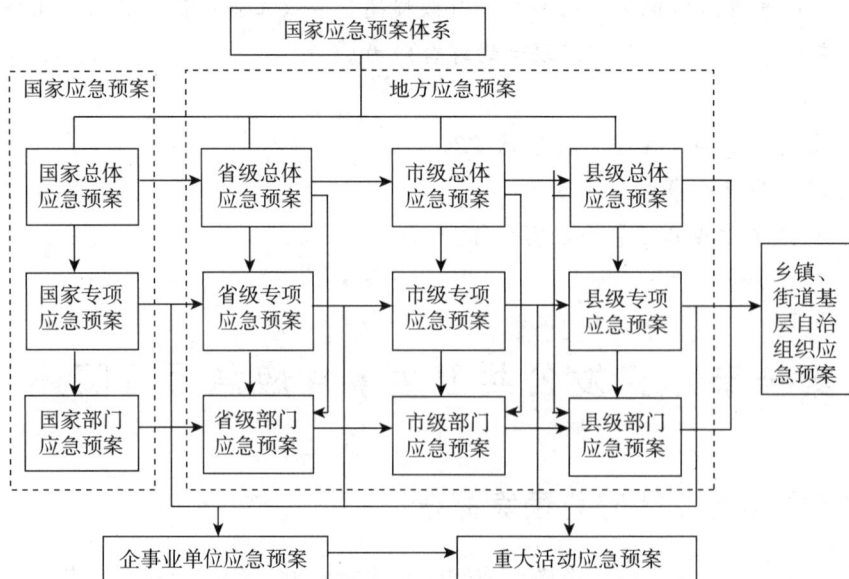

图 2 − 1 我国应急预案体系结构框架

（一）总体应急预案

总体应急预案是应急预案体系的总纲，是人民政府组织应对突发事件的总体制度安排。总体应急预案围绕突发事件事前、事中、事后全过程，主要明确应对工作的总体要求、事件分类分级、预案体系构成、组织指挥体系与职责，以及风险防控、监测预警、处置救援、应急保障、恢复重建、预案管理等内容。国家总体应急预案要报国务院审批，以国务院名义印发。例如，2024 年 1 月国务院办公厅发布实施的《突发事件应急预案管理办法》，确定了应急预案的规划、编制、审批、发布、备案、培训、宣传、演练、评估、修订等工作，是国务院专项预案和部门预案的上位预案。

（二）专项应急预案

专项应急预案是人民政府为应对某一类型或某几种类型突发事件，或者针对重要目标保护、重大活动保障、应急保障等重要专项工作而预先制定的涉及多个部门职责的方案。专项应急预案报国务院审批，以国务院办公厅名义印发。例如，截至 2023 年，国务院已经颁布 28 件专项应急预案，分四大类，其中公共卫生事件预案 4 件，分别为《国家突发公共卫生事件应急预案》《国家突发公共事件医疗卫生救援应急预案》《国家突发重大动物疫情应急预案》《国家重大食品安全事故应急预案》。

（三）部门应急预案

部门应急预案是人民政府有关部门根据总体应急预案、专项应急预案和部门职责，为应对本部门（行业、领域）突发事件，或者针对重要目标保护、重大活动保障、应急保障等涉及部门工作而预先制定的方案。部门应急预案由部门有关会议审议决定，以部门名义印发，必要时，可以由国务院办公厅转发。例如，铁路部门的《铁路突发公共卫生事件应急预案》、航空部门的《突发公共卫生事件民用航空器应急控制预案》。

针对突发事件应对的专项和部门应急预案，主要规定县级以上人民政府或有关部门相关突发事件应对工作的组织指挥体系和专项工作安排，不同层级预案内容各有侧重，涉及相邻或相关地方人民政府、部门、单位任务的应当沟通一致后明确。

国家层面专项和部门应急预案侧重明确突发事件的应对原则、组织指挥机制、预警分级和事件分级标准、响应分级、信息报告要求、应急保障措施等，重点规范国家层面应对行动，同时体现政策性和指导性。省级专项和部门应急预案侧重明确突发事件的组织指挥机制、监测预警、分级响应及响应行动、队伍物资保障及市县级人民政府职责等，重点规范省级层面应对行动，同时体现指导性和实用性。市县级专项和部门应急预案侧重明确突发事件的组织指挥机制、风险管控、监测预警、信息报告、组织自救互救、应急处置措施、现场管控、队伍物资保障等内容，重点规范市（地）级和县级层面应对行动，落实相关任务，细化工作流程，体现应急处置的主体职责和针对性、可操作性。

（四）基层组织应急预案

基层组织应急预案是村民委员会、居民委员会等县级以下部门制定的应对本层级突发事件的应急预案。

乡镇（街道）应急预案重点规范乡镇（街道）层面应对行动，侧重明确突发事件的预警信息传播、任务分工、处置措施、信息收集报告、现场管理、人员疏散与安置等内容。村（社区）应急预案侧重明确风险点位、应急响应责任人、预警信息传播与响应、人员转移避险、应急处置措施、应急资源调用等内容。乡镇（街道）、村（社区）应急预案的形式、要素和内容等，可结合实际灵活确定，力求简明实用，突出人员转移避险，体现先期处置特点。

（五）企事业单位应急预案

企事业单位应急预案是机关、医院、研究所等企事业单位自行制订以应对各种影响其运行的应急预案。单位应急预案侧重明确应急响应责任人、风险隐患监测、主要任务、信息报告、预警和应急响应、应急处置措施、人员疏散转移、应急资源调用等内容。大型企业集团可根据相关标准规范和实际工作需要，建立本集团应急预案体系。安全风险单一、危险性小的生产经营单位，可结合实际简化应急预案要素和内容。例如，《G市医院辐射事故应急预案》《XX企业生产安全事故应急预案》。

（六）重大活动应急预案

重大活动应急预案是针对重要会议、大型商业、文化、体育等类型的活动，责任单位结合实际情况制订的针对活动保障的应急预案，侧重明确组织指挥体系、主要任务、安全风险及防范措施、应急联动、监测预警、信息报告、应急处置、人员疏散撤离组织和路线等内容。责任单位既可以是一级政府，也可以是企事业单位或其他社会组织。例如，《第三届中国国际进口博览会急性传染病疫情应急处置预案》《亚运会残运会X市赛区突发公共卫生事件应急预案》。

四、突发公共卫生事件应急预案内容框架

应急预案的内容应涵盖突发事件应急管理的整个周期和多个环节。《中华人民共和国突发事件应对法》《中华人民共和国传染病防治法》等法律法规文件对突发公共卫生事件应急预案内容的要求如下。

《中华人民共和国突发事件应对法》中规定了应急预案应当根据本法和其他有关法律、法规的规定，针对突发事件的性质、特点和可能造成的社会危害，具体规定突发事件应对管理工作的组织指挥体系与职责和突发事件的预防与预警机制、处置程序、应急保障措施及事后恢复与重建措施等内容。

《中华人民共和国传染病防治法》要求传染病预防控制应急预案应当根据本法和其他有关法律、法规的规定，针对传染病暴发、流行情况和危害程度，具体规定传染病预防、控制工作的组织指挥体系和职责，传染病预防、监测、疫情报告和通报、疫情风险评估、预警、应急工作方案、人员调集以及物资和技术储备与调用等内容。

《突发公共卫生事件应急条例》还要求在应急预案中纳入对突发事件应急处理专业队伍的建设和培训的内容。因此，突发公共卫生事件应急预案体现了对突发事件应对全过程和综合性的事先规划。

《中华人民共和国传染病防治法》和《突发公共卫生事件应急条例》对突发公共卫生事件应急预案内容的要求见表2-1。

表2-1 突发公共卫生事件应急预案内容框架

序号	预案内容
1	突发公共卫生事件应急处理指挥部的组成和相关职责
2	传染病预防、监测、疫情报告和通报、疫情风险评估、预警等
3	疾病预防控制机构、医疗机构在发生传染病等突发公共卫生事件疫情时的任务与职责
4	传染病疫情等突发公共卫生事件分级及相应的工作方案
5	传染病预防、疫点疫区现场控制，应急设施、设备、救治药品和医疗器械以及其他物资和技术的储备与调用
6	传染病疫情等突发公共卫生事件应急处理专业队伍建设和培训

第二节 突发公共卫生事件应急预案的编制

一、突发公共卫生事件应急预案编制要求

突发公共卫生事件应急预案应具备针对性、实用性和可操作性，适用于突发公共卫生事件应急工作

处理流程，在制定时必须满足以下四项内容。

1. 合理合法，内容全面 预案的制定应当遵循国家法律法规及相关条例，做到有理可循、有法可依。内容要全面，从指挥体系到部门职责以及任务分工均需明确，考虑周全，纳入各种存在的可能性及其应对策略。

2. 尊重科学，结合实际 预案的制定应当秉持科学态度，实事求是，在预设监测预警、决策指挥、应急处置等各个环节的要求时，在注重科学的前提下，不要脱离实际，确保应急预案的实用性。

3. 逻辑清楚，便于实操 预案的制定应当逻辑清楚，结构清晰，能让不同层面的执行者理解，各方面内容紧密连接，逐级推进，简洁明了，便于实际操作。

4. 紧密衔接，持续改进 预案的制定应当充分考虑各系统之间的衔接工作，也要考虑各级卫生预案与上级、相邻行政区域和相关专项应急预案的衔接。预案的制定不是一成不变的，而是要与时俱进，动态修订，不断完善。

二、突发公共卫生事件应急预案编制准备

科学的突发公共卫生事件应急预案编制是一个复杂的过程，编制开始前需做好充分准备。

（一）人员准备

应急预案编制作为重要工作，参与者需具备突发公共卫生事件处置经验以及相关专业知识，必要时还需要成立专项预案编制小组。

1. 人员构成的代表性 突发公共卫生事件应对是一个需要多部门共同参与的庞大工程，而在应急预案中非常重要的一部分就是参与部门及职责分工，因此要求在预案编制过程中让涉及的部门和组织明确各自责任和任务。预案编制参与者需清楚本单位责任范围和履责能力。明确编制预案人员的代表性，有利于参与方明确自身的责任和任务；同时，在编制过程中与其他单位及时沟通交流，能更好地厘定本单位职责界限和衔接方式，提高处置效率。例如，鼠疫应急处置过程中涉及隔离封锁，因此制（修）订鼠疫应急预案过程中，除了卫生健康主管部门的人员，还需要林草、交通、公安、财政等部门参与和提出意见。

2. 人员资质的专业性 预案编制参与者应具备突发公共卫生事件应急处置经验和专业知识，熟悉各项工作内容、资源调配等，掌握预案编制过程和方法，为形成科学合理、规范可行的应急预案提供保障。

3. 人员身份的权威性 预案编制参与者必须有足够级别，能代表所在部门或机构在预案编制过程中做出决策和承诺。

4. 成立预案编制小组 必要时，应急预案编制可成立专项小组，纳入不同层级具备相关突发公共卫生事件应急处置经验的专家和行政人员。

（二）资料准备

资料准备是预案编制小组对预案编制依据的相关法律法规、应急预案的收集和学习过程，以确保与法律法规、关系预案相衔接。

1. 法律法规 是应急预案编制中设计过程的指导思想、体制、机制、应急处置程序和措施等内容的法律和政策依据，确保应急处置能够始终遵循法律轨道。

突发公共卫生事件相关的法律法规有《中华人民共和国传染病防治法》《中华人民共和国突发事件应对法》《突发公共卫生事件应急条例》《传染病疫情应急预案管理办法》等。这些法律法规中规定的关于突发公共卫生事件的风险评估、信息报告、管理责任等内容，是编制预案需要遵循的。

2. 关系预案与编制模板　关系预案是指与待编写预案有关联的上级部门预案、横向兄弟部门预案或系统内兄弟部门预案。在研究关系预案时，需注意与上级预案、同级政府预案及兄弟部门预案之间不互相"打架"。

为保证预案编制符合要求，国家和政府有关部门常制定预案编写的指导文件，可结合实际情况学习运用。预案编制模板通常较指导文件更具体、更便利，编写人员可按照目标规定的流程，填入指定内容即可，但切勿忽略模板规定的操作过程，导致编写过程流于形式。

（三）研究准备

突发公共卫生事件应急预案编制是一项专业性强的工作，需要编制小组系统总结应急预案编制的经验做法，在编制前开展风险评估，并在应急资源调查的基础上，增加开展相关案例分析，结合实战经验做法，科学设计处置突发公共卫生事件的流程、步骤、方法和措施。

1. 研究突发公共卫生事件应急处置案例　编制预案前，针对多发易发的突发公共卫生事件及其主要风险，预案编制参与者需收集和研究同类型应急处置案例，形成同类应急事件的案例库，学习借鉴其处置流程和方法。在收集案例时，首先需要研究事件发生机理，再制定针对性处置流程、措施和方法。对于常见事件，可参考处置手册、指南等制定应急预案；对于较罕见事件，可从同类突发事件中总结应对方法，或利用对口调研或其他内部途径获取应急处置流程和措施。特别注意的是，应注重对应急处置中失败和教训的收集，避免日后犯下类似错误。

2. 研究突发公共卫生事件应急预案编制路径　预案编制路径是指编制的流程或路线图，编制路径不同，所适用的处置目标也不同。科学的预案编制应该根据设定的应急处置目标和指标，再结合自身应急处置能力，选择适合的编制路径。国内外采用的编制路径有基于情景的预案编制、基于能力的预案编制和基于功能的预案编制三种，其中前两种比较常用。

（1）基于情景的预案编制　突发事件情景是指危险发生过程可能造成的一系列影响和后果，以此为出发点的预案编制称为基于情景的预案编制。

这种预案编制路径关键在于设计出符合预后实际情况的突发事件情形，不设置应急处置的阶段性具体目标或指标，但在应急处置的每一步都尽可能达到最好效果，并把每个环节的应急处置任务分配给各责任部门。绝大多数突发公共卫生事件应急预案编制采取此种编制路径。例如，《Q省鼠疫控制应急预案》《X市埃博拉出血热应急预案》。

（2）基于能力的预案编制　基于能力的预案编制是按照责任者的能力，针对有限的目标安排应急处置行为。这要求责任者量力而为，并选择最为必要的任务，放弃其他处置任务。这种编制路径主要用于资源有限情况下的预案编制，例如，《Q省自然灾害救助应急预案》《A市防汛防旱防风防冻应急预案》。

（3）基于功能的预案编制　基于功能的预案编制也称为功能规划，是在大多数突发公共卫生事件应急处置过程中，将一些通用的功能模块（如流行病学调查、卫生学调查、消毒杀虫、健康教育等），根据应急处置的需要而组合起来。例如，《B市疾病预防控制中心自然灾害应急预案》《B市疾病预防控制中心急性传染病疫情应急预案》。

3. 研究突发公共卫生事件应急预案编制流程　预案编制流程指按照先后顺序组合的一系列编制步骤。在预案编制过程中，编制顺序不是绝对的，需要结合实际，采用、改进或创新适合自己的流程和步骤。一般来说，编制流程包括前期的必要性评估、组建编制小组、起草草案、专家研究讨论、相关部门征求意见、形成预案、审查与发布、预案实施与管理。

三、突发公共卫生事件应急预案编制要点

突发公共卫生事件应急预案的编制工作要遵循定准事、找对人、资源够、措施实和后成文这五大流程要点。

（一）定准事

定准事，即确定突发公共卫生事件情景。主要是进行突发公共卫生事件风险评估分析，即识别并描述可能发生的危险及其影响的全过程。考虑预案需要解决哪一类突发公共卫生事件（传染病疫情、中毒等），分析突发公共卫生事件的规模如何、可能按怎样的趋势发展；可能产生怎样的影响和后果。

（二）找对人

找对人，即确定责任人及承担模式。将突发公共卫生事件各类任务分给相应机构或部门，保证每项任务都能找到对应部门的责任人。在任务分配过程中，应确保所有任务已分出；所有任务有专人负责，并得到部门认可；工作权限清晰，明确各自职责界限；明确任务之间衔接方式，确保各部门间可无缝衔接。考虑此类突发公共卫生事件应当由哪个部门牵头、哪些部门协助、它们之间职责的承担模式（体制机制）怎样安排、不同级别的响应如何安排。

一般来说，确定责任人及承担模式应遵循以任务定责任部门的原则。如新冠病毒感染应急期间，流行病学调查、核酸检测由卫生健康主管部门牵头，而冷链物品排查由市场监督管理部门牵头。

（三）资源够

资源够，即分析需求，提供资源保障。主要考虑面对突发公共卫生事件应急处置时需要哪些资源（队伍、设施、设备、物资等），已有资源是否足够，若不够怎么解决等问题。这就需要编制小组开展资源调查，明确完成所有任务所需资源的种类、数量和规格，并根据已有资源情况查缺补漏，规定缺额的解决方法，为突发公共卫生事件应对提供资源保障。

（四）措施实

措施实，即确定应对程序落到实处。确定应对程序是指在明确保障资源的前提下，将应对措施落到实处。通过对突发公共卫生事件开展监测，掌握事件发生先兆，分析并预测突发事件可能发生的时间、地点、规模及后果，并将监测结果及时报告给有关部门，落实分级处置，确定应对的程序和措施，以最大限度地减少事件所造成的损失。

（五）后成文

后成文，即形成预案文本。基于上述工作，将相应内容按照应急预案标准格式填充在对应板块，即形成完整突发公共卫生事件应对预案。预案文本需要满足要件完备性、文本规范性、术语标准化、查阅便利性等特点。同时，根据国家《突发公共卫生事件应急条例》，应急预案应包括以下七项主要内容。

1. 突发公共卫生事件应急处理指挥部的组成和相关部门的职责。
2. 突发公共卫生事件的监测与预警。
3. 突发公共卫生事件信息的收集、分析、报告和通报制度。
4. 突发公共卫生事件应急处理技术和监测机构及其任务。
5. 突发公共卫生事件的分级和应急处理工作方案。
6. 突发公共卫生事件预防、现场控制、应急设施、设备、救治药物和医疗器械以及其他物资和技术的储备与调度。
7. 突发公共卫生事件应急处理专业队伍的建设和培训。

预案文本形成后，应急预案编制小组应当广泛听取有关部门、单位、专家和社会各方面意见，增强应急预案的针对性和可操作性，并根据实际需要、情势变化、应急演练中发现的问题等及时对应急预案作出修订。

知识链接 --

获得信息：直报、电话、共情监测、机构通报等 → 核实信息：时间、地点、规模、事件性质等 → 事件报告：直报同级卫生行政部门和上级业务部门

卫生行政部门指派 → 现场调查与处置

现场调查与处置分支：

流行病学调查 | 医疗救治 | 实验室检测 | 应急监测 | 现场措施 | 信息收集

- 流行病学调查：
  - 快速评估疫情：根据病例数临床表现、波及范围等
  - 制定调查方案：病例定义、调查目的、内容方法、表格等
  - 病例个案调查 入户调查
  - 描述流行病学特征
  - 开展流行病学病因研究

- 医疗救治：
  - 就地隔离、对症治疗
  - 临床表现、治疗效果分析

- 实验室检测：
  - 采集标本
  - 初步确定检测项目
  - 现场快速检测或转运后检制
  - 监测结果分析

- 应急监测：
  - 对病例、密切接触者、高危人群、水源环境、动物宿主、生物媒介等监测

- 现场措施：
  - 边调查、边控制
    - 救治患者，远离传染源
    - 密切接触者追踪与管理
    - 疫点、疫区确定与管理
    - 消杀灭等卫生处理，切断传播途径
    - 预防接种、预防用药、健康宣教、保护易感人群

- 信息收集：
  - 收集、整理、汇总、交流、上报信息

提出、验证假设，进行病因学研究，查找事件病因

据调查研究进展实时调整措施

提出控制措施建议，开展控制效果评价

总结评估

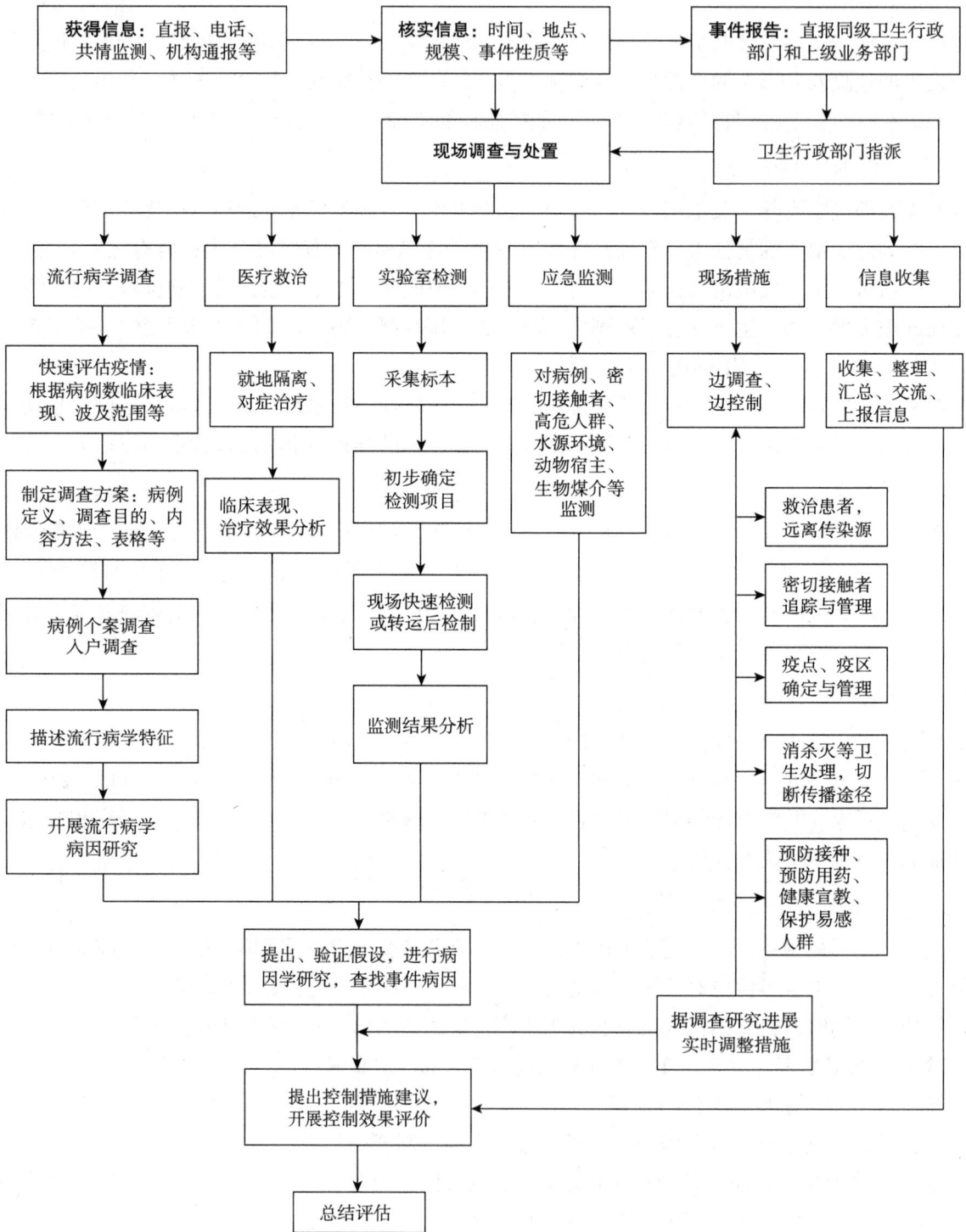

图 2-2 突发公共卫生事件现场处置流程图

第三节　突发公共卫生事件应急演练及其类型

近年来，各类突发公共卫生事件不断增多，诸如 SARS 疫情、甲型 H1N1 流感大流行、人感染高致病性禽流感疫情、部分地区肺鼠疫疫情、新冠病毒感染等重大传染病疫情，以及严重的食物中毒、职业中毒事件，这些突发公共卫生事件不仅对人民群众身体健康和生命安全造成严重危害，也对如何高效科学开展应对工作提出更高标准、更高要求。突发公共卫生事件应急演练作为加强我国卫生应急体系建设发展、提高卫生应急实战能力的重要手段，具有十分重要的作用。

一、突发公共卫生事件应急演练的概念和作用

突发公共卫生事件应急演练是指卫生应急人员置身于模拟的突发公共卫生事件场景之中，要求他们依据各自职责，按照真实事件发生时应履行职能而采取行动的一种实践性活动。

开展突发公共卫生事件应急演练的主要目的是培训卫生应急队伍和人员，同时检验突发公共卫生事件应急预案、实施方案和操作规程，进而完善整个应急管理体系。因此，突发公共卫生事件应急演练目的总体概括为两个层面。

1. 培训人员，锻炼队伍　参与演练的人员能够练习各自的卫生应急职能和角色，从而获得更多技能和经验。因此，可将演练看作是一种特殊方式的培训。国际上也常将培训和演练同时考虑列入工作计划并实施。

2. 检验预案，磨合机制　演练可检验、评价现有的突发公共卫生事件应急预案、实施方案、防控指南、操作规程等文件的科学性、实用性和可操作性，推动相关预案及时更新和优化，完善突发公共卫生事件的文件支持。多部门、跨行业的协作演练，有利于明确职责分工、提高协调沟通能力，促进公共卫生应急管理水平的整体提升。

二、突发公共卫生事件应急演练的基本类型

参考中国疾病预防控制中心发布的《卫生应急演练技术指南（2013 版）》等文件，突发公共卫生事件应急演练根据组织形式和演练规模可分为两种：讨论型演练和实战型演练。讨论型演练是通过提出理论假设的方式使参与人员熟悉现有预案、政策和操作规程，或用来制订新的预案、政策和操作规程，主要包括主题研讨、桌面演练两种类型。实战型演练是通过模拟真实场景，检验预案、政策的有效性和适用性，明确角色和职责，发现突发公共卫生事件应急响应资源分配中存在的问题，主要包括操练、功能性演练、全方位演练三种类型（表 2-2）。

（一）主题研讨

主题研讨（orientation）是在较低压力环境下进行的活动，常表现为相关人员聚集在一起进行非正式的讨论，类似于开展头脑风暴。主题研讨可分为主题讲座（seminar）和专题研讨（workshop）两种，具体可采用主题讲座、专家研讨、小组讨论、幻灯片放映或视频展示等方式。一般由主持人和/或报告人引导整个讨论过程，确保所有参演人员按照既定的演练目标要求积极参与并达成预期演练目标。

（二）桌面演练

桌面演练（table-top exercise，TTX）又称桌面推演，是指参与人员针对事先预设的演练情景，通过图纸、流程图、计算机模拟等工具进行互动讨论得出突发公共卫生事件应急决策和现场处置方案的演

练活动。桌面演练是较常用的演练方法，可用于评估预案、政策和操作规程。

（三）操练

操练（drill）是突发公共卫生事件应急处置相关工作所涉及的各项技能的练习，例如应急指挥中心的启用程序、疾病预防控制部门现场评估和采样、卫生应急队伍的人员集结等。操练包含真实的现场工作和装备使用，整个演练规划中的作用是实践和完善突发公共卫生事件应急预案的部分内容，为大规模演练做准备工作。

（四）功能性演练

功能性演练（functional exercise）具有"时间"和"程序"的要求，属于"动态测试"。功能性演练是参照应对真实突发公共卫生事件的方式，使用事先设定好的模拟场景、模拟信息传递等内容，要求参演人员模拟展开突发公共卫生事件相关处置流程的演练形式。参演人员所有的决定和行动都有时限要求，并且参演人员间的沟通交流依据于真实的突发公共卫生事件情况。

功能性演练类似于没有使用全部真实场景和装备的全方位演练，是一种模拟仿真的互动型演练，可在无高消耗和安全风险的情况下，测试和全方位演练基本一样的职能和响应，适合于评价和考验应急管理系统的整体表现。

（五）全方位演练

全方位演练（full-scale exercise）是需要动用大量应急专业技术人员、装备和资源，尽可能接近真实突发公共卫生事件应对的一种实战型演练。它将功能性演练所具备的互动特点和操练所具备的现场元素结合在一起，需涉及大量现场工作，尽可能多地动用真实事件时使用的装备和人员。全方位演练可以考验整个应急管理系统，测试和评估应急管理系统运转能力。

全方位演练的特点包括以下方面。

1. 在模拟方面，最大限度模拟真实的突发公共卫生事件。

2. 在整体性方面，测试整个应急管理系统。

3. 在内容方面，测试和评估突发公共卫生事件应急预案的大部分应急职能。

4. 在规模方面，需协调多个机构或组织之间的工作并启用应急指挥中心。

5. 在参演人员方面，从最核心的管理和决策人员到现场处置人员均需参与。

6. 在场景方面，包括应急指挥中心和突发公共卫生事件现场。

表 2-2　突发公共卫生事件应急演练的类型及主要特征

主要特征	演练类型				
	主题研讨	桌面演练	操练	功能性演练	全方位演练
演练形式	非正式地集体讨论多种信息展示方式	模拟突发公共卫生事件场景信息，提出问题，进行交互式讨论	真实的现场和设施响应；真实的应急装备或设备	互动性强，较复杂，受练人员对突发公共卫生事件进展信息做出响应，但没有使用全部真实场景和装备等	尽可能接近真实，模拟突发公共卫生事件应对全流程，参演人员在现场实操，启动应急指挥中心
时间压力（时限性）	-	-	-	+	+ +
模拟难度	-	+ +	+	+ + +	+ + + + +
控制人员	1名主持人	1名主持人	1名指挥人员	1名指挥人员	1名或多名指挥人员

主要特征		演练类型				
		主题研讨	桌面演练	操练	功能性演练	全方位演练
演练人员	管理人员	+		+	+	+
	决策人员	+		+	+	+
	协调人员	+	+		+	+
	实施人员	+	+		+	+
	现场人员	+	+			+
其他参演人员		—	评估人员	—	评估人员、模拟人员	评估人员、模拟人员、安全人员
演练场所		会议室	会议室	固定场所、事件现场或应急指挥中心	应急指挥中心或其他应急作业场所，可在多个地点同时开展	突发公共卫生事件现场，应急指挥中心
演练时长		1~2小时	1~4小时或更长	0.5~2小时	3~8小时或更长	2小时到1天或数天
准备时间		2周	1个月	1个月	数月至半年	数月至一年
准备工作		简单准备	正式演练前进行主题研讨和一次或多次操练	易于设计，但参演人员需要提前进行主题研讨	复杂，正式演练前需进行较简单的演练，涉及大量的资源分配	需要大量的时间、精力和资源，正式演练前需开展桌面演练、操练和功能性演练等准备

第四节　突发公共卫生事件应急演练设计与实施

一、突发公共卫生事件应急演练的设计步骤

突发公共卫生事件应急演练设计是在应急演练开展前，设计演练涉及的突发公共卫生事件情景、流程，选定评估方法，开发各种工具，编制各种文件，形成一整套演练方案并报请有关领导审批的过程，包括设计演练情景、设计演练流程、制定评估方案、编写演练手册及形成演练方案五个步骤。

（一）设计演练情景

应急演练情景设计是指对拟演练的突发公共卫生事件按其发生、发展过程进行叙述性说明，针对该假想事件设计的一系列有逻辑进程关系的情景，并引入需开展的应急行动，以引导演练不断进行下去，从而全面检验演练目标的达成和演练目的的实现情况。如表2-3所示，情景设计一般包括事件体系设计和场景设计。

表2-3　突发公共卫生事件应急演练情景设计表及注释

突发公共卫生事件信息	描述突发公共卫生事件的发生发展历程
演练时间、地点	突发公共卫生事件基本信息，如发生的时间、地点、事件类型等
初始触发事件	突发公共卫生事件初始信息，包括启动应急演练时事件基本情况的描述、可能影响的区域范围等
事件体系（事件链） 场景一、场景二、场景三等	突发公共卫生事件演变过程的不同场景。建议选择所在地现实中易发生、危害大的突发公共卫生事件，以增强演练的针对性和时效性
分场景信息（可包含以下部分）	描述突发公共卫生事件演变过程的不同场景信息
区域自然/社会场景	突发公共卫生事件发生地的地理环境、气象条件、人口、经济、区划等

续表

事件初始影响	突发公共卫生事件造成的影响，如人员伤亡情况、经济损失情况、重要设施（如道路、通信、水电供给等）破坏程度、新暴露的风险隐患等
区域应急救援力量	参演者的应急管理能力，包括应急装备配置情况、专业队伍建设情况、应急场所/资源保障能力等
先期处置情况	包括突发公共卫生事发地有关部门、社会组织或民众已采取的措施，如发出预警、赶往现场、先期救护等

（二）设计演练流程

演练流程一般以演练脚本的形式呈现。突发公共卫生事件应急演练脚本至少应包含五个要素，即时间、地点、情景说明、行动主体、预期行动。脚本一般以时间为主线展开，行动主体为演练各参与方，包括参演人员、评估人员和观摩人员等。演练预期行动是演练组织人员对参演人员应对突发公共卫生事件行动的预期值。演练预期行动是对演练目标的分解，也是演练评估的核心和设置评判标准的依据。

知识链接

演练脚本

对于重大综合性示范演练，演练组织单位要编写演练脚本，描述演练事件场景、处置行动、执行人员、指令与对白、视频背景与字幕、解说词等。

脚本是使用一种特定的描述性语言，依据一定的格式编写的可执行文件，又称作宏或批处理文件。脚本也可指表演戏剧、拍摄电影等所依据的底本又或者书稿的底本。

（三）制定演练评估方案

演练评估是指对照突发公共卫生事件应急管理要求和目标，根据演练参与者的表现进行评估并提出改进建议。演练评估是演练的必要环节，由演练评估人员主导，组织人员和参演人员共同参与完成，通过细致观察和记录演练行动，分析演练记录及相关资料，对比参演人员表现与演练目标要求，对整个突发公共卫生事件应急演练流程进行分析和反思，做出客观评价，必要时形成演练评估报告。

演练评估应以演练目标为基础。每项演练目标都要设计合理的项目评估标准与方法。为便于操作，通常事先设计好演练评估表格，其内容包括演练目标、评估方法、评价标准和相关记录等。有条件的还可以利用专业评估软件等工具进行评估。

（四）编写演练手册

演练手册是指导演练实施的详细工作文件，包括导调员手册、评估员手册、模拟员手册、参演人员手册和观摩人员手册等。导调员手册和评估员手册一般会包含详细的场景信息、职责分工和工作程序。模拟员手册通常包含与其相关的部分场景信息、所扮演的角色说明和行动安排。参演人员手册提供演练概述，介绍演练的目的、目标，参演者的职责分配。观摩人员手册通常包括演练的基本情况介绍、观摩位置、注意事项等。

（五）形成演练方案

演练方案是一个系列文档，汇总了整个演练规划和设计过程，以及演练成果。突发公共卫生事件应急演练方案应至少包括演练计划和演练脚本，其中演练计划主要描述演练需求、目的、范围等信息，演练脚本主要描述演练情景设置和预期行动等。对于大规模演练，还需要开发场景信息清单、评估工具、工作手册等多种辅助文件。

二、突发公共卫生事件应急演练的实施

突发公共卫生事件应急演练的实施是整个演练过程中最受关注的环节，也是演练活动的最外在表现。不同类型的应急演练实施方案各有不同，但均包含演练前准备、演练实施及演练后总结三个时间段的任务和要求。

（一）演练前准备

突发公共卫生事件应急演练准备是指在演练任务下达后，组织单位为完成演练任务而开展的一系列人、地、物、财等方面的筹备和布置工作。

1. 筹划准备

（1）界定演练范围、确定演练目的　组织单位根据演练任务，需要组织相关人员讨论并商定演练的突发公共卫生事件及演练的目的、范围和目标，明确目标受众、预期结果、演练方案的框架、资源需求、演练负责人、项目时间表和初步预算。必要时需要签署相关协议。

（2）成立演练工作小组　演练负责人根据演练目的成立演练工作小组，由小组制定演练方案、准备所需的材料、实施演练并撰写演练后报告。

（3）确定演练类型　演练工作小组根据演练范围、目的、预算、事件、人员、场地等现有资源，综合考虑所有细节和可用资源，制定演练内容，选择对应的演练类型（图2-3）。

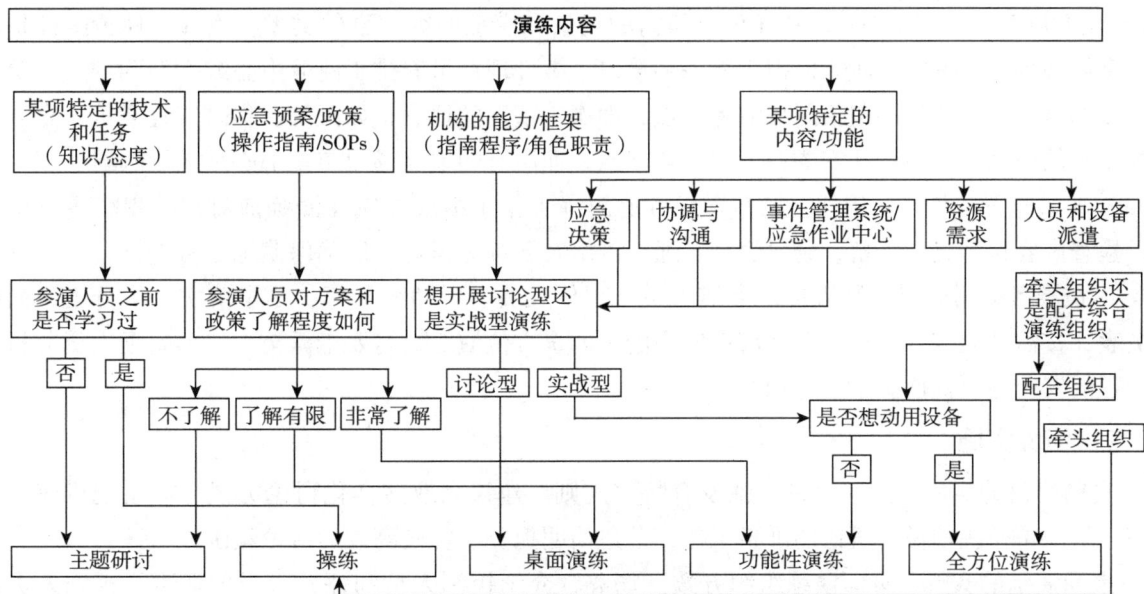

图2-3　突发公共卫生事件应急演练决策流程图

（4）确定参与人员　合适的参与人员是实现演练预期目标的关键因素，应根据演练活动的类型、目的、范围和目标，确定合适的参与者。

（5）演练材料准备　演练工作小组应根据演练方案，在筹备阶段通过头脑风暴先行拟定演练材料清单，清单制订应尽可能详细、现实和全面。涉及材料应包括演练道具、演练手册、展示用PPT、车辆、通信设备等类别，演练工作小组需安排专人对接具体演练材料，并保证在适宜节点落实物资到位。

（6）风险沟通　功能性演练、全方位演练等演练类型涉及范围广、参演人员多，可能因模拟真实场景发生突发事件在社区引起居民恐慌，或者出现因部分演练操作影响居民日常生活等情况，引起舆情。因此，需将适宜演练信息向相关居民进行清晰、有效的沟通交流，为演练的顺利实施建立支持和帮助。

（7）安全保障　演练工作小组应结合演练实际情况，按需为参演人员购置保险。同时，应设置专职安全人员负责检查演练安全性，及时发现在演练准备及实施过程中可能出现的安全隐患，确保采取各项预防措施，保障演练顺利进行。一旦发现紧急情况，可立即终止演练活动。

2. 场地准备

（1）场地选择　主题研讨和桌面演练一般选择会议室或多功能厅。操练、功能性演练及全方位演练根据演练的实际需要选择适合的室内外场地，包括并不限于会议室、广场、医院、居民区、商场等。

（2）场地布局

1）主题研讨　会议桌的数量和摆放形式主要由参演人员的数量和场景来决定，需提供演练所需的设备设施。不同主题的研讨场地布局有差异，主题讲座是根据参演人员的数量选择不同大小的有主席台的会议室。主题研讨一般采用 U 形布局，便于参演人员相互交流、参与讨论。

2）桌面演练　若参演人员较多，可将桌子间隔布置，形成独立的小组，并成立多个指挥部，由各指挥部内部协商安排指挥长和成员的角色。会议桌摆放形式常见为回字形布局和 U 形布局。

3）操练　操练的实施情况取决于操练的具体内容，可以是简单的单项操作，也可以是复杂的通信和现场指挥的操练。因此，操练场地布局需结合不同任务模式，以实际需求为准。

4）功能性演练　功能性演练应使用与真实突发事件状态一样的模拟设施和操作布局，通常是应急指挥中心或其他指挥场所（如多功能厅等）。结合演练内容，在演练实施场所协调安排参演人员、评估人员、控制人员等各自适宜空间。

5）全方位演练　演练地点取决于演练所需的场景和模拟的突发事件类型。例如，模拟事件是食物中毒，事件现场应是聚餐场所；模拟生物恐怖袭击，事件现场可安排于商业中心或大型购物中心等公共设施设置场景。部分事件还包括附加演练地点，即次生事件的地点，如医院、临时安置点等。全方位演练较为复杂的原因之一即行动需要在各种地点展开，而所有的地点场地布置都必须进行协调。

（3）场景布置与检查　担任会场布置任务的演练工作小组成员应在演练前对演练现场进行全流程检查，检查内容包括物资准备、场景道具、通信网络及演练标识等，以确保演练正常进行。

3. 人员准备　需确定控制人员、参演人员、评估人员、后勤人员等，尽早落实人员分工，列出工作人员表，按需开展培训。对于存在潜在安全隐患的全方位演练，需要指派至少一名安全人员分析整个演练流程的安全性，提前制定应急预案。

（二）演练实施

1. 主题研讨的实施　主题研讨实施没有特定规则。建议采取多样化讨论方式，如主题讲座、小组讨论等；组织单位提前做好研讨的准备工作，营造简明扼要、轻松高效的讨论氛围。

2. 桌面演练的实施　桌面演练组织方致开场辞，介绍控制人员和评估人员的职责。控制人员使用文字或视频等形式向参演人员概述演练事件背景、演练目的和预期目标、演练基本规则和程序以及注意事项等，通过提出问题和给予事件进展信息的方式来引发讨论。评估人员对演练过程中预期行动的监控是演练的重中之重，评估工作应贯穿演练全过程。

3. 操练的实施　操练开始前由演练控制人员发布简报。操练开始命令下达后，参演人员根据计划采取行动，指挥人员保持对演练的战略和操作控制，与协调人员和评估人员核对，并根据需要与操练领导人员讨论在操练过程中出现的突发情况。操练结束后应立即由评估人员组织汇报，为参演人员提供表达演练直接感受的平台，理想的操练汇报包括参演人员和评估人员的反馈以及改进方向。汇报结束后可由操练负责人宣布演练结束，可根据操练结果举行参加者证书颁发仪式或新闻发布会。

4. 功能性演练的实施　功能性演练的开始取决于演练目的，如目的是演练紧急集结，可使用"不提前告知"的突击性演练；对于非突击性演练，演练时间则提前告知。演练开始后，由控制人员简述演练目的及背景，可举行正式的开幕式。随后通过幻灯片、电台或电视广播等形式尽可能真实地发送突发公共卫生事件进展信息（背景故事、当前情况或紧急事件），参演人员依据信息内容开展相应行动。评估人员通过对照评估观察模板记录所有行动、结果、决策和关键意见。

演练结束，各参与人员应一同回顾演练目标，对演练计划、程序及培训等方面内容进行汇总，讨论演练取得的成绩、出现的问题及与预定目标的差距等，演练工作小组安排专人进行信息梳理并总结汇报。汇报结束后由演练负责人宣布演练正式结束，可为参演人员举行颁发证书仪式和/或新闻发布会。

5. 全方位演练的实施　　与功能性演练类似，全方位演练开始的方式取决于演练目的，可提前公布，也可突然启动。全方位演练的实施地点包括应急指挥中心、演练现场及设立的现场指挥部等。每位参演人员尽量以面对突发公共卫生事件的真实反应开展演练。现场指挥部按照场景要求，通过电台、电话等传递预先编制的突发公共卫生事件进展信息，也可监控事件发展并传递自主性事件进展信息。参演人员应及时赶赴指定地点，对模拟突发公共卫生事件现场的一系列进展信息进行响应。演练结束后工作与功能性演练基本相同。

（三）演练后总结

演练后总结工作通常包括现场总结、向下达演练任务的上级部门初步汇报、演练总结报告撰写及关闭演练项目四项内容。

现场总结的目的是在演练实施完成后，在演练现场对演练计划和实施全流程进行评判和汇总。向下达演练任务的上级部门初步汇报的目的是使上级及时了解演练完成的情况，取得的成效及成果，存在的不足以及努力方向，之后一般需要以书面报告的形式正式汇报。演练总结报告撰写通常由演练工作小组安排专人负责，结合现场总结，并收集参演人员、评估人员、控制人员等各参与人员的反馈信息进行汇报，旨在完整记录此次演练的经过，系统总结演练的收获与不足以及下一步改进的建议。总结报告提纲可参考表2-4。完成以上三项内容，并确保所有场景道具和后勤保障工作结束后，演练项目正式结束。

表2-4　演练后总结报告提纲（示例）

介绍（本报告的主要目的、编写原因、主要内容、使用的评估方法、主要问题和建议的总体概述）

背景描述（演练的原因和目的）

演练摘要
　目的和目标
　演练前的准备
　参演人员、机构和组织
　演练过程

收获和不足
　评估团队的发现
　受练人员简报摘要

建议
　培训需求
　应急预案或实施方案需改进的地方
　其他改进行动

第五节　突发公共卫生事件应急演练评估

演练评估是在全面分析突发公共卫生事件应急演练记录及相关资料的基础上，对比参演人员表现与演练目标要求，对演练活动及其组织过程做出客观评价，并编写演练评估报告的过程。所有突发公共卫生事件应急演练活动都应进行演练评估。演练评估过程按时间可以分为评估准备、评估实施和评估总结三个阶段，每一阶段都包含一系列步骤（图2-5）。

一、评估准备阶段

（一）组建评估小组

组建评估小组主要是为了确定评估小组负责人与评估团队，明确各自任务与责任，为评估工作提供组织与人员保障。评估小组的规模和人员组成应与演练类型、目的、规模、复杂性等相匹配，从而能对演练目标的实现情况、参演组织和参演人员的表现做出全面评估。

（二）制定评估方案

为提高评估工作质量，应提前制定突发公共卫生事件应急演练评估方案，为演练评估工作确立行动指南。评估方案以演练方案为主要依据，主要包括演练信息、评估内容、评估标准、评估程序、评估人员及附件等内容。

1. 演练信息 概述此次演练目的和目标、演练情境，应急响应与处置措施等。

2. 评估内容 根据演练信息，确定包括组织、指挥、决策和执行、信息沟通与媒体应对等方面的评估内容。

3. 评估标准 根据我国突发公共卫生事件处置相关法律法规，参考国内外处置突发公共卫生事件标准程序，对照应急预案要求及演练方案建立评估标准。

4. 评估程序 针对评估过程所做的程序性规定，保证评估结果的准确性。

5. 评估人员 确立评估团队组织架构与工作职责。

6. 附件 演练评估需要用到的表格及工具、通信录等。

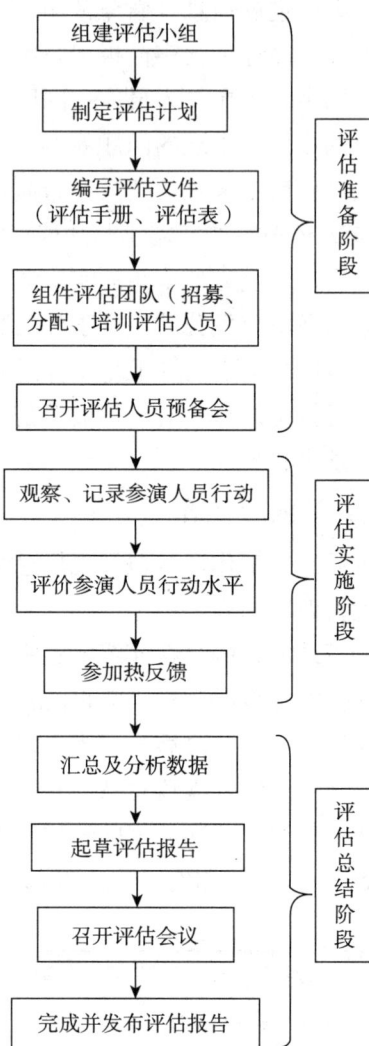

图2-5 突发公共卫生事件应急演练评估流程图

（三）编写评估文件

编写评估文件第一步是建立评估标准，即将演练目标清晰和准确地细化为可观察和测量的行为，同时基于预期行动的角度制订特定的观察要点和评估措施，以便形成评估标准。

评估文件包括演练目标与观察要点列表、演练评估表等。其中将预期行为与实际行为结合起来形成的表单即为演练目标与观察要点列表；演练评估表主要包括评估人员记录表、关键事件响应记录表、问题日志、演练后简报等，具体内容可参考《卫生应急演练技术指南（2013版）》。

（四）培训评估团队

在正式评估开始前，应当对评估团队进行集体培训。评估人员应掌握演练场景、实施原则、演练目标、评估的要求和程序、评估表格的使用等信息，培训时间长短取决于评估人员的经验和技能，以胜任评估工作为标准。

（五）召开评估人员预备会

评估小组负责人在评估正式开始前，应召开预备会，再次明确评估员的职责和分工，解答评估员存在的疑惑，确保评估顺利开展。

二、评估实施阶段

（一）观察、记录参演人员行动

评估员在演练实施阶段，以旁观者的角色开展记录和评估，不得做出任何有可能引导或提示参演者的言行。应重点记录如下内容。

1. 关键行动的基本信息，如做出决定/采取行动/结束行动的时间点、采取的行动方案、关键信息获取方式及信息内容、行动效果等。

2. 评估指标的完成程度，一般采用是/否等选项以便评估员快速作出判断。

3. 偏离预期行动，或有违于预案、处置标准流程等规范文件的行为，或导致演练目标无法实现的关键因素应详细记录。

4. 参演者创造性解决问题的行动。

（二）评价参演人员行动水平

在观察和记录演练过程的同时，评估员可依据其自身对演练目标的理解或者实战经验对参演人员的行动水平进行初步评价。

（三）参加热反馈

热反馈（hot wash）常称热洗，是指在演练结束后，组织单位第一时间组织各方（组织人员、参演人员及评估人员）进行反馈和点评，以阐述事实为主，辅以初步的反思和感想，以发言为主要形式，可促成参与人员间相互学习。

评估人员也可以单独组织个人访谈、局部座谈等小范围调查活动，或者请参演人员提交自评报告等方式促进学习交流。

三、评估总结阶段

（一）汇总及分析数据

1. 回顾演练过程　评估组长按演练时间顺序对每一个演练目标下的演练行动进行回顾、分析和评述，由评估员对数据进行解释、讨论，消除数据差异性，建立以应急能力和演练目标为要点的综合数据表。

2. 分析数据并提出建议　对每一个演练目标的实现程度、关键任务的完成情况进行分析，可从客观情况、评分情况、优势与问题、问题深层次原因分析等几个方面描述，并从预案、机制、设施、培训等方面提出改进建议。

（二）起草评估报告

作为评估工作的总结，由评估组长牵头撰写一份正式的评估报告，对整个评估过程收集的数据和分析结果进行全面总结。

评估报告框架一般包括以下内容。

1. 评估工作概述，包括评估内容、依据、方式、标准、程序等信息。

2. 演练总体情况，包括演练基本信息（时间、地点等），对演练目的、范围、情景、参演机构的概述，对演练实施整体情况、参演者整体表现的评述。

3. 评估结果，根据评估表单分类整理各个评估指标项的得分、等级或评语。

4. 重点问题分析，对演练中组织者与参演者展现的优秀经验、暴露出来的主要问题进行详细分析。

5. 改进建议，可以按阶段分为短期、中期、长期改进建议；按对象分为演练组织的改进建议和参演者应急能力的改进提升建议等。

（三）召开评估会议

组织者在评审完评估报告初稿后，还需进一步组织研讨会，请主要的组织者、导调员、参演机构的领导及代表、观摩演练的专家、模拟员代表等多方一起来讨论分析结果，并共同研究改进的建议。

（四）完成并发布评估报告

最终成稿的评估报告是后续跟踪和督促各单位改进的依据，反映了组织方、参演方和评估方的综合意见，在正式发布前需经各方审阅，并报上级部门审批。审批通过后，按照相关保密规定在许可范围内进行发布，以推广演练经验，扩大突发公共卫生事件应急演练成果的影响力。

演练组织单位将演练计划、演练方案、演练评估报告、演练总结报告等资料归档保存。对于其中的改进建议，相关应急组织应拟定改进计划，并监督整改措施落实，确保演练效益最大化。

✎ 练习题

答案解析

一、选择题

1. 下列应急预案中，哪项不属于单位和基层组织应急预案

 A. 企事业单位应急预案 B. 村民委员会应急预案

 C. 铁路突发公共卫生事件应急预案 D. 居民委员会应急预案

 E. 社会组织应急预案

2. 以下哪项不是突发公共卫生事件应急预案的内容框架

 A. 疫情防控指挥部组成和相关职责 B. 监测与预警机制

 C. 应急处理专业队伍建设和培训 D. 个人情绪管理

 E. 信息的收集、分析、报告和通报制度

3. 在编制突发公共卫生事件应急预案时，以下哪项不是必须满足的要求

 A. 合理合法，内容全面 B. 尊重科学，结合实际

 C. 逻辑清晰，便于实操 D. 预案内容必须高度机密

 E. 紧密衔接，持续改进

4. 在编制突发公共卫生事件应急预案的准备阶段，不需要准备的是

 A. 人员准备 B. 法律法规资料 C. 研究准备

 D. 场地准备 E. 资料准备

5. 突发公共卫生事件应急演练的主要目的不包括

 A. 培训人员、锻炼队伍 B. 检验预案、磨合机制 C. 增加公众恐慌

 D. 提高应急响应能力 E. 完善应急管理体系

6. 以下哪项不是突发公共卫生事件应急演练的基本类型

 A. 主题研讨 B. 桌面演练 C. 操练

 D. 心理疏导 E. 全方位演练

7. 在突发公共卫生事件应急演练的实施阶段，以下哪项不是必须完成的任务

 A. 演练前准备 B. 演练实施 C. 演练后总结

D. 制定演练预算　　　　　　E. 演练评估

8. 在突发公共卫生事件应急演练评估阶段，以下哪项不是评估准备阶段的工作

A. 组建评估小组　　　　　B. 制定评估方案　　　　　C. 编写评估文件

D. 演练后总结　　　　　　E. 培训评估团队

9. 突发公共卫生事件应急演练评估的目的是

A. 增加公众恐慌　　　　　　　　　B. 对演练活动及其组织过程做出客观评价

C. 减少应急演练成本　　　　　　　D. 避免未来演练

E. 以上都不是

10. 在突发公共卫生事件应急演练评估中，以下哪项不是评估报告的内容

A. 评估工作概述　　　　　B. 演练总体情况　　　　　C. 演练评估表格

D. 评估结果　　　　　　　E. 改进建议

二、思考题

1. 简述突发公共卫生事件应急预案的编制要求。

2. 简述突发公共卫生事件应急预案的编制要点。

3. 简述突发公共卫生事件应急演练的基本类型和设计步骤。

书网融合……

| 本章小结 | 微课 | 题库 |

第三章 突发公共卫生事件应急处置

PPT

学习目标

知识目标

1. 掌握现场流行病学调查的基本步骤和要求；应急医疗救援的基本概念、特点和原则；心理救援队的基本任务和工作原则；公众引导的原则；健康教育的策略、措施、内容及核心信息的制定。

2. 熟悉突发公共卫生事件的应急处理工作规范；公众引导的方法；健康教育信息的制定工作流程。

3. 了解应急准备和现场调查的相关法规；应急医疗救援体系、分级响应、组织指挥和实施；心理危机干预的工作流程和技术要点；健康教育的作用和重要性。

能力目标

能科学合理地开展现场流行病学调查、心理救援工作，构建应急医疗救援现场指挥流程；具备运用公众指引方法和健康教育策略与技巧的能力，能够针对突发公共卫生事件，制定相关公众指引和健康教育信息。

素质目标

通过本章的学习，树立以人为本、预防为主的科学精神和态度，依法规范操作，独立分析与解决问题，为卫生应急处置工作奠定基础。

第一节 突发公共卫生事件应急响应

情境导入

情境：2010年10月14日，某乡中心小学多名学生出现发热、腹泻、呕吐等症状，共27人发热、13人呕吐、14人腹泻。乡社区卫生服务中心核实后隔离学生、采样，并报告县疾控中心。疾控中心调查发现69例疑似感染性腹泻病例，10月15日10时在网络直报系统报告，启动应急预案，病例数升至105例。10月16日11时，市县专家组会商，将事件升级为较大突发公共卫生事件，请求省级指导。同时，采集送检的58份病例粪便或肛拭子样本中37份检出宋内志贺菌，阳性率63.79%，初步判断为宋内志贺菌引起的细菌性痢疾暴发疫情，可能由饮用水源污染引起。

该县卫生局落实防控措施，治疗病例、分流诊治、个案调查、医学观察密切接触者、送检样本、消毒清理。省疾控中心专家现场指导，省卫生厅领导及相关部门赴现场指导应急处置。最终确认疫情自10月13日出现病例，截至10月17日共报告178例，其中临床诊断96例、确诊82例，无重症和死亡。通过隔离、调查、预防性服药、"三管一灭"和健康教育等措施，疫情迅速得到控制。

思考：

1. 突发公共卫生事件的特点是什么？

2. 该起疫情是如何进行突发公共卫生事件分级的？

3. 作为基层防疫人员，应该如何进行应急处理？

一、突发公共卫生事件现场流行病学调查和步骤

(一) 突发公共卫生事件现场工作方法

当发生突发公共卫生事件时，疾病控制等相关部门启动现场工作，根据事件性质和分级，专家评估后，依法启动应急预案与应急响应（图3-1），工作方法主要依据现场流行病学。

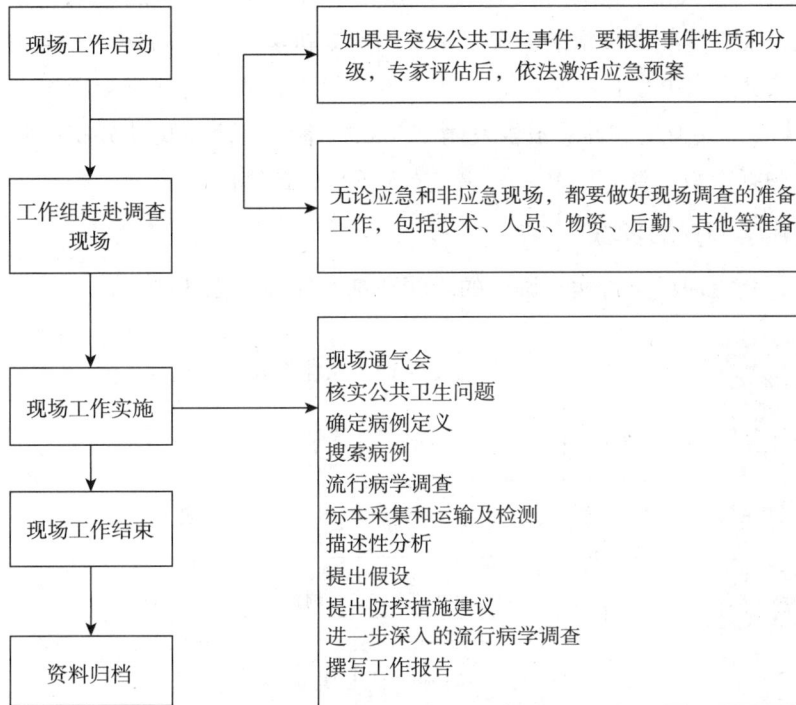

图3-1 突发公共卫生事件应急处置现场工作程序

(二) 现场流行病学与现场流行病学调查

1. 现场流行病学 是应用流行病学和其他相关学科的理论和方法，对发生在现场人群中重要公共卫生问题的预防和控制，并进行效果评价，以保护和增进群体健康的学科。

2. 现场流行病学调查 是应对突发公共卫生事件的基础手段，是运用现场流行病学方法，通过描述性调查、现况调查、病例对照调查、队列调查、生态学调查或相关性调查，验证突发公共卫生事件假设和修订假设，并对已经采取的控制措施进行评估调查。

（1）现场流行病学的调查方式 应急（暴发）调查（emergency or outbreak survey）是对某地区或单位在短时间内发生了许多同一种疾病所进行的调查。暴发调查的主要目的是找出暴发的原因、来源、传播方式与途径，及时采取有效措施防止疾病蔓延。当接到疫情后，应迅速赶往现场，对疫情全面情况初步了解后，提出初步假设，并据此进行对比调查和必要的实验室检测，弄清具体原因，验证假设，采取有效措施，通过观察疫情发展情况进一步评价其效果，直至疾病暴发流行被控制。

（2）现场流行病调查内容 包括了解暴露、健康的情况，主要有：①事件发生情况，时间、地点、范围、特点及危害程度；②确定事件发生的原因；③划分隔离污染区；④危害因素的监测与检测；⑤暴露人群的观察与保护；⑥因果分析。

（3）调查收集的基础资料

1）人口资料 人口数及其在地区、年龄、性别、职业、文化、民族的分布以及流动人口数；人口

的出生率、死亡率、自然增长率、平均期望寿命。

2）死因资料 死亡人口的地区、年龄、性别、职业、民族等分布和死因分布。

3）自然因素资料 地形、地貌、植被；气象、水文；病媒昆虫、动物的种群分布和季节性等。

4）社会因素资料 医疗、疾病预防控制机构的数量、分布与能力，卫生服务的资源的分配；公共卫生设施、给排水和污物处理；经济生活；与疾病有关的生产活动、风俗文化、个人卫生条件与习惯。

5）重要的传染病流行资料 包括以前当地和毗邻地区疾病（如登革热、疟疾等）的流行情况；区域内河流、水域发生霍乱、沙门菌疫情的情况；重点场所如机场、火车高铁、客运站、学校、医院、托幼机构既往发生疫情及突发公共事件的情况；本次暴发首发患者的流行病学史等。

6）病情资料 突发公共卫生事件的报告发病率、死亡率、病死率及其分布；漏报率、漏诊率和调查发病率；疫源地（包括散发、流行、暴发）调查处理的总结资料。

（三）现场流行病学调查的步骤

以疾病暴发为例，介绍现场流行病学调查的步骤和基本任务（图 3-2）。

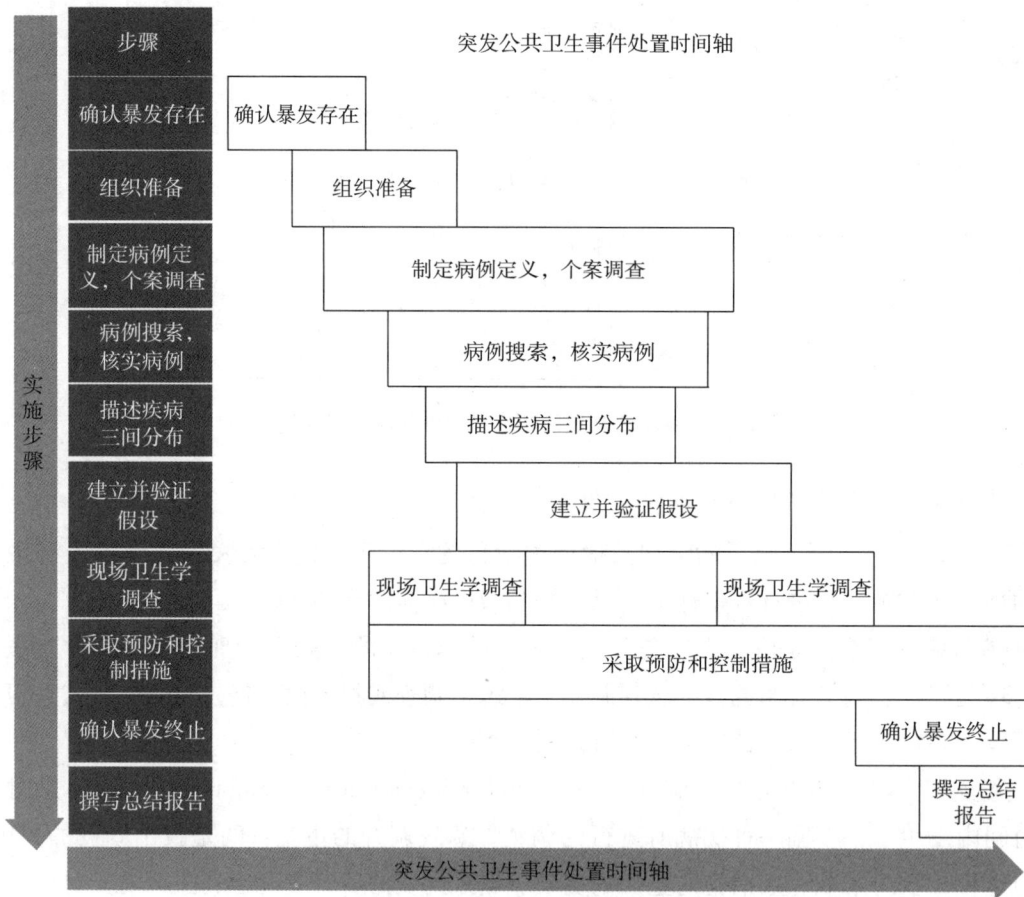

图 3-2 现场调查的 10 个步骤

1. 确认暴发存在（核实诊断） 接到暴发信息后，首先，应仔细核查信息的真实性，防止疫情被人为地夸大和缩小。然后，应从多个渠道收集信息整合比较，判断是否有人为的原因导致上报病例数的增减，如诊断方法的变化等；同时应判断病例增加趋势以及病例数增加是否有统计学意义；其次，派遣工作人员进行快速的现场询问，根据临床特征，结合实验室检查判断暴发信息准确性。

2. 组织准备

（1）明确调查范围　将调查范围划分为多个区域，并确定重点调查区，每区安排一个合适的调查队。

（2）确定调查组成员　调查队通常由2~3名流行病学、临床、实验室工作人员等专业人员组成，必要时根据需要增加环境卫生、消毒杀虫、健康教育、兽医、中毒专家等其他专业人员，调查队成立时，需要确定组长和组员，并明确各自的职责和任务。

（3）确定物资清单　赴现场前，应准备必需的资料和物品，包括调查表、调查器材、采样和检测设备、相应的试剂和用品、相关的专业资料和数据库、现场联系信息（联系人及联系电话）等。同时，调查队员必须在最短的时间内获得一切必需物资和持续稳定的后勤供应，如交通工具、通信工具、冷链系统、救护装备、生活用品、防护设备（如防护服、手套、口罩和呼吸器等）和充足的现金等。

（4）提供实验室支持　现场调查前应事先通知权威或专业的实验室，求得实验室的支持，安排好样本的采集和检测工作。

（5）明确团队分工　虽然各调查队分开工作，但整个调查工作是一盘棋，调查时必须成立强有力的领导团体，明确上下级关系，各调查队应在统一的领导下展开工作。准备工作一旦完成，调查队员应立即奔赴现场展开调查。

3. 制订病例定义　疾病暴发确定之后，应尽快制订病例定义，明确诊断标准，尽可能地搜索和发现所有患者，确定发病规模、涉及的范围，以及评估疾病的危害程度，并为查找病因提供线索。病例定义是用来判断个体是否患有所调查疾病的标准。现场调查中应按照统一的病例定义对所有被调查对象进行判定。

4. 病例搜索核实病例　核实病例的目的在于根据病例定义尽可能发现所有可能的病例，并排除非病例。核实与收集病例的要求是快速、准确和不遗漏。

5. 描述疾病的三间分布

（1）时间分布　以发病时间间隔为横坐标，以发生的病例数为纵坐标，可将病例发生的时间分布绘成直方图或线图，称为流行图或流行曲线（epidemic curve）（图3-3）。流行曲线是描述疫情时间分布特征的一种方法，常用直方图表示。流行曲线能提供大量的有关流行的信息，包括疾病的潜伏期、可疑暴露日期、暴发类型及流行发展趋势等。

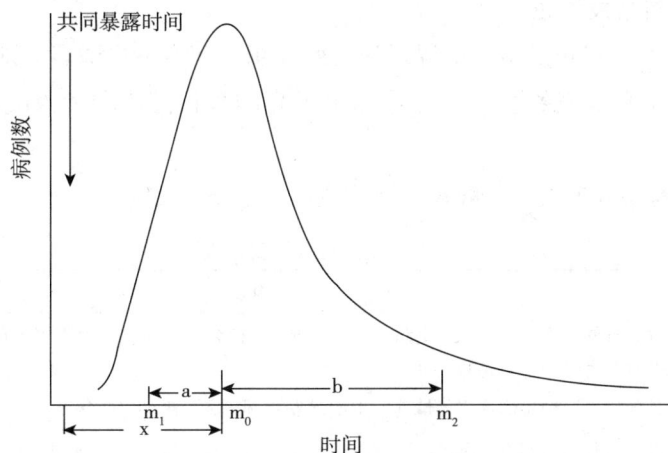

图3-3　一次暴露发病日期示意图

（2）地区分布　在暴发或流行现场调查中，地区资料包括居住地（例如通过人口调查追踪）、工作地点、学校、娱乐场所、旅行地点或其他有关资料。同时还需要收集一些更深入描述在这些地区活动的特殊资料，例如在建筑物内部或办公室活动的详细情况，并需了解有关人员在这些地方停留的时间。如果把病例按地理特征描绘成图（标点地图或疾病传播蔓延图），则可能说明其潜在暴露因素的来源和途径，也有助于鉴定传播媒介或途径。

（3）人群分布　分析疾病在不同人群中的分布特征，不但要分析患者的特征，包括年龄、性别、种族、职业及其他相关信息等，而且更重要的是要从人群的层面，分析不同特征人群疾病的罹患率。

6. 建立并验证假设　建立假设除了从典型事例中找线索外，最重要的是在初步描述性研究（即上述对病例的三间分布的描述）的基础上，仔细审核资料，结合分析临床、实验室和流行病学特征，建立有关可能致病的暴露因素的假设。有关暴发原因的假设应能解释本次发现的绝大多数流行特征，必须根据病例的既往暴露史，找出可能的致病因素。

一个暴发调查的假设应包括危险因素来源、传播的方式和载体、高危人群以及与疾病有关的特殊暴露因素等。验证假设的根据是事实和实践。常用的验证假设的方法有两种，一种是全面收集与本次暴发有关的临床、实验室和流行病学资料，分析本次暴发在这些方面的特点是否与假设应该有的特点相符。另一种方法是做干预试验，可以是标准的流行病学实验，也可以是类实验。

7. 现场卫生学调查　现场调查的不同阶段，都需要开展卫生学调查。现场调查早期，需要对现场环境进行调查，如水源位置及周边环境情况、病例工作场所和病例暴露场所的环境状况、食品加工场所的条件等，并采集相关环境样本，如水源样本、可疑食物样本、物表涂抹拭子等。随着调查的深入，形成传染来源和传播途径的假设，并采用分析流行病学加以检验，此时还需要继续深入开展相关的现场卫生学调查，更具有针对性地获取更多支持证据。

8. 采取预防和控制措施　根据疾病的传染源、传播途径以及疾病的特征，确定应采取的预防控制措施，包括消除传染源、减少或切断与暴露因素的接触、保护易感和高危人群、防止进一步暴露，达到控制、终止暴发的最终目的。

9. 确认暴发终止　如何确定暴发的终止，不同类型疾病的暴发，判断方法有所不同。

（1）人与人直接传播疾病暴发终止是指传染源停止向外排放病原体后，经过一个最长潜伏期后，没有新病例发生，就可宣告暴发终止。

（2）共同来源疾病暴发的终止是指污染源得到有效控制，病例不再增多，则认为暴发终止。

（3）节肢动物传播疾病的暴发终止是指经过昆虫媒介的最长潜伏期和人类最长潜伏期总和后，无病例发生，表明暴发终止。

10. 撰写总结报告　暴发调查报告一般包括下列内容（表3-1）。

表3-1　暴发调查报告内容

项目	内容
背景材料	包括地理位置、气候条件、人口统计资料（人群构成）、社会经济状况、卫生服务的组织、疾病监测系统、针对疾病流行的准备及平时的疾病患病率等
历史资料	以前当地或其他地区同种疾病的流行情况，本次暴发首例患者发现的经过等
调查方法	病例确定标准，流行病学调查中所用的调查表、调查队伍、调查方法（个案调查、描述性调查、回顾性调查等）、实验样本的采集及所用的实验室技术

续表

项目	内容
资料分析	①临床资料，包括症状和体征的发生频率、病程、诊断与鉴别诊断、预后等 ②流行病学资料，包括疾病发生的方式、三间分布、显性感染与隐性感染的比例、统计推断、传染源、传播途径及影响传播的因素等 ③实验室资料，包括可疑病原因子的分离、血清学实验结果及实验结果的意义，并且应对资料进行合理的解释，包括暴发的综合描述、病因假设的形成与统计学检验
控制措施	控制暴发的策略与方法，控制措施结果的评价，包括对费用效益及费用效果的评价，预防类似事件发生的建议措施等

（四）应急现场调查原则

1. 预防控制为先　事件发生后，对于任何群体性不明原因疾病，要根据已掌握的情况，尽快判定流行病学病因，即使病因不明，不具备特异性的预防、诊断、治疗措施，针对流行病学病因，结合疾病控制的基本理论和已有的疾病控制实践经验，采取相应措施，也常能有效控制疾病蔓延。

2. 实事求是　科学工作者必须有实事求是的精神，尊重科学，不仅要敢于坚持自己的观点，也要敢于承认自己的局限和不足，这是一个现场流行病学工作者的基本素质。

3. 现场调查与实验室相结合　在控制群体性不明原因疾病方面，查明流行病学病因比查明病原学病因更加重要、更加可行。查明传播途径和主要危险因素（流行病学病因）就成为控制疫情蔓延的最关键问题——因而要强调现场流行病学。例如2003年SARS流行早期，流行病学工作者就认识到密切接触患者、防护不当的诊疗活动等有利于SARS的传播，在没能查明SARS的病原之前已经提出并采取了有效控制SARS措施。确定不明原因疾病暴发的致病因子同样非常重要，现场流行病学可判明疾病发生的危险因素，提示或推测病原，但只有通过实验检测才能确证。明确病原有利于及时诊断患者、深入研究，甚至指导治疗或采取特异的预防措施（如预防接种、药物预防等）。怀疑为中毒事件时，迅速查清致病毒物对抢救中毒者和保护处于危险之中的人群至关重要，此时在采取适当措施的同时，应争分夺秒地努力查明致病因子。

（五）现场调查中相关法律问题

公共卫生法律是整个公共卫生活动的基础和框架，传染病防治和突发公共卫生事件处理中调查处置人员有调查权和尊重隐私义务，而政府、社会以及公民也有相关规定权利和义务。

1. 法律规定的调查权　2025年4月30日第十四届全国人民代表大会常务委员会第十五次会议第二次修订发布的《中华人民共和国传染病防治法》（第十四条、第六十二条）规定了在发生传染病疫情时，疾病预防控制机构和省级以上人民政府卫生行政部门指派的其他与传染病有关的专业技术机构在调查、采集样本、技术分析和检验的权利。关于突发公共卫生事件的处理，《中华人民共和国食品安全法》（第一百零五条、第一百零七条）和《突发公共卫生事件应急条例》（第二十九条、第三十六条）等也规定了在现场调查中调查者享有法律规定的调查权，《中华人民共和国传染病防治法》规定相关部门配合疾病控制机构开展流调职责（第四十五条、第四十七条、第五十九条、第六十二条等）。同时，加大相关违法行为的处罚力度，并增加对个人和单位不配合实施传染病防控措施等情形的处罚规定（第九十七条至第九十九条、第一百条至第一百一十二等）。

调查人员必须遵守法律规定的义务。《中华人民共和国传染病防治法》规定，必须按照法律规定及时到达现场，进行流行病学调查，对调查者给予尊重，对调查的信息要保守秘密，未经许可不得对外公布等内容。

《中华人民共和国传染病防治法》节选

（2025年发布）

第十四条 中华人民共和国领域内的一切单位和个人应当支持传染病防治工作，接受和配合为预防、控制、消除传染病危害依法采取的调查、采集样本、检验检测、隔离治疗、医学观察等措施，根据传染病预防、控制需要采取必要的防护措施。

第十六条 任何单位或者个人不得歧视传染病患者、病原携带者和疑似患者，不得泄露个人隐私、个人信息

第六十二条 有关单位和个人应当接受和配合疾病预防控制机构开展流行病学调查，如实提供信息。疾病预防控制机构开展流行病学调查，需要有关部门和单位协助的，有关部门和单位应当予以协助。

发生传染病疫情时，疾病预防控制机构和省级以上人民政府疾病预防控制部门指派的其他与传染病有关的专业技术机构，可以进入受影响的相关区域进行调查、采集样本、技术分析和检验检测。被调查单位和个人应当如实提供信息；任何单位或者个人不得隐瞒信息、阻碍调查。

第一百零三条 违反本法规定，疾病预防控制机构有下列情形之一的，由县级以上人民政府疾病预防控制部门责令改正，给予警告或者通报批评，对直接负责的主管人员和其他直接责任人员依法给予处分，并可以由原发证部门依法吊销有关责任人员的执业证书。

2. 现场调查处理中公民的权利义务 目前，我国关于应对突发公共卫生事件和控制传染病疫情的法律法规，在规定政府的管理权限的同时，也对保护公民的基本权利进行了明确的规定。现有法律中明确提出公民权利保障的有如下法条：《中华人民共和国执业医师法》规定对执业医生泄漏个人隐私造成严重后果的，根据情节轻重，给予相应的处理；《中华人民共和国传染病防治法》第六十二条及一百一十条、《艾滋病防治条例》第三十九条规定了疾病预防控制机构、医疗机构有不得泄露涉及个人隐私的有关信息、资料的义务。

我国相关法律规定公民在现场调查处理中的主要义务是要及时报告疫情，自觉配合公共卫生人员的现场调查，如实告诉传染病的相关信息，在隔离时要按照卫生部门的要求做好自身的隔离工作等。《中华人民共和国食品安全法》第一百零八条规定个人不得阻挠、干涉食品安全事故的调查处理。《中华人民共和国传染病防治法》则对个人不配合实施传染病防控措施等情形做了处罚规定（第九十九条、第一百一十一条及第一百一十二条）。

二、传染病现场采样技术及要求

实验室检测对传染病的诊断具有确定意义，特别是新发传染病，实验室的检测对病原体的最终确定，以及对该病的深入研究起到极为重要的作用。而现场采样操作是否规范、采集样本是否具有代表性、样本保存和运输过程是否符合标准等是影响实验室检测结果的重要因素。

（一）样本采集前的准备

1. 采样人员 从事样本采集的技术人员应当经过生物安全等工作培训，考核合格后方可从事采样工作。

2. 制定采样计划 根据前期流行病学调查，结合对该起事件的初步判断，制定采样计划，确定需要采集样本的对象和种类。

3. 准备采样物资 根据采样计划做好采样物资的准备，采样物资主要包括采样耗材、采样登记纸笔、样本保存箱、采样人员防护装备等。

4. 做好联系沟通 提前与事发地属地疾控部门或医疗卫生机构取得联系，明确对接的工作人员和协助样本现场采集的其他事项。

（二）样本采集的过程

1. 选取合适的准备区域 工作人员抵达现场后，首先观察现场周围环境，接着选取相对无污染的区域，并将采样等物资摆放在一次性桌垫上，再开始现场作业。

2. 做好个人防护 采样人员进入作业区域之前，应根据采样计划，采取相应的防护措施，防止被病原体感染。根据暴露的危害程度分别采取基本防护、加强防护和严密防护。

3. 按采样要求操作 采样人员进入作业环境后，首先核对被采样对象的相关信息，接着严格按照采样要求进行样本采集的操作。

（1）口咽拭子 嘱被采集者头微后仰，嘴张大，露出两侧扁桃体，用拭子在被采集者两侧扁桃体稍微用力来回擦拭至少3次，然后再在咽后壁上下擦拭至少3次，应避免触及舌部，将拭子头浸入含2～3ml病毒保存液的管中，尾部弃去，旋紧管盖（图3-4）。

（2）血液样本 尽量采集病例或疑似病例急性期的血液样本，分别使用抗凝真空采血管和干燥真空采血管，采集双份血液样本（图3-5）。

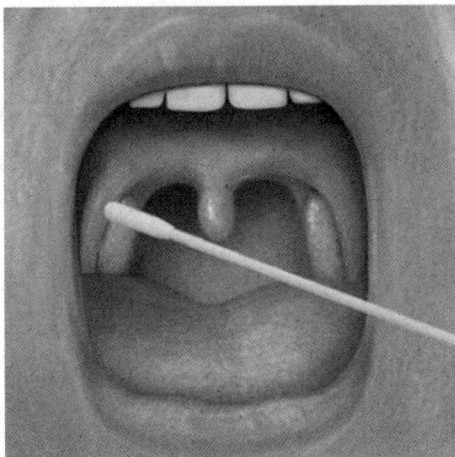

图3-4 口咽拭子样本采集

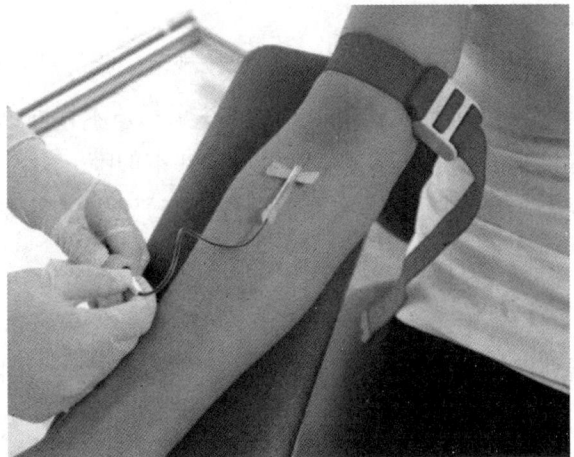

图3-5 血液样本采集

（3）痘痂或痘疱皮肤（黏膜）样本 使用无菌镊子或其他钝头器械夹取全部痘痂或面积至少4mm×4mm大小的痂皮，放置于干燥、无菌的采样管中，采样完成后以创可贴覆盖患处。

（4）粪便样本 应在急性腹泻期及用药前采集自然排出的粪便，挑取黏液或脓血部分，液状粪便采取絮状物1～3ml；成形粪便至少取蚕豆大小粪块（约5g），盛于灭菌容器内、保存液或增菌液后送检。粪便样本也可用肛拭法采集，即把无菌棉拭子用保菌液或生理盐水蘸湿后，插入肛门内3～5cm，转动取出，插入保存液中（图3-6）。

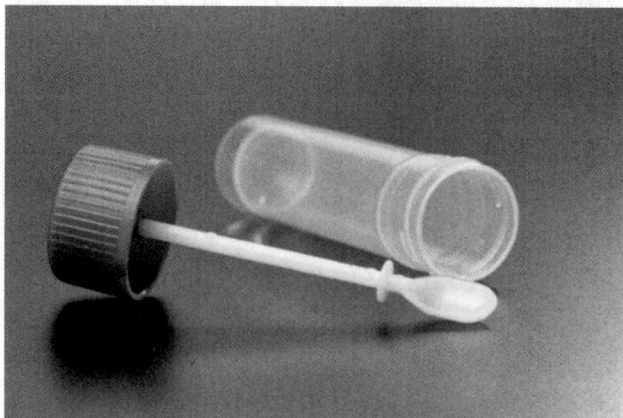

图 3 – 6　粪便样本采集盒

（5）水生物样本　可以整体取样、部分取样和涂抹取样，其中涂抹取样应至少包括水生物的腮部、肛门和体表 3 处的涂抹拭子。

（6）物体表面及双手表面采样，可以用无菌棉签蘸湿相应的培养液体，如无培养液体可用生理盐水代替，在目标位置来回转动棉签涂抹，放入保存液的管中，尾部弃去，旋紧管盖或管塞。

（7）水样　用集水容器采集水体，操作过程尤其注意无菌操作和选点的代表性。往往涉及富集病原体或其他目标物质，需要采集较多的量。

（8）食物类样　用镊子选取熟食 20g 盛装至无菌容器密封好，流汁及半固体类食物用勺子选取 20g 盛装至有盖容器。

（9）其他样本　依据需求按规范采集。

4. 记录采样过程　记录内容应包括采样时间、采样地点、采样对象、采样部位、样本种类、样本编号（采样人根据要求给予每个样本的唯一编号）、样本数量及规格、采集前后样本保存状况（冷藏、冷冻、常温）、样本数量、采样人等。记录应完整、准确、可靠，确保样本及相关信息可追溯。

（三）样本的保存和运输

1. 样本包装和保存　样本可能含有大量病原体，应该装入采样管或采样瓶（袋），注意避免污染容器外壁，塞紧管塞、瓶盖或扎紧袋口密封条等。接着用消毒纸巾擦拭消毒采样管或采样瓶（袋），随后在采样管或采样瓶（袋）外注明样本编号、种类、姓名及采样日期等信息，最后放入大小合适的塑料袋内密封，贴上"生物危害"标识，每份样本独立包装（图 3 –7）。

2. 样本运输

（1）送检时间和温度　样本采集后应尽快送检，采集后应尽可能在 2 ~ 4 小时内送到实验室。在 2 ~ 8℃下转运，运送时间应不超过 72 小时。如超过 72 小时，应 –70℃或更低的温度下保存和转运。血液样本应分离血浆后进行保存和转运。如脑脊液、关节液等非血液样本培养病原菌则可常温送检。

（2）运输容器　样本运输容器应注意防水、防破损、防泄漏、耐高（低）温和高压，容器外和包装材料上应有相关规定的生物危害标识、警示语等。运输容器应使用三层包装系统，将装有样本的密封塑料袋，用乙醇喷洒消毒后装入中层包装；经再次喷洒消毒后装入硬质外层包装容器中并固定牢，贴上"感染性物品"标记，如样本转运箱。中层包装与外层容器间应放置足量的凝胶冰袋，以维持合适的样本运输温度。

（3）样本容器处理　要注意尽可能减少样本在容器内的晃（移）动、溢出，避免运输容器内的样本挤压和容器破损。送检容器每次使用后必须消毒处理。

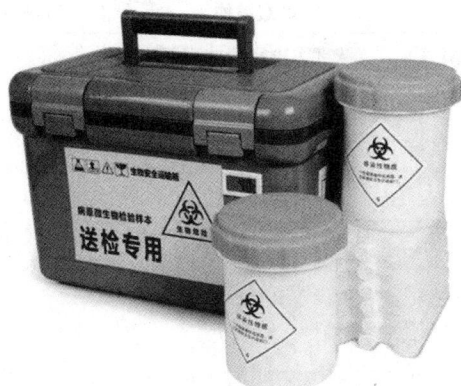

（a）样本运输箱、保存盒　　　　　　　　　　　　（b）运输袋

图3-7　运输工具

（4）运输人员　至少由1名样本运送人员和司机通过专用车辆同时转运样本。样本运送人员要佩戴适当的个人防护用品，并随身携带75%乙醇，以便发生意外时能及时处理。

（5）送达时间与记录　所有样本要在规定时间内送达实验室，并应记录运输过程中样本的保存条件。

（四）样本的交接

1. 做好交接记录　样本运送人员和接收人员对样本进行双签收，样本运送人员填写样本交接记录表，交接单一式三份，采样部门、受理部门、检验部门各一份。样本接收人员要佩戴适当的个人防护用品。

2. 核对送检样本　样本接收人员对照采样单核对送检样本的编号、检测项目等信息；并检查样本是否完好和污染变质，如实记录所接收样本的状态等信息。如对样本有疑问，应和送检人员沟通，如样本与采样单信息不符、样本状态异常、样本腐败变质或标识缺失，样本接收人员可拒收并要求重新采样。

3. 收样并保存　接收样本前应检查样本转运容器外包装有无破损，打开容器前用75%乙醇对样本转运容器进行喷洒或擦拭消毒。将样本转运容器放入生物安全柜，在安全柜中打开样本转运容器并立即用5%乙醇喷洒或擦拭消毒，取出样本密封袋后，对密封袋用75%乙醇喷洒或擦拭消毒，并检查是否密封好，立即将样本放入专用冰箱冷藏保存。

三、现场处置人员防护

（一）现场处置人员防护原则

个人防护是指为了保护突发公共卫生事件处置现场工作人员免受化学、生物与放射性污染危害而采取的措施，以防范现场环境中有害物质对人体健康的影响，包括防护规程的制定、防护装置的选择和使用等。

（二）现场处置人员防护等级

对任何危险性物质所需的保护及装备类型的选取，取决于危害物的性质及其接触时间。个体防护装置防护等级可分为 A 级、B 级、C 级和 D 级四级（表 3 - 2）。

表 3 - 2　个体防护装置的防护等级

防护等级	A 级防护	B 级防护	C 级防护	D 级防护
适用范围	隔离区； 同时存在高水平的呼吸和皮肤化学危害； 存在化学危害的密闭或缺氧环境	存在有毒气体（或蒸气）或者致病物质对皮肤危害不严重的环境	低浓度污染环境或现场支持作业区域	—
防护对象	防护高蒸气压、可经皮肤吸收或致癌和高毒性化学物； 可能发生高浓度液体泼溅、接触、浸润和蒸气暴露； 接触未知化学物（纯品或混合物）； 有害物浓度达到 IDLH 浓度； 缺氧	为已知的气态毒性化学物质； 皮肤吸收或呼吸道危害； 达到 IDLH 浓度； 缺氧	非皮肤吸收有毒物； 毒物种类和浓度已知； 浓度低于 IDLH 浓度； 不缺氧	现场冷区或冷区外的人员
防护装备	全面罩正压空气呼吸器（SCBA）； 全密闭气密化学防护服； 抗化学防护手套； 防化学防护靴； 安全帽	全面罩正压空气呼吸器（SCBA）； 头罩式化学防护服； 抗化学防护手套； 防化学防护靴； 安全帽	空气过滤式呼吸防护用品； 头罩式化学防护服； 防化学液体渗透手套； 防化学液体渗透靴	衣裤相连的工作服或其他工作服、靴子及手套
备注	是一套完全封闭的、防化学品的服装、手套及靴子，以及一套隔绝式呼吸防护装置	包括一套不封闭的、防溅洒的、抗化学品的服装它可以对液体提供如 A 级一样的保护，但不是密封的	包括一种防溅洒的服装、配有面部完全被覆盖过滤式防护装置	—

注：对生命及健康有即时危险的岗位（为在 30 分钟内可发生的不可修复或不可逆转的危害地方）及到化学事故中心地带参加救援的消防队员（或其他到此区域的人员）均需达到 A 级（窒息性或刺激性毒物等）或 B 级（不挥发的有毒固体或液体）防护要求，对不明毒源的事件现场救援者均要达到 A 级防护要求。IDLH（immediately dangerous to life or health concentration）为立即威胁生命和健康浓度。

各级医院急诊科或门诊不仅接收在现场已经除去污染的患者，也接收自行来就诊没有经过去污染处理的患者。因此，需要配备少量 B 级防护服装。

（三）传染病疫情现场个人防护

疾控机构人员和卫生应急队员在参加传染病突发事件调查处置时，如遇以下情形时应考虑采取个人防护措施：①接触传染病病例、疑似病例以及病例的相关污染物；②采集、保存和运输病例的相关样本；③接触可疑的媒介生物；④遭遇生物恐怖袭击；⑤不明原因疾病，尤其是怀疑为严重的呼吸道传染疾病。

1. 传染病现场处置个人防护用品　指用于保护医务人员避免接触感染性因子的各种屏障用品。包括口罩、手套、防护眼镜、防护面罩、防水围裙、隔离衣、防护服等（表 3 - 3）。

表3－3 传染病现场处置个人防护用品

防护用品		图片示例	用途及适用场景		备注
口罩	一次性医用口罩		可保护呼吸道免受有害粉尘、气溶胶、微生物及灰尘伤害的防护用品	在一般的调查和诊疗活动时使用	产品标准：YY/T 0969 － 2013（国标）
	医用外科口罩		在一次性使用医用口罩功能的基础上，还能阻止血液、体液和飞溅物的传播		产品标准：YY 0469 － 2011（国标）
	医用防护口罩（N95 级以上）		能阻止经空气传播的直径 <5um 感染因子或近距离 <1m 接触经飞沫传播的疾病而发生感染的口罩，医用防护口罩的使用包括密合性测试、培训、型号的选择、医学处理和维护。接触经空气传播或近距离接触经飞沫传播的呼吸道传染病患者时，应戴医用防护口罩。医护人员在处理 SARS、高致病性人感染禽流感、不明原因肺炎等呼吸道传染病时位于病源区域，使用 N95 或 N100 防护口罩。医用防护口罩应当符合《医用防护口罩技术要求》（GB 19083 － 2010），口罩可分为长方形和密合型，应当配有鼻夹，具有良好的表面抗湿性，对皮肤无刺激，气体阻力在空气流量为 85L/min 的情况下，吸气阻力不得超过 35mmH$_2$O，滤料的颗粒过滤效率应当不小于 95%		注意 N95 与 KN95 的区别：N95 防护口罩为医用级防护口罩，执行标准为 GB 19083 － 2010（国标），结构组成为 5 层。KN95 防护口罩为非医用级防护口罩，执行标准为 GB 2626 － 2006（国标），结构组成为 4 层，适用于日常生活空气污染环境下滤除颗粒
防护眼镜（护目镜）			防止患者的血液、体液等具有感染性物质溅入人体眼部的用品。医护人员接触可能发生患者血液、体液、分泌物（不包括汗液）、呕吐物、排泄物等喷溅或产生气溶胶的操作、近距离接触经飞沫传播的传染病患者时，需佩戴防护眼镜		防护眼镜和防护面罩可使用弹性佩戴法，视野宽阔、透亮度好，有较好的防溅性能
防护面罩（防护面屏）			防止患者的血液、体液等具有感染性物质溅到人体面部的用品。医护人员接触可能发生患者血液、体液、分泌物（不包括汗液）、呕吐物、排泄物等喷溅或产生气溶胶的操作时，需佩戴防护面罩		

续表

防护用品		图片示例	用途及适用场景	备注
手套	一次性医用手套		防止病原体通过医务人员的手传播疾病和污染环境的用品，不同的接触对象应使用不同材料的防护手套，不同的化学物质和浓度应使用不同材料的手套，依据防护手套的特性和可能的接触机会，应考虑手套能抵御化学品浓度而选用适当的手套。橡胶手套对病原微生物、放射性尘埃有良好的阻断作用。 一次性医用手套在一般的调查和诊疗活动时使用；医用无菌手套可作为二级防护的内层手套；清洁手套可作为消杀时的外层手套	常用的材料有：氯丁橡胶、聚乙烯醇、聚氯乙烯、天然橡胶、氯丁橡胶/天然橡胶复合物、复合膜
	医用无菌手套			
	清洁手套			
隔离衣			用于保护医务人员避免受到血液、体液和其他感染性物质污染或用于保护患者避免感染的防护用品。根据与患者接触的方式如接触感染性物质的情况和隔离衣阻隔血液和体液的可能性，选择是否穿隔离衣和选择其型号	目前医疗机构使用的隔离衣穿透性高，且其性能会随着使用次数的增加有所下降，现场处置中可使用一次性手术衣，但材质应致密，身长稍长，领口、袖口应覆盖严密
防护服			医务人员在接触经空气或空气传播的甲类或按甲类传染病管理的传染病患者、传播途径不明的新发传染病患者，可能受到患者血液、体液、分泌物、排泄物喷溅时使用的一次性防护用品。应具有良好的防水、抗静电、过滤效率和无皮肤刺激性，穿脱方便，结合部严密，袖口、脚踝口应为弹性收口	医用防护服应当符合《医用一次性防护服技术要求》GB 19082 - 2009，可为连体式或者分体式结构，穿脱方便，结合部严密。应用于传染病疫情处理，一般不用于处置化学中毒事件

防护用品		图片示例	用途及适用场景	备注
防护鞋	胶靴		保护医护人员的工作鞋、袜，避免其受到患者血液、体液或其他感染性物质污染。 胶靴一般在消杀时穿着，要舒适、防渗漏，鞋底要防滑，防护鞋应对酸碱和腐蚀性物质有一定的抵御性，表面不应有能够积存尘埃的皱褶，不应积存尘埃。工作完成后，工作人员应将可回收的防护鞋进行清洗和消毒处理。 医用隔离鞋套与防护服配套使用。 一次性医用鞋套一般作为内层鞋套	
	医用隔离鞋套			
	一次性医用鞋套			

2. 传染病现场处置个人防护分级要求 传染病处置现场个人防护遵循标准预防的原则，并结合传染病的危害程度，导致感染的危险性程度和传染病的传播途径采取分级防护，见表3-4。

表3-4 传染病个人防护分级要求

防护级别	防护要求	具体防护用品	图片示例
基础防护	虫媒自然疫源性疾病防护着"五紧"服（双袖口、双裤腿、领口），必要时穿高腰胶靴或一次性高腰鞋套、防蚤用、防切割手套和防蚊面罩	普通工作服、工作帽、口罩、手套、胶鞋（靴）/鞋套（非必需）	

防护级别	防护要求	具体防护用品	图片示例
一级防护	在基本防护要求的基础上，加穿隔离衣； 呼吸道传染病（除SARS外）改用医用外科口罩； SARS、人感染高致病性禽流感、肺炭疽、鼠疫用医用防护口罩	普通工作服（非必需）、工作帽、医用外科口罩、隔离衣、一次性乳胶手套、胶鞋（靴）/鞋套、必要情况下增加佩戴防护面罩	
二级防护	在一级防护要求的基础上，将隔离衣改换为防护服，将医用外科口罩改为医用防护口罩，再加防护眼镜、乳胶手套和一次性鞋套	工作帽、医用防护口罩、防护服、防护眼镜、一次性乳胶手套、胶鞋（靴）/鞋套、防护面屏（非必需）	
三级防护	在二级防护的基础上，将医用防护口罩和防护眼镜改为全面型呼吸防护器（符合N95或FFP2级标准的滤料）	工作帽、防护服、呼吸防护器、一次性乳胶手套、胶鞋（靴）/鞋套	

注：实验室个人防护按生物安全实验室等级标准执行

3. 个体防护方法 根据疾病的主要传播途径，采取相应的防护措施，包括接触防护、空气（微粒粒径小于5μm）防护和飞沫（微粒粒径大于5μm、喷射距离不超过1m）防护及虫媒防护等（表3-5）。

表3-5 各类传染病现场处置个人防护要求

分类	病种		适用场景	防护要求
肠道传染病	已经诊断为或怀疑肠道致病微生物传播的疾病，或直接、间接接触经感染性的大便而传播的疾病	霍乱、甲肝、戊肝、脊髓灰质炎细菌性痢疾、阿米巴性痢疾、伤寒和副伤寒、其他感染性腹泻病（诺如病毒、扎如病毒、轮状病毒等感染）、手足口病等	接触病例或疑似病例；面对面流调 采集样本 消杀	一级防护

续表

分类	病种		适用场景	防护要求
接触传播传染病	在已经诊断为或怀疑为接触传播的疾病，或由于接触患者环境而传播的疾病	急性出血性结膜炎、淋病、梅毒、水痘等	接触病例或疑似病例；面对面流调 采集样本 消杀	一级防护
		猴痘等	接触病例或疑似病例；面对面流调 消杀	一级加强防护，口罩用医用防护口罩、加防护面罩
			采集病例样本	二级防护
	血液及性接触传播的疾病	艾滋病、乙肝、丙肝、丁肝、淋病、梅毒	接触病例或疑似病例；面对面流调 采集样本	基础防护
呼吸道（飞沫或空气传播）传染病	由病原体从人体的鼻腔、咽喉、气管和支气管等呼吸感染侵入而引起的有传染性的疾病	SASR、人感染 H7N9 禽流感、新型冠状病毒感染、肺炭疽等	接触病例或疑似病例；面对面流调 采集样本 集中隔离点 消杀	二级防护
		麻疹、肺结核、流行性脑脊髓膜炎、百日咳、白喉、猩红热、流行性感冒、流行性腮腺炎、风疹、麻风病、水痘等	接触病例或疑似病例；面对面流调 采集样本 消杀	基础防护
虫媒传染病	由病媒生物传播的自然疫源性疾病	鼠疫	接触病例或疑似病例、面对面流调	二级防护
		—	开展虫媒监测或调查 采集样本 消杀	二级防护基础上加穿"五紧"工作服（双袖口、双裤腿、领口），穿防蚤袜和长筒胶靴，并将裤腿放入靴内
		流行性出血热、流行性乙型脑炎、登革热、血吸虫病、疟疾、流行性和地方性斑疹伤寒、黑热病、丝虫病等	接触病例或疑似病例、面对面流调 采集病例样本	基础防护
			蚊类 开展虫媒监测或调查 采集样本 消杀	驱避剂、杀虫剂、防蚊纱罩 穿较宽松的长衫、长裤，避免穿凉鞋，以减少皮肤外露
			蚤类、蜱螨类 开展虫媒监测或调查 采集样本 消杀	杀虫气雾剂或滞留喷洒剂、驱避剂 应穿"五紧"工作服（双袖口、双裤腿、领口），穿防蚤袜和长筒胶靴，并将裤腿放入靴内
			钉螺类 开展疫水监测或调查 采集样本	涂擦防护药物 长筒胶靴、尼龙防护裤、手套 口服预防服药
动物源性传染病	动物作为传染源的疾病	炭疽、狂犬病、流行性出血热、钩端螺旋体病、布鲁氏菌病、包虫病等	接触病例或疑似病例；面对面流调 现场处置 采集样本 消杀	该类传染病部分病种有多种传播途径，具体如何防护，依据现场处置时的实际情况选择相应级别的防护

注：对新发传染病、原因不明传染病以及传播途径不明传染病进行现场处置时，现场处置人员必须穿戴二级以上的防护。

4. 防护用品穿脱程序

（1）现场处置人员二级防护穿脱程序 通常情况下，在处置传染病疫情时，疫点（如病例家庭）不会有明确的区域划分，应依据现场情况划定污染区域，并在安全区域穿着防护用品（表3-6），流调、采样、消毒工作结束后在进入安全区域前脱掉污染防护用品（表3-7）。

表3-6 穿戴二级防护步骤、方法及注意事项

	步骤	穿戴方法及要求	注意事项
步骤1	仪表及物资准备	仪表：修剪指甲、不戴饰品 物资准备：防护服、工作帽、N95口罩、防护眼镜/面屏、靴套、手套、手消毒液	检查防护服大小是否合适，物品是否在有效期内，包装是否完好
步骤2	手卫生	1. 取手消毒液后均匀涂抹双手。 2. 揉搓动作规范且顺序正确（六步洗手法）	搓手时间应在15秒以上
步骤3	戴N95医用防护口罩（拱形）	1. 从包装取出口罩，认清口罩内、外、上、下。 2. 一只手托住防护口罩，有鼻夹的一面背朝外，将防护口罩罩住鼻、口及下颌，鼻夹部位向上紧贴面部。 3. 用另一只手将下方系带拉过头顶，置于颈后双耳下，再将上方系带拉至头顶中部。 4. 将双手指尖放在金属鼻夹上，从中间位置开始，用手指向内按压鼻夹，并分别向两侧移动和按压，按压时用力要均匀，根据梁的形状塑造鼻夹。 5. 进行气密性检查：双手捂住口罩，用力、快速地呼气，如有漏气，需重新调整	口罩头带先下后上，无交叉或平行
步骤4	戴一次性工作帽	将帽子由前额往脑后罩于头部，头发不可外露	脑后长发挽成发髻，刘海向上梳理，头发不可外露
步骤5	穿防护服	1. 取衣：检查防护服外包装，查看有效期，选择合适的型号。 2. 穿衣：打开防护服及拉链→紧握左右袖口及帽子防碰地污染→先穿下肢后穿上肢，将防护帽扣于头部（完全遮挡一次性工作帽），将拉链完全拉上，密封拉链口。 3. 调节舒适度，做伸手、转身、下蹲等动作，检查气密性及检查口罩与防护服结合部位的密闭性	防护服需完全遮挡工作帽 防护服不得完全遮盖口罩
步骤6	穿防护靴套或鞋套（内外层）	1. 检查并套上靴套 2. 将防护服裤脚罩于鞋套里面，并进行手消毒	—
步骤7	戴防护眼镜或面屏	将防护眼镜或面屏戴于眼部合适部位，调节舒适度，避免皮肤外露	—
步骤8	戴手套（双层）	1. 检查手套，选择合适型号的手套，检查手套气密性。 2. 内层手套在防护服内。 3. 外层手套需包裹防护服袖口，先戴上手套后，将手套反折一部分，然后将防护服袖口稍拉向手掌部并固定，将手套反折部分紧套于防护服袖口，以防松脱	手套须套紧袖口，以防松脱
步骤9	整体检查及检查舒适性	1. 做伸手、转身、下蹲动作，检查舒适性及气密性。 2. 整体要求：穿防护服全过程稳、准、轻、快，符合操作原则；穿戴完毕应整洁无暴露	注意要点： 1. 帽子：无头发外露 2. 口罩：鼻夹贴合鼻梁 3. 戴眼罩：调节舒适度，并保持无皮肤外露 4. 穿靴套：防护服裤脚罩于靴套里面 5. 戴手套：将手套紧套于防护服袖口外面

表 3 - 7　脱除二级防护步骤、方法及注意事项

步骤		脱下方法及要求	注意事项
步骤 1	全身喷洒消毒	从污染区进入半污染区前,应该先进行全身喷洒消毒,重点消毒手部和足部	消毒液喷洒量不得过多、不得渗透防护服及鞋套
步骤 2	手消毒	六步洗手法消毒双手	—
步骤 3	摘防护眼镜或防护面屏	闭眼,抓住眼罩一侧的外边缘,手避免触碰防护眼镜镜面或面屏屏面→轻轻取下→置入专用容器或医疗废物桶内	需闭眼,双手不要接触到面部
步骤 4	手消毒	六步洗手法消毒双手	—
步骤 5	脱防护服、外层手套、鞋套	1. 解开密封胶条并反折,防止粘黏,并拉开拉链(拉到底)。 2. 向上提拉帽子,先脱出防护帽部分。 3. 双手握住防护服的拉链边缘,将防护服由内向外向下反卷,再将袖子脱出一半后,边脱边包裹,动作轻柔,将防护服内面朝外轻轻卷至鞋套的脚踝部,连手套、鞋套一并后脱下,放入医疗废物桶内	1. 撕开密封胶条时,手不应触及皮肤 2. 脱防护服时,防护衣内面始终朝外,边脱边包裹 3. 脱防护服过程中,双手不能触及工作服 4. 手套由内向外包裹脱下,放入医疗废物桶内
步骤 6	手消毒	六步洗手法消毒双手	如有内层鞋套,脱内层鞋套,后再手消毒
步骤 7	脱一次性帽	闭眼,手持帽子侧边缘向上向外取下,动作轻柔,放入医疗废物桶	手不能触碰头部皮肤、头发及口罩外面
步骤 8	脱内层手套	1. 用戴着手套的手捏住另一只手套污染面的边缘将手套脱下。 2. 戴着手套的手握住脱下的手套,用脱下手套的手捏住另一只手套清洁面(内面)的边缘,将手套脱下。 3. 用手捏住手套的里面丢至医疗废物容器内,并进行手消毒	—
步骤 9	脱医用防护口罩	闭眼屏住呼吸,先摘下颈后(下方)系带,再摘下耳后(上方)系带,拿住系带放入医疗废物桶内	摘除过程中动作轻柔,手避免触碰口罩外面及面部,避免口罩触碰身体
步骤 10	手消毒	六步洗手法消毒双手	—
步骤 11	戴新口罩	更换新的医用外科口罩,进入清洁区	—

注意事项:

1. 穿脱防护用品时 2 人或 2 人以上同时进行,以方便相互检查、相互协助,尤其是脱穿防护服时,要随时提醒,并帮助进行手消毒和污染物品的回收。
2. 医用防护口罩的效能持续应用 6 ~ 8 小时,遇污染或潮湿,应及时更换。
3. 离开隔离区前应对佩戴的眼镜进行消毒。
4. 医务人员接触多个同类传染病患者时,防护服可连续使用。
5. 接触疑似患者时,防护服应在接触每个患者之前进行更换。
6. 防护服被患者血液、体液、污物污染时,应及时更换。
7. 个人防护应避免过度防护,切忌随意穿医用防护服、戴医用防护口罩。
8. 穿戴防护用品,不比速度,讲究防护到位。

（2）在规范划分三区的场所中二级防护穿脱流程　在医院、集中隔离点等场所,病区规范划分为 3 个区域,即清洁区、潜在污染区、污染区。清洁区指呼吸道传染病诊治的病区中不易受到患者血液、体液和病原微生物等物质污染,且传染病患者不应进入的区域,包括医务人员值班室、卫生间、男女更衣室、浴室、储物间、配餐间等;潜在污染区为进行呼吸道传染病诊治的病区中位于清洁区与污染区之间的区域,有可能被患者血液、体液和病原微生物等物质污染,包括医务人员的办公室、治疗室护士站、患者用后的物品及医疗器械等的处置室、内走廊等;污染区指进行呼吸道传染病诊治的病区中传染病患者和疑似传染病患者接受诊疗的区域,包括被其血液、体液、分泌物、排泄物污染物品暂存和处理的场所,病室、处置室、污物间及患者入院、出院处理室等。

个人防护用品置于不同的区域，工作人员在不同区域穿戴和摘脱相应的防护用品，具体如下。

1）穿戴防护用品应遵循的流程（图3-8） 为患者进行吸痰、气管切开、气管插管等操作，可能被患者的分泌物及体内物质喷溅的诊疗护理工作前，应戴防护面罩或全面型呼吸防护器。

2）脱防护用品应遵循的流程 见图3-9。

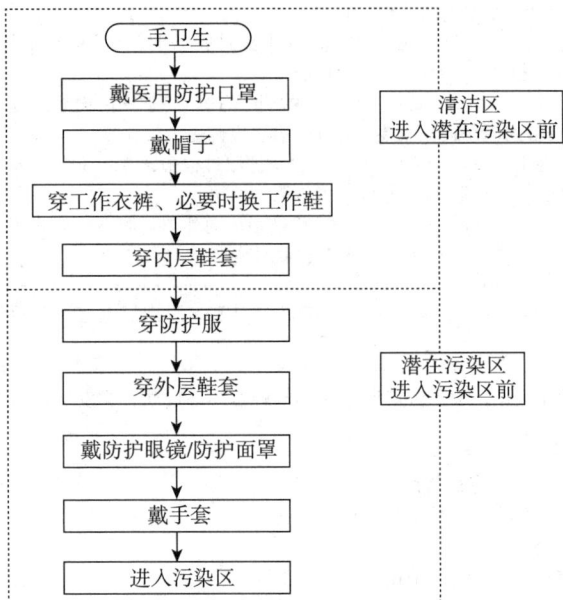

图3-8 穿戴防护用品流程

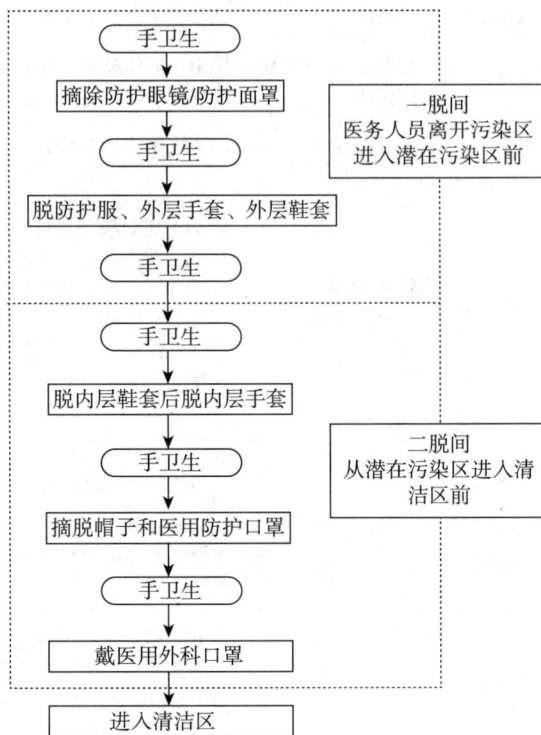

图3-9 脱戴防护用品流程

注意：1. 严格按照区域流程，离开时在不同区域按要求摘脱，不得颠倒摘脱顺序。
2. 正确处理使用后的物品，在丢弃医疗废物时，应轻踩轻放、背对医疗废物容器。
3. 离开隔离区前应对佩戴的眼镜进行消毒。

知识链接

应急救援人员防护法律法规与要求

2024年发布《中华人民共和国突发事件应对法》第四十条中规定，地方各级人民政府、县级以上人民政府有关部门、有关单位应当为其组建的应急救援队伍购买人身意外伤害保险，配备必要的防护装备和器材，防范和减少应急救援人员的人身伤害风险。《突发公共卫生事件应急条例》规定，参加救援的工作人员应采取有效的个体防护措施，任何个人和组织都不能违反防护规定，擅自或强令他人（或机构）在没有适当个体防护的情况下进入现场工作。所有从事现场工作的人员必须经过系统的个体防护培训和定期演练，临时动员参加应急处置的人员也应受到合格的个人防护培训并配置适当的个人防护装备后，方可进入现场参与应急救援。如没有适当防护，任何救援人员都不应暴露于能够或可能危害健康的环境中。没有正确个人防护的救援工作只能加大事件的危害和事件处理的复杂性，甚至引起严重后果。

（四）中毒事件现场个人防护

1. 中毒事件现场个人防护的概念及重要性 中毒事件现场个人防护装备是指作业者在中毒事件现场中为避免或减轻事故伤害和职业危害，个人随身穿戴、配备和使用的各种保护品；作用原理是使用一定的屏蔽体、过滤体，采取阻隔、封闭、吸收等手段，保护人员免受外来因素的侵害。在工作环境中尚不能消除或有效减轻职业有害因素和事故因素时，这是主要的防护措施，属于预防职业性有害因素综合措施中的第一级预防，也是保护人员健康与安全的重要措施和最后防线。

2. 职业中毒现场个体防护装备　个体防护装备主要分为皮肤防护装备、呼吸防护装备和配套防护装备三类。

（1）皮肤防护装备

1）化学防护服　一般有两类，一类是用涂有对所防化学物不渗透或渗透率小的聚合物化纤和天然织物做成，并经某种助剂浸轧或防水涂层处理，以提高其抗透过能力，如喷洒农药人员防护服；另一类是以丙纶、涤纶（图3-10）或氯纶等织物制作，用以防酸碱。这些防护服，国家有相应的透气、透湿、防油拒水、防酸碱及特定毒物透过的标准。根据防护程度的不同分成A～D级；A级（图3-11）能对周围环境中的气体与液体提供最完善保护，整体密封，内含呼吸装备以防化学气体和蒸汽；B级类似于A级，用于防有毒化学品的喷溅，全封闭但非气密性，适用于环境中的有毒气体（或蒸汽）或其他物质对皮肤危害不严重时；C级可提供化学品喷溅防护，适用于低浓度污染环境或现场支持作业区域；D级为一般工装，只提供较少的防护，适用于现场支持性作业人员。

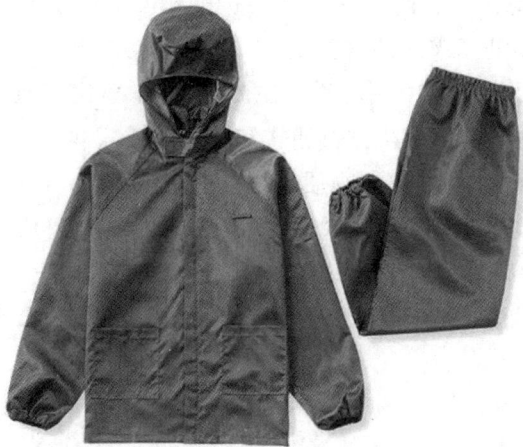

图3-10　涤纶防护服

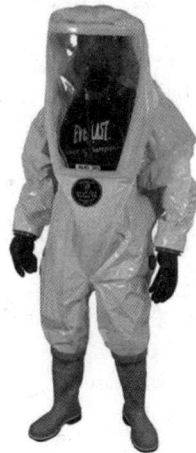

图3-11　A级防护服

2）防护眼镜、眼罩及面罩　面部防护用具一般具有隔离和防撞击的功能，并根据其他不同需要，分别具有防液体喷溅（图3-12）、防强光（图3-13）、防尘等功效。如果事故现场存在对皮肤黏膜有害的气体、液体喷溅情况，应配备相应功能的防护眼镜、眼罩或面屏。

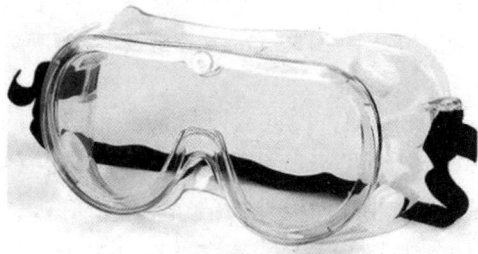

图3-12　防飞沫护目镜

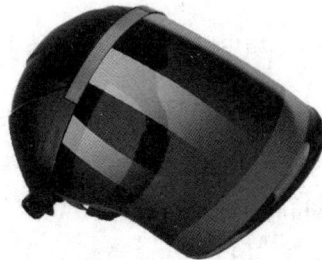

图3-13　防强光面屏

3）防护手套 防护手套的种类繁多，对不同有害物质防护效果各异，除了抗化学物质外，还有防切割、电绝缘、防水、防寒、防热辐射、耐火阻燃等功能，由于许多化学物对手套材质渗透能力各异，所以在选择时应考虑接触的有害物质种类和作业情况选用，并且需要考虑化学品的存在状态（气态、液体）浓度，以确定该手套能抵御该浓度。如由天然橡胶制造的手套（图3-14）可应付一般低浓度的无机酸，但不能抵御浓硝酸和浓硫酸。

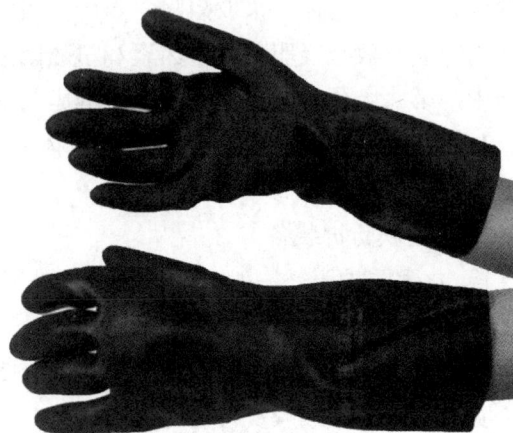

4）防护鞋（靴） 是防止劳动过程中足部、小腿部受各种因素伤害的防护用品。与防护手套类似，防护鞋（靴）的防护功能也多种多样，包括防砸、防穿刺、防水、抗化学物、绝缘、抗静电、抗高温、防寒、防滑等。防酸碱鞋（靴）用于地面有酸碱及其他腐蚀液，或有酸碱液飞溅的作业场所。

图3-14 橡胶防护手套

（2）呼吸防护装备 在突发中毒事件卫生应急处置中，呼吸防护是个体防护的核心。呼吸防护用品可根据气体来源分为过滤式（空气净化式）和隔绝式（供气式）两种类型。

1）过滤式呼吸防护装备 是以佩戴者自身呼吸为动力，将空气中有害物质予以过滤净化。适用于空气中有害物质浓度较低，且空气中含氧量不低于18%的场所，有机械过滤式和化学过滤式两种。

机械过滤式主要用于防御各种粉尘和烟雾等质点较大的固体有害物质，也称为防尘口罩（图3-15）。化学过滤式呼吸器即一般所说的防毒面具，由薄橡皮制的面罩、短皮管、药罐三部分组成，或在面罩上直接连接一个或两个药盒。针对具有刺激性和腐蚀性气体、蒸气的环境，建议选择全面罩型呼吸防护器（图3-16），而半面型过滤式呼吸防护器（图3-17）通常与防护眼镜或眼罩联合使用。

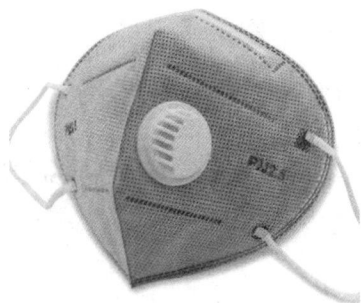

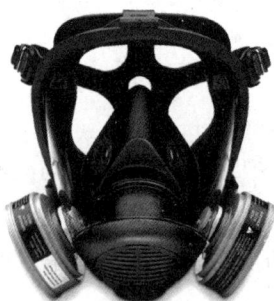

图3-15 防尘口罩　　　　图3-16 全面罩型过滤式呼吸防护器　　　图3-17 半面型过滤式呼吸防护器

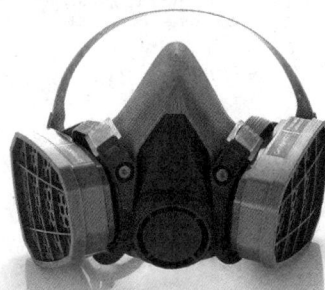

2）隔绝式呼吸防护装备 将使用者呼吸器官与有害空气环境隔绝，经此类呼吸防护器吸入的空气并非经净化的现场空气，而是靠本身携带的气源，即携气式或自给式正压全面罩空气呼吸器（self - container breathing apparatus，SCBA）（图3-18）；或导气管引入作业环境以外的洁净空气供呼吸，即长管供气式（图3-19）。在应急响应作业中A和B级呼吸防护都选择SCBA，而一般不会选择长管供气式。我国目前SCBA产品一般执行消防行业的空气呼吸器标准。

（3）配套防护装备 由于突发中毒事件情况复杂，以及环境状况的不确定性，为了最有效地发挥卫生应急效率，确保应急救援人员的安全，在个人防护的基础上，应配有支持生命、防止意外情况发生的其他个人防护装备或辅助装置，以供救援小分队自救或互救使用。

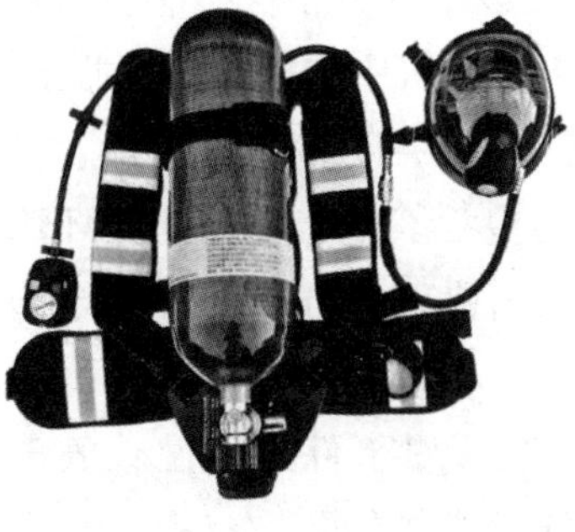

图 3 - 18　正压全面罩空气呼吸器

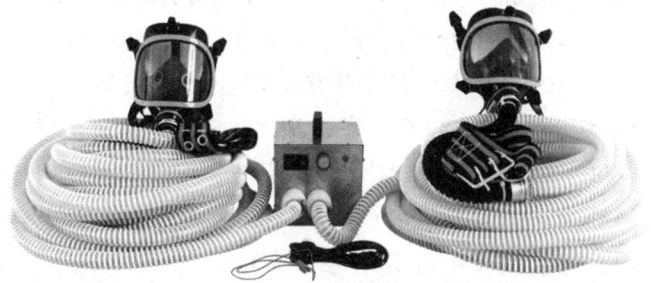

图 3 - 19　长管供气式空气呼吸器

1）安全帽　为防止在卫生应急救援中可能发生的重物冲击或尖锐物穿刺导致头部伤害，常用头部防护装备，包括工业用各类安全帽等。

2）防坠落装备　是防止应急人员在高处作业或突发垮塌时发生坠落的装备，包括高处临边保护措施、高处坠落保护装备、滑倒预警与保护装备、低处倾倒或翻倒的保护装备，如安全带（包括安全钩、自锁器、缓冲器、滑轨、安全绳等）、安全网等。

3）通信设备　良好的通信设备既是应急救援工作所需要的，更是个人自我保护和自救的重要工具。此类设备包括对讲机、耳塞喉麦组件、卫星电话等。

4）降温背心　穿着 A、B 级防护装备时可能会导致产生大量热量，可选用相变材料的降温背心，注意降温背心的使用说明，并根据需要冷冻蓄冷。

5）洗消装备　吸收辅料及皮肤洗消用品，主要用于应急人员出现意外情况时，对糜烂性液态毒物进行消洗。

6）便携式氧气报警器和毒物报警器。

3. 个体防护装备的选用原则　突发中毒事件现场分区应根据事件危害水平、人员可能受到伤害的风险及气象条件等进行综合评判，并确定卫生应急处置人员的防护等级。

（1）突发中毒事件的危险度分级　根据突发中毒事件的特点和现场情况，将突发中毒事件危险度分为三级（表 3 - 8）。

表 3 - 8　突发中毒事件的危险度分级

突发中毒事件危险度分级	高毒或剧毒	中等或低毒	三致性*	大量泄漏	少量泄漏	再次发生的可能性	恐怖或特殊性质	人员及动物伤亡	经口中毒事件
一级	√			√					
				√		√			
							√		
				√				√	
			√						
二级	√				√				
		√			√				
三级									√
		√			√				

注：* 表示可致癌、致畸、致突变；"√"表示同时出现的因素

（2）IDLH 环境　立即威胁生命和健康浓度（immediately dangerous to life or health concentration，IDLH）是指有害环境中空气污染物浓度达到某种危险水平，如可致命，或可永久损害健康，或可使人立即

丧失逃生能力。而 IDLH 环境是呼吸防护用品的重要判断依据，包括以下几种情况：①空气污染物种类和浓度未知的环境；②有害物浓度达到 IDLH 浓度环境；③缺氧环境，即空气中的氧气含量低于18%。

有害物的 IDLH 浓度并非职业接触限值，而是国家标准《呼吸防护用品的选择、使用与维护》（GB/T 18664—2002）附录 B 中规定的 317 种物质的有害浓度，应参考该标准确定作业环境中的有害物浓度是否达到 IDLH 浓度，该标准还规定了职业用呼吸防护装备选用要求和方法，可指导选用应急人员的呼吸防护装备。

（3）突发中毒事件的现场分区　　突发中毒事件的风险区域是基于对事件危害性、危害水平、人员可能受到伤害的风险及天气条件的综合评判，用以确定医疗卫生应急人员的防护状态。卫生应急处置人员根据突发中毒事件性质、危险度等级、任务分工确定其工作区域（图3-20），选择不同的个体防护装备。

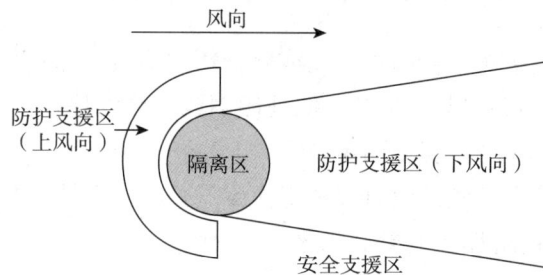

图 3-20　突发中毒事件的现场分区

1）"隔离区"或"热区"　　包括《呼吸防护用品的选择使用与维护》（GB/T 18664—2002）中定义的 IDLH 环境，以及一级和二级突发中毒事件现场的核心区域。隔离区的大小与有毒物质的释放量、毒性、空间以及气象条件有关，可通过实时监测或模型分析确定，其半径可从数十米至数千米。一般来说，对一级和二级突发中毒事件应划定相应的风险区域边界，而三级突发中毒事件的风险区域通常不会形成隔离区。医疗卫生应急人员只有在执行特定的处置活动时（如样本采集、危害性评价等）方可进入隔离区，其余情况医疗卫生应急人员应避免进入。

2）"防护支援区"或"温区"　　非 IDLH 环境"热区"的周边区域，区域范围要远大于热区，并受多种因素影响；在该区域中处置作业时应考虑风向（上风向、下风向），并尽可能安排在上风向；防护支援区域的半径可至数公里范围。

3）"安全支援区"或"冷区"　　是没有受到有毒物质污染或污染浓度不能形成危害的区域，通常是"温区"的周边区域；要注意有毒物质扩散的影响，以及处置受害人员时可能产生的二次污染。

📎 **知识链接**

《化学毒剂与有毒化学品中毒急救处置——中国专家共识（2015）》节选

现场防护：所有人员应在采取了有效的个体防护措施前提下开展工作，任何组织和个人都不能违反防护原则，擅自或强令他人（或机构）在没有适当个体防护的情况下进入现场工作。如毒物种类已经明确，且有相应的预防性解毒药物，可以考虑在进入现场之前预先使用。化学中毒事件现场可分为热区、温区和冷区，不同区域所需的防护设施不同，不可混用。防护服的选用原则应依据泄漏化学物的种类、浓度、存在方式及环境条件等综合考虑。需要特别强调的是，任何个体防护装置的防护性能都是有限的，也就是说，正确选择和使用任何个体防护装置只能将可能由环境进入人体的有害物质的威胁程度降到最低，并非绝对安全，故现场工作人员应以尽量远离有害环境为基本原则。

（4）医疗卫生应急人员防护等级及装备要求 在处置突发中毒事件过程中，医疗卫生应急人员的防护分为 A、B、C、D 四个等级，各防护等级及个体防护装备配备要求见表 3 - 9。

表 3 - 9 各防护等级个体防护装备配备表

| | 医疗卫生应急人员防护等级 | | | |
	A 级	B 级	C 级	D 级
适用场合	隔离区	隔离区	防护支援区	安全支援区
	同时存在高水平的呼吸和皮肤化学危害	存在高水平的呼吸危害	存在中、低水平的呼吸危害	无呼吸及皮肤危害（低于职业卫生容许限值）
	存在化学危害的密闭或缺氧环境	存在腐蚀性化学危害；存在化学危害的密闭或缺氧环境	非皮肤吸收气态有毒物，毒物种类和浓度已知；不缺氧	—
个体防护装备				
呼吸防护	正压式空气呼吸器（SCBA）	正压式空气呼吸器（SCBA）	全面罩过滤式防毒面具（APR）	无；或随弃式颗粒物防护口罩
皮肤防护	气密式化学防护服	非气密式化学防护服	非气密式化学防护服（C1）或透气式防毒服（C2）	一次性防护服或隔离服
	化学防护靴	化学防护手套	化学防护手套	乳胶手套
		化学防护靴	化学防护靴	
选配器材	安全帽	安全帽	安全帽	安全帽
	通信器材	通信器材	通信器材	半面罩过滤式呼吸器
	制冷背心	制冷背心	动力送风式呼吸器（PAPR）	防护眼罩
	便携式毒物检测仪	便携式毒物检测仪	便携式毒物检测仪	化学防护手套
作业时间限制	约 40 分钟	约 40 分钟	约 60 分钟	无明显限制
热和体力负荷	严重	严重	较严重	一般

注：①在确认无皮肤危害时，B、C 级防护也可以仅采取呼吸防护配置；②若皮肤危害物质易于被活性炭吸附，采用 C2 级透气式防毒服；③皮肤防护标准参见《防护服装 化学防护服通用技术要求》（GB 24539—2009）

突发性中毒事件处置工作具有紧迫性，要想把个人防护工作做快做好，离不开平时的扎实准备。只有在平时完善应急物资储备，熟悉使用，并做好维护保养工作，安排专人负责管理，才能在突发事件中保护好自己，完成任务。

第二节 突发公共卫生事件应急医疗救援

情境导入

情境：2022 年 9 月 5 日 12 时 52 分，甘孜州泸定县发生 6.8 级地震，震源深度 16km，震中位于甘孜州泸定县。地震发生后，四川省领导高度重视，立即启动重大地震卫生应急响应。

启动应急响应。省卫生健康委迅速部署地震卫生应急处置，指导甘孜州、雅安市先期救援，委领导带省级专家赶赴泸定县、石棉县指挥医疗救治和卫生防疫。

开展邻近救援。震后两分钟，调派甘孜、雅安省级高原卫生应急救援支队 68 名队员赶赴灾区。

开展省级支援。调派 5 支省级先遣小分队 71 人前往震区，队员专业涵盖外科、重症、麻醉、护理和卫生监督、传染病防控、环境监测、病原检测等多学科专家。

加强伤员救治。按照集中伤员、集中专家、集中资源、集中救治的原则，轻、重伤员分类集中救治，省级专家全程指导，成立多学科专家团队，强化前后方协同，及时开展远程会诊。

思考：

1. 该事件突发公共卫生事件应急医疗救援体系发挥了哪些作用？

2. 该事件体现了突发公共卫生事件应急医疗救援的哪些特点？

一、突发公共卫生事件应急医疗救援的概念和特点

（一）基本概念

突发公共卫生事件应急医疗救援（emergency medical rescue for public event）是指各级医疗机构及其人员在发生大量伤亡时，运用临床医学技术方法，抢救伤病员生命、治疗伤病的紧急救援活动，是突发事件应急救援的重要组成部分。

（二）突发公共卫生事件人员伤害类型

根据不同突发事件的种类和性质，对人员的伤害大致可以分为原生灾害、次生伤害、传染病伤害、心理伤害、环境性损伤。

（三）突发公共卫生事件人员伤情特点

1. 短时间发生的伤病情相似，如地震灾害以机械性损伤为主，重大洪涝灾害中最常见的是淹溺。

2. 不同事件种类造成不同人员伤害，受事件性质、规模、持续时间、环境条件等因素影响，伤病多样，伤情较为复杂，救援任务各有侧重。

3. 心理创伤成为因灾民直接受到心理冲击，表现出极度的恐慌，尤其当遇到亲属朋友遇难，其精神上极度悲哀，造成心理压力激增。

（四）医疗救援的特点

1. 事件不同，伤害不一，条件不同，医疗救援的重点也不尽相同。

2. 短时产生大批量伤者，救援时限要求高。

3. 突发事件现场医疗力量相对不足，救援机动性要求高。

4. 工作和生活条件有限，环境适应能力要求高。

5. 伤情伤类复杂，救援技术要求高。

（五）医疗救援的原则

1. 分级救治（medical treatment in echelon） 是救援机构分阶段、分层次救治伤病员的组织形式和工作制度，救治上实行分级分工，前后继承，保持连续性，技术上由低级到高级，互相衔接逐步完善。

2. 时效救治（optimal medical treatment） 是按照创（战）伤救治的时效规律，在最佳救治时机采取最适宜的救治措施，以达到最佳救治效果的工作方式。在突发事件医学救援中必须突出救援的时效性，例如地震伤病员抢救的最佳黄金时间是震后72小时，化学中毒伤病员救治的最佳时机是中毒后30分钟，氰化物和芥子气中毒伤病员的最佳救治时机是10分钟以内，一旦错过抢救最佳时机抢救成功率会大大降低。

二、突发公共卫生事件应急医疗救援体系及分级响应

做好突发公共卫生事件应急医疗救援工作，首先需要同级人民政府或突发事件应急指挥机构组成应急指挥部，统一领导各级卫生行政等有关部门。当发生突发公共卫生事件时，通常由地方卫生部门组成卫生保障组，作为应急指挥部下属的医疗救援组织指挥体系，负责组织各部门组成医疗救援体系，并与其他专业指挥部门协调，共同实施医疗救援、卫生防疫、心理救援等工作。

（一）医疗救援体系

1. 组织构成 目前我国应急救援体系主要依靠各级急救中心（站）、医院（包括企业、军队医院），形成了院前急救—医院急诊科—重症病房的基本救援模式和在城市应急联动中心（city emergency response center，CERC）平台下的统一接警、统一指挥、统一调度、统一救护、统一管理的"五统一"救护体系。

2. 医疗救援体系基本原则

（1）**以人为本** 对于突发事件的应急救援工作，必须"以人为本"，坚持"先救人，后救物"的原则。

（2）**统一指挥** 当突发事件发生时，应急医学救援处置因涉及民众生命安全和健康维护，需要应急指挥部和现场指挥部从全局高度统筹决策，统一指挥。

（3）**灵敏高效** 要快速准确分析判断情况，制定救援方案；快速启动应急机制和预案，快速抽组救援力量；快速投送救援力量，快速部署展开。

（4）**协调有序** 突发事件，特别是重大地震灾难发生时，全国各地派出各种类型救援队开赴灾区，因此需要组成高效率的临时机构，能够在最短的时间内展开工作，协调做好医疗与防疫，排险与消防，交通与通信、军队救援机构等部门的沟通，确保协调一致，形成有机整体。

📎**知识链接**

1938 年，海德堡外科医生 Martin Kirschner 指出："并非伤者必须立即就医，而是医生必须迅速赶往伤者处，因为紧接下来的意外情况可能是致命的。"这一理念成为德国应急医疗救援体系建设重要指导思想之一。围绕这理念，一个世纪来，德国的急救实行最高行政长官负责制，做到统一指挥，组织严密，法律保障，多方协助，网络管理。一批训练有素、源源不断的人才队伍成就了德国应急救援事业。

（二）医疗救援体系分级响应

医疗救援体系分级响应主要包括卫生机关（应急办公室）的应急响应、应急救援医疗队的应急响应、基地医疗机构的应急响应。

1. 卫生机关（应急办公室）的应急分级响应 各级卫生健康主管部门是本级人民政府组织开展突发事件应急医疗救援的职能部门，也是应急管理工作机构之一。按照实际情况，制定分级响应措施。

（1）**收集信息与现场调查** 采取广泛收集信息及开展现场调查等手段，重点了解以下信息（表3-10）。

表 3-10 现场调查信息分类

事件信息	环境信息	医学救援信息	事件相关部门信息
事件发生时间、地点、类型、人员伤亡数量、伤情严重程度、当前事态发展、波及范围和医学救援要求等	事发地道路交通、水源、社会情况，当地季节、气象、水文况况，当地卫生流行病学、卫生资源及可利用程度	可能涉及的医学专业领域、力量类型、需要采取的主要措施、现有力量和需要加强的力量等	包括响应级别、参与处置的指挥机构及力量，如公安、消防、交通、安保和卫生救援等

（2）**分析判断情况** 通过收集相关信息，分析判断时间、性质、程度、原因和后果，医学救援的

任务、范围和重点，以及影响医学救援的其他因素，如指挥、通信、运输、环境等，确保医学救援的顺利实施。

（3）果断指挥决策　按照分析问题、确定目标、区分力量、明确方式、确定优选方案的程序。预后医学救援力量的类型、数量和结构，制定救援措施；明确指挥关系和保障关系，部署救援机构的配置地域；区分各种力量的任务和使用，具体细化医疗后送、卫生防疫防护、药材保障的组织方式，提出需要上级解决和协调的问题（如机动运输、生活物资等）。

（4）组织协调，检查督导　卫生机关（应急办公室）根据救援方案，迅速下达任务指示，组织协调医疗卫生救援应急队伍和人员到达现场，组织开展医疗救治，组织专家对伤病员及救治情况进行综合评估，分析事件发展趋势，并将有关情况向同级政府或应急救援指挥组、上级卫生行政等相关部门报告。

2. 应急救援医疗队的应急响应　应急救援医疗队在接到救援指令后应做好以下应急响应行动准备（表3-11）。

表3-11　应急响应流程

输送准备	组织输送	现场展开
要与卫生健康主管部门、交管部门等有关单位做好沟通协调工作，要明确输送方式、到达时限、输送路线，同时做好物资准备、卫生宣传教育工作	要明确输送的基本要求，建立组织，确定行进序列，了解路线和装卸点，同时做好途中的保障措施	要参照布局的基本要求，救援任务选择一定展开面积、充足的水源、便利的交通等场地展开医疗工作

三、突发公共卫生事件医疗救援的组织实施

（一）现场抢救的组织工作

现场抢救是在伤病员受伤地点给予及时有效的救护，迅速帮助其脱离险境的活动。它是整个抢救工作的重要环节，也是人员脱险和伤病员获救的基本保证。

当医疗队到达现场后，立即将医务人员分为两个部分。一部分负责医疗站，展开各个组室，担任早期治疗工作；另一部分编成若干小组，每组2~3人，在部队官兵或群众配合下实施现场抢救。

（二）早期治疗工作的组织

1. 机构的编组　早期救治机构的组织形式主要是组合式野外医疗站（医院）。由地方和（或）军队医院、门诊部派来的医疗队以及原有（残存）的医疗专业机构组成，通常开设站（院）部、分类后送组、手术组、抗休克组、医疗组、医疗保障组、生活保障组等机构。

2. 治疗工作的基本要求

（1）及时进行伤病员医疗分类救治　在医疗站（医院），由资深的医护人员将伤员按受伤程度进行分类，以确定需要救治优先等级。按照国际红十字会等机构制定的标准将病员分为四类（表3-12）。

表3-12　伤病员医疗分类

紧急处理（红色）	优先处理（黄色）	常规处理（绿色）	期待处理（黑色）
有危及生命的损伤，不能耐受任何延迟，需立即进行复苏和手术，一般为重伤员	伤员虽不立即危及生命，但延迟处理可发生严重的内脏并发症，需在6小时内给予手术和可能同时需要复苏，一般为中度伤员	伤情稳定，不需要复苏，延迟手术不会影响生命和转归。一般为轻伤员	伤员遭受致命性损伤，生命处于濒危状态，或者濒临死亡，继续抢救存活的机会仍非常小的伤员，一般为危重伤员。在同时有多名伤员需要紧急处置，医疗资源有限的情况下，为保证伤员整体救治时效，可作为期待处置

（2）积极防治休克，尽力抢救危重伤员　休克、大出血、窒息、重要脏器损伤伤势严重，有生命危险，是伤员早期死亡的主要原因。

（3）及早进行初期外科处理　及早进行初期外科清创处理，是防治创伤感染，促进创伤愈合的最重要的治疗措施。

（4）重伤员观察和术后留治　对伤情危重，短时间内既不能接受手术，又不能耐受转送颠簸的伤员，应进行观察，待伤情好转后再作处理。医疗站（医院）可设病室，集中安置，指派专门人员护理，严密观察。术后伤员应留治一定时间。

（5）做好门诊、巡诊和隔离治疗工作　那些不需转送且有家可归的伤病员可回家，并定期门诊；无家可归的可设伤病员临时集中区，派出换药小组，进行诊治并做好登记，定期门诊复查和治疗。

（6）迅速组织伤病员转送　伤病员经过早期治疗后，除必须留治观察外，要及时组织转送。

（三）伤病员转送

1. 建立健全转送机制　编组分类转送组，由医师、护士、卫生员和担架员10～18人组成，专门负责伤病员的转送工作。成批转送伤病员，站（院）领导要亲临指挥，加强组织管理。转送组要派人分头深入各组室（区），了解伤病员转送数量、批次，合理安排工具，并依据灾区现场指挥部的布置和分工，按不同伤、病情安排伤病员的去向，认真做好转送前准备工作。

2. 掌握转送适应证　在一般情况下，为保证转送安全，医疗站（医院）在转送前要仔细检查伤病员的全身和局部情况，确定伤病员转送适应证：①转送途中无生命危险者；②术后伤情已稳定者；③应实施的医疗处置已全部做完者；④体温在38.5℃以下者。当大批伤员集中到来，救治力量难以承受时，可以适当放宽转送适应证。

3. 做好转送前准备

（1）常规转送准备　如换药、骨折的固定、抗生素的应用、管型石膏的松懈等。可能发生呼吸道阻塞的伤员（颌面部伤、颅脑伤等），必要时可行预防性的气管切开。

（2）空运转送准备　空运转送伤病员时，空中氧分压低，会使缺氧的伤病员（如肺功能不全者）病情加重；当飞机上升或下降时，机舱内气压有明显变化，会使开放性气胸伤员出现纵隔摆动，呼吸更加困难；对于腹部手术术后伤病员，可能会出现腹胀气，伤口可能裂开；对于管型石膏固定肢体者，可能会出现肢体胀痛等。因此，对乘机有危险的伤病员（心力衰竭、严重失血性贫血、精神分裂等）应从严掌握，或改用其他工具转送为宜。

（3）成批伤病员转送准备　可事先将转出的伤病员编成班组，并提前通知伤病员本人；给伤病员定车号；给车辆定名额，贴编号标志；预先安排搬运人员，并按所编班组及伤病情况安排上车（船）、登机顺序，便于统一指挥，防止发生混乱。

（4）医疗文书准备　凡转送的伤病员，要办好各种转送手续，填好医疗文书。医疗文书，轻伤病员自己携带，重伤病员可装入其左上衣口袋。

4. 选择合适后送工具和体位　根据伤病员情况，选择合适后送工具和后送体位。批量伤病员后送工具有汽车、列车、飞机和船只，它们具有各自的性能和特点。妥善迅速地组织伤病员上车（船）、登机，并做好途中观察、护理和防护，确保安全迅速转送伤病员。

（四）后续专科治疗

后续专科治疗是伤病员经过飞机、列车、轮船的远距离运输后，到达灾区以外的综合医院进行的专科治疗。由于伤病员在短时间内大批量到达，医院一般要紧急扩大床位，严密组织，充分发挥现有医疗护理力量。

第三节　突发公共卫生事件应急心理救援

情境导入

情境：2023 年 7 月 29 日，受台风"杜苏芮"的影响，京津冀地区遭遇强降雨天气，作为本次受灾最严重的地区之一，北京房山、门头沟、丰台等地接连出现险情，K396 列车上近千人被困在铁路丰沙线门头沟地段。面对突如其来的灾难，政府立即组织救援力量前往受困地区进行救援，同时也派出心理救援队对受困旅客进行心理疏导。

思考：

1. 灾难后可能出现哪些心理问题？

2. 应急心理救援的基本任务是什么？

一、心理救援基本概念

（一）灾难后可能出现的心理问题

1. 急性应激反应　是指因极其严重的心理或躯体应激因素而引起的短暂精神障碍。一般维持数天，最多 1 个月，大多可完全消失，一般属于一过性精神障碍。

2. 创伤后应激障碍（post – traumaticstress disorder，PTSD）　又称延迟性心因性反应，是指对亲身经历或目击的，包括战争、暴力袭击、强奸、虐待、绑架以及重大交通事故等日常生活事件和自然灾害在内的一切引起严重精神创伤的事件所引发的共同的精神障碍，一般在遭受打击后数周至数月后发病。患者经历创伤性事件后，仍对该事件反复体验，并有避免引起相关刺激的回避行为和高度的警觉状态，病情持续以致引起主观上的痛苦和社会功能障碍。PTSD 对患者的社会功能、家庭生活和身心健康造成长期的破坏性影响，也给患者的家庭乃至社会带来巨大的经济负担。

（二）应急心理救援

应急心理救援在心理学专业上又称为心理危机干预（psychological crisis intervention）或灾后心理救援，是指以医务专家、心理专家为主的科技工作者运用心理学、医学知识，对紧急或重大事件发生地区的存在心理危机的群体，通过科学的心理疏导，进行心理危机干预，以缓解因灾害或伤害带来的心理压力，为心理受到严重创伤者进行心理救援工作。现代意义的心理救援体现了科学精神和人文关怀的结合。

二、应急心理救援的组织

（一）应急心理救援的基本任务

1. 积极预防、及时控制和减缓灾难的心理社会影响。

2. 促进灾后心理健康重建。

3. 维护社会稳定，促进公众心理健康。

4. 综合应用基本干预技术，并与宣传教育相结合，提供心理救援服务。

5. 了解受灾人群的社会心理状况，根据所掌握的信息，发现可能出现的紧急群体心理事件苗头，及时向救灾指挥部报告并提供解决方法。

6. 通过实施干预，促进形成灾后社区心理社会互助网络。

（二）应急心理救援的基本原则

1. 协同性原则 心理救援医疗队在到达指定救灾地点后，应及时与救灾地的救灾指挥部取得联系，成立心理救援协调组，统一安排救灾地开展紧急心理危机干预工作。心理救援协调组应及时与所在地精神卫生专业机构沟通和协调，并接受当地卫生健康主管部门领导。

2. 普遍性原则 一般性宣传教育要覆盖到四级人群。

（1）第一级人群 亲历灾难的幸存者，如死难者家属、伤员、幸存者。

（2）第二级人群 灾难现场的目击者（包括救援者），如目击灾难发生的灾民、现场指挥、救护人员（消防、武警官兵，医疗救护人员，其他救护人员）。

（3）第三级人群 与第一级、第二级人群有关的人，如幸存者和目击者的亲人等。

（4）第四级人群 后方救援人员、灾难发生后在灾区开展服务的人员或志愿者。

3. 科学性原则 心理救援队成员应至少由精神医学或心理学专业人员 2 人组成，尽量避免单人行动。有灾难心理危机干预经验的人员优先入选。在工作过程中应以科学的态度对待心理危机干预，明确心理危机干预是医疗救援工作中的一部分，不是"万能钥匙"。

4. "防 - 控 - 治" 并举原则

（1）利用大众媒体向灾民宣传心理应激和心理健康知识，同时宣传应对灾难的有效方法。

（2）依靠各方力量参与，建立与当地民政部门、学校、社区工作者或志愿者等负责灾民安置与服务部门/组织的联系，并对他们开展必要的培训，让他们协助参与、支持心理危机管理工作。

（3）对灾难中的普遍人群进行妥善安置，避免过于集中。在集中安置的情况下实施分组管理，最好由相互熟悉的灾民组成小组，并在每个小组中选派小组长，作为心理救援协调组的联络人。对各小组长进行必要的危机管理培训，负责本小组的心理危机管理，以建立新的社区心理社会互助网络，及时发现可能出现严重应激症状的人员。

（4）对重点人群采用"稳定情绪""放松训练""心理辅导"技术开展心理危机救助。综合应用基本干预技术，并与宣传教育相结合，通过实施干预，促进形成灾后社区心理社会互助网络。

5. 分类干预原则 评估目标人群，制订分类干预计划。评估目标人群的心理健康状况，将目标人群分为普通人群、重点人群。对普通人群开展心理危机管理；对重点人群开展心理危机援助。

6. 保密原则 严格保护受助者的个人隐私，不随便向第三者透露受助者个人信息。

（三）应急心理救援体系

应急心理救援体系包括预警监测体系、组织管理体系、应急处置体系、技术支持体系、后勤保障体系和监督督导体系。目前，我国的国家心理危机干预体系和应急救援组织仍在不断建设和完善之中。

（四）应急救援分队

1. 心理救援医疗队人员以精神科医生为主，可有临床心理治疗师、精神科护士加入。至少由 2 人组成，尽量避免单人行动。有灾难心理危机干预经验的人员优先入选。配队长 1 名，指派 1 名联络员，负责团队后勤保障和与各方面联系。心理危机干预人员也可以作为其他医疗队的组成人员。

2. 救灾地点心理危机干预队伍以精神科医生为主，心理治疗师、心理咨询师、精神科护士和社会工作者为辅，适当纳入有相应背景的志愿者。在开始工作以前对所有人员进行短期紧急培训。

三、心理危机干预

（一）心理危机

心理危机是一种强烈的心理应激状态，主要由心理、社会（环境）因素引起的一组异常心理反应而导致的反应性精神障碍或心因性精神障碍。

当个体遭遇到的某一事件或情境超过了自己的应对能力时，个体的身心平衡会进入一种失衡状态，内心紧张不断积蓄，这种心理被称为心理危机状态。

（二）心理危机干预

心理危机干预是一门新兴学科，是危机管理的重要组成部分，它可以帮助人们加固和重塑心理结构，顺利渡过危机，并学习到应对危机采取有效策略与健康行为，预防创伤后应激障碍。及时、迅速、有效的行动是危机干预的成败关键。

知识链接

美国、荷兰为心理危机干预的起源地，近几十年来，其发展非常快。20世纪初，世界卫生组织的一项重要研究课题就是危机干预。近年来，心理危机干预机构开始在全国各地成立，提供心理干预的社会服务。2000年，杭州市政府批准成立"杭州心理危机研究与干预中心"；2004年深圳市、2006年广东省相关机构也开始为公共卫生事件中的受灾者本人及家属提供心理应急救援工作。现阶段，包括北京、上海等城市均已建立各种心理干预机制。

（三）心理危机干预的工作程序

1. 出发前准备

（1）了解灾区基本情况，包括灾难类型、伤亡人数、道路、天气、通信和物资供应等；了解目前政府救援计划和实施情况等。

（2）复习本次灾难引起的主要躯体损伤的基本医疗救护知识和技术，例如骨折伤员的搬运、创伤止血等。

（3）明确即将开展干预的地点，准备好交通地图。

（4）初步估计干预对象及其分布和数量。

（5）制订初步的干预方案/实施计划。

（6）对没有灾难心理危机干预经验的人员，进行紧急心理危机干预培训。

（7）准备宣传手册及简易评估工具，熟悉主要干预技术。

（8）做好团队食宿的计划和准备，包括队员自用物品、常用药品的配备等。

（9）尽量保留全部财务票据。外援心理援助医疗队在到达灾区之前，尽量与当地联络人进行沟通，了解灾区情况，做到心中有数。

2. 现场工作流程

（1）接到任务后按时间到达指定地点，接受当地救灾指挥部指挥，熟悉灾情，确定工作目标人群和场所。

（2）在已有心理危机干预方案的地方，继续按照方案开展干预；尚没有制订心理危机干预方案的地方，应紧急制订干预方案。

（3）分小组到需要干预的场所开展干预活动。在医院，建议采用线索调查和跟随各科医生查房的方法发现心理创伤较重者；在灾民转移集中安置点，建议采用线索调查和现场巡查的方式发现需要干预的对象，同时发放心理救援宣传资料；在灾难发生的现场，在抢救生命的过程中发现心理创伤较重者并随时干预。

（4）使用简易评估工具，对需要干预的对象进行筛查，确定重点人群。

（5）根据评估结果，对心理应激反应较重的人员及时进行初步心理干预。

（6）对筛选出有急性心理应激反应的人员进行治疗及随访。

（7）有条件的地方，要对救灾工作的组织者、社区干部、救援人员采取集体讲座、个体辅导、集体心理干预等措施，教会他们简单的沟通技巧、自身心理保健方法等。

（8）及时总结当天工作。每天工作结束后召开总结会，对工作方案进行调整，并计划次日的工作，同时进行团队内的相互支持，最好有督导。

（9）将干预结果及时向当地救灾指挥部负责人进行汇报，提出对重点人群的干预指导性意见，特别是对重点人群开展救灾工作时的注意事项。

（10）心理救援医疗队在工作结束后，要及时总结并汇报给有关部门，全队接受一次督导。

（四）心理危机干预的技术要点

1. 放松训练　主要包括呼吸放松、肌肉放松、想象放松。分离反应明显者不适合学习放松技术。（分离反应表现为个体对过去的记忆、身份的觉察、即刻的感觉乃至身体运动控制出现部分或完全丧失。）

2. 心理辅导　通过交谈来减轻灾难对重点人群造成精神伤害的方法，这种心理辅导可以以个别或者集体的形式进行，自愿参加。开展集体心理辅导时，应按不同的人群进行分组，如住院轻伤员、医护人员、救援人员等。

（1）心理辅导的目标　在灾难及紧急事件发生后，为重点人群提供心理社会支持。同时，鉴别重点人群中因灾难受到严重心理创伤的人员，并提供到精神卫生专业机构进行治疗的建议和信息。

（2）心理辅导的过程

1）了解灾难后的心理反应　了解灾难给人带来的应激反应表现和灾难事件对自己的影响程度，也可以通过问卷的形式进行评估。引导重点人群说出在灾难中的感受、恐惧或经验，帮助重点人群明白这些感受都是正常的。

2）寻求社会支持网络　为了增强重点人群的安全感，首先应让重点人群确认自己的社会支持网络，明确自己能够从哪里得到相应的帮助，包括家人、朋友及社区内的相关资源等。建议其画出能为自己提供支持和帮助的网络图，尽量具体化，可以写出他们的名字，并注明每个人能给自己提供哪些具体的帮助，如情感支持、建议或信息、物质方面等。在给儿童做心理辅导时，虽目的和活动内容相同，但形式可以更灵活，让儿童多画画、捏橡皮泥、讲故事或写字。要注意儿童的年龄特点，小学三年级以下的儿童可以只画出自己的网络，不用具体指出在哪里得到相应的帮助。

3）应对方式　帮助重点人群思考，选择积极的应对方式；强化个人的应对能力；思考采用消极的应对方式会带来的不良后果；鼓励重点人群有目的地选择有效的应对策略；提高个人的控制感和适应能力。讨论在灾难发生后，采取了哪些方法来应对灾难带给自己的反应？如多跟亲友或熟悉的人在一起、积极参加各种活动、尽量保持以往的作息时间、做一些可行且对改善现状有帮助的事等，避免消极的应对方式（如冲动、酗酒、自伤、自杀）。注意儿童的年龄差异，形式可以更灵活，让儿童以说、画、捏橡皮泥等多种方式展示自己的应对方式。鼓励儿童生活规律，多跟同伴、家人等在一起。要善于用儿童使用的语言来传递有效的信息。

（五）心理危机干预中应注意的问题

1. 心理危机干预是医疗救援工作的一个组成部分，应该与整体救灾工作结合起来，以促进社会稳定为前提，要根据整体救灾工作的部署，及时调整心理危机干预工作重点。

2. 心理危机干预活动一旦进行，应该采取措施确保干预活动得到完整地开展，避免再次创伤。

3. 对有不同需要的受灾人群应综合应用干预技术，实施分类干预，针对受助者当前的问题提供个体化帮助。严格保护受助者的个人隐私，不随便向第三者透露受助者个人信息。

4. 以科学的态度对待心理危机干预，明确心理危机干预是医疗救援工作中的一部分，不是"万能钥匙"。

第四节　公众引导与健康教育

情境导入

情境：2019 年末，新型冠状病毒感染在全球暴发，我国各级政府、卫生健康主管部门、相关职能部门全力以赴，通过各种形式及时发布权威信息，回应群众的关切。同时加强对健康理念和疫情防控知识的宣传教育，教育引导广大人民群众提高文明素质和自我保护能力。

思考：

1. 突发公共卫生事件出现后，由于公众对事件不了解或了解不全，相关防护知识缺乏引起恐慌，甚至出现哄抢医疗物资和生活所需物品时，该如何进行公众引导和健康教育工作？

2. 在公众引导和健康教育的传播内容制作、宣传方式选择时，需要注意哪些方面？

突发公共卫生事件是当前全球社会共同面临的严峻挑战。有效预防、科学处置各种突发公共卫生事件，对切实保障人民群众生命安全、身心健康和社会安定有着十分重要的意义。公众引导与健康教育是防控和应对突发公共卫生事件的重要组成部分，在提高公众突发公共卫生事件防控意识和防控能力，帮助公众做好突发公共卫生事件的预防控制、自我防护、应急避险、急救自救、心理调适等方面均发挥着重要作用。

一、公众引导的原则和方法

（一）公众引导的原则

对公众认知及行为的及时有效引导和干预应把握以下原则。

1. 提早准备　事前建立"危机防火墙"，提前制定公众引导的方案和预案；加强舆情监测和分析，评估确定受众对信息的需求，掌握公众的关注点；根据事件的特点和公众的关注度，开发和提供相关的健康教育信息。

2. 科学真实　开展突发性公共卫生事件的公众引导，无论是在内容上还是在方法上都必须根据当地实际条件，坚持以科学、准确、真实为前提，注重实效。

3. 及时主动　在当今信息快速发展时代，信息传播非常迅速，突发公共卫生事件的相关信息会很快引起新闻媒体和公众的关注。公众引导工作部门要快速做出反应，"第一时间"占据舆论制高点，输出"指导性信息"，向公众传递如何应对危机的信息，掌握引导舆论正确走向的主动权。

4. 口径一致 在事件发生的早期信息缺乏，发展过程中信息大量涌现，负责开展公众引导的部门，要第一时间向有关部门提供科学的知识，确保对外公布的科普信息与健康教育核心信息保持高度统一。

5. 有利引导 通常突发公共卫生事件的发生会使公众产生各种猜测和不解。大众在无法获取准确信息时，常会有猜疑和不信任心理，在健康知识方面更容易接受和传播猜测性的消息。因此，要想取得公众的信任，必须以真诚坦率和公开透明的态度，帮助公众分析事件的性质，引导他们的认知、情绪和行为指向合理的方向。

6. 促进行动 坚持"以人民为中心"的价值导向，将保障人民健康安全作为工作的出发点，提升公众自我防护意识同时，建构积极社会心态。如新冠病毒防控期间，充分报道各地区各部门联防联控的措施成效，生动讲述防疫抗疫一线的感人事迹，展现了中国人民团结一心、同舟共济的精神风貌。

（二）公众引导的方法

1. 公众在突发公共卫生事件发生过程中的需求评估

（1）确定目标人群并评估需求 在突发公共卫生事件处置中，为了迅速、有效、有针对性地正确引导公众和让公众合理、适当地参与，一般将公众分为一级目标人群、二级目标人群、三级目标人群和四级目标人群。这些人群由于其社会经历、受教育程度、工作性质、经济水平、年龄、语言、生活方式、所处的地理位置的不同，他们分析问题的角度、思考问题的方式和解决问题的能力不尽相同，因此，他们关注的重点和表现也不同（表3－13）。

表3－13 目标人群及其需求评估

目标人群分类	定义	需求评估
一级目标人群	是亲历突发公共事件的幸存者，如死难者家属、伤员、幸存者	一级目标人群关注的重点是自身安全、家庭安全、财产安全以及处置措施。他们往往因为事件缺乏及时、准确的了解，加之亲身经历和受直接影响，会出现一定程度的恐慌和不安，迫切需要得到解决问题的对策和具体措施
二级目标人群	是突发公共事件的目击者（包括救援者），如目击灾难发生的灾民、现场指挥、救护人员（消防、武警官兵，医疗救护人员，其他救护人员）	二级目标人群关注的是自身安全及灾民的安全、处置突发公共卫生事件人员的安全及突发公共卫生事件的进展情况、处置措施和结局，他们往往表现为焦虑情绪
三级目标人群	是指与一级、二级目标人群有着密切联系的、能够影响一级、二级目标人群的人，如一级、二级目标人群的亲属、朋友、同事、同学、领导等	三级目标人群关注的是应对突发公共卫生事件的处置措施和条件、事件的发展、自身安全及家庭安全。因事件的性质和程度不同，可能有不同程度的紧张表现，如遇到事件处置得不够理想时，可能表现出焦虑不安的情绪
四级目标人群	是指关心突发公共卫生事件的一般社会公众	四级目标人群关注的重点是突发公共卫生事件的进展，政府和社会各方面的努力情况，应对措施，其工作和学习是否受影响，以及处置的结局等，他们往往采取观望的态度以及静观事件的进展，并根据突发公共卫生事件发展情况决定是否参与以及采取何种措施

（2）目标人群常见过激反应

1）简单从事 在突发公共卫生事件发生时，如果公众不能及时得到权威、准确、科学的信息，就会产生信息不对称，甚至出现信息真空。在这种情况下，公众难以做出正确的决策来应对，表现出无所适从、听天由命，只能靠自己长久形成的习惯简单从事。

2）固执己见 公众往往因为没有亲身经历过或缺乏应对的相关知识，可能会出现自己的直觉或看法与政府或专业机构采取的措施或应对方案相违背的情况，认为政府或专业机构的对策和措施是错误的或不正确的，自己的观点和措施才是正确的，结果可能延误时机，扩大事件的影响。

3）盲信盲从 由于事件的突发性，特别是新的突发公共卫生事件，大家都未经历过，尤其是与专家观点不一致时，公众会出现盲信盲从的现象。

2. 确定传播策略、方法和技巧　应根据不同目标人群和突发公共卫生事件的种类和性质，研究制定传播的策略、方法和技巧，一般原则为：①明确要解决的问题。②明确信息传播要达到的目标。③受众特征分析。④政府尽快公布事件的真相及应对突发公共卫生事件的决策措施、行政措施、法律法规要求和核心信息。⑤动员全社会积极参与。⑥筛选适宜的传播方式。⑦积极发挥主流媒体的作用。⑧结合舆情监测。⑨把握尺度。⑩做好传播效果的评估工作。

3. 开展公众引导的方式

（1）通过大众传播开展公众引导

1）通过传统媒体传递信息　如在"汶川大地震"发生后，以中央电视台为首的国内电视媒体进行了24小时不间断的全方位持续性报道。灾区一幅幅悲惨的画面震撼着每一个人的心灵，大家纷纷伸出援手，众志成城，展现了电视媒体的力量。同时广播作为传播速度快、范围广的媒介，非常适合突发事件的应急传播。

2）通过政府或专业机构网站发布　通过专业机构官方网站、公众号发布信息的优点在于权威、快速、易于获取。通过网站发布的信息必须是审核批准的，可以直接使用针对媒体的信息通稿，也可以增加与事件相关的链接与阅读。另外，还要注意及时更新信息，及时修正或删除不正确的信息。

3）通过新媒体传递信息　新媒体出版通过音频、视频、动画等富媒体视觉语言，提升阅读过程的感官体验。

4）发放健康传播资料　健康传播资料制作复杂，所需时间较长，适合人群密集的社区、学校、企事业单位等场所或突发公共卫生事件核心地区的宣传引导。

5）利用宣传栏进行传播　宣传栏是一种十分有效的传播形式，常被应用于企事业单位、街道、广场、社区出入口、活动中心、学校、医疗机构等公共场所。

（2）通过人际传播开展公众引导

1）开通电话咨询热线　电话咨询是由经过专门训练的咨询人员提供利用电话给来访者以劝告和安慰的一种咨询形式，具有安全性、隐秘性、持续性、服务广泛性、方便性等特点。

2）健康科普讲座　健康讲座是一种常用公众沟通引导的形式，由权威人士或专业人员针对某一议题，有组织、有准备地对目标受众进行沟通，信息的传递比较直接、迅速，且可以与受众进行现场互动。

3）面对面直接沟通引导　面对面直接沟通引导是最基础、信息传递最直接的一种沟通方式，主要包括门诊健康咨询、个别劝导等。

二、健康教育

（一）健康教育的作用

1. 快速提高公众应对突发公共卫生事件的知识和技能，帮助公众采取科学应对措施。

2. 消除恐慌，维护社会秩序。

3. 引导舆情，消除信息不对称。

（二）开展健康教育的策略

1. 未发生突发公共卫生事件时　在未发生突发公共卫生事件时，健康教育工作的重点主要包括以下三个方面。

（1）建立应急健康教育人才储备库　包括提高健康教育及其他相关机构人员开展应急健康教育的能力水平以及建立志愿者队伍并加强培训。

（2）建立突发公共卫生事件健康教育信息、工具、材料储备库　分门别类地开发自然灾害、重大事故等突发公共卫生事件的健康教育信息、工具和材料。如容易暴发流行的传染病的健康教育核心信息，常见自然灾害急救、自救指南等。

（3）提高公众素养，帮助公众树立防范意识　健康教育机构应有组织、有计划地定时向公众和不同人群普及突发公共卫生事件的应对知识和技能，包括在重大传染病的防护知识、自然灾害和人为事故中的现场急救、互救和自救、应急避险和自我防护的知识和技能等。

2. 发生突发公共卫生事件发生时　一些专业人员将突发公共卫生事件发生后的应对工作也分为 3 个阶段。

（1）突发公共卫生事件发生初期　此期健康教育的重点，一方面是急救知识和技能的普及，包括抢急救知识和技能，抢救生命、救治伤员或患者；另一方面是风险传播。突发公共卫生事件发生初期，开展风险传播十分重要，通过大众媒体与大众保持密切的沟通，及时全面提供风险信息，传播减少不确定性危害的方法，公布救援或救治工作进展信息，帮助公众做出明智的决策和行动。

知识链接 --

急救技能培训的意义

研究表明，在地震发生后，对幸存者立即进行急救和创伤护理，能够拯救 25% ~ 50% 伤者的生命。在寻找、营救被困灾民的过程中，家庭成员、邻居和附近小区居民扮演着重要角色。因此，在地震发生后搜寻和营救幸存者过程中，应尽快就地对灾民开展实用技能和方法的培训。在 2008 年 5 月 12 日汶川地震发生后，当地村民立即加入军队和医疗急救的队伍中，快速的现场技能示教和方法指导，对于拯救当地人民的生命发挥了很大作用。

（2）突发公共卫生事件发生持续期　向突发公共卫生事件发生地周围人群通报卫生状况，针对出现的灾情、疫情，将有关卫生防病知识反复向居民宣传。指导居民做好饮水、饮食卫生、管理好人畜粪便，减少蚊蝇孳生地和杀灭病媒生物等工作。同时要继续配合新闻媒体，加大宣传力度和频度，并针对群众的心理问题，加大引导力度，如开设咨询热线、增加咨询讲座次数等，倡导科学的防治方法和行为，进行全人群心理疏导干预。

（3）突发公共卫生事件发生持续期恢复期　在恢复重建期，健康教育的重点是从突发公共卫生事件中总结经验，吸取教训，并针对本次突发公共卫生事件，对人们进行系统的防灾防疫知识和技能普及。同时做好社会心理支持工作，帮助居民建立安全感，促进受灾者的心理恢复。如 2003 年 5 月 1 日，在应对 SARS 疫情带来的心理影响时，中国科学院心理研究所面向全国开通了四条 SARS 心理咨询热线，有效地帮助求助者缓解心理压力，平复负性情绪，并采取更适应性的行为应对方式来应对疫情带来的挑战。

（三）健康教育工作流程

健康教育的工作流程，一般分六个步骤（图 3 - 21）。

（四）案例

毒蘑菇中毒防控健康教育：曾有一首网络歌曲"红伞伞，白杆杆……全村一起躺板板"让"毒蘑菇"成为网红。在云南楚雄地区夏季毒蘑菇中毒事件多发，病死率居高不下，多是由于当地村民夏季有采食野生菌的饮食习惯，不慎误采误食了外观与可食用菌极相似的剧毒品种的鹅膏，造成食物中毒事件时有发生。这类毒蘑菇中毒与一般毒蘑菇中毒的发病不同，一般早期只是有轻微的恶心、呕吐、腹痛等

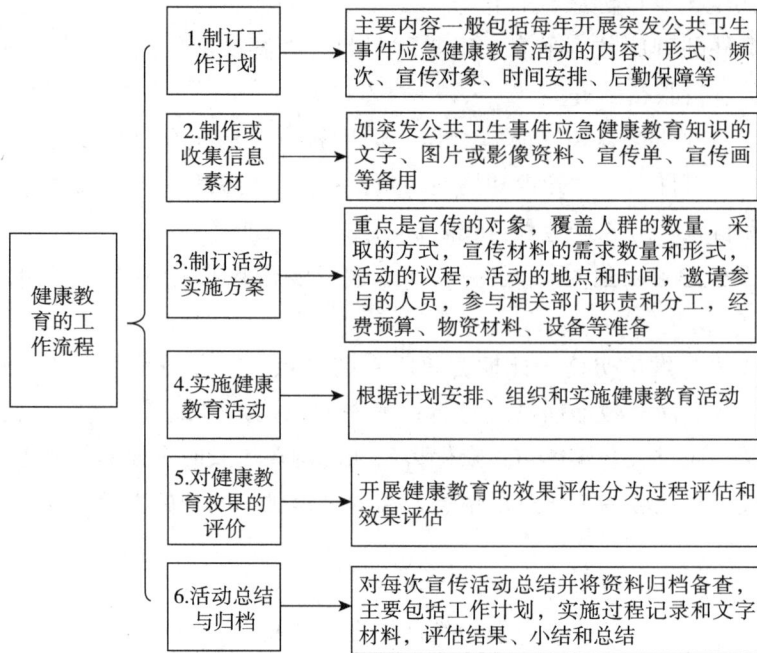

图 3 – 21 健康教育的工作流程图

消化道症状，经过 3~7 天的假愈期后会出现暴发性肝功能损害，病情急转直下，很快出现多脏器功能损害，病死率极高。发生中毒的村民往往认为病情不严重无须去医院就诊，或者去医院就诊过程中普通医生也认识不到此类蘑菇中毒的危害性，仅予以普通对症治疗，病情缓解后就让患者离院回家，由于没有对病情进行监测和早期干预治疗，一旦发生暴发性多脏器功能损害，很难逆转。

1. 明确开展健康教育的目标人群 为了控制此类毒蘑菇中毒事件的发生，降低病死率，当地医疗卫生机构通过对既往事件分析，锁定重点乡镇，目标人群为云南楚雄地区毒蘑菇中毒事件高发乡镇的采摘蘑菇食用的农户和基层社区医生。

2. 组织专业人员 根据毒蘑菇中毒事件特点和预防控制策略制定此类食物中毒事件预防控制的核心信息。

（1）梳理本地导致毒蘑菇中毒事件的毒蘑菇种类、生长环境和分布特点。

（2）蘑菇毒素非常复杂，导致中毒者表现多样，临床分型主要有胃肠炎型、急性肝损害型、急性肾损害型、神经精神型、溶血型、横纹肌溶解型等。发病潜伏期短则数分钟，长则数小时或数天。

（3）急性肝、肾损害型通常在进食毒蘑菇后，早期主要出现消化道症状，如恶心、呕吐、腹泻、腹痛等，但常伴随隐匿性的肝肾损害，1~2 天后中毒者原有症状可能明显好转或消失，或仅感轻微乏力、不思饮食等，患者误以为病情已经好转，实际上脏器损害仍然继续，该现象称为"假愈期"，有些患者中断治疗。随着病程进展，中毒者出现严重多脏器损害甚至死亡，这也是毒蘑菇中毒死亡的主要原因之一。

（4）依靠颜色是否鲜艳，与大蒜、银器一起煮食是否变色，是否有虫蛀等判断毒性不科学。

（5）采食蘑菇时，不采食不确认的蘑菇，烹制前再次仔细鉴别。

（6）进食野生蘑菇数分钟到 72 小时内，如果感到头晕、恶心、呕吐、腹泻或其他不适，应尽早催吐，以减少毒素的吸收，并及时到医院救治并主动告诉医生自己进食野生菌及种类。

3. 健康教育实施 组织云南省中科院植物研究所、中国疾病预防控制中心职业卫生与中毒控制所、云南省疾病预防控制中心相关专家联合编制了云南省常见毒蘑菇预防中毒宣传画、折页和手册，其中手册分为专业版和公众版，专业版面向医疗卫生人员，绘制了能引起严重肝损害的常见毒蘑菇图片，将此类蘑菇的特征形象地称为"戴帽子、穿裙子、踩靴子"，描述了其中毒表现和救治原则，这些材料在当地医务工作者开展专业技术培训时进行发放，并作为课程内容；由于当地经济和文化水平的限制，电视、报纸、标语等传统的传播形式效果不理想，常用的传播形式效果不很理想，因此需要开展多种形式的健康教育活动。

（1）通过在乡、村醒目处印刷固定宣传标语、制作健康教育专栏、向公众发放宣传折页、在村内张贴宣传画的方式，向村民宣传预防毒蘑菇中毒和发生中毒后自救互救相关知识，创作脍炙人口的民谣在抖音、快手等短视频平台宣传。

（2）组织发动村干部到村民家开展专项访谈，落实到户。

（3）卫生医疗机构开展主题为预防毒蕈中毒的大型义诊、健康咨询活动。

（4）在每天正常应诊的时间内滚动播放预防毒蕈中毒的音像资料，规定最少播放时间。

（5）为加强医务人员的救治水平，当地还对所有诊疗机构的急诊人员进行了培训，规范洗胃等毒物清除和救治措施，制作了"蘑菇中毒患者须知表"，要求统一发放给怀疑鹅膏中毒的患者，提醒患者3天内回到医院复查肝功能等相关指标，尽早进行干预治疗。

4. 健康教育效果评价 通过一系列健康教育活动，当地对毒蘑菇核心信息知晓率增高，当地毒蘑菇中毒的发病率和病死率明显下降。

练习题

答案解析

一、选择题

1. 现场流行病调查包括

   A. 暴发与流行的传染病、新发传染病

   B. 不明原因的群体性疾病、重大食物和职业中毒事件

   C. 发生传染病菌种和毒种的丢失或放射性物质泄漏等影响公众健康的污染事故

   D. 自然灾害及意外伤害事件

   E. 以上都是

2. 样本采集后应尽可能在几小时内送到实验室

   A. 0.5～1　　　　　　　B. 1～2　　　　　　　C. 2～3

   D. 2～4　　　　　　　　E. 4～6

3. 对以下哪种传染病疫情现场处置不需要佩戴二级防护

   A. 鼠疫　　　　　　　　　　B. 霍乱

   C. 肺炭疽　　　　　　　　　D. 非典型肺炎

   E. 新发传染病、原因不明传染病以及传播途径不明传染病

4. 以下哪项为正确的二级防护摘脱程序

   ①手消毒；②摘防护眼镜或防护面屏，手消毒；③脱防护服、外层手套、鞋套，手消毒；④脱一次性帽；⑤脱内层手套，手消毒；⑥脱医用防护口罩，手消毒；⑦戴医用外科口罩

   A. ②③④⑤⑥⑦　　　　B. ②③④⑤⑥①　　　　C. ①②③④⑥⑤⑦

   D. ①②③④⑤⑥⑦　　　　E. ②③④①⑤⑥⑦

5. 突发公共卫生事件应急医疗救援的首要原则是

    A. 分级救治   B. 时效救治   C. 集中资源

    D. 集中专家   E. 集中伤员

6. 以下哪项不是医疗救援的特点

    A. 事件不同，伤害不一   B. 短时产生大批量伤病员

    C. 医疗力量充足   D. 伤情伤类复杂

    E. 救援技术要求高

7. 以下哪项不是医疗救援体系分级响应的内容

    A. 收集信息与现场调查   B. 分析判断情况

    C. 果断指挥决策   D. 组织协调，检查督导

    E. 医疗救援的组织实施

8. 心理危机干预中，以下哪项不是心理危机的特点

    A. 心理危机状态是持久的

    B. 由心理、社会因素引起的异常心理反应

    C. 个体遭遇事件超过应对能力

    D. 强烈的心理应激状态

    E. 反应性精神障碍或心因性精神障碍

9. 心理危机干预的首要任务是

    A. 维护社会稳定

    B. 促进灾后心理健康重建

    C. 积极预防、及时控制和减缓灾难的心理社会影响

    D. 综合应用基本干预技术

    E. 了解受灾人群的社会心理状况

10. 以下哪项不是心理危机干预的原则

    A. 协同性原则   B. 普遍性原则

    C. 科学性原则   D. 单一性原则

    E. "防－控－治"并举原则

11. 制定核心信息的原则包括

    A. 及时性与针对性   B. 科学性与准确性   C. 适用性与指导性

    D. 持续性与通俗性   E. 以上均是

12. 公众引导的首要原则是

    A. 科学真实   B. 及时主动   C. 提前准备

    D. 口径一致   E. 有利引导

二、思考题

1. 简述现场流行病学调查的步骤。

2. 简述暴发调查报告包括的内容。

3. 简述样本采样的过程。

4. 简述突发公共卫生事件应急医疗救援的特点。

5. 简述心理危机干预中应注意的问题。

6. 公众引导的原则有哪些?

7. 简述核心信息的定义及主要内容。

8. 简述健康教育工作流程。

书网融合……

本章小结	微课	题库

第四章　传染病处置

学习目标

知识目标

1. 掌握传染病的概念及特点；传染病的流行过程；各种传染病的流行病学特征，疫情应急处置程序。

2. 熟悉传染病的传染过程及感染谱；传染病预防控制原则；各种传染病的临床表现，现场调查与核实。

3. 了解各种传染病的疫情监测与预警、信息报告，疫情的应急准备。

能力目标

能运用现场应急处置技术对各种传染病疫情进行处置，具备现场流行病学调查、采样、紧急处理等卫生措施的实施能力。

素质目标

通过本章的学习，树立"生命至上、预防为主"的科学精神和态度，依法规范、科学防控传染病疫情。

传染病始终威胁着人类的健康，每一次重大传染病的暴发或流行，都会严重损害人民群众的生命健康权益，扰乱正常社会秩序，造成巨大经济损失。

近年来，我国法定传染病报告数量每年都达到数百万例报告（如 2021 年共报告 6233537 例，死亡22198 人），这还不包括其他未纳入法定报告的传染病以及尚未被认识的传染病。每年我国都要报告和处置大量的不同规模的传染病暴发事件，同时还时常面临诸如 SARS、甲型 H1N1 流感、新型冠状病毒感染等全球性传染病大流行以及输入性疾病引起的暴发（如登革热、疟疾、寨卡病毒病、猴痘等）。因此，积极着力防范化解重大传染病疫情，提升突发事件应急处置能力是我国卫生健康工作的重要任务。

第一节　概　述

情境导入

情境：2003 年 3 月 26 日，香港淘大花园 E 座出现 7 例 SARS 感染。28 日，感染人数升至 63 人，31日达 213 人，至 4 月 15 日共 321 人感染。3 月 31 日，香港特区政府封楼隔离 E 座，次日迁居民至隔离营。4 月 10 日，发出"家居隔离令"，隔离确诊家庭。4 月 17 日，香港卫生署公布调查，源头是一名33 岁深圳男子，患慢性肾衰竭，在威尔斯亲王医院治疗，3 月 14 日出现 SARS 症状。他曾于 3 月 14 日和 19 日访问 E 座弟弟家并使用厕所，其后弟弟夫妇及两名护士感染。

专家调查发现，淘大花园污水管道分离器和接头有问题，带病毒的污水水滴通过排水管道的强气流进入房间，导致 300 多住户感染，后又感染多名医护人员。WHO 工作组最终调查结论，淘大花园 SARS病毒传播的原因很可能是当时一连串的环境及卫生问题同时发生的结果。

思考：

1. 此次社区 SARS 暴发的传播途径主要包括哪些？

2. 你认为做好传染病预防和控制工作的关键原则有哪些？

一、传染病的概念及特点

（一）传染病的概念

传染病（communicable disease）是由各种病原体引起的能在人与人、动物与动物或人与动物之间相互传播的一类疾病。其病原体包括病毒、细菌、寄生虫、真菌和朊病毒。

（二）传染病的特点

与非传染性疾病相比，传染病有以下四个重要特点。

1. 患者可能具有传染性是传染病的显著特点。因此，如不能有效控制，可以造成人群中的其他个体感染或发病。

2. 传染病的隐性感染者虽不发病，但也可能具有传染性，如不能被及时发现并采取必要措施，其可成为传染源。这种现象在传染病的预防控制实践中往往具有重要的流行病学意义。

3. 易感宿主可能因感染而产生免疫反应（但某些免疫反应并不能清除病原体）。认识和利用传染病的免疫性特点，可以更好地指导传染病的临床实践（免疫学诊断、治疗）和预防控制工作（预防接种）。

4. 疫情发生后通常需要紧急处置。如果不能及时有效地控制，则可能造成传染病的扩散和蔓延。

二、传染病分类

根据传染病的属性、特征和防控需要，可对其进行不同维度的分类（表 4-1）。按照病原体可分为病毒性传染病、细菌性传染病、寄生虫病等；按照宿主可分为人类传染病、动物源性传染病、土源性传染病、水源性传染病；按照病原体侵入门户分类，如呼吸道传染病、肠道传染病、性传播疾病等；按照传播方式，可以分为直接传播传染病和间接传播传染病。有时也可按照传染病多种属性进行分类，如肠道传染病、呼吸道传染病、虫媒及人畜共患病、血源及性传播传染病等类别。

表 4-1 按不同属性对传染病的分类

分类属性	分类
病原体	病毒、细菌、寄生虫、真菌、朊病毒性传染病
贮存宿主	人、动物、土壤、水源性传染病
病原体侵入门户	呼吸道、肠道、皮肤、生殖器、胎盘、血液传染病
传播方式	直接传播：触摸、咬、接吻或性交；黏膜直接接触；飞沫；经胎盘传播等 间接传播：介质（餐具、玩具、食物、医疗器械、生物制品等）；虫媒；空气等

按照《中华人民共和国传染病防治法》的分类管理要求，可分为甲类传染病、乙类传染病、丙类传染病，以及突发原因不明的传染病等其他传染病。

甲类传染病，是指对人体健康和生命安全危害特别严重，可能造成重大经济损失和社会影响，需要特别严格管理、控制疫情蔓延的传染病，包括鼠疫、霍乱，共 2 种。

乙类传染病，是指对人体健康和生命安全危害严重，可能造成较大经济损失和社会影响，需要严格管理、降低发病率、减少危害的传染病，包括新型冠状病毒感染、传染性非典型肺炎、艾滋病、病毒性肝炎、脊髓灰质炎、人感染新亚型流感、麻疹、流行性出血热、狂犬病、流行性乙型脑炎、登革热、猴痘、炭疽、细菌性和阿米巴性痢疾、肺结核、伤寒和副伤寒、流行性脑脊髓膜炎、百日咳、白喉、新生儿破伤风、猩红热、布鲁氏菌病、淋病、梅毒、钩端螺旋体病、血吸虫病、疟疾，共27种。

丙类传染病，是指常见多发，对人体健康和生命安全造成危害，可能造成一定程度的经济损失和社会影响，需要关注流行趋势、控制暴发和流行的传染病，包括流行性感冒、流行性腮腺炎、风疹、急性出血性结膜炎、麻风病、流行性和地方性斑疹伤寒、黑热病、包虫病、丝虫病、手足口病，除霍乱、细菌性和阿米巴性痢疾、伤寒和副伤寒以外的感染性腹泻病，共11种。

国务院疾病预防控制部门根据传染病暴发、流行情况和危害程度，及时提出调整各类传染病目录的建议。调整甲类传染病目录，由国务院卫生健康主管部门报经国务院批准后予以公布；调整乙类、丙类传染病目录，由国务院卫生健康主管部门批准、公布。

三、传染病的传染过程及感染谱

（一）传染过程

传染过程（infectious process）是指病原体进入机体后，与机体相互作用的过程，即传染病发生、发展直至结束的整个过程。

病原体到达人体后，有的发生定植，有的造成感染。定植指的是病原体附着于人体皮肤或者黏膜表面，没有任何临床症状和体征。感染是病原体进入易感宿主体内复制或生长发育的过程，可出现隐性感染或显性感染。隐性感染者不出现临床上可识别的症状、体征，只有通过实验室检测才能发现。显性感染则导致机体组织损伤和病理改变，出现临床上可识别的症状和体征。

传染过程是在个体中发生的生物学现象。宿主接触病原体后，可以呈现为程度不同的反应，包括未发生感染、隐性感染、轻型感染、中型感染、重型感染和病死等。所以，传染过程不一定都导致传染病。

（二）感染谱

感染谱（spectrum of infection）是指宿主机体对病原体传染过程反应轻重程度的频率。不同传染病的感染谱有所区别，可概括为3类。

1. 以隐性感染为主　此类传染病隐性感染者所占比例很大，临床上表现出典型症状和体征者仅占极少部分，重症和致死性病例罕见。许多传染病以隐性感染为主，如结核、脊髓灰质炎等，该感染状态在流行病学上称之为"冰山现象"（iceberg phenomenon）（图4-1）。

2. 以显性感染为主　此类传染过程绝大部分呈显性感染，有明显症状和体征，隐性感染只有小部分，极少数患者有严重症状或导致死亡，如麻疹、水痘等。

3. 大部分感染者以死亡为结局　此类传染过程绝大部分感染者呈现严重临床症状，多数以死亡为结局，如狂犬病等。

在传染病监测或现场调查中，要认识到不同传染病的感染谱不同，有的传染病感染谱存在"冰山现象"，监测获得的病例可能只是"冰山一角"。

四、传染病的流行过程

传染病的流行过程是指病原体从传染源排出，经过一定的传播途径，侵入易感者机体而形成新的感染，并不断发生、发展的过程。与传染过程的个体现象不同，流行过程是在人群中发生的群体现象。传染病在人群中发生流行必须具备三个环节，即传染源、传播途径和易感人群。这三个环节缺少其中任何

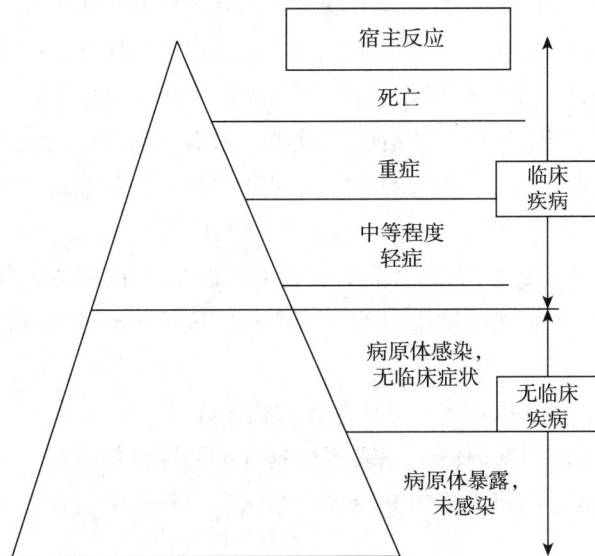

图4-1 感染谱的"冰山现象"

一个环节，就不能引起传染病在人群中的传播和流行。

（一）传染源

传染源（source of infection）是指体内有病原体生长、繁殖并能排出病原体的人和动物。包括患者、病原携带者和受感染的动物。

1. 患者 是最重要的传染源，其体内通常存在大量病原体，又具有临床症状如咳嗽、腹泻等有利于病原体排出。患者发病的类型即轻、中、重型，病程的不同阶段所排出的病原体的数量和频度是不同的；患者的活动范围越大，则作为传染源意义越大，反之则作为传染源的意义相对较小。通常将感染者排出病原体的整个时期，称为传染期（communicable period）。传染期的流行病学意义是判定传染病患者隔离期限的重要依据。传染病的病程可分为潜伏期、临床症状期和恢复期。各期作为传染源的意义不同，主要取决于是否排出病原体及排出病原体的数量和频率。

（1）潜伏期（incubation period） 指病原体侵入机体至最早出现临床症状的一段时间。由于个体差异性，每个人感染病原体后的潜伏期不尽相同。在全人群中，疾病的潜伏期近似于正态分布（图4-2）。在传染病流行病学调查中，往往需要描述最短潜伏期、最长潜伏期和平均潜伏期（或潜伏期中位数）。

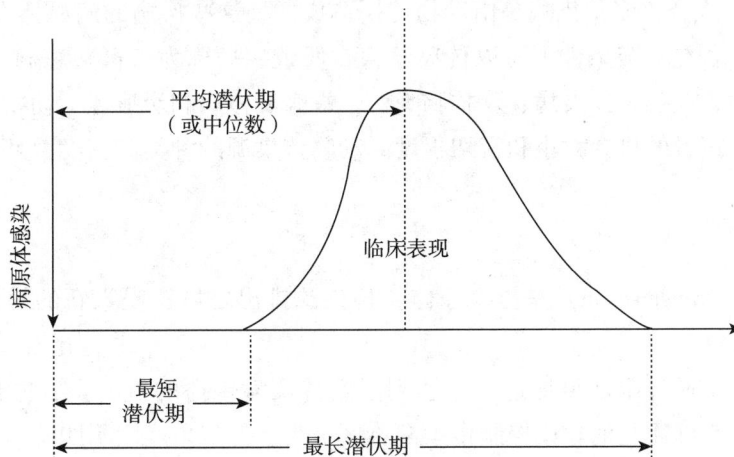

图4-2 传染病潜伏期分布图

潜伏期在传染病防控中具有特殊的意义：①根据潜伏期可以判断患者受感染的时间，用于追溯传染源和确定传播途径。②根据潜伏期可以确定接触者的留验、检疫和医学观察期限，一般为平均潜伏期基础上增加 1~2 天，危害严重的传染病可按该病的最长潜伏期予以留验和检疫。③根据潜伏期可以确定免疫接种的时间。④根据潜伏期来评价防制措施的效果。采取一项预防措施之后，如果经过一个潜伏期发病数呈明显下降，则可认为该措施是有效的。⑤潜伏期的长短会影响疾病的流行特征。一般潜伏期短的传染病常以暴发形式出现，潜伏期长的传染病流行持续时间较长。

（2）临床症状期（clinical stage） 指患者出现特异性临床症状和体征的时期。此时患者体内有大量病原体生长繁殖，又有许多利于病原体排出的临床症状，这是传染性最强的时期，具有重要的流行病学意义。

（3）恢复期（convalescence period） 此时患者的临床症状已消失，机体处于逐渐恢复的时期。此期患者开始产生免疫力，清除体内病原体，一般不再具有传染性，如麻疹、水痘等。但有些传染病（如乙型肝炎、痢疾等）患者在恢复期仍可排出病原体；少数传染病患者排出病原体的时间可很长，甚至维持终身，如伤寒。

2. 病原携带者 是指没有任何临床表现和症状而能排出病原体的人。按照病原携带者携带状态和疾病分期分三类。

（1）潜伏期病原携者 指潜伏期内携带并可向体外排出病原体的人。少数传染病存在潜伏期病原携带者，如白喉、麻疹、痢疾、霍乱等，这类携带者一般在潜伏期末就可以排出病原体。

（2）恢复期病原携带者 指临床症状消失后继续携带和排出病原体的人，如乙型肝炎、伤寒、痢疾、流行性脑脊髓膜炎和白喉等，都可有恢复期病原携带者。凡是临床症状消失后 3 个月以内还有病原体排出者，称为暂时性病原携带者；超过 3 个月者，称为慢性病原携带者。慢性病原携带者常出现间歇性排出病原体的现象，因此一般连续三次检查阴性时，才能确定病原携带状态解除。

（3）无症状病原携带者 指在整个感染过程中无明显的临床症状与体征而排出病原体的人。此类携带者只有通过实验室检查才能证实。一般认为，其排出病原体的数量较少，时间较短，其作为传染源的流行病学意义较小。但是，有些以隐性感染为主的传染病，如乙型肝炎、流行性脑脊髓膜炎等，其无症状病原携带者数量众多，则是重要的传染源。

病原携带者作为传染源的意义不仅取决于其排出病原体的数量和携带病原体的时间，同时，也取决于携带者的职业、个人卫生习惯、社会活动范围、环境卫生条件及防疫措施等。因此，对饮食、供水、托幼服务等从业人员要定期进行相关病原学检查和病后随访，具有非常重要的流行病学意义。

3. 受感染的动物 人类许多传染病是由动物传播造成的。这些疾病的病原体在自然界动物间传播，因此也称动物传染病，若在一定条件下可以传染给人，所致疾病称为人畜共患病（zoonosis）或自然疫源性疾病，如血吸虫病、鼠疫、狂犬病、森林脑炎、钩端螺旋体病和炭疽等。动物作为传染源的意义取决于人与受感染的动物接触的机会大小和密切程度、动物传染源的种类和密度、环境中是否有适宜该疾病传播的条件等。

（二）传播途径

传播途径（route of transmission）是指病原体从传染源排出之后，侵入新的易感宿主前，在外环境中所经历的全部过程。

在传染病防控中，常通过阻断传播途径，达到阻断传染病传播的目的。有些传染病有多种传播途径，有时阻断传播途径难度比起消除或控制传染源难度更大。但如果病因不明确、传染源短时间调查不清，且无法获得有效的疫苗或者预防性药物时，阻断传播途径则是传染病预防控制的关键措施。

传播途径可根据病原体侵入门户分为呼吸道传播、肠道传播、虫媒传播（经皮肤叮咬）、性传播、血源性传播（输入血液制品等）、垂直传播等。还可以按直接传播和间接传播分类。

1. 直接传播　是指病原体直接从传染源传播到易感宿主的过程，包括直接接触（如触摸、接吻或性交）；或者眼结膜、鼻黏膜、口腔黏膜接触到患者打喷嚏、咳嗽、吐痰、唱歌或大声说话（通常1m以内）产生的飞沫；直接接触含有病原体的器官组织、污水或土壤；被患病动物咬伤；或经过胎盘的先天性垂直传播。

2. 间接传播

（1）介质传播　易感宿主通过接触某些被病原体污染的物品而传播。常见的介质包括玩具、手帕、毛巾、衣物、寝具、厨具、餐具；医疗器械或防护服；水、食物；生物制品（血液、血浆、血清、组织或器官），以及其他可以实现传播的介质。

（2）虫媒传播　有两种形式。

1）污染性　通过虫媒将身上携带的病原体或胃肠道分泌出的病原体污染人体表面或者污染物品而进行传染。此过程病原体在虫媒的体内无增殖。例如，伤寒、痢疾等一些肠道传染病的病原体在苍蝇、蟑螂等体表和体内存活数天，由这些节肢动物活动污染食物、餐具和其他日常生活用品，从而感染接触者。

2）生物性　病原体在昆虫体内增殖，或者完成生命周期（如某些寄生虫），或者两者均有，具备传染性后，在昆虫叮咬易感宿主时，病原体可能经过昆虫的唾液、胃部血液反流、在皮肤留下分泌物或其他物质（通过皮肤搔抓的破溃伤口侵入）而传播。这样的昆虫称为媒介昆虫。例如，疟原虫只有在按蚊体内进行有性生殖，才能传播感染易感者；经吸血性节肢动物传播的疾病有很多，如疟疾、回归热、流行性乙型脑炎、丝虫病、登革热等。

（3）空气传播　病原体通过气溶胶（＜5μm粒径）形式进入易感宿主的呼吸道。病原体气溶胶全部或者部分由病原体组成，悬浮在空气中，能在空气中悬浮较长时间。经飞沫导致传播不属于空气传播，其属于直接传播。

1）飞沫核　通常由患者产生的飞沫中水分蒸发后而形成飞沫核。另外，飞沫核也可能来自雾化器，或者微生物实验室事故泄漏，或者在屠宰场、动物副产品加工厂或尸检室产生。飞沫核在空气中可以悬浮较长时间。

2）飘尘（可吸入颗粒物）　指悬浮在空气中直径≤10μm的颗粒物，病原体附着其上能随呼吸进入人体上、下呼吸道。飘尘可以从土壤、衣物、寝具或者污染的地面产生。

（三）易感人群

易感人群（susceptible population）是指有可能发生传染病感染的人群。人群作为一个整体对传染病的易感程度称为人群易感性（susceptibility of population）。新生儿增加、易感人口迁入、免疫人口免疫力自然消退、免疫人口的死亡是影响人群易感性升高的主要因素。计划免疫、传染病流行等因素是影响人群易感性降低的主要因素。因而，人群易感性的高低主要取决于该人群中易感个体（即非免疫个体）所占的比例。

知识链接

传染病的传播动力学

为了科学合理地制定人与人直接传播的传染病防控策略，描述传染病的传播动力非常重要，"代间距"或"再生数"是两个常用指标。

代间距是从原发病例的发病日期与其传播感染导致的续发病例发病日期的间隔。常用于描述可以人间传播疾病的传播情况。代间距的长短与病原体的潜隐期、潜伏期密切相关。代间距越短，表明该传染病有效传播速度越快，疫情容易迅速在人群中播散。图4-3为中国科研团队在全球范围内首次描绘了新冠病毒德尔塔变异株的动力学特点，其潜伏期短，传播速度快，在10天内可传播4代，其中最快的代际传播不超过24小时。

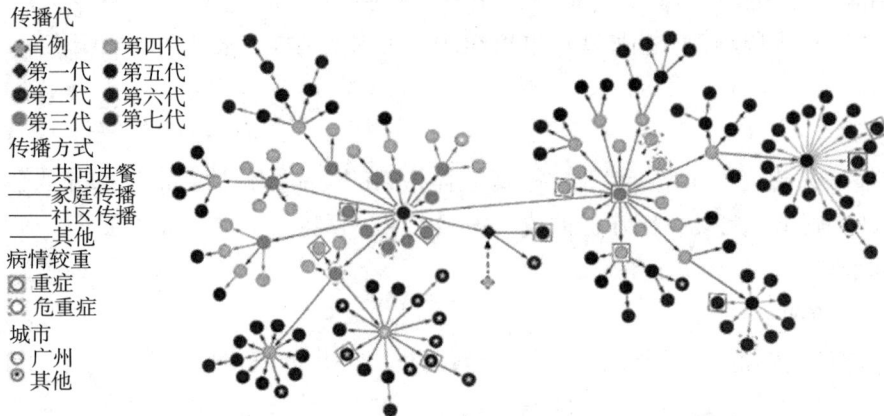

图4-3 广州德尔塔变异株感染流行病学传播网络

再生数是用来描述某种传染病在人群中传播能力的指标，可以分为基本再生数（R_0）和实际再生数（R）。基本再生数指的是一个病例进入到易感人群中，在理想条件下可感染的二代病例个数。它取决于病例单位时间内接触人数、每次接触实现传染的概率和该病传染期的长短。常见传染病的基本再生数见表4-2。

表4-2 常见传染病的基本再生数

病种	基本再生数 R_0
麻疹	12~18
百日咳	12~17
白喉	6~7
风疹	6~7
天花	5~7
脊髓灰质炎	5~7
流行性腮腺炎	4~7
传染性非典型肺炎	2~5
甲型 H1N1 流感（2009）	1~2
新型冠状病毒	原型株 2~3.2；德尔塔株 5~8；奥密克戎株 7~8

现实中，当人群中有一定比例的个体具有对该病的免疫能力，或对一定比例的病例实施了隔离等措施时，原发病例引起的续发病例数将下降，此时的再生数称为实际再生数（R）。

五、疫源地

疫源地（epidemic focus）是指传染源及其排出的病原体向周围播散所能波及的范围，即可能发生新病例或出现新感染的区域。通常将范围较小的疫源地或单个传染源所构成的疫源地称为疫点。范围较大的疫源地或若干疫源地连成片时称为疫区，如一个或数个村、居委会或街道。

形成疫源地的条件是需要有传染源、传播途径和易感人群的存在。疫源地范围大小主要取决于传染源的活动范围、传播途径的特点和周围人群的免疫状态。如麻疹一般通过飞沫传播，疫源地范围较小，仅限于患者的居室；疟疾的疫源地则较广，多以按蚊吸血后的飞行活动范围来划定。

疫源地的消灭必须具备 3 个条件：①传染源被转移（如隔离、死亡）或不再排出病原体；②传染源散播在外环境中的病原体被彻底消灭；③所有易感接触者经过该病的最长潜伏期未出现新病例或新感染者。

六、传染病预防控制原则

（一）传染病预防原则

1. 增强个体抵御传染病的能力　开展全民健康促进运动，倡导做好个人卫生，做好饭前便后洗手及接触疑似污染物品后及时洗手，不喝生水，不进食不安全的食物，多运动，保持良好身心健康，按照专业机构推荐主动接受疫苗接种，提高个人预防传染病的健康素养，增强个体抵御传染病的能力。

2. 改善环境卫生条件　全面建设好卫生厕所和污水处理工程（尤其是在贫困地区的推广实施），做好集体供水的水质安全监管。重视空气污染治理，对于家庭或工作环境则要重视通风。确保食品生产、存储、销售等过程中的安全，创造良好的食品安全社会环境。监测和控制居民周围病媒生物的数量。

3. 健全公共卫生体系　加强传染病预防控制的法制建设，使得传染病防控工作有稳定的经费和人力资源保障，在采取必要的防控措施时有法可依。健全全民基本医疗卫生服务体系，使人们可以就近及时享受基本医疗卫生服务，从而保证传染病可以及时发现。建立良好的公共卫生监测系统，强化疾病预防控制机构的能力，从而能够及时发现传染病疫情，并立即采取准确有效的防控措施控制疫情。

（二）传染病控制关键

传染病实现传播过程有五个重要环节，即"病原体—传染源或贮存宿主—传播途径—易感宿主—病原体排出"，影响其中任何一个或多个环节的因素都会直接影响最终的传染结局。在实际处置传染病暴发流行的现场工作中，针对每一个环节，都可参照表 4 - 3 采取关键的控制措施。

表 4 - 3　传染病的关键控制措施

重要环节	关键控制措施
病原体	严格执行病原微生物实验室生物安全管理的法律法规；严格控制改变病原毒力和致病力的基因工程实验
传染源	尽早查明传染来源，消除传染来源或者隔离治疗病例
传播途径	尽早查明传播途径，采取有针对性地阻断传播途径措施
易感宿主	明确易感宿主特征，采取免疫接种、预防性医学处置或者加强个体暴露防护
病原体排出	对已知的病例及早治疗，消除体内病原体（如果无有效治疗方法，需要隔离），妥善处理病例的各种排出物

第二节　鼠疫应急处置

情境导入

情境： 2014 年 7 月 16 日 5 时许，某省卫生计生委接其市卫生局报告一例疑似鼠疫病例，随即启动鼠疫应急预案Ⅲ级响应，当日 11 时设立了区、镇、村和牧区疫点 4 个疫情隔离区，实行警戒隔离，限制人员出入。该省卫生计生委成立应急小组指导疫情处置，并派专家组于 2014 年 7 月 16 日到达疫区指导当地开展疫情防控。7 月 24 日，该市人间鼠疫疫情隔离区处理已按标准全部完成，并于 7 月 24 日零时依法解除鼠疫疫区隔离封锁。

思考：

1. 我国鼠疫的流行特征是什么？

2. 该起疫情应如何进行突发公共卫生事件分级?

3. 如果你作为该市基层防疫人员，应如何进行鼠疫疫区的应急处理?

一、概述

（一）鼠疫的概念与特点

鼠疫（plague）是由鼠疫耶尔森菌（*Yersinia pestis*）引起的一种自然疫源性疾病，啮齿动物为主要宿主和传染源，蚤类是主要传播媒介，具有传染性强、传播速度快、病情严重、病死率高等特点。

鼠疫受到各国的高度重视，我国将其列为第一号甲类法定报告传染病，国际检疫将其列为第一号法规传染病。

历史上发生过三次全球大流行的鼠疫，目前一些国家散发或小规模流行仍时有发生。我国鼠疫自然疫源地面积大、类型复杂，历史上也发生过多次流行。中华人民共和国成立后，我国政府高度重视鼠疫防控工作，发病数明显下降。20 世纪 80 年代，我国平均每年报告约 20 病例。90 年代，我国南方鼠疫曾出现过短暂上升。自 2010 年以来，每年仅有零散病例报告，主要集中在我国西北部分省份。

（二）鼠疫的病原学和临床特征

1. 病原学 鼠疫杆菌为革兰染色阴性杆菌，两端钝圆、两极浓染的短小杆菌，菌体长 $1 \sim 3 \mu m$，宽 $0.5 \sim 0.8 \mu m$，有荚膜，无鞭毛，无芽孢（图 4 – 4）。最适生长温度为 $28 \sim 30 ℃$，最适 pH 为 6.9 ~ 7.1，对紫外线、高温和常用的化学消毒剂敏感。

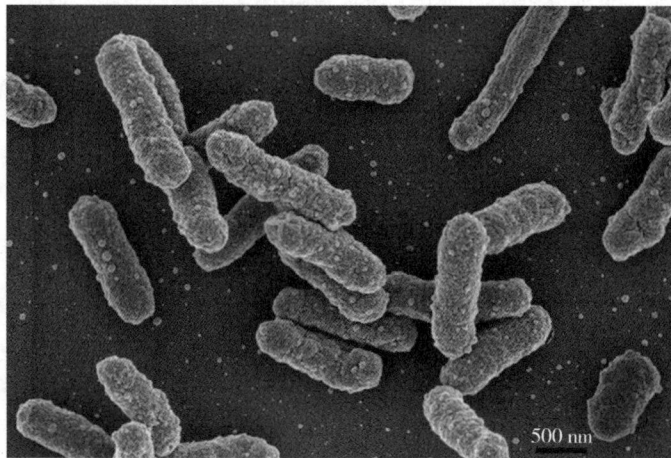

图 4 – 4 鼠疫耶尔森菌电镜照

2. 临床表现

（1）潜伏期 鼠疫潜伏期较短，一般 1 ~ 6 天，多为 2 ~ 3 天，个别病例可达 8 ~ 9 天。其中，腺型和皮肤型鼠疫的潜伏期较长，为 2 ~ 8 天；原发性肺鼠疫和败血型鼠疫的潜伏期较短，为 1 ~ 3 天。

（2）鼠疫的一般临床表现 常见类型的鼠疫全身症状主要表现为起病急骤，有较重的毒血症状和出血。常以畏寒或寒战、发热等开始，体温突然上升至 $39 \sim 41 ℃$，呈稽留热。剧烈头痛，有时出现中枢性恶心、呕吐、呼吸促迫、心动过速、血压下降等症状。重症患者早期即可出现血压下降、意识不清和谵语等。

血白细胞总数大多升高，早期为淋巴细胞增高，后期中性粒细胞显著增高，红细胞、血红蛋白与血小板减少。尿量常减少，有蛋白尿及血尿。如果不加治疗，腺鼠疫病死率为30% ~ 60%，肺鼠疫和败血型鼠疫的病死率为 30% ~100%。如今，很容易用抗生素治疗鼠疫，并可采用标准防范措施预防感染。

（3）鼠疫临床分型及各型临床表现　根据发病部位和病理变化的不同，常见的临床类型有腺鼠疫、肺鼠疫和败血型鼠疫（表 4 - 4）。

表 4 - 4　鼠疫临床分型

临床分型	各型临床表现
腺鼠疫	1. 最多见的临床类型，占 85% ~90% 2. 除具有鼠疫的全身症状以外，受侵部位所属淋巴结肿大为其主要特点 3. 一般在发病的同时或 1 ~2 天内出现被侵犯部位的所属淋巴结肿大，以腹股沟、腋下、颈部等为多见 4. 主要特征表现为淋巴结迅速弥漫性肿胀，大小不等，质地坚硬，疼痛剧烈，与皮下组织粘连，失去移动性，周围组织亦充血、出血 5. 由于疼痛剧烈，患侧常呈强迫体位
肺鼠疫	1. 分为原发性和继发性两种类型 2. 原发性肺鼠疫是临床上最重的病型，病死率高，且传染性最强 3. 主要表现为发病急剧，寒战、高热（40 ~41℃），脉搏细速，呼吸窘促，呼吸频率可达 25 次/分或更快。患者颜面潮红、眼结膜充血，由于缺氧，口唇、颜面、四肢及全身皮肤发绀；患病初期干咳，继之咳嗽频繁，咳出稀薄泡沫痰，痰中混血或纯血痰；胸部 X 线可见多叶段分布的斑片状边缘模糊的高密度阴影；若不及时有效治疗，患者多于发病 2 ~3 天后死于中毒性休克、呼吸衰竭和心力衰竭 4. 继发性肺鼠疫在发病之前往往有腺鼠疫或败血型鼠疫的症状。当继发肺鼠疫时，常表现为病势突然增剧，出现咳嗽、胸痛、呼吸困难，咳鲜红色泡沫样血痰
败血型鼠疫	1. 分为原发性和继发性两种类型 2. 感染鼠疫菌后尚未出现局部症状即发展为败血症的为原发败血型鼠疫，而继发于腺鼠疫、肺鼠疫或其他类型鼠疫者则为继发败血型鼠疫 3. 败血型鼠疫的主要表现为恶寒、高热、剧烈头痛、谵妄、神志不清、脉搏细速、心律不齐、血压下降、呼吸促迫，广泛出血，如皮下及黏膜出血、腔道出血等，若不及时抢救常于 1 ~3 天内死亡

除上述三种常见类型外，还有肠鼠疫、脑膜炎型鼠疫、眼鼠疫和皮肤鼠疫等少见临床类型。肠鼠疫多因食用未煮熟的鼠疫病死动物（如旱獭、兔、藏系绵羊等）而感染。除具有鼠疫的全身症状外，还表现为消化道感染的特殊症状。如频繁呕吐和腹泻，严重时一昼夜可达数十次，吐泻物中常混有血液和黏液混合物，排便时腹痛，常伴有大网膜淋巴结肿胀，并可从肿胀的淋巴结和吐泻物中可检出鼠疫菌。脑膜炎型鼠疫多继发于败血型鼠疫，患者会出现严重的中枢神经系统症状，如剧烈头痛、昏睡、颈强直、谵语和呕吐频繁等。颅内压增高，脑脊液中可检出鼠疫菌。眼鼠疫除具有鼠疫的全身感染症状之外，还出现严重的上下眼睑水肿等重症结膜炎症状。皮肤鼠疫除具有鼠疫的全身感染症状之外，还会在皮肤出现剧痛性红色丘疹，其后逐渐隆起，形成血性水泡，周边呈灰黑色，基底坚硬，水泡破溃后，创面也呈灰黑色。

3. 诊断与治疗

（1）诊断　根据流行病学史、临床表现和相关实验室检查综合判断，其中以细菌学检验结果最为准确。

病例同时符合下列情形者可诊断为疑似病例：①流行病学史特征，发病前 10 天内，到过动物鼠疫流行区；或接触过来自鼠疫疫区的疫源动物、动物制品；或进入过鼠疫实验室或接触过鼠疫实验用品；或接触过鼠疫病例并出现类似症状。②具有鼠疫的临床表现。③无明显流行病学史和临床表现，但实验室检查鼠疫 F1 抗原阳性。

疑似病例或临床诊断病例经实验室检测符合下列情形之一者可诊断为确诊病例：①从淋巴结穿刺液、血液、分泌物，或尸体脏器、管状骨骨髓样本中分离到鼠疫菌。②对鼠疫菌特异性核酸检测阳性。③恢复期血清鼠疫特异性抗体滴度增长 4 倍以上。

（2）隔离与治疗　凡确诊或疑似鼠疫患者，均应迅速组织严密的隔离并就地治疗，不宜转送。隔离到症状消失，且血液、局部分泌物或痰培养（每 3 日 1 次）3 次阴性，肺鼠疫则需连续 6 次阴性，方可出院。隔离治疗过程中采取严格消毒措施。

鼠疫的治疗首选链霉素。鼠疫病情危重，在采取一般治疗和对症治疗的同时，需早期、联合、足量应用敏感抗生素。在应用链霉素治疗时，常联合其他类型抗生素，如喹诺酮、多西环素、β-内酰胺类或磺胺等，以达到更好效果。若因过敏等原因不能使用链霉素者，可选用庆大霉素、氯霉素、四环素、多西环素和环丙沙星等。

（三）鼠疫的流行病学特征

1. 传染源　鼠疫一般先在鼠间流行，然后再波及人，在人间流行。鼠间鼠疫的传染源（储存宿主）有啮齿类动物（鼠类、旱獭等）、野生食肉类动物（狐狸、狼、猞猁、鼬等）、野生偶蹄类动物（黄羊、岩羊、马鹿等）、家养动物（犬、猫、藏系绵羊等），其中以黄鼠属和旱獭属最重要。

人间鼠疫的传染源，首先是染疫动物。家鼠中的黄胸鼠、褐家鼠和黑家鼠是人间鼠疫的重要传染源。猫、狗、兔、骆驼和山羊也与人类的感染有关；其次是鼠疫患者。各型患者均为传染源，以肺鼠疫患者的传染性最强。败血性鼠疫早期的血液有传染性。腺鼠疫患者只有在被蚤吸血或脓肿破溃后才起传染源的作用。

知识链接

国士无双——伍连德

伍连德（1879～1960）出生于马来西亚，祖籍广东台山，是中国卫生防疫、检疫事业、微生物学、流行病学、医学教育和医学史等领域的先驱。他为中国现代医学的建设做出了非凡的贡献。

1910年末，东北肺鼠疫大流行，他出任全权总医官，他以炽热的爱国情怀和审慎的科学态度力挽狂澜，于4个月内一举扑灭举世震惊的中国东北鼠疫大流行，挽救千万百姓的生命；在全球首次提出肺鼠疫理论、定义旱獭鼠疫传染源、组建鼠疫防治体系和防治策略，成为世界鼠疫防治的里程碑；在他竭力提倡和推动下，中国收回了海港检疫的主权；他全力发展中国现代公共卫生教育、弘扬中国医学、搭建国际交流桥梁，实质性推动中国公共卫生事业快速走上现代化、国际化轨道。

伍连德先生的一生始终同祖国的前途命运、同中国的医学事业紧紧联系在一起，在他的身上闪耀着赤诚的爱国主义精神，处处体现的是对国家、对人民的大爱。这种为国家和民族利益可以牺牲自己一切的信念和情操，堪称"国士无双"。

2. 传播途径

（1）媒介昆虫叮咬传播　动物和人间鼠疫的传播媒介主要为鼠蚤。当鼠蚤吸取含病菌的鼠血后，细菌在蚤胃内大量繁殖。当蚤再吸血时，这些细菌即可随血进入动物或人体内。此外，蚤粪中的鼠疫菌可通过搔抓的皮损进入体内。因此，"鼠→蚤→人"是鼠疫的主要传播方式。值得注意的是，硬蜱、臭虫和虱等吸血昆虫，在自然条件下也可以携带病菌。

（2）直接接触传播　鼠疫宿主动物（包括家畜）、媒介昆虫、患者及其尸体，以及带菌分泌物和排泄物，都具有传染性。它们可经破损的皮肤或黏膜感染。屠宰、捕杀和加工患病动物是常见的直接接触感染途径之一。此外，吃未煮熟的染疫动物的肉也可引起感染。

（3）飞沫传播　肺鼠疫患者呼吸道中的鼠疫菌可通过飞沫或气溶胶在人与人之间传播，并迅速造成人间肺鼠疫大流行；在剥食感染鼠疫的动物过程中产生的飞沫，也可通过呼吸道引起直接感染。

（4）实验室感染　实验室工作人员由于防护不严、操作不当和实验室事故，可通过吸入、锐器刺伤等途径感染鼠疫。

3. 人群易感性　人群对鼠疫普遍易感，感染后几乎均发病，但也发现有无症状的咽部携带者。而且，鼠疫感染无性别和年龄的差别。病愈后可获得稳固而持久的免疫力，预防接种也可获得一定的免疫力。

4. 流行特征

（1）自然疫源性与流行性　鼠疫为典型的自然疫源性疾病。鼠疫菌通过媒介昆虫叮咬，在一定区域的宿主动物中间流行，形成自然疫源地。全世界有各种类型的动物自然疫源地，难以在短期内彻底消除。

本病多由疫区随人、动物和媒介昆虫的活动向外传播，形成外源性鼠疫，引起流行、大流行。当前全球鼠疫流行特点为疫情范围不断扩大，并呈上升趋势；间歇多年后又突然暴发；鼠疫向城市和旅游区等人口密集区逼近；主要宿主动物数量明显回升，动物鼠疫重新流行；远距离传播和人为扩散。我国近年主要为散发和小型暴发流行。

（2）季节性　鼠疫与宿主动物和传播媒介蚤类的活动、生存与繁衍情况以及人类的活动有关。我国鼠疫流行季节，各地因气候而异。北方多于夏秋开始并持续到冬季，南方的流行季节则多在春季到夏季之间。如青藏高原，鼠疫只发生、流行于旱獭活动频繁的夏秋季节，动物鼠疫流行高峰在 6~9 月；人间鼠疫流行高峰为捕猎旱獭频繁的 8~9 月；南方地区的主要宿主黄胸鼠和主要媒介客蚤繁殖全年都比较活跃，故一年四季均有病例发生；流行高峰广东省为 2~6 月，云南省、福建省为 7~10 月。肺鼠疫则以冬季多见。

（3）职业性　从事狩猎农牧、地质勘探等的人员，野外活动和接触自然疫源地机会多，因而发病率较高。偶尔可通过狩猎、施工、军事活动或旅游进入疫区接触野生动物而感染。

（4）鼠疫流行特征的变化　在人类与鼠疫长期斗争过程中，逐步掌握了鼠疫的流行病学特点和有效的治疗方法。现阶段鼠疫的流行特征已经发生了深刻变化，较大范围甚至全球性鼠疫流行不再可能发生，但我国仍持续存在小范围的鼠疫暴发和流行的威胁。近年出现过肺鼠疫患者在当地就诊未及时诊断、隔离和治疗，而远距离转诊至其他城市才被确诊的案例，因此做好突发鼠疫疫情应急防控十分重要。加强对疫源地基层医务人员的培训，提升其对鼠疫患者的识别能力、防控意识、报告意识。同时加强对医疗机构特别是基层医疗机构发热门诊、发热患者的规范化管理，严防鼠疫患者被误诊而远距离转诊。

二、鼠疫疫情的应急处置

（一）鼠疫疫情的分级

根据鼠疫发生地点、病型、例数、流行范围和趋势及对社会危害程度，将人间鼠疫疫情划分为特别重大（Ⅰ级）、重大（Ⅱ级）、较大（Ⅲ级）和一般（Ⅳ级）四级（表4-5）。

表 4-5　鼠疫疫情的分级

疫情级别	分级标准
Ⅰ级 （特别重大）	有下列情形之一的为特别重大鼠疫疫情： 1. 肺鼠疫在大、中城市发生，并有扩散趋势 2. 相关联的肺鼠疫疫情波及 2 个以上的省份，并有进一步扩散趋势 3. 发生鼠疫菌强毒株丢失事件
Ⅱ级 （重大）	有下列情形之一的为重大鼠疫疫情： 1. 在 1 个县（市）行政区域内，1 个平均潜伏期内（6 天，下同）发生 5 例以上肺鼠疫或败血症鼠疫病例 2. 相关联的肺鼠疫疫情波及 2 个以上县（市），并有进一步扩散趋势 3. 在 1 个县（市）行政区域内发生腺鼠疫流行，1 个平均潜伏期内多点连续发生 20 例以上，或流行范围波及 2 个以上市（地）
Ⅲ级 （较大）	有下列情形之一的为较大鼠疫疫情： 1. 在 1 个县（市）行政区域内，1 个平均潜伏期内发生肺鼠疫或败血症鼠疫病例数 1~4 例 2. 在 1 个县（市）行政区域内发生腺鼠疫流行，1 个平均潜伏期内连续发病 10~19 例，或流行范围波及 2 个以上县（市）

疫情级别	分级标准
IV级 （一般）	腺鼠疫在1个县（市）行政区域内发生，1个平均潜伏期内病例数1~9例

（二）鼠疫的监测与预警

我国鼠疫自然疫源地面积大，类型复杂，且鼠疫的发生有间断性和突发性的特点，因此我国建立了国家、省、市（地）、县四级鼠疫监测体系。各级卫生健康主管部门负责鼠疫疫情预警信息的发布、调整和解除（表4-6）。

表4-6　鼠疫疫情的预警分级

预警级别	鼠疫疫情分级	预警信息的发布单位
1级	特别重大鼠疫疫情（I级） 重大鼠疫疫情（II级）	国家卫生健康主管部门
2级	较大鼠疫疫情（III级）	省级卫生健康主管部门
3级	一般鼠疫疫情（IV级）	市（地）级卫生健康主管部门
4级	动物间鼠疫疫情达到下列强度： 在某一类型鼠疫疫源地发生动物鼠疫大流行（黄鼠疫源地流行范围≥200km，黄胸鼠、齐氏姬鼠疫源地流行范围≥500km，沙鼠、田鼠、旱獭疫源地流行范围≥1000km）；或局部地区出现动物鼠疫暴发流行，且波及县级以上城市；或动物鼠疫发生在交通便利、人口稠密地区，对人群构成严重威胁	县级卫生健康主管部门

（三）鼠疫的信息报告

1. 人间鼠疫疫情报告　执行职务的各级各类医疗卫生人员是人间鼠疫疫情的责任报告人；各级疾病预防控制机构和鼠疫防治专门机构为网络直报的责任报告单位。医疗机构发现疑似鼠疫病例时，应立即向所在地的疾病预防控制机构或鼠疫防治专业机构报告；疾病预防控制机构或鼠疫防治专业机构在判定人间鼠疫或疑似人间鼠疫疫情后，按规定时限在2小时内进行网络直报。

2. 动物鼠疫疫情报告　地方疾病预防控制机构和鼠疫防治专业机构是动物鼠疫疫情的责任报告单位。在判定发生动物鼠疫疫情后，责任报告单位在2小时内进行网络直报。

3. 鼠疫监测报告　在开展鼠疫疫情监测期间，鼠疫监测数据由县级鼠疫防治机构随时报告，或按规定报告阶段性鼠疫监测数据，并视监测情况随时进行网络直报，报告间隔最长不得超过4个监测周期（28天）。发现异常情况时，相关数据及时进行网络直报。

（四）鼠疫疫情的分级反应

为了高效、有序应对突发鼠疫疫情公共卫生事件，必须建立鼠疫应急组织体系，完善应急装备，熟练处理技术，以最大限度地减轻鼠疫流行造成的危害。

发生人间或动物间鼠疫疫情时，疫情发生地的县级、市（地）级、省级人民政府及其有关部门按照分级响应的原则，做出相应级别应急反应。同时，根据鼠疫疫情发展趋势和防控工作的需要，及时调整反应级别，以有效控制鼠疫疫情和减少对公众健康危害（图4-5）。

各级医疗机构发现、诊断的疑似和确诊鼠疫病例 → 疾控机构在监测中发现的疑似鼠疫病例和动物鼠疫阳性材料

疫源地居民根据鼠疫"三报"（报告疑似鼠疫患者、不明原因的高热患者和急死患者）的内容上报疑似病例和不明原因死亡动物

疾病监测信息报告管理系统、鼠疫防治管理系统

乡镇政府

县区级疾控机构 → 县区卫健委 → 地市卫健委 → 省（市、区）卫健委

地市级疾控机构

省级疾控机构 → 国家疾控中心

国家卫健委

携带个人防护装备、疫区处理机动装备和消杀药品赴现场

排除鼠疫疫情 ← 现场检验、确定疫情 ← 专家工作组

专家指导组

成立不同级别的疫情处理领导小组，预案启动应急响应措施

动物疫情 → 疫情信息网络直报 ← 人间疫情

根据疫情实际需要，由县级以上人民政府决定对疫区实施封锁和检疫措施

卫生学处置

后勤保障、健康教育、生产生活、对外宣传等

医疗救治

尸体处理

划定控制区域实施疫区隔离

疫区消毒、灭蚤灭鼠

鼠疫实验室检测

现场流行病学调查

开展健康教育和爱国卫生运动

疫情信息报告与发布

交通卫生检疫

保障疫情处理物资和生活物资

组织疫区内的生产和生活

组织对媒体的宣传

鼠疫患者、疑似患者的隔离救治

直接接触者的隔离留验

巡诊检诊、预防接种

确定封锁范围和检疫措施

疫情解除，应急反应终止 → 解除对疫区的封锁和检疫措施

疫情处理评估、总结和报告，网络直报系统疑似疫情报告信息订正，专报数据录入

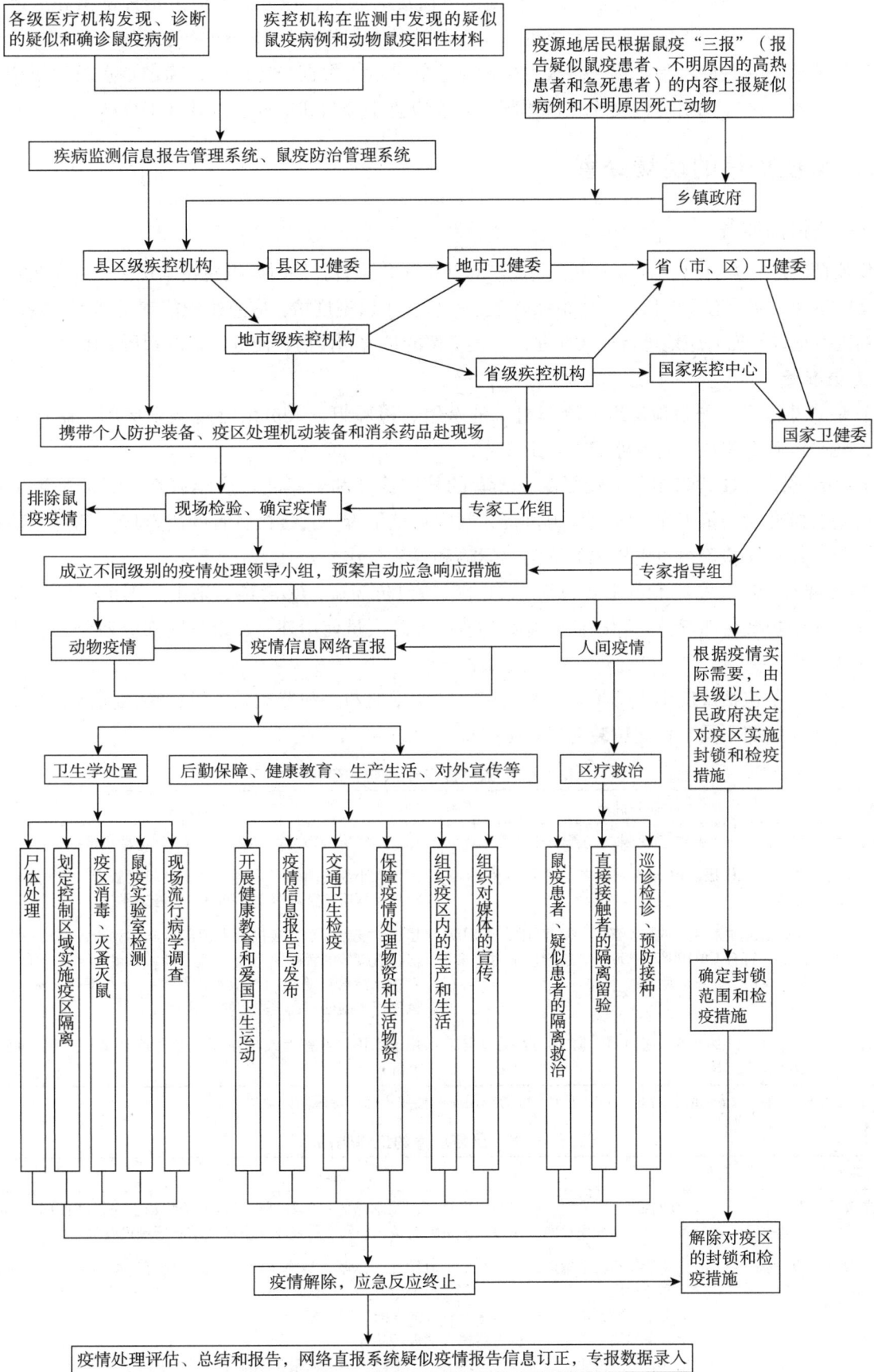

图 4-5 鼠疫疫情应急处置流程图

特别重大鼠疫疫情（Ⅰ级）应急处置工作由国务院统一领导。地方鼠疫应急指挥部由相应级别人民政府有关部门组成。各级疾病预防控制机构或鼠疫防治的专门机构是鼠疫应急处理的专业机构。各级医疗机构是鼠疫应急处理的救治机构，省级卫生健康主管部门可根据当地情况，确定重点救治机构。发生人间鼠疫疫情时，还需要组建鼠疫应急指挥部、鼠疫应急小分队和鼠疫疫区处理工作队。

三、鼠疫疫情的现场处置

（一）疫情前准备

鼠疫疫情的应对要突出"预防为主、快速应对"的工作主旨，平时要组建技术精湛、装备先进、防护严密、反应迅速、协调有序的鼠疫应急组织体系，一旦发生鼠疫疫情，应急组织能够迅速到达现场，及时准确的判定疫情，严密有序地进行疫区处理，防止疫情的扩大和传播，使危害降低到最低限度。

1. 人员准备

（1）应急小分队　分为检诊组、流调组、消杀组、检验组，人员由流行病学医师、临床医师、消毒医师、检验医师等组成，每专业成员至少2人。

（2）各组职责　①检诊组负责疑似鼠疫患者的核实诊断和个案流行病学调查；②消杀组负责疫情消毒，宿主、媒介的消杀工作；③流调组负责人间密切接触者、直接接触者的流行病学调查，动物间流行病学调查工作；④检验组负责样本的采集、运输和检测工作。

2. 物资准备　应急物资准备主要包括：①治疗和预防药械；②消毒、杀虫、灭鼠药械；③检测与调查物资；④防护装备四部分，除检测与调查物资由专业人员使用外，其余三项都应划分为专业人员与群众使用两部分。

鼠疫应急装备包括鼠疫个人防护装备和判定疫情所用的药品和器械设备等，突出简洁、实用、携带方便原则，一般按照不同工作岗位装箱以备随时取用（表4-7，表4-8）。

表4-7　鼠疫应急个人防护装备

防护级别	防护装备	应用
一级防护	工作服（防蚤服）、防蚤袜、防蚤手套、线手套	用于动物流行病调查、疫区外围的保护性灭鼠
二级防护	白帽、工作服、白大衣、口罩、防蚤袜和手术手套	用于大小隔离圈内对知情人员和一般接触者流行病调查、检诊检疫、预防接种和居室外灭鼠、灭蚤工作
三级防护	医用一次性帽子、内隔离衣、N95口罩、医用防护服（符合GB 19082—2009）、胶靴、手术手套、防护眼镜、乳胶手套	用于鼠疫患者和直接接触者的流行病学调查；鼠疫患者隔离病房、直接接触者隔离观察室的消毒、灭鼠、灭蚤；治疗护理患者；化验取材等辅助性检查；鼠疫疫点的消毒、灭鼠、灭蚤；鼠疫尸体的处理；实验室检验等
四级防护	除三级防护要求外，将口罩、防护眼镜换为全面型呼吸防护器	用于抢救危重患者或与肺鼠疫患者近距离接触和鼠疫菌的研究等

注：根据危险程度进行相应的防护着装，同时正确掌握防护用品的使用方法，保障防护效果。

表4-8　鼠疫应急的工作物品

应急队级别	工作装备
省级鼠疫应急队	应配备监测车、防疫监测箱、生物制品取材箱、尸体解剖箱、抢救治疗箱、先进通信网络和摄像设备，中小型发电设施，先进的消杀灭器械和动物流行病学调查的通信和器械设备等
市、县级鼠疫应急队	诊断治疗箱：个案流调表等文书，血压计、体温计等临床检查物品，还可根据实际适当增加抗菌药物和急救用品 消毒杀虫箱：消毒器械、消毒药品、浓度配置器械等 检验采样箱：采集样本所需器械、消毒药品等 检验材料运输箱：传染性样本运输箱、生物样本运输罐和冰排等 流行病学调查箱：流调表、临床检查、消毒药品、预防性投药等

鼠疫应急装备需要专人管理，定期检查更换其中失效的药品和损坏的器械，并且使用后应及时补充；对试验用的试管、吸管及其他器械要清洗干净，独立包装，标志明确，定时分别进行高压、干烤消毒。物资储备数量应能满足一次中等规模的鼠疫暴发流行。

（二）现场调查与核实

疾病预防控制机构接到鼠疫疫情报告后，应立即派出应急小分队进入现场，对事件的性质、发生的规模和潜在的危险性进行分析评估。

应急小分队到达现场后，按照流行病学调查的工作程序开展工作，填写"鼠疫病例个案调查表"，初步做出临床诊断；追踪直接接触者并进行隔离观察，填写"鼠疫接触者调查表"，必要时给予预防性服药。工作人员在进入病家时须着防护服，以防自身感染。

在治疗前，根据患者病情采集血液、淋巴结穿刺液、痰液和咽拭子等样本，样本要足量、留取备份。对采集的样本进行鼠疫病原学和血清学等实验室检测。对患者进行血常规、X线胸片等必要检查。

依据患者的临床表现、流行病学调查和实验室检测结果，做出鼠疫确定诊断或仍然不能排除鼠疫时（图4-6），及时向县级以上卫生健康主管部门提出疫情初步分级建议和处理方案。卫生健康主管部门确认疫情分级后，向相应级别人民政府提出成立鼠疫应急指挥部（包括现场指挥部）建议，相应级别人民政府做出疫情应急反应。

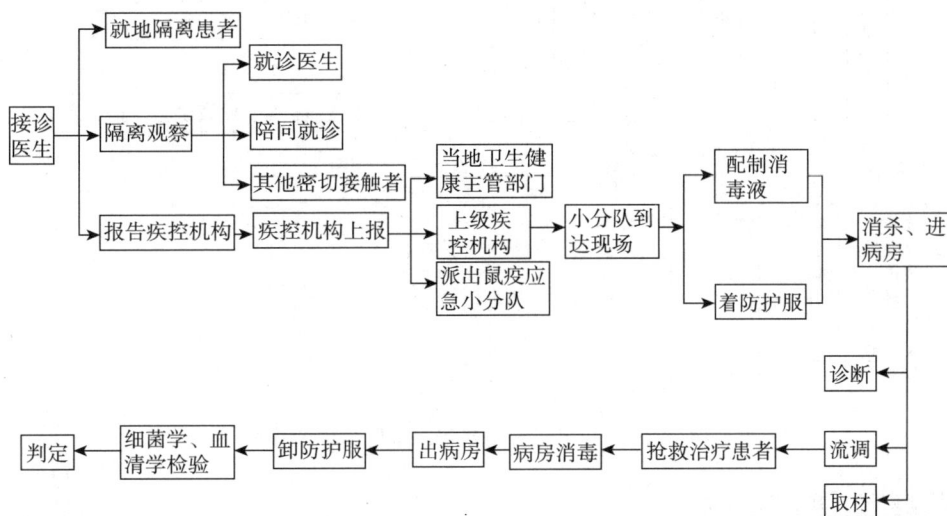

图4-6　判定人间鼠疫疫情流程图

（三）疫区处置组织

根据初期现场工作做出鼠疫确定诊断或不能排除鼠疫时，应按照鼠疫疫情进行应急反应，根据疫情初步分级，成立相应级别的鼠疫应急指挥部。

应急指挥部的主要任务是负责组织、领导和协调疫情处置工作，实施疫情处理各项防治措施，维护隔离和封锁地区的生产、生活秩序和社会治安，及时高效地控制疫情，并及时向本级人民政府及上级卫生健康主管部门汇报疫情进展和处理情况。

（四）疫区处理程序

鼠疫疫情处理采取综合性控制措施，下述工作可视疫情情况和工作布局同时或先后开展（图4-7）。

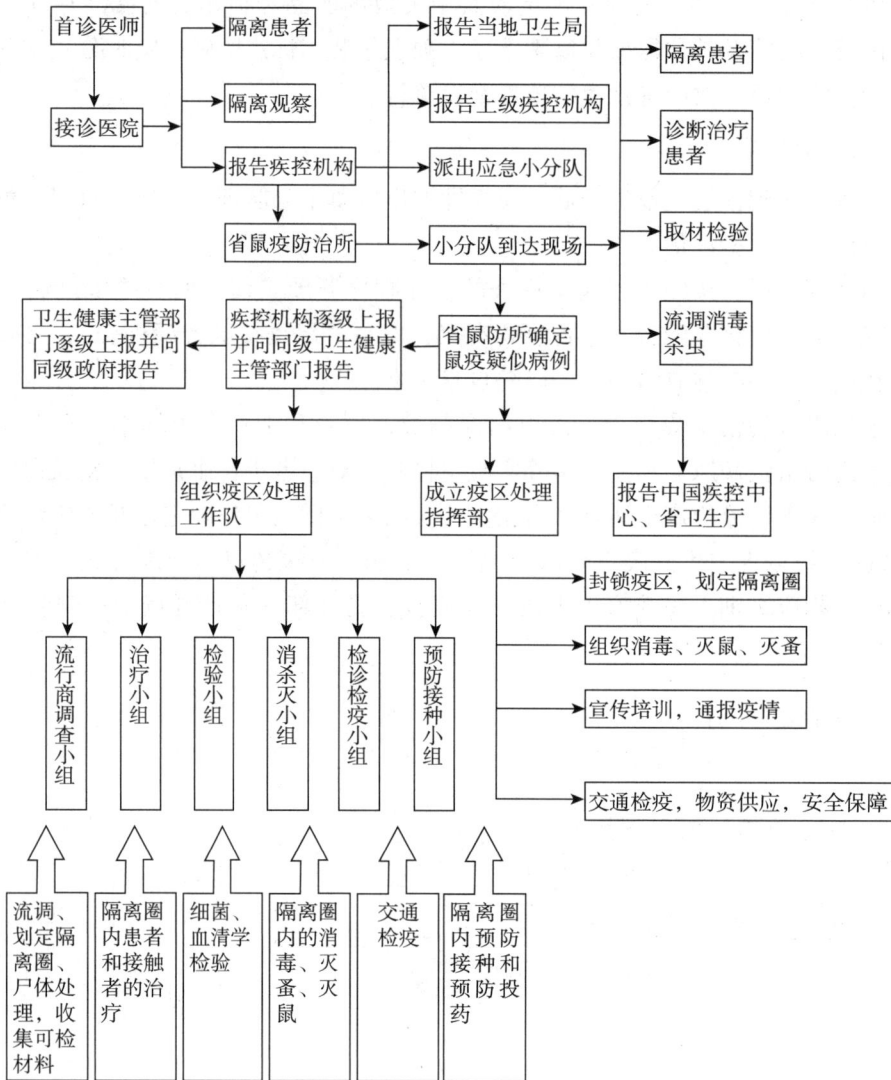

图 4-7 人间鼠疫疫情报告及疫区处理流程图

1. 划定控制区域，实施疫区隔离

（1）疫区范围　发生鼠疫疫情时，县级以上地方人民政府报经上一级人民政府决定，可以宣布疫区范围；经省、自治区、直辖市人民政府核准，可以对本行政区域内疫区实施封锁；封锁大、中城市的疫区或者封锁跨省、自治区、直辖市的疫区，以及封锁疫区导致中断干线交通或者封锁国境的，由国务院决定。隔离区域要设立明显警示标志，由专人负责警戒管理，严格实行隔离，必要时由公安部门或武警配合管理，严禁非工作人员出入。

（2）确定疫区　有鼠疫流行指征和较典型的鼠疫临床症状，且不能排除鼠疫时，可确定为疑似鼠疫患者。疑似鼠疫患者所在地应视为鼠疫疫区。疫区的首例患者须经细菌学检查证实，方能确定诊断。鼠疫患者诊断后，原则上要就地隔离、治疗。对患者居室立即消毒、灭蚤、灭鼠。此外，不同病型的患者，不得混住一室。

（3）封锁隔离

1）划定小隔离圈　以鼠疫患者为中心，将其周围可能污染的邻舍划为小隔离圈（一般以一个庭院或一栋房子）。圈内设隔离病房，原居住人员要在另室实行健康隔离并进行预防性治疗。非有关人员禁止出入。

2）划定大隔离圈 将所在庭院周围或街道一部分或全部，一般在 1～2km 以内划为大隔离圈。圈内人员可进行有组织的生产活动，但不准去外地。

3）隔离密切接触者 在 9 天内与鼠疫患者的密切接触者，要实行健康隔离（留验），并进行预防性治疗，如已去外地，应通报追踪，就地隔离留验。

2. 鼠疫患者、疑似患者的隔离救治

（1）隔离救治原则

1）医疗机构落实《医疗机构传染病防控责任清单》和首诊医生负责制度，发现鼠疫患者、疑似患者时，应当及时采取隔离治疗、防护和消毒措施，并在治疗前采集检测样本，立即向辖区疾病预防控制机构或鼠疫防治专业机构报告，严防鼠疫病例"异地就医"情况发生。

2）未到医疗机构就诊或就诊医疗机构达不到收治鼠疫患者条件时，应将患者用传染病专用救护车转运到有条件的医疗机构进行隔离救治。如果患者在交通不便的偏远农村牧区，一般不宜长途转运，可在小隔离圈内设立隔离病房，由医疗救治机构派医护人员就地隔离和治疗患者。

（2）救治工作注意事项

1）临床医师要以诚挚和蔼的态度，使用适合于患者身份的语言询问病情和发病过程，按鼠疫病例的检查项目对患者进行详细体检，并填写好鼠疫病例表。流行病学调查医师要按鼠疫病例个案调查表项目详细逐条询问，并认真填写好调查表。

2）医疗救治机构负责或协助疾病预防控制机构、鼠疫防治专业机构人员完成患者样本的采集、流行病学调查工作，实施消毒隔离和个人防护，防止出现院内交叉感染；严格处理医疗垃圾、污物和污水，避免环境污染；负责或协助完成鼠疫患者死亡后尸体的解剖、消毒、焚烧等处理工作。

3）医疗救治机构要加强隔离病区的管理，防止患者出走或无关人员进入，按规定做好患者膳食供给，对患者进行心理抚慰，鼓励患者配合治疗。

4）鼠疫患者治愈后，达到解除隔离和出院标准，应与患者所在地县级卫生健康主管部门联系，负责将患者接回家休养康复，并由当地医疗卫生机构负责随访 1 个月。

3. 疫区的消毒、灭蚤、灭鼠

（1）消毒 鼠疫相关情境及物品的消毒方法见表 4－9。患者治愈出院或尸体移出病房后，按《医院消毒技术规范》的要求，对病房进行终末消毒。

表 4－9 相关情境及物品的消毒方法

消毒情境及物品	消毒方法
鼠疫或疑似鼠疫患者入院时	应在隔离区内的卫生处置室，对其登记、全身用 0.1% 苯扎溴铵擦拭消毒、更衣、换鞋后，送入病房
病房墙面、地面及门窗	用 1000～2000mg/L 含氯消毒剂或其他有效消毒剂每天 2 次擦拭消毒。同时，也可以用紫外线辅助照射消毒
患者的排泄物	对稀薄的排泄物或呕吐物消毒，每 1000ml 排泄物中可加漂白粉 50g 或 20000mg/L 有效氯含氯消毒剂溶液 2000ml，搅匀放置 2 小时； 无粪的尿液每 1000ml 加入干漂白粉 5g 或次氯酸钙 1.5g 或 10000mg/L 有效氯含氯消毒剂溶液 100ml 混匀放置 2 小时；成形粪便不能用干漂白粉消毒，可用 20% 漂白粉乳剂（含有效氯 5%），或 50000mg/L 有效氯含氯消毒剂溶液 2 份加于 1 份粪便中，混匀后，作用 2 小时
耐热、耐湿物品	高压蒸汽（121℃），灭菌 20 分钟
需要洗涤的物品	先用 1000～2000mg/L 含氯或其他有效消毒剂浸泡 2 小时后洗涤
不能用化学消毒剂浸泡或压力蒸汽消毒的仪器、设备和物品	甲醛熏蒸消毒，药量为 50ml/m³，密闭门窗，作用 24 小时；或用环氧乙烷灭菌器熏蒸，浓度 800～1000mg/L，温度 55～60℃，相对湿度 60%～80%，作用时间 6 小时

（2）灭蚤 对患者的衣服、被裤全部进行消毒、灭蚤处理。大小隔离圈内要彻底进行环境灭蚤，其中包括鼠洞。猫、狗要严加管理，并对体表进行灭蚤。

（3）灭鼠　大小隔离圈内，除防疫人员检验目的外，一般禁用器械捕鼠，而要采用毒饵灭鼠法和熏蒸法，防止鼠疫的污染和疫蚤跳离。灭鼠范围应包括室内、室外，必要时可扩大范围。

4. 预防接种　大隔离圈外居民，在发生疫情后随时可进行鼠疫活菌苗预防接种。大小隔离圈内经疫区处理第 7 天后，进行预防接种。接种对象及方法，应严格按照菌苗说明书进行。

5. 尸体处理　鼠疫死亡者严禁举行各种形式的葬礼，非医务工作不得接触尸体。疑似鼠患者疫尸体须解剖，并进行病理学和细菌学检查。鼠疫患者尸体用浸有 2000～3000mg/L 有效氯的含氯消毒剂或 0.5% 过氧乙酸棉球将口、鼻、肛门、阴道等开放处堵塞；并用浸有上述浓度消毒液的被单包裹尸体后，装入不透水的塑料袋内密封，焚烧。装殓护送尸体人员，均需戴口罩，着防护服装，工作结束后彻底消毒。

6. 健康教育　及时向疫区群众说明疫情形势、控制情况，对社会上流传的不实消息及时辟谣，稳定公众情绪。以"三报"（报告病死鼠、报告疑似鼠疫患者、报告不明原因的高热患者和急死患者）"三不"（不私自捕猎疫源动物、不剥食疫源动物、不私自携带疫源动物及其产品出疫区）为主的鼠疫防控知识进行宣传教育，增强公众预防保健意识。

7. 应急响应的终止　鼠疫疫区相应应急处置工作按要求全部完成，需经验收后确保大、小隔离圈内已达到灭鼠灭蚤标准及环境卫生标准，连续 9 天内无继发病例。特别重大鼠疫疫情（Ⅰ级）应急响应的终止，由国务院或国家鼠疫应急指挥部批准后执行，重大鼠疫疫情（Ⅱ级）、较大鼠疫疫情（Ⅲ级）、一般鼠疫疫情（Ⅳ级）、动物间鼠疫疫情终止分别由省（自治区）、市、县（区）卫生健康主管部门组织有关专家进行分析论证，报本级人民政府或鼠疫应急指挥部批准后执行，并向上一级卫生健康主管部门报告。

第三节　霍乱应急处置

情境导入

情境：2010 年 8 月 15 日晚，某省疾病预防控制中心接到报告，某县发现 3 例急性腹泻病例，初步诊断为霍乱疑似病例。省疾控中心于 8 月 16 日上午派出首批由流行病学和检验人员组成的调查组进行调查处置。随后中国疾病预防控制中心专家分别于 8 月 25 日和 28 日赶赴现场，指导疫情调查和处置工作。经国家、省、市、县各级卫生工作者共同努力，本次霍乱疫情得到了成功处置，四级应急响应于 9 月 13 日停止，实现了无死亡病例发生的目标。

思考：

1. 霍乱的流行特征是什么？

2. 该起疫情应如何进行突发公共卫生事件分级？

3. 如果你作为该县基层防疫人员，应如何对霍乱疫区进行应急处理？

一、概述

（一）霍乱的概念与特点

霍乱（cholera）是由霍乱弧菌（*Vibrio cholerae*）感染引起的急性肠道传染病，主要通过霍乱弧菌产生的霍乱毒素引起腹泻。典型病例以急性水样腹泻为主要症状，严重者可在短时间内出现脱水、电解质失衡、代谢性酸中毒，可迅速发展为循环衰竭，甚至导致死亡。

由于霍乱发病迅猛，传播速度快，波及范围广，持续时间长，能够引起跨越国界、洲界，甚至形成世界大流行病，并在一定程度上影响旅游、商贸等正常国际交往，给人类带来相应的生命财产损失。自1816 年以来，全球已发生七次霍乱全球大流行，世界卫生组织（WHO）认为，当前仍处在第七次全球大流行中。因此，本病被《国际卫生条例》及《中华人民共和国国境卫生检疫法》规定为必须实施国境卫生检疫的传染病，也是《中华人民共和国传染病防治法》规定的甲类传染病。

（二）霍乱的病原学和临床特征

1. 病原学 霍乱弧菌属于弧菌科弧菌属，革兰染色阴性、有单端鞭毛的短小稍弯曲杆状菌（图4 - 8）。根据菌体表面脂多糖抗原（O抗原）的不同，现已发现超过 200 个不同的血清群，目前引起霍乱暴发流行的主要是 O1 群和 O139 群的霍乱弧菌。霍乱弧菌对低温和碱耐受力较强，对热、干燥、直射日光、酸和强氧化剂敏感，在 100℃ 作用 1 分钟或使用常用消毒剂均可使其灭活。

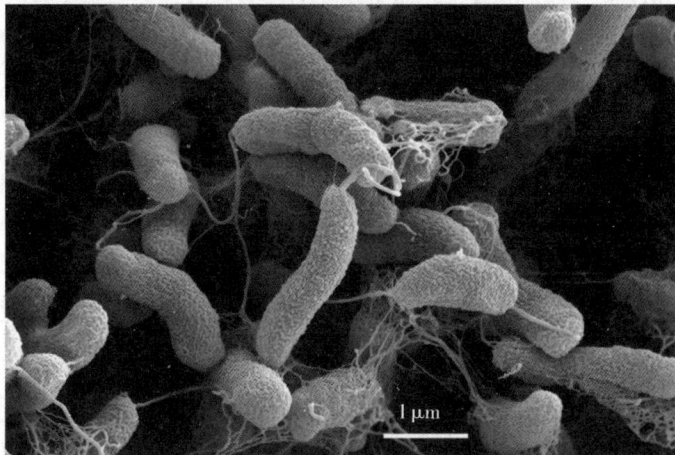

图 4 - 8 霍乱弧菌电镜照

（来源：*Muhsin özel，Gudrun Holland/RKI*）

2. 临床表现 潜伏期一般为 1~5 天，多为 1~2 天。

（1）一般临床表现 典型霍乱病例的病程分为三期。

1）泻吐期 以腹泻、腹部不适为主，初始为水样，带粪质，有鱼腥味，含有斑片状黏液的水样便，迅速变为米泔水样或无色透明水样，少数重症患者偶有出血，大便呈洗肉水样。呕吐多在腹泻后出现，常为喷射性和连续性，呕吐物先为胃内容物，后为清水样。多无发热、里急后重，少数可因腹直肌痉挛导致腹痛。

2）脱水期 频繁的腹泻和呕吐导致大量水和电解质丢失，患者迅速出现脱水和微循环衰竭。重型患儿排便速度可达到 10~20ml/（kg·h）。严重脱水的典型表现为脉搏微弱或缺失，呼吸窘迫、窒息，甚至神志丧失。此期一般为数小时至 2~3 天。

3）恢复期 症状缓解，腹泻次数减少。约 1/3 患者有反应性发热，极少数患者尤其是儿童可有高热。

若未经及时治疗，重型霍乱患者可在发病 12 小时内死亡，病死率可达 70%。妊娠期感染霍乱会增加流产、早产和死胎的风险。

（2）临床分型 根据临床表现及病情严重程度，将霍乱分为轻、中、重三型。

1）轻型 腹泻每天不超过 10 次，为软便、稀便或稀水样便，偶尔为黏液血便，无腹痛或仅有腹部不适感，多无发热，无脱水表现，尿量正常，血压正常。

2）中型 有典型泻吐症状，腹泻次数多、量大，轻到中度脱水，可有少尿。血压可下降，但无明显休克表现。

3）重型　腹泻数十次或不可计数，重度脱水，少尿或无尿，休克。出现极度烦躁甚至昏迷，皮肤弹性消失，眼窝深凹，指纹干瘪，明显发绀，严重肌肉痉挛，脉搏微弱或无法触及。部分病例以休克为首发症状，泻吐较轻或缺失，可因循环衰竭危及生命，又称"中毒型"或"干性霍乱"。

3. 诊断与治疗

（1）诊断　根据流行病学史、临床表现、实验室检查等综合分析，做出诊断。

1）带菌者　无霍乱临床表现，但从粪便或肛拭子样本经细菌培养分离到 O1 群和（或）O139 群霍乱弧菌者。

2）疑似病例　具备霍乱流行病学史及轻、中、重各型临床表现，但无病原学证据者，可以作为霍乱疑似病例。

3）临床诊断病例　符合下列任意一项均可判断为临床诊断病例。①疑似病例临床样本霍乱弧菌快速检验阳性（制动试验、胶体金快速检测）或霍乱毒素基因 PCR 检测阳性；②疑似病例生活用品或家居环境样本中检出 O1 群和或 O139 群霍乱弧菌；③在一起确认的霍乱暴发疫情中，暴露人群中出现任一型霍乱临床表现者。

4）确诊病例　符合下列任意一项均可判断为确诊病例：①具备任一型霍乱临床表现，并且粪便、呕吐物或肛拭子细菌培养分离到 O1 群和（或）O139 群霍乱弧菌；②在疫源检索中，粪便培养检出 O1 群和（或）O139 群霍乱弧菌者，且在前后 5 天内出现腹泻症状者。

（2）隔离与治疗　按甲类传染病相关要求隔离。及时补液，辅以抗菌及其他对症治疗。

1）补液治疗　及时正确补液是治疗霍乱的关键。根据患者脱水程度，计算补充液体量，包括累计损失量、正在损失量和生理需要量。

2）对症支持治疗　对于重症患者，经补足液体、纠正酸中毒，组织灌注仍不足者，可使用血管活性药物。注意控制输液速度，避免出现高血容量和急性肺水肿。同时纠正电解质紊乱，5 岁以下儿童注意补锌。急性肾衰竭符合血液透析指征时给予血液透析治疗。

3）病原治疗　抗菌药物治疗能缩短腹泻及排菌时间，减少液体丢失量。可使用氟喹诺酮类、四环素类和大环内酯类，首选口服给药，呕吐严重或无法口服的静脉给药。

（三）霍乱的流行病学特征

1. 传染源　患者和带菌者是主要传染源。轻症患者及隐性感染者占绝大多数，"冰山现象"较普遍，老疫区尤为突出。多数患者于恢复期 2 周内停止排菌，个别带菌可超过 3 个月，而携带者作为霍乱传染源，其作用的大小主要取决于其职业、卫生习惯、文化水平及周围环境的影响。

2. 传播途径　主要经消化道传播，与患者密切接触也可引起感染。水、食物、生活接触和昆虫媒介（特别是苍蝇）均可单一或交错地传播此病，其中以水和食物的传播最为突出，影响较大。

3. 人群易感性　人群对霍乱弧菌普遍易感。感染后可获得良好的免疫保护，持续时间在半年至 2 年以上。

4. 流行特征

（1）地区性　多以沿海为主，也可传入内陆、高原和山地，甚至沙漠地区，主要是在一些经济水平差和卫生条件欠缺的地区，一旦有霍乱弧菌引入，均会造成疫情扩散。其地方流行与霍乱弧菌的自然生态、地方的社会因素、人群的生活习惯等密切相关。

（2）季节性　与流行当地的自然地理条件密切相关，如纬度、气温、雨量等。我国绝大多数地区的发病季节一般在 5～11 月，流行高峰多在 7～10 月。

（3）人群分布　无年龄、性别、职业、种族等因素的本质差异，各人群发病专率的不同主要取决于暴露概率多少。一般新疫区人群普遍易感，老疫区往往以幼儿居多，可能与该地区居民的机体免疫水平随年龄增长而升高有关。

（4）流行形式　主要有散发、暴发、流行等多种形式，目前在我国以散发和暴发多见。暴发常为水型或食物型，包括聚餐所引起。长时间大范围流行，则主要发生在经济水平低、卫生条件差的地区，控制能力不足，导致持续数月甚至数年流行。有时观察到少数患者散在发生，多呈一户一例或一村一例或数例，而相互间往往不易找出明显联系，一方面可能是疫情的真实情况，但必须考虑还有患者或带菌者未被发现，或只报告病原学诊断病例，掩盖了真正的流行严重程度，这将导致难以快速控制疫情。一般新疫区以暴发多见，老疫区以散发多见。

二、霍乱疫情的应急处置

（一）霍乱疫情的分级

根据霍乱疫情发生地点、病型、例数、流行范围和趋势及对社会危害程度，将霍乱疫情划分为特别重大（Ⅰ级）、重大（Ⅱ级）、较大（Ⅲ级）和一般（Ⅳ级）四级（表4-10）。

表4-10　霍乱疫情的分级

疫情级别	分级标准
Ⅳ级（一般）	一个县（市、区）行政区域内发生，1周内发病9例以下
Ⅲ级（较大）	在一个县（市、区）行政区域内发生，1周内发病10～29例；或疫情波及2个以上县（市、区）；或市（地）级以上城市的市区首次发生
Ⅱ级（重大）	在一个市行政区域内流行，1周内发病30例以上；或波及2个及以上市，有扩散趋势
Ⅰ级（特别重大）	疫情进一步扩大，超出重大霍乱疫情（Ⅱ级）时，省政府报请国务院及卫生健康委，由国务院及卫生健康委决定疫情级别

（二）霍乱的监测与预警

健全的监测体系是霍乱防控的基础工作和重要手段。霍乱防控需要通过监测及时发现病例和相关疫情，及时反应，才能有效控制疫情。同时，监测也是霍乱疫情预警的手段。

近年来，我国霍乱处于低发期，但局部地区的暴发疫情时有发生，加之我国周边国家霍乱疫情仍较严重，导致我国出现输入性霍乱病例。因此，霍乱监测的重点在于及时敏锐地发现霍乱病例、及时规范开展流行病学调查和处置，防止疫情的扩散，加强对流行病学危险因素等信息的分析利用；强调对周边国家输入性霍乱的监测防控，开展边境地区霍乱哨点监测，提高边境地区医疗卫生机构的诊断发现意识以及监测能力；了解我国沿海地区霍乱及其他致泻性弧菌引起的腹泻病例的病原学构成及临床特征，以指导霍乱及其他重要致泻性弧菌引起腹泻的防治，以及配合食品安全管理工作。

霍乱监测工作由各级卫生健康主管部门组织实施，疾病预防控制机构负责提供相应技术支持，各级医疗卫生机构承担疫情监测、重点人群监测、危险因素监测及以病原学检测为基础的实验室监测等具体监测任务。

（三）霍乱的信息报告

各级各类医疗机构、疾病预防控制机构、卫生检疫机构及其执行职务的人员发现疑似、临床诊断或霍乱确诊病例后，于2小时内通过传染病疫情网络直报系统进行网络直报。

疾病预防控制机构在接到辖区内霍乱病例报告后，应当于2小时内完成霍乱疫情信息核实以及向同级卫生健康主管部门、疾病预防控制部门和上级疾病预防控制机构报告的工作。疾病预防控制部门接到报告后应当立即报告同级人民政府，同时报告上一级人民政府卫生健康主管部门、疾病预防控制部门和国务院卫生健康主管部门、疾病预防控制部门。

（四）霍乱疫情的应急反应

凡发生霍乱暴发流行，或既往无疫情的地区发生本地感染的霍乱病例时，根据相应突发公共卫生事件应急预案规定的级别进行应急响应（图4-9）。

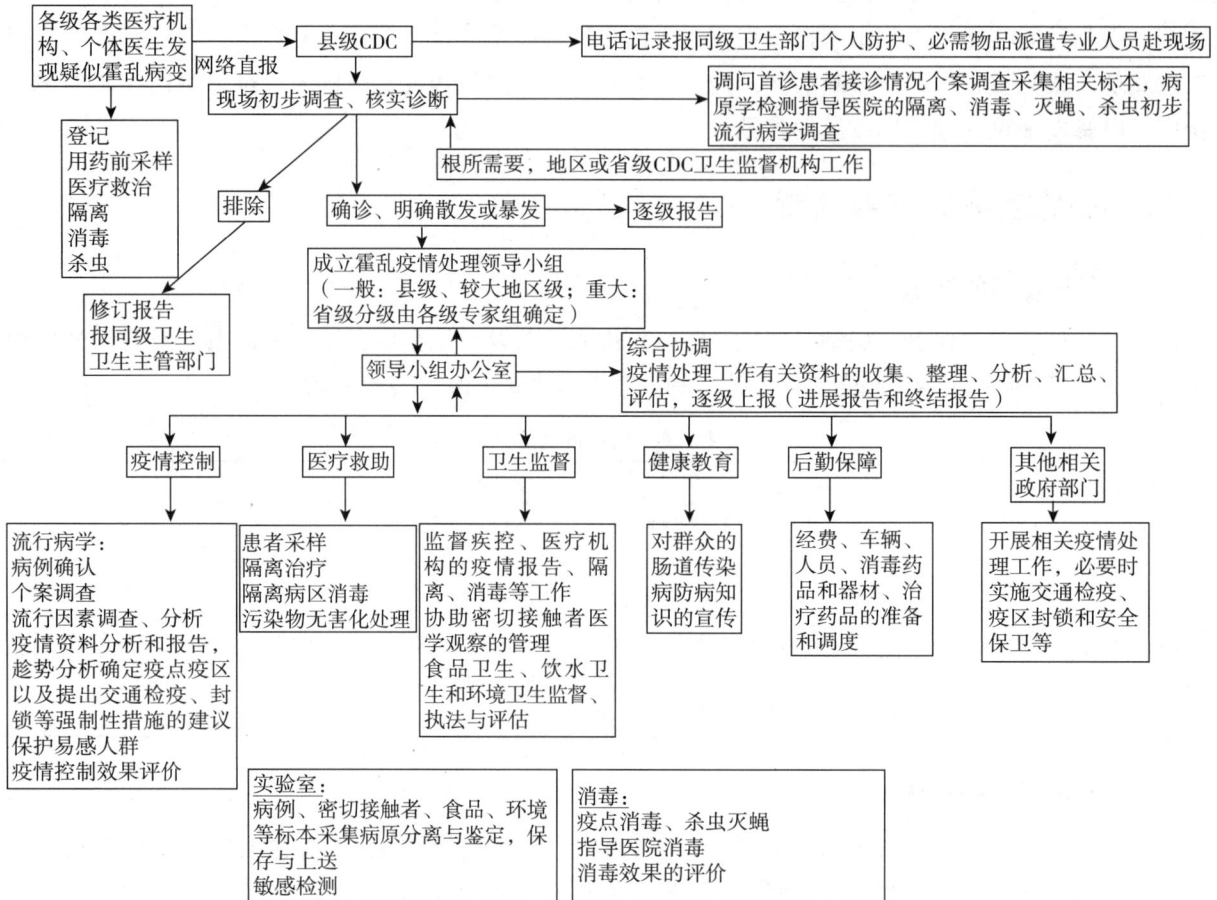

图4-9　霍乱疫情应急处置流程图

三、霍乱疫情的现场处置

霍乱疫情的现场调查处置要本着及时、高效、配合默契的原则，强调疫情的调查与处理同步、流行病学调查与实验室检测紧密结合、多部门配合协作共同参与。

对疑似或确定的霍乱疫情开展流行病学调查，目的是尽快确定病因、感染源、传播危险因素等，以便及时采取针对性措施，控制疫情蔓延。流行病学调查的具体任务是要对疫情性质做出判定（确认或排除散发或暴发），明确感染来源、疫情波及范围、疫情发展趋势、可能的危险因素。接到霍乱疫情报告后，开展调查的主要工作流程和工作内容见图4-10。

（一）调查前准备

1. 人员准备　调查人员主要包括现场流行病学和病原微生物学专业人员，必要时请临床医生参与病例的会诊，并邀请卫生监督、食品安全等相关机构专业人员参与危险因素分析及控制措施制定与落实等工作。

2. 用品准备　主要是用于现场调查的用品、防护用品、样本采集检测用品、消杀器具及药品等，详见表4-11。

```
                        ┌──────────┐
                        │ 疫情报告  │
                        └────┬─────┘
                             │
                        ┌────┴─────┐
                        │ 调查准备  │
                        └────┬─────┘
                             │
                        ┌────┴─────┐   排除   ┌──────────────┐
                        │ 核实病例  │────────→│ 霍乱调查终止   │
                        └────┬─────┘         └──────────────┘
                            确认
                   ┌─────────┴──────────┐
                   │ 调查病例的定义、    │
                   │ 范围确定           │
                   └─────────┬──────────┘
              ┌──────────────┴──────────────┐
        ┌─────┴──────┐              ┌────────┴────────┐
        │  人群调查   │              │  危险因素调查    │
        └─────┬──────┘              └────────┬────────┘
       ┌──────┴───────┐                      │
 ┌─────┴────┐  ┌──────┴───────┐              │
 │ 病例搜索  │  │ 密切接触者搜索 │             │
 └─────┬────┘  └──────┬───────┘             │
       │              │                      │
 ┌─────┴────┐  ┌──────┴───────┐             │
 │ 个案调查  │  │ 发现带菌者    │             │
 └─────┬────┘  └──────┬───────┘             │
       └──────────────┴───────┬─────────────┘
                    ┌──────────┴──────────┐
                    │   描述性分析         │
                    └──────────┬──────────┘
                    ┌──────────┴──────────┐
                    │ 病因假设、调查与验证 │
                    └──────────┬──────────┘
              ┌────────────────┴────────────────┐
              │ 控制措施制订                     │
              │ 持续调查、评估、疫情形势研判     │
              └────────────────┬────────────────┘
                        ┌───────┴──────┐
                        │   总结        │
                        └──────────────┘
```

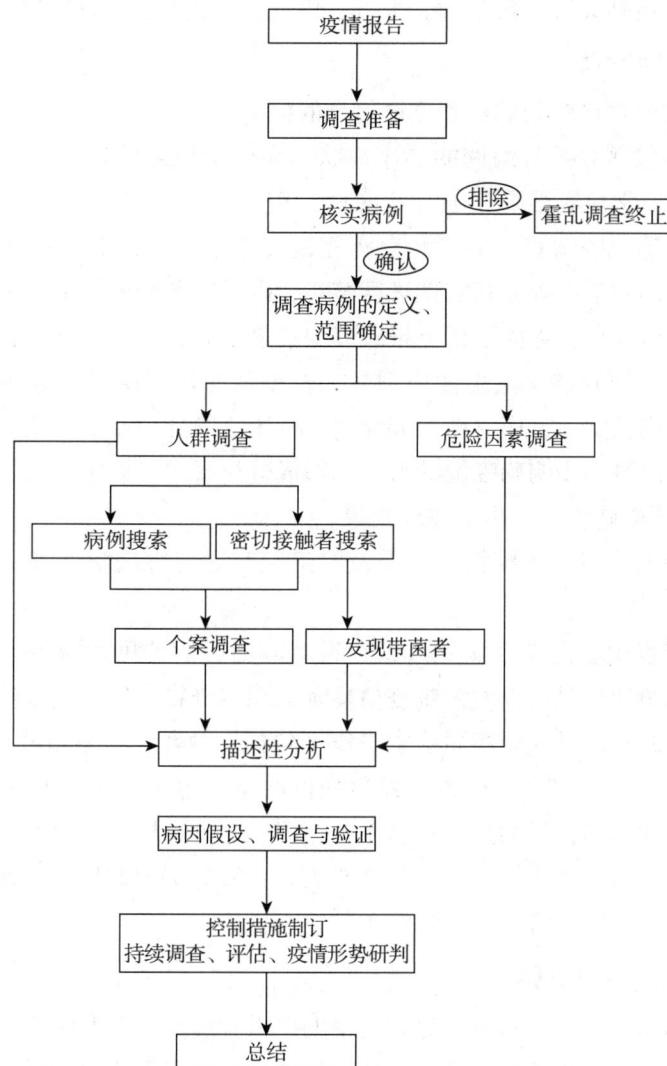

图 4 – 10   霍乱疫情调查的工作步骤

表 4 – 11   霍乱疫情应急处置物资准备清单

项目	内容
调查和资料分析用品	霍乱个案调查表以及其他相关表格、记录本
现场防护用品	一次性手套、长筒橡皮手套、长筒靴、工作服等
样本采集和现场检测用品	采样拭子（用于核酸扩增检测时，应使用灭菌人造纤维拭子和塑料棒）、吸管、带盖密闭的塑料管（杯）、自封式塑料袋、标签纸、油墨耐水记录笔、运送培养基、培养皿及选择培养基（包括强选择和弱选择）、增菌培养基及增菌液、诊断血清和鉴别诊断用试剂、其他实验室可能需要的试剂与耗材（如适于现场使用的快速检测试剂）
现场消杀用药品与器械	常用消毒剂：漂白粉、漂精片、次氯酸钠、过氧乙酸、碘伏、戊二醛、环氧乙烷等 配备器械：喷雾器、刻度量杯、盛放药品的消毒箱等
预防性服用药物	环丙沙星、诺氟沙星等

3. 调查前的沟通　调查前需要及时与地方政府、卫生健康主管部门、疾控机构、医疗机构等部门和机构的有关人员进行沟通，就如何开展调查进行磋商；按照疫情发生的具体情况，需要及时与教育行政部门、学校、工商（集贸市场管理）、城管（街头摊贩）、公安部门、检验检疫部门、水上交通管理等部门沟通，共同开展调查或取得支持配合。

4. 交通和通信准备 包括交通运输车辆、手机、传真、配备可接入互联网的笔记本电脑等。

（二）疫情核实与现场调查

1. 疫情核实 包括对病例诊断的核实和疫情信息的核实。

（1）核实病例诊断 包括对报告病例的临床症状、病原学检测的核实。在病原学检测结果上，以县区为单位的首发病例病原学检测结果应送同级或上一级实验室复核。

（2）疫情信息核实 通过疫情报告等途径获得霍乱疫情信息后，除对病例诊断的核实外，应对疫情的其他方面信息，如流行病学史等的真实性进行核实，以排除各种原因造成的误报、错报等；尤其对通过非正规途径获得的疫情信息，更应根据上报或其他消息来源，再次询问报告人、并派出专业人员前往现场（如医院、疫情发生地）核实聚集性病例或暴发疫情的基本情况和分布特征，初步判定疫情性质和严重程度。在疫情得到核实后，应立即向同级卫生健康主管部门及上级疾病预防控制机构报告；并尽快开展流行病学调查，以进一步明确疫情的形势，形成分析报告，确定疫情性质（散发事件或暴发事件），提出病因假设、防治措施和下一步工作计划等。

2. 现场调查 发生霍乱暴发重大疫情时，应及时组织开展流行病学调查，调查方法主要有个案调查与暴发调查两种。

（1）个案调查 是指发生霍乱单个病例（或带菌者）时，对传染源及疫点所进行的调查。主要为了解患者的发病原因及疫源地现况，以便控制疫情蔓延，积累资料，作为当地流行病学分析的基础。对疫点、疫区应有计划有目的地及时开展病原检索工作（包括接触者、水源和可疑食物等）。

（2）暴发调查 暴发调查的对象，应该是发生病例的整个地区（单位）及与之有关的地区。暴发疫情调查主要用于群体急性感染，目的是确定暴发的原因。要迅速摸清发病的时间分布、地区分布及人群分布，确定可能的传染源与传播途径，提出紧急对策并考核对策的效果，尽快控制疫情。暴发疫情调查结果应及时报告上级卫生健康主管部门和疾病预防控制机构。

（三）控制霍乱暴发疫情的措施

在发生疫情后，应迅速组织核实诊断，研判疫情的严重程度，以便及时采取针对性地控制措施，防止疫情续发、蔓延，并尽快扑灭疫情。如果通过调查发现病原体属于产毒株时，应严格按照霍乱控制措施进行处置；如属非产毒株（或噬菌体－生物分型中的非流行株），可考虑按一般感染性腹泻的控制措施进行处置。

1. 疫点、疫区的划定及处理 疫点、疫区划定和处置目的在于及时发现和管理传染源，切断传播途径，保护易感人群，进而及时控制疫情的发展。

（1）疫点、疫区的划定

1）疫点 指发生患者、疑似患者或发现带菌者的地方，可以考虑为病例或带菌者的日常起居活动及其排泄病原体可能污染到的范围。要根据流行病学指征来划定疫点，一般以同门户出入有生活接触的住户或与患者、疑似患者、带菌者生活上密切相关的若干户为范围。根据传染源的污染情况，一个传染源可有一个以上的疫点。

2）疫区 是指持续出现多个霍乱病例的地区。根据疫情流行特征和传播趋势、当前所有疫点的地理分布、水系分布、交通情况、自然村落、其他传播危险因素等要素综合评估来划定疫区。疫区内包含多个疫点。一般在农村以一个或数个村、一个乡或毗邻乡，在城市以一个或数个居委会或一个街道为范围划为疫区。划分疫区是为了明确采取公共卫生控制措施的范围、防止病原体自疫点向外污染和疫情向外播散。

（2）疫点处理

1）坚持"早、小、严、实"的精神 即时间要早，范围要小，措施要严，落在实处。疫点内有可能被污染的物品未经消毒不得带出。

2）传染源管理　患者、疑似患者和带菌者应实行就地（近）隔离治疗。若转送患者，必须随带盛放吐泻物的容器和消毒药械。对途中污染的物品、地面和运送患者的工具要及时消毒处理。患者、疑似患者及带菌者需在医疗机构或临时医疗点隔离治疗，达到出院标准后方可出院；或经粪便检测阴性后方可解除隔离管理。患者粪便、呕吐物，以及可能被污染霍乱弧菌的物品，均需进行严格消毒处理。

3）接触者管理　对密切接触者可采用一览表方式登记个人信息和联系方式，并进行医学观察，跟踪5天健康状况，开展卫生宣教，告知医学观察内容，接受便检，不能参加聚餐、集会等活动，必要时对其排泄物进行消毒，防止污染水源、食品。与此同时，采集密切接触者的粪便或肛拭子进行霍乱弧菌检测，这也是发现霍乱带菌者的主要途径。为及时控制霍乱传播，对所有密切接触者均应开展至少一次粪便或肛拭子的霍乱弧菌培养检测。

4）疫点消毒　认真做好随时消毒和终末消毒，特别要注意患者、疑似患者和带菌者吐泻物的消毒和处理。受污染的水源、家庭生活用水、物品、食具、衣物、患者吃剩的食物、地面、墙壁等都要分别视不同情况消毒处理。要仔细追查患者，对疑似患者和带菌者近期可能污染过的地方和物品应进行消毒。

5）霍乱患者或疑似霍乱患者尸体的处理　对霍乱或疑似霍乱患者尸体，需表面先用5%漂白粉上清液或0.5%过氧乙酸溶液喷雾；对口腔、鼻孔、肛门、阴道等开孔处，用浸过消毒液的棉花堵塞，然后送火葬场焚化。根据各地风俗习惯，必须入棺或直接入土埋葬时，公共卫生人员应予指导，在尸体上下及两侧撒布新鲜石灰（每具尸体约需石灰15kg），然后盖棺封闭或用布包紧，选择远离水源、地势较高处，深埋1m以下。医疗和公共卫生人员应说服群众不举行丧礼，提倡火葬。参加尸体处理的全体人员，工作完毕应进行消毒处理。

6）验便及服药　疫点所有人员，自开始处理之日起每日验便1次，连续2次。给病家和密切接触者预防服药。

7）开展爱国卫生运动　加强饮用水消毒，劝导群众不喝生水，不吃生冷变质食物，严禁使用新粪施肥，应积极杀蛆灭蝇，改善环境卫生。

8）疫点的解除　当疫点内上述措施均已落实，所有人员验便连续两次阴性，无续发患者或带菌者出现时可予以解除。若有新患者或带菌者出现，则继续做好疫点内各项工作，达到上述要求时再行解除。如无粪检条件，自疫点处理后5日内再无新病例出现时亦可解除。

在特殊情况下，如新菌型的出现，流行早期，港口、旅游地、对外开放点及人口稠密地区等，可实施疫点封锁并从严管理。

（3）疫区处理　为迅速控制疫情，除在疫点内采取严格的防控措施外，还应在划定的疫区范围内开展群众性爱国卫生运动，加强疫点外围的疾病控制工作，及时发现传染源，认真处理，防止传播。主要工作如下。

1）加强卫生宣传教育，要点如下。

①不喝生水，不吃生冷变质食物，特别是海产品和水产品。

②饭前便后洗手，碗筷要消毒，生熟炊具要分开，要防蝇灭蝇。

③不随地大便，不乱倒垃圾污物，不污染水源。发现吐泻患者及时报告。

④不到疫区外集镇赶集，不到病家或病村串门，不举办婚丧酒宴和节日聚餐。

⑤市场购买的熟食品和隔夜食品要加热煮透。

⑥饮用水消毒。

2）及时发现患者、疑似患者和带菌者：当地各级医疗机构要加强腹泻病门诊和巡回医疗工作，对腹泻患者要做好登记报告、采便送检和及时治疗。发现疑似患者时，要隔离留验。乡村医生和卫生员要认真做好查病报病的工作；对疫区人群，要按流行病学指征进行检索，及时发现传染源，特别要及时发现首发病例同期内的所有腹泻患者并及时处理。

3）加强饮用水卫生管理：饮用河水地区，禁止在河内洗涤便桶、患者衣物、食具、食物及下河游泳；饮用塘水地区，提倡分塘用水，提倡用密闭取水方法；饮用井水地区，水井要有栏、有台、有盖、有公用水桶，要有专人负责饮用水消毒；饮用自来水地区，管网水和末梢水余氯含量要符合要求；有条件打井或建小型自来水地区，要组织队伍，突击完成。

4）加强饮食卫生和集市贸易管理：认真执行《中华人民共和国食品卫生法》，不准出售不符合卫生要求的食物。凡不符合卫生要求的饮食店、摊要限期达到卫生要求，在未达到卫生要求前可暂时停止营业。饮食从业人员要接受带菌检查，发现阳性者要及时隔离治疗。对集市贸易要加强卫生管理，市场管理人员应严格执行各项卫生规章制度，卫生部门要加强督促检查。

5）做好粪便管理，改善环境卫生，进行粪便无害化处理。使用水粪的地区，粪池、粪缸要加盖。粪便管理以不污染环境，并达到杀蛆灭蝇的标准为原则。要拆迁污染饮用水源的厕所、粪缸，要处理苍蝇孳生地，采取各种方法杀蛆灭蝇，改善环境卫生。

6）限制人群流动，防止传染源扩散；禁止大型集会，必要时暂停集市贸易。

7）限制一切大型聚餐活动。

（4）疫情解除后的观察：疫情解除后，为了防止再次发生疫情，必须继续做好以下几项工作，即卫生宣传教育、"三管一灭"（管水、管食品、管粪便和消灭苍蝇）、群众性查病报病以及对腹泻患者和疑似患者的妥善处理，重点人群检索、水体定点采样观察等。疫情解除后观察时间的长短，可根据流行病学指征而定。

2. 阳性水体的管理　对检出流行株的阳性水体，必须加强管理。应竖立警示牌，告诫群众暂勿使用。在阳性水体周围检出患者和带菌者时，要引起警惕，防止水型暴发。与阳性水体有关的地区，要加强联防。对周围人群或重点人群进行监测；对水体周边进一步做好饮用水消毒和粪便管理，教育群众避免接触。在水体阳性期间，禁止在该水域从事捕捞等作业。

3. 阳性食品的管理　对被霍乱弧菌污染的食品，必须管理，停止生产及销售，严防发生食源性传播、流行。要尽量查清可能的污染来源以及销售的去向，以便采取相应的防治措施。同时加强对同类品种和周围有关食品的监测。

4. 疫情控制效果评价　疫情控制期间，在流行病学调查和病原学检测的基础上，动态分析疫情的发展趋势和防治措施的实施效果。疫点和疫区在实施控制暴发流行应急处理预案后，所有人员验便连续两次阴性，无续发患者或带菌者出现时（如无粪检条件，自疫点处理后 5 日内再无新病例出现时），可视为暴发流行已得到初步控制，可转为常规防治和监测。同时应尽快向上级卫生健康主管部门和疾病预防控制机构报告调查和处理结果。

第四节　不明原因肺炎应急处置

情境导入

情境：患者，男，45 岁，因持续高热、咳嗽、乏力一周来院就诊。患者无明确流行病学史，否认近期旅行或接触类似症状患者。临床症状为高热 39℃，干咳，呼吸困难，伴轻微胸痛。检验显示白细胞计数偏低，淋巴细胞比例下降，C 反应蛋白升高。CT 检查见双肺多发磨玻璃样阴影，部分区域呈实变。收入感染科隔离治疗，经过病毒、细菌、真菌等多种病原体的筛查，结果均呈阴性，未能明确具体病原体。但考虑到患者的临床表现和影像学特征，医院高度怀疑可能是某种新型病毒或未知病原体引起的肺炎，并将该病例信息报告当地疾病预防控制中心。

思考：

1. 疾病预防控制中心在接到医院报告时需要收集哪些信息？

2. 疾病预防控制中心流调人员在出发前要做哪些准备？

3. 该三甲医院可否直接将患者信息发布到网上？

新发的急性呼吸道传染病如传染性非典型肺炎、人感染高致病性禽流感中型以上、新型冠状病毒感染均是以肺炎为主要临床表现，早期不容易诊断和识别，易引起聚集性，及时发现疫情并采取相应的防控措施有效控制疫情，防止疫情扩散，是一个综合性的应急处置工作，旨在快速有效地应对疫情，保护公众健康安全。

一、应急处置目的

1. 加强对不明原因肺炎病例监测、排查和疫情处置的规范管理。

2. 及时发现 SARS、人禽流感病例、新型冠状病毒感染。

3. 及时发现其他以肺炎为主要临床表现的聚集性呼吸道传染病。

二、病例定义

（一）不明原因肺炎病例

同时具备以下 4 条，不能明确诊断为其他疾病的肺炎病例。①发热（腋下体温≥38℃）；②具有肺炎的影像学特征；③发病早期白细胞总数降低或正常，或淋巴细胞分类计数减少；④经规范抗菌药物治疗 3~5 天（参照中华医学会呼吸病学分会颁布的 2006 版《社区获得性肺炎诊断和治疗指南》），病情无明显改善或呈进行性加重。

（二）聚集性不明原因肺炎病例

两周内发生的有流行病学相关性的 2 例或 2 例以上的不明原因肺炎病例。

有流行病学相关性是指病例发病前曾经共同居住、生活、工作、暴露于同一环境，或有过密切接触，或疾病控制专业人员认为有流行病学相关性的其他情况，具体判断需由临床医务人员在接诊过程中详细询问病例的流行病学史，或由疾病控制专业人员经详细的流行病学调查后予以判断。

三、应急处置

（一）病例的发现与报告

1. 个例病例的发现与报告　各级各类医疗机构的医务人员发现符合不明原因肺炎定义的病例后，应立即报告医疗机构院内感染或者公共卫生科，由医疗机构在 12 小时内组织本单位专家组进行会诊和排查，仍不能明确诊断的，应立即填写传染病报告卡，注明"不明原因肺炎"并进行网络直报。

县区级疾病预防控制中心要将发现的不明原因肺炎病例情况及时向县区级卫生健康主管部门报告。

2. 聚集性疫情的发现与报告　医务人员在发现聚集性不明原因肺炎病例后，医院应立即组织本院专家组进行会诊，并进行网络直报，同时向县区级疾病预防控制中心报告。县区级疾病预防控制中心接到报告后，应立即向县区级卫生健康主管部门报告。

各级疾病预防控制中心在日常疫情监测中，要每日主动监视和分析网上报告的不明原因肺炎病例的数据，分析是否有同一时间、空间或特定职业的聚集性不明原因肺炎病例发生。具体流程见图4-11。

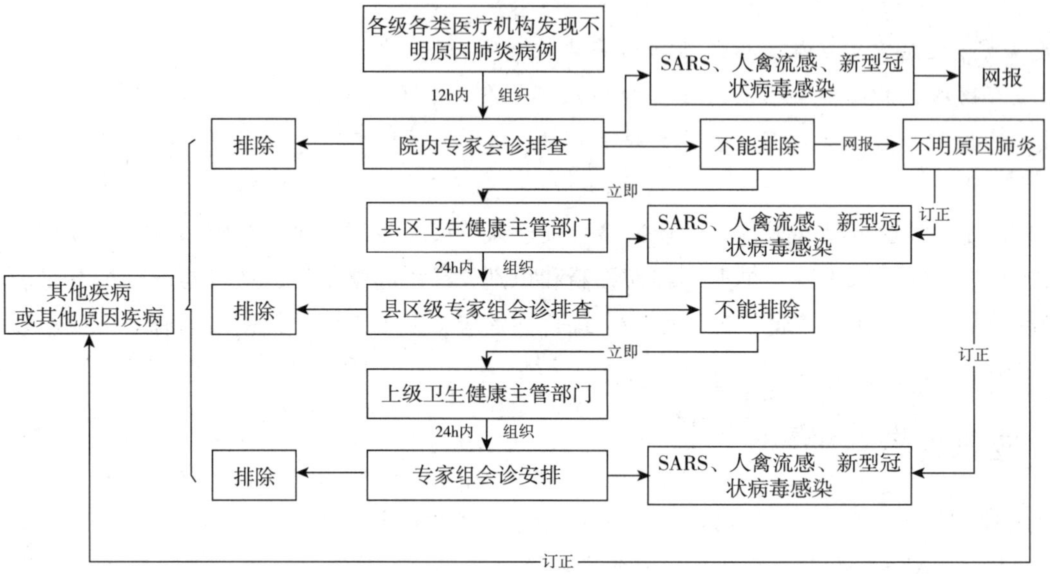

图4-11 不明原因肺炎发现报告流程图

（二）现场流行病学调查和处理

县区级疾病预防控制中心接到不明原因肺炎病例报告后，应于24小时内对病例完成初步流行病学调查（调查表详见附录1），并及时进行密切接触者登记。调查时重点了解病例的流行病学史，主要包括：周围有无聚集性发病现象，有无相应的高危职业史（例如从事SARS-CoV检测、科研相关工作或可能暴露于动物和人禽流感病毒或潜在感染性材料的实验室人员；饲养、贩卖、屠宰、加工家禽人员及从事禽病防治的人员；未采取严格的个人防护措施，处置动物高致病性禽流感疫情的人员；未采取严格的个人防护措施，诊治、护理人禽流感或SARS疑似、临床诊断或实验室确诊病例或新型冠状病毒感染的医护人员等)，以及其他接触禽类或野生动物或暴露于这些动物排泄物及其污染环境的情况等内容。

县区级疾病预防控制中心接到聚集性不明原因肺炎病例报告后，应立即进行流行病学调查，同时组织对病例的密切接触者进行登记、追踪和医学观察。

县区级疾病预防控制中心应将不明原因肺炎病例和聚集性不明原因肺炎病例的流行病学调查结果及时向县区级卫生健康主管部门报告，并提出相应的工作建议。

（三）病例的会诊与排查

县区级卫生健康主管部门接到不明原因肺炎病例报告后，应于24小时内组织县区级专家组进行会诊。对明确诊断为其他疾病或明确排除SARS、人禽流感的病例，应订正为已明确诊断疾病或"其他不明原因疾病"，并报市（地）级卫生健康主管部门备案，市（地）级卫生健康主管部门根据需要组织市（地）级专家组进行审核。

县区级专家组会诊后仍不能明确排除SARS、新型冠状病毒感染或人禽流感的病例，县区级卫生健康主管部门应立即报告上级卫生健康主管部门，上级卫生健康主管部门接到报告后，应于24小时内组织专家组进行会诊。上级专家组会诊后，排除SARS、新型冠状病毒感染和人禽流感的，应订正为明确诊断的疾病或"其他不明原因疾病"，并由上级卫生健康主管部门专家组进行最终审核。

各级卫生健康主管部门接到聚集性不明原因肺炎病例报告后，要立即组织本级专家组进行会诊。

各级专家组要严格按照国家卫生健康主管部门制定的人禽流感、新型冠状病毒感染和SARS诊断标准进行诊断，在会诊结束后应提出书面会诊意见，如诊断为其他疾病或"其他不明原因疾病"，卫生健康主管部门应立即将专家组会诊意见逐级通知到原报告单位，由原报告单位订正报告。

在各级专家组会诊的基础上，对报告的不明原因肺炎病例均应在发病后1个月内订正报告。

（四）病例管理

县区级以上医院发现不明原因肺炎病例时，应立即将病例收治入院，按呼吸道传染病隔离治疗。乡镇、社区医疗机构发现不明原因肺炎病例，应立即将患者转至县区级及以上医院。

医务人员对不明原因肺炎病例进行诊治时，要采取基本个人防护措施（如穿工作服、佩戴工作帽和医用防护口罩等）。发现聚集性不明原因肺炎病例后，应立即采取呼吸道传染病隔离措施和相应的院内感染控制措施。

经专家组会诊，诊断为SARS、人禽流感、新型冠状病毒感染疑似病例或临床诊断病例或实验室确诊病例者，须按照卫生健康主管部门相应的防治工作方案开展处置工作。

（五）样本采集和实验室检测

县区级专家组对不明原因肺炎病例会诊后，仍不能排除SARS、人禽流感、新型冠状病毒感染时，县区级疾病预防控制中心和收治病例的医疗机构要密切配合，采集病例的相关临床样本，尽快送至有条件的实验室，进行SARS、人禽流感、新型冠状病毒感染病原检测。发现聚集性不明原因肺炎病例后，应立即采集相关样本进行SARS、人禽流感、新型冠状病毒感染以及其他传染性呼吸道疾病的实验室检测。样本采集人员应做好个人防护，并填写样本登记表。

采集的临床样本包括患者的鼻咽拭子、下呼吸道样本（如气管分泌物、气管吸取物）和血清样本等。如患者死亡，应尽可能说服家属同意尸检，及时进行尸体解剖，采集组织（如肺组织、气管、支气管组织）样本。临床样本应尽量采集病例发病早期的呼吸道样本（尤其是下呼吸道样本）和发病7天内急性期血清以及间隔2~4周的恢复期血清。

对于不明原因肺炎病例的相关样本的采集、包装、运送和实验室检测应事先进行危害评估。若疑似高致病性病原微生物感染，根据危害评估结果应参照《病原微生物实验室生物安全管理条例》《可感染人类的高致病性病原微生物菌（毒）种或样本运输管理规定》（原卫生部令第45号）及《人间传染的病原微生物名录》（卫科教发〔2006〕15号）的要求，按高致病性病原微生物进行样本的采集、包装、运送和实验室检测工作。

经省级专家组会诊不能明确诊断的聚集性不明原因肺炎病例，省级疾病预防控制中心要将样本送中国疾病预防控制中心进行检测。必要时，省级疾病预防控制中心要按照中国疾病预防控制中心的要求，将省级及以下专家组会诊后已做出明确诊断的不明原因肺炎病例样本送中国疾病预防控制中心进行复核检测。

四、工作职责

（一）卫生健康主管部门

各级卫生健康主管部门负责领导辖区内的不明原因肺炎监测、排查和管理工作，保障工作经费，组织督导评估和监督检查。组织专家组对医疗机构报告的不明原因肺炎病例进行会诊。将明确诊断为其他疾病或明确排除SARS和人禽流感病例的调查资料报上级卫生健康主管部门备案，并根据需要，对下级卫生健康主管部门明确诊断为其他疾病或明确排除SARS、新型冠状病毒感染和人禽流感的病例进行审核。发现聚集性不明原因肺炎病例，要及时向同级人民政府报告，并提出防控措施建议。

（二）医疗机构

1. 各级医疗机构负责不明原因肺炎病例的诊治、排查工作。医务人员在采集不明原因肺炎病例病史时，应注意询问患者的流行病学史及其周围是否有聚集性发病现象。

2. 医务人员在做出不明原因肺炎病例诊断后，应立即向医疗机构相关部门报告；医院要及时组织专家组，对医务人员报告的不明原因肺炎病例进行会诊。

3. 对不明原因肺炎患者应采取呼吸道传染病隔离措施和相应的院内感染控制措施。

4. 负责对聚集性病例所在医院内的密切接触者进行登记、医学观察及资料上报。

5. 为流行病学调查及各级专家组会诊提供相关临床资料。

6. 医疗机构预防保健或院内感染控制部门按相关规定对不明原因肺炎病例进行网络直报及后续的订正报告。

7. 协助疾病预防控制中心对不明原因肺炎病例进行流行病学调查。

8. 负责采集不明原因肺炎病例的临床样本，并妥善保存，以备送检。

9. 按照当地卫生健康主管部门的相关规定，与疾病预防控制中心配合进行样本转运。

（三）疾病预防控制中心

1. 对报告的不明原因肺炎病例进行流行病学调查。

2. 对聚集性不明原因肺炎病例的密切接触者进行追踪和医学观察。

3. 指导医疗机构对聚集性不明原因肺炎病例采取隔离措施，指导有关单位采取相应的防控措施。

4. 指导医疗机构对不明原因肺炎病例进行样本采集。

5. 将采集到的病例样本及时运送到有条件的市（地）级或省级实验室。

6. 及时将不明原因肺炎病例的实验室检测结果反馈至报告病例的医疗机构。

7. 定期分析、汇总辖区内的监测数据并报告监测结果。

8. 对明确诊断为其他疾病或明确排除 SARS、新型冠状病毒和人禽流感的病例，将其调查资料进行整理，并报同级卫生健康主管部门和上级疾病预防控制中心备案。

9. 按有关规定及本方案要求对医疗机构不明原因肺炎病例监测、排查和管理相关工作制度落实情况开展日常性监督检查。

五、信息收集、分析与反馈

（一）信息收集内容

监测系统收集的信息内容包括不明原因肺炎病例报告卡、个案调查表（附录1）、会诊记录（附录2）、不明原因肺炎病例样本送检表和聚集性不明原因肺炎病例密切接触者医学观察表等。

（二）定期报告、反馈

1. 不明原因肺炎病例的传染病报告卡应由医疗机构保存，相关资料及时录入中国疾病监测信息报告管理系统。

2. 不明原因肺炎病例的个案调查表应由县区级疾病预防控制中心存档，根据需要将复印件逐级上报至中国疾病预防控制中心。聚集性不明原因肺炎病例的个案调查表及调查处理报告应逐级上报至中国疾病预防控制中心。

3. 医院组织的不明原因肺炎病例会诊记录原件保存在病历中，并及时报告当地卫生健康主管部门。卫生健康主管部门组织的专家会诊记录原件作为部门工作文件归档。聚集性不明原因肺炎病例的会诊记录的复印件应逐级上报至省级卫生健康主管部门和中国疾病预防控制中心。

4. 病例样本送检表应由医疗机构或疾病预防控制中心填写。实验室检测结果及时反馈给送检单位。

5. 聚集性不明原因肺炎病例密切接触者医学观察表应由县区级疾病预防控制中心负责填写、汇总，并及时逐级报告至省级疾病预防控制中心。

6. 各级疾病预防控制中心定期将监测系统的分析结果报同级卫生健康主管部门和上级病预防控制中心，并反馈给辖区内疾病预防控制中心及医疗机构。

知识链接

社区获得性肺炎的概念及预防

社区获得性肺炎（community - acquired pneumonia，CAP）是指在医院外罹患的感染性肺实质（含肺泡壁，即广义上的肺间质）炎症，包括具有明确潜伏期的病原体感染而在入院后潜伏期内发病的肺炎。CAP 是威胁人类健康的常见感染性疾病之一，其致病原的组成和耐药特性在不同国家、不同地区之间存在着明显差异，而且随着时间的推移而不断变迁。近年来，由于社会人口的老龄化、免疫损害宿主增加、病原体变迁和抗生素耐药率上升等原因，CAP 的诊治面临许多新问题。戒烟、避免酗酒有助于预防肺炎的发生。预防接种肺炎链球菌疫苗和（或）流感疫苗可减少某些特定人群罹患肺炎的机会。

第五节　人感染 H7N9 禽流感疫情应急处置

情境导入

情境：患者，男，50 岁，禽养殖场工人。近期无明显诱因出现发热、咳嗽、乏力症状，体温最高达 39.5℃。流行病学调查显示，患者发病前一周内有活禽接触史。临床检查见双肺纹理增粗，可见片状模糊影。实验室检查显示，患者血清 H7N9 禽流感病毒抗体阳性，病毒核酸 PCR 检测亦呈阳性。结合患者职业暴露史、临床表现及实验室结果，诊断为人感染 H7N9 禽流感。患者经抗病毒及对症治疗，病情逐渐稳定。

思考：

1. 请简述该病的诊断依据。

2. 请简述该病现场流行病学调查的内容。

人感染 H7N9 禽流感是由甲型 H7N9 禽流感病毒感染引起的急性呼吸道传染病，其中重症肺炎病例常并发急性呼吸窘迫综合征（ARDS）、脓毒性休克、多器官功能障碍综合征（MODS），甚至导致死亡。早发现、早报告、早诊断、早治疗，加强重症病例救治，中西医并重，是有效防控、提高治愈率、降低病死率的关键。

一、概述

（一）病原学特征

禽流感病毒属甲型流感病毒属，除感染禽外，还可感染人、猪、马、水貂和海洋哺乳动物。可感染人的禽流感病毒亚型为 H5N1、H7N9、H10N8 等，近些年主要为 H7N9 禽流感病毒。H7N9 禽流感病毒为新型重配病毒，编码 HA 的基因来源于 H7N3，编码 NA 的基因来源于 H7N9，其 6 个内部基因来自两个不同源的 H9N2 禽流感病毒。与 H5N1 禽流感病毒不同，H7N9 禽流感病毒对禽类的致病力很弱，在禽类间易于传播且难以发现，增加了人感染的机会。

禽流感病毒普遍对热敏感，加热至 65℃ 30 分钟或 100℃ 2 分钟以上可灭活。对低温抵抗力较强，在 4℃ 水中或有甘油存在的情况下可保持活力 1 年以上。

知识链接 --

人感染禽流感

禽流感是由正黏病毒科 A 型流感病毒属中的禽流感病毒（avian influenza virus，AIV）引起多种禽类及野鸟的一种急性感染性疾病。目前能够感染人的禽流感病毒主要有 H5、H7、H9 和 H10 亚型。其中，H5N1、H7N9 和 H10N8 感染人类后引起重症肺炎，称为高致病性禽流感（HPAI）。在长年累月的突变积累中，很多亚型的 AIV 已突破种间屏障，获得直接感染人的能力，已报道的能够感染人的 AIV 多达 13 种，包括 H5（H5N1、H5N6、H5N8）、H7（H7N2、H7N3、H7N4、H7N7、H7N9）、H9N2、H6N1、H10（H10N3、H10N8）、H4N8 亚型，其中 H5、H7 亚型 AIV 感染人类可引起较高的致死率，对公共卫生的威胁性尤为突出。

自 1997 年香港报告全球首例 H5N1 亚型和上海市 2013 年发现首例人感染 H7N9 禽流感以来，我国先后出现了 H5N1、H7N9 禽流感疫情并散发 H10N8、H5N6 禽流感。多种亚型 AIV 跨越种间屏障感染人事件层出不穷，对公共卫生安全造成持续威胁。

（二）流行病学特征

1. 传染源 为携带 H7N9 禽流感病毒的禽类。目前，大部分为散发病例，有数起家庭聚集性发病，尚无持续人际传播的证据，应警惕医院感染的发生。

2. 传播途径 呼吸道传播或密切接触感染禽类的分泌物或排泄物而获得感染；或通过接触病毒污染的环境感染。

3. 高危人群 在发病前 10 天内接触过禽类或者到过活禽市场者，特别是中老年人。

（三）临床表现

潜伏期多为 7 天以内，也可长达 10 天。

1. 症状、体征 肺炎为主要临床表现，患者常出现发热、咳嗽、咳痰，可伴有头痛、肌肉酸痛、腹泻或呕吐等症状。重症患者病情发展迅速。多在发病 3~7 天出现重症肺炎，体温大多持续在 39℃ 以上，出现呼吸困难，可伴有咯血痰。常快速进展为 ARDS、脓毒性休克和 MODS。

少数患者可为轻症，仅表现为发热伴上呼吸道感染症状。

2. 实验室检查

（1）血常规 早期白细胞总数一般不高或降低。重症患者淋巴细胞、血小板减少。

（2）血生化检查 多有 C 反应蛋白、乳酸脱氢酶、肌酸激酶、天门冬氨酸氨基转移酶、丙氨酸氨基转移酶升高，肌红蛋白可升高。

（3）病原学及相关检测 采集呼吸道样本（如鼻咽分泌物、痰、气道吸出物、支气管肺泡灌洗液）送检，下呼吸道样本检测阳性率高于上呼吸道样本。样本留取后应及时送检。

1）核酸检测 对可疑人感染 H7N9 禽流感病例宜首选核酸检测。对重症病例应定期检测呼吸道分泌物核酸，直至阴转。

2）甲型流感病毒通用型抗原检测 呼吸道样本甲型流感病毒通用型抗原快速检测 H7N9 禽流感病毒阳性率低。对高度怀疑人感染 H7N9 禽流感病例，应尽快送检呼吸道样本检测核酸。

3）病毒分离 从患者呼吸道样本中分离 H7N9 禽流感病毒。

4）血清学检测 动态检测急性期和恢复期双份血清 H7N9 禽流感病毒特异性抗体水平呈 4 倍或以上升高。

3. 胸部影像学检查 发生肺炎的患者肺内出现片状阴影。重症患者病变进展迅速，常呈双肺多发磨玻璃影及肺实变影像，可合并少量胸腔积液。发生 ARDS 时，病变分布广泛。

4. 预后 人感染 H7N9 禽流感重症患者预后差。影响预后的因素可能包括患者年龄、基础疾病、并发症等。

二、应急处置

（一）病例的发现、报告

1. 病例定义

（1）流行病学史 发病前 10 天内，有接触禽类及其分泌物、排泄物，或者到过活禽市场，或者与人感染 H7N9 禽流感病例有密切接触史。

（2）诊断标准

1）疑似病例 符合上述流行病学史和临床表现，尚无病原学检测结果。

2）确诊病例 有上述临床表现和病原学检测阳性。

3）重症病例 符合下列 1 项主要标准或 ≥3 项次要标准者，可诊断为重症病例。主要标准：①需要气管插管行机械通气治疗；②脓毒性休克经积极液体复苏后仍需要血管活性药物治疗。次要标准：①呼吸频率 ≥30 次/分；②氧合指数 ≤250mmHg（1mmHg = 0.133kPa）；③多肺叶浸润；④意识障碍和（或）定向障碍；⑤血尿素氮 ≥7.14mmol/L；⑥收缩压 <90mmHg 需要积极的液体复苏。

（3）疑似聚集性病例 指 10 天内在小范围（如一个家庭、一个社区等）发现 1 例确诊病例，并同时发现 1 例及以上疑似病例，提示可能存在人际传播或因共同暴露而感染。在上述条件下，发现 2 例确诊病例的，判定为聚集性病例。

2. 发现与报告 各级各类医疗机构对就诊的流感样病例，要询问其禽类或活禽市场的暴露史，重点关注从事活禽养殖、屠宰、贩卖、运输等行业的人群，以及发病前 10 天内接触过禽类或者到过活禽市场者，特别是中老年人。在发现人感染 H7N9 禽流感病例后，应当于 24 小时内填写传染病报告卡并进行网络直报。

（二）病例的流行病学调查、采样与检测

1. 流行病学调查 县区疾控中心接到辖区内医疗机构报告的人感染 H7N9 禽流感确诊病例后，应当按照中国疾控中心制定的《人感染 H7N9 禽流感流行病学调查方案》进行调查。

对于单例病例，调查内容主要包括病例基本情况、发病就诊经过、临床表现、实验室检查、诊断和转归情况、病例家庭及家居环境情况、暴露史、密切接触者情况等。对病例可能暴露的禽类饲养或交易等场所，应当采集禽类粪便、笼具涂拭样本等环境样本开展病原学检测。必要时根据调查情况组织开展病例主动搜索。

对于疑似聚集性病例和聚集性病例，在上述工作基础上，要立即排查疑似病例，并重点调查病例的暴露史及病例之间的流行病学关联，对从病例和环境样本中分离到的病毒进行同源性分析，明确是否存在人际传播或因共同暴露而感染。

2. 样本采集与实验室检测 当医务人员怀疑患者感染 H7N9 禽流感病毒时，应当尽早采集其上、下呼吸道样本（尤其是下呼吸道样本）开展 H7N9 禽流感病毒核酸检测；采集发病 7 天内急性期血清及间

隔 2~4 周的恢复期血清用于抗体检测。

（三）信息管理

1. 信息报告 对于确诊病例，报告病例的医疗机构要通过人感染 H7N9 禽流感信息管理系统及时填报病例的病情转归信息，并在其出院或死亡后 24 小时内网上填报《人感染 H7N9 禽流感病例调查表——临床部分》。对于死亡病例，要认真填写死亡医学证明书的相关内容，通过死因登记报告信息系统进行网络直报。所在辖区的县区疾控中心完成初步调查后，网上填报《人感染 H7N9 禽流感病例调查表——流行病学部分》（附录 3），根据调查进展，及时补充完善调查表信息，每日更新其中的密切接触者医学观察情况。

聚集性病例一经确认后，应当于 2 小时内通过突发公共卫生事件报告管理信息系统进行网络直报，并根据事件进展及时进行进程报告和结案报告。

2. 信息发布与通报 省（自治区、直辖市）卫生健康委员会根据相关规定公布全市人感染 H7N9 禽流感发病数和死亡数，发布全市行政区域的个案信息。

（四）病例管理和感染防护

医疗机构应当参照《人感染 H7N9 禽流感医院感染预防与控制技术指南》，落实人员隔离、医院感染预防与控制和医务人员防护等措施。

疾控中心人员开展流行病学调查和样本采集时，应当做好个人防护，指导涉禽从业人员和染疫禽类处置人员做好个人防护。

（五）可疑暴露者和密切接触者的管理

1. 可疑暴露者的管理 可疑暴露者是指暴露于 H7N9 禽流感病毒检测阳性的禽类、环境，且暴露时未采取有效防护的养殖、屠宰、贩卖、运输等人员。对可疑暴露者，由县区卫生健康主管部门会同农业、市场监督、交通等相关部门，组织进行健康告知，嘱其出现发热（腋下体温≥37.5℃）及咳嗽等急性呼吸道感染症状时要及时就医，并主动告知其禽类接触情况。

2. 密切接触者管理 密切接触者是指诊治疑似或确诊病例过程中未采取有效防护措施的医护人员或曾照料患者的家属；在疑似或确诊病例发病前 1 天至隔离治疗或死亡前，与患者有过共同生活或其他近距离接触情形的人员；或经现场调查人员判断需作为密切接触者管理的其他人员。对密切接触者，由县区卫生健康主管部门组织进行追踪、医学观察，医学观察期限为自最后一次暴露或与病例发生无有效防护的接触后 10 天。一旦密切接触者出现发热（腋下体温≥37.5℃）及咳嗽等急性呼吸道感染症状，则立即转送至医疗机构就诊，并采集其咽拭子，送当地流感监测网络实验室进行检测。

（六）流感样病例强化监测

在发生人感染 H7N9 禽流感确诊病例的县区内，应当在病例确诊后开展为期 2 周的强化监测。二级及以上医疗机构对符合流感样病例定义的门急诊患者，以及住院严重急性呼吸道感染患者，应当及时采集呼吸道样本，询问暴露史，并按照中国疾控中心制定的《人感染 H7N9 禽流感病毒样本采集及实验室检测策略》开展相关检测工作。各医疗机构每周汇总并上报流感样病例总数、住院严重急性呼吸道感染患者总数、采样人数、本医院检测人数、送疾控中心检测人数、阳性数及阳性结果等。具体上报方式参照中国疾控中心印发的强化监测信息报告有关技术要求。各县区可根据工作情况适当扩大监测范围和时间。

（七）疫情形势研判建议

县区卫生健康主管部门根据人感染 H7N9 禽流感疫情形势、监测和研究进展及时组织专家进行形势研判，达到突发事件标准时，按照相关预案及时启动或终止相应应急响应机制。

（八）健康教育

积极做好信息发布和舆论引导，及时回应社会关切，引导公众科学、理性地应对疫情，并做好疫情防控知识宣传，指导并促进公众养成良好的卫生习惯，尤其要加强对从事活禽养殖、屠宰、贩卖、运输等行业人群的健康教育和风险沟通工作。

第六节　炭疽应急处置

情境导入

情境： 据某省卫生厅消息，某城市发生皮肤炭疽传染病疫情，截至当时，确诊病例 3 例，疑似病例 18 例，所有病例均在某市传染病医院隔离治疗，暂无死亡病例。疫情发生后，省委、省政府高度重视，与市委、市政府共同开展疫情处置工作，并组建了省临床救治指导组、疫区处置指导组、动物处置指导组，全力组织开展疫情处置和防控工作。

思考：

1. 炭疽的流行特征是什么？

2. 作为基层防疫人员，应如何进行炭疽疫情的应急处理？

一、概述

炭疽（Anthrax）是由炭疽芽孢杆菌（*Bacillus anthracis*）引起的传染性疾病。该病主要影响牛、马、羊等偶蹄动物的传染病，偶尔也可感染人。人间炭疽多发生在因剥食病死牲畜的从业人员或从事皮革、畜牧工作的人员中。炭疽杆菌由 ROBERT KOCH 在 1877 年首次发现，炭疽芽孢杆菌是一种革兰染色阳性的粗大杆菌，在外界环境条件不适合生长繁殖时，炭疽芽孢杆菌可形成芽孢。芽孢对热、冷、干燥、化学物质、射线和其他不利条件有抵抗力，在土壤中可存活数十年。在适合的环境下，炭疽芽孢会重新复苏，变成有感染能力炭疽杆菌。炭疽的常见类型是皮肤炭疽，少数为肺部、肠道和脑膜的急性感染，有的伴发急性败血症。在环境中，炭疽芽孢是主要的存在形式。多数情况下，食草动物首先感染，患病动物的血液、粪尿排泄物、乳汁、病死畜的内脏、骨骼都有可能直接感染人类或污染环境，成为感染的重要来源。此外，污染的动物制品也是重要传染源。相比之下，患者作为传染源很少见。人类常通过接触患病动物的肉类、皮毛或患病动物排出物或其他被排出物污染的物品获得感染。炭疽主要有三种感染形式，即经皮肤接触感染、经口感染和吸入性感染。

二、病原学和临床特征

（一）病原学

炭疽杆菌是形体最大的革兰阳性杆菌，大小（1~1.5）μm×（3~5）μm，两端平截，呈链状排列，镜下形态呈竹节状，链的长短因菌株和细菌所在环境而异。在人体、动物体内或特定环境条件下（于碳酸盐琼脂培养基上于 5%~25% CO_2 下培养），该菌可形成荚膜，印度墨汁染色可见杆菌周围的透明环，碱性美蓝染色荚膜呈红色。在体外环境下可形成芽孢，未游离的芽孢在菌体中央。此菌无鞭毛，因而不运动。该菌在普通培养基生长良好，最适培养温度为 35~37℃，普通孵箱培养和 CO_2 孵箱培养均可，在厌氧条件下也能生长。普通营养琼脂平板上形成的菌落为粗糙型，表面湿润，呈狮子头状，有的菌株在菌落一侧可能形成尾突。于血琼脂平板上培养 15～24 小时，分离较好的菌落直径为 2～5mm，扁平和微突起的菌落呈不规则圆形，边缘为波浪状，表面光滑。培养物具有黏性，当用接种环挑取时会形成立起的尾状突起。炭疽杆菌不造成 β－溶血，但在长时间融合和过度生长区可能见到微弱溶血现象，不能与 β－溶血混淆。低倍显微镜下菌落边缘呈卷发样，称为狮头样菌落。此外，当在肉汤培养基中接种纯培养菌时，其培养特征为絮状沉淀生长，肉汤培养基不混浊（图 4－12，图 4－13）。

炭疽杆菌生化反应不活跃，卵黄反应、硝酸盐还原和明胶液化以及触酶均为阳性，不能分解淀粉和甘露醇。抗原结构可分为两大组，即菌体抗原和外毒素。菌体抗原包括荚膜多肽和菌体多糖。荚膜具有抗吞噬作用，与其毒力有关，细菌变异不形成荚膜时，其致病性也随之消失。多糖抗原与毒力无关。外毒素复合物由水肿因子、致死因子和保护性抗原组成。

炭疽杆菌繁殖力、抵抗力与一般细菌相同，但芽孢抵抗力较强。常规消毒剂如苯酚、煤酚水、苯扎氯铵等季铵盐类消毒效果较差；过氧乙酸、甲醛、环氧乙烷、0.1% 碘液和含氯制剂杀芽孢效果较好。高压 121℃ 30 分钟，干热 140℃ 3 小时可杀死芽孢。炭疽杆菌对青霉素敏感，培养试验 10U/ml 即可抑制细菌生长，对链霉素、四环素、卡那霉素也都敏感。

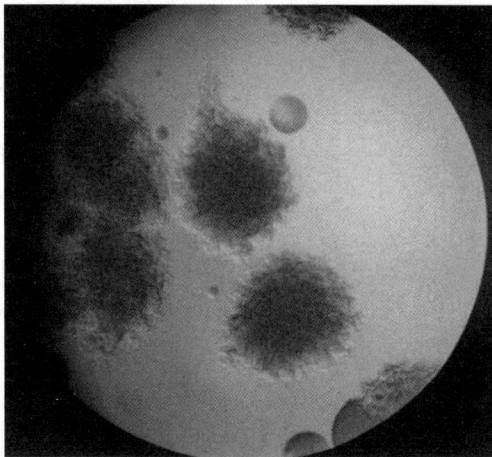

图 4－12　炭疽芽孢杆菌菌落形态（低倍显微镜）

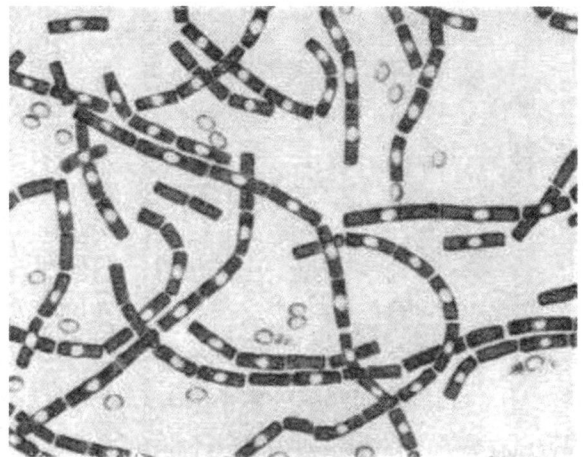

图 4－13　杆状菌体及芽孢（高倍显微镜）

（二）临床特征

潜伏期一般为 1～5 天，也有短至 12 小时，长至 2 周者。随炭疽杆菌侵入途径及部位的不同，临床上主要分为皮肤炭疽、吸入性（肺型）炭疽和食入性（胃肠型）炭疽。部分患者可发展为败血症、脑膜脑炎等重症，预后不佳。

1. 皮肤炭疽　占 95%～98%，病变多见于手、脚、面、颈、肩等裸露部位皮肤。最初为皮肤破损部位（皮肤破损轻微时，可无明显伤口）出现斑疹或丘疹，第 2 天在皮疹顶部出现小水疱而成疱疹，内含淡黄色液体，周围组织变硬而肿胀。第 3～4 天病变中心呈现出血性坏死、组织稍下陷，周围有成群小水泡，水肿区继续扩大。第 5～7 天坏死区溃破成浅溃疡，血样渗出物结成硬而黑似炭块状焦痂，痂下有肉芽组织生成。溃疡直径不一，通常为 1～5cm，而其周围皮肤浸润及水肿范围较大，直径可达 5～20cm。由于局部末梢神经受损而无明显疼感和压痛，有轻微痒感，无脓肿形成，这是皮肤炭疽的特点。以后随水肿消退，黑痂在 1～2 周内脱落，肉芽组织增生愈合缓慢。大多数病例为单灶性发病，但个别病例可因抓挠病变部位而出现多处疱疹，致自身感染。病程 1～6 周。皮肤炭疽发病同时，患者通常会出现发热（38～39℃）、头痛、关节痛、全身不适以及局部淋巴结和脾大等中毒症状和体征。少数病例皮肤局部无水疱和黑痂形成而表现为大块状水肿，患处肿胀透明、微红或苍白，并扩展迅速，这种情况多见于眼睑、颈、大腿及手部等组织疏松处。患者全身中毒症状严重，表现为高热、头痛、恶心、呕吐，若贻误治疗，预后不良。

2. 吸入性炭疽　因暴露于芽孢或吸入污染芽孢尘埃所致。患者急性起病，多在暴露后 2~5 天出现低热、疲劳和心前区压迫等症状，持续 2~3 天后，症状突然加重，轻者表现为胸闷、胸痛、发热、咳嗽、咯带血黏液痰。重者可能会出现寒战、高热，由于纵隔淋巴结肿大、出血并压迫支气管患者可能出现呼吸窘迫、气急喘鸣、咳嗽、发绀、血样痰等，并可伴有胸腔积液。肺部体征与病情常不相符。听诊肺部仅可闻及散在的细小湿啰音或有摩擦音、呼吸音降低等胸膜炎体征。X 线检查见纵隔增宽、胸腔积液及肺部浸润性阴影。患者常并发败血症及脑膜炎，若不能及时诊断、积极抢救，患者多在急性症状出现 1~2 天内发生感染中毒性休克、呼吸衰竭或循环衰竭而死亡。

3. 食入性炭疽　主要由于食入未煮熟的被炭疽杆菌污染的病畜的肉类食品而引起，偶尔可因饮入被炭疽病菌污染的水或牛奶而患病，与患者一起进食的人可相继发病。临床上可表现为口咽部炭疽和胃肠道炭疽。口咽部炭疽表现为严重的咽喉部疼痛，颌下及颈部明显水肿、局部淋巴结肿大。水肿可能压迫食管引起吞咽困难，若压迫气管可引起呼吸困难。胃肠道炭疽症状轻重不一，轻者恶心呕吐、腹痛、腹泻，但便中无血，里急后重不明显，可于数日内恢复。重者可表现为腹痛、腹胀、腹泻、血样便等急腹症症状，易并发败血症和感染中毒性休克。如不及时治疗，常可导致死亡。

4. 其他临床表现　吸入性炭疽、胃肠型炭疽和严重的皮肤炭疽可继发炭疽性败血症。除局部症状加重外，患者还表现为全身毒血症加重，如高热、寒战、衰竭等。炭疽性脑膜炎：继发于皮肤炭疽的病例小于 5%。极个别病例可继发于吸入性和胃肠型炭疽。临床表现为化脓性脑膜炎，起病急骤，有剧烈头痛、呕吐、昏迷、抽搐，及明显脑膜刺激症状。脑脊液多呈血性，少数为黄色，压力增高，白细胞数及中性粒细胞增多。病情发展迅猛，常因误诊得不到及时治疗而在发病后 2~4 天内死亡。

三、诊断与治疗

（一）诊断

根据流行病学史、临床表现及实验室结果进行诊断。

1. 流行病学线索　患者生活在疫区内，或在发病前 14 天内到达过该类地区；从事与皮毛等畜产品密切接触的职业；接触过可疑的病死动物或其残骸，食用过可疑的病死动物肉类或其制品；在可能被炭疽芽孢杆菌污染的地区内从事耕耘或挖掘等操作。

2. 临床表现　炭疽按感染途径不同可分为皮肤炭疽、肺炭疽、肠炭疽和炭疽败血症等临床类型，其中皮肤炭疽最多见，占 90% 以上。一般潜伏期为 1~5 天。

3. 实验室检查　在皮肤损害的分泌物、痰、呕吐物、排泄物或血液、脑脊液等样本中，显微镜检查可发现炭疽芽孢杆菌；或细菌分离培养获炭疽芽孢杆菌；或血清抗炭疽特异性抗体滴度出现 4 倍或以上升高。

（二）治疗

几乎所有的炭疽菌株都对抗生素敏感。青霉素一直是首选药物。治疗原则是隔离患者，尽早治疗，克服平滑肌痉挛，维持呼吸功能，后期防止发生并发症。

四、流行病学特征

（一）传染源

主要是病死动物，牛、羊、骆驼、骡等食草动物是其主要传染源。

（二）传播途径

1. 经皮肤接触感染 如果皮肤接触到污染物，芽孢就会通过皮肤上的微小伤口进入体内。

2. 经口感染 主要因摄入污染食物而感染，与饮食习惯和食品加工有关。

3. 吸入性感染 吸入被污染有炭疽芽孢污染的尘埃和气溶胶，可引起肺炭疽，一般情况下直接吸入感染较少见。

五、应急处置

（一）患者处置

所有类型的炭疽患者都需要在隔离状态下进行治疗。隔离炭疽患者主要是为了防止污染环境和感染扩大。医疗机构或疾病预防控制机构应尽可能在抗生素治疗前，采集病例的相应样本并进行检测。医疗机构按照《炭疽诊断》标准进行病例诊断，并在报告病例的同时应隔离患者，避免远距离运送。

吸入性炭疽病例应当按照甲类传染病管理，对肺炭疽患者需要实行较为严格的隔离措施。皮肤炭疽病例原则上隔离至创口痊愈、痂皮脱落为止，如临床症状消失，皮损全部结痂硬结，周围皮肤无红肿，可出院居家隔离。其他类型病例应待症状消失、分泌物或排泄物培养两次阴性后出院。炭疽患者的接触者在其没有发病之前没有传染力，无须隔离。

皮肤炭疽的接触者以及接触患者的医护人员，不需要区域封锁。青霉素类、喹诺酮类、四环素类、氨基糖苷类、碳青霉烯类等多种抗生素对治疗炭疽有效。治疗时参照炭疽诊疗方案，进行规范抗生素治疗，并建立有效的支持疗法。

参加样本采集、尸体处理、环境消杀、实验室检测的人员采取传染病二级防护措施，使用医用防护口罩、医用乳胶手套、工作帽、医用防护服或隔离衣、防护鞋（套）。必要时，佩戴防护眼罩或面罩。样本检测需在生物安全二级或以上实验室中进行。

（二）疫情报告

1. 病例报告 各级各类医疗机构、疾病预防控制机构、卫生检疫机构发现肺炭疽病例（包括疑似、临床诊断或实验室确诊）后，应在诊断后2小时内进行网络直报；其他类型的炭疽病例应在诊断后24小时内进行网络直报。

2. 突发公共卫生事件报告 炭疽疫情达到突发公共卫生事件级别时，应按规定进行突发公共卫生事件信息报告。

（三）流行病学调查

疾病预防控制机构接到炭疽病例报告后，应立即进行疫情核实和个案调查，主要内容包括病例基本情况、症状及体征、实验室检测结果、接触或暴露史、可能的感染来源及方式、可疑污染的环境等，填写个案调查表，并调查病例的共同暴露人群和接触者，开展病例搜索。同时收集当地人口资料、患者及居民居住环境、自然景观、气象资料等；了解疫点所在地既往疫情和流行强度；收集当地动物养殖、屠宰、销售、发病、死亡及死亡动物处置等信息。根据收集到的信息进行风险评估，指导疫情处理。涉及畜间疫情时，应将相关信息通报农业、市场、公安等部门，联合相关部门进行规范处置。

（四）患者周围环境的消毒处置

患者的衣物和用品，尽可能采取高压消毒或焚毁。对不能采取上述消毒措施的有价值的物品，可以使用环氧乙烷熏蒸消毒。隔离治疗患者的环境，只需要保持清洁，可用低毒性的消毒剂（如新洁而灭等）擦拭。炭疽患者死亡时，需对有出血迹象的孔道用以浸透消毒剂的棉花填塞，尸体以塑料袋装或以浸透消毒剂的床单包裹后火化。患者出院或死亡，应对病房环境进行终末消毒，使用含氯消毒剂反复进行消毒，直到隔日检查连续 3 次无有致病能力的炭疽杆菌检出为止。

（五）密切接触者处置

肺炭疽患者的密切接触者应在隔离条件下接受医学观察 14 天，可选择居家或集中隔离。其他类型炭疽病例的密切接触者不需要隔离，只需进行医学观察。对曾暴露于病例同一感染来源的人员，应医学观察 14 天。对患者的共同暴露人员和密切接触者可进行预防服药，首选环丙沙星或多西环素，其次可选择左氧氟沙星、莫西沙星、克林霉素、阿莫西林、青霉素 V 钾等。

（六）预防性投药

对曾经与肺炭疽患者共同居住或护理过患者的高度密切接触者，可以给予氟喹诺酮类药物，如氧氟沙星 0.4g，每日 2 次，环丙沙星 0.5g，每日 3 次，口服，连续 3 天。对不宜使用氟喹诺酮者，可选用四环素、大环内酯类或头孢菌素进行预防。在受到生物攻击的情况下，往往来不及使用疫苗预防。对污染物品和炭疽患者的接触者，需要预防性地给予上述抗菌药物。对于一般的接触者，可以给予口服的抗菌药物，按一般剂量，并根据威胁的严重程度用药 3 ~ 7 天。但对于可能直接吸入被炭疽杆菌污染的物品者，应当给予注射抗生素。接受预防投药者，不使用疫苗预防。

（七）预防接种

在炭疽的常发地区，建议皮毛加工与制革工人、畜牧员以及与牲畜密切接触者每半年或一年预防接种一次。在和平时期，没有必要进行群众性免疫接种，在可能受到生物攻击的情况下，因为不知道可能受到攻击的目标，也没有必要进行大规模的群众性免疫接种。如果确实受到炭疽的攻击并出现了炭疽患者的情况下，可在已发生患者的周围划定一定区域，对区域内的非接触者人群接种疫苗。接种疫苗者，不再进行预防投药。

（八）疫点的消毒处理

污染芽孢的粪肥、废饲料等均可采用焚烧处理。对于不宜焚烧的物品，可用含 2% NaOH 的开水煮 30 分钟到 1 小时，再用清水洗净；或用 4% 甲醛溶液浸泡 4 小时；或用 121℃ 高压蒸汽消毒 30 分钟。污染场地（住房、厩舍及周围环境）可用 5% 福尔马林按 500ml/m² 喷洒消毒三次；或用 20% 的漂白粉水溶液按 200ml/m² 喷雾作用 1 ~ 2 小时。排泄物等可按 5：1 稀释污物加漂白粉搅匀后，作用 12 小时后弃去。土壤（炭疽尸体停放处）的消毒：应该去掉 20cm 厚的地表土，焚烧或加热 121℃ 30 分钟。如不易进行此操作，可用 5% 的甲醛溶液按 500ml/m² 消毒三次，亦可用氯胺或 10% 的漂白粉乳浸渍，处理 2 次。

（九）健康教育

通过广播、宣传画、通告等多种方式向群众宣传炭疽的传播方式和危害性。严禁剥食不明原因死亡的动物，死于炭疽动物的尸体必须焚烧。

1. 对养殖、屠宰加工等相关行业从业人员、消费者，重点宣传病死、死因不明、来源不清动物的潜在危害和相关处理规定，引导消费者购买和食用检疫合格的动物及动物产品，发现牲畜异常死亡要及时报告。

2. 炭疽新老疫区和高风险地区要加强对疫病流行特点、临床特征、危害等知识宣传，并教育易感人群做好日常防护，不要在疫点、疫区、江河流域、洪水侵袭过的草场牧地等炭疽芽孢污染高风险区域放牧、割草，以增强群众疫病防控意识和自我保护意识。

3. 加强对基层动物防疫人员动物炭疽临床症状、诊断监测、疫情处置、无害化处理、人员防护等防治知识培训，以提高其"早发现、快反应、严处置"的能力和水平。

4. 加强对基层医疗机构医务人员炭疽诊疗知识培训，增强诊断意识和诊治能力，做到早诊断、早治疗、早报告。提高基层疾控机构疫情处置能力，加强监测，及时发现并规范处置疫情，降低扩散风险。

（十）联防联控

1. 各级动物疫病预防控制机构和疾病预防控制机构建立炭疽联防联控机制，第一时间相互通报疫情信息，定期会商疫情形势。

2. 根据防控工作实际需要，联合处置疫情和开展流行病学调查，联合开展炭疽防治知识宣传教育，重点指导高危人群做好个人防护、及时就诊、正确处理病畜及其产品。

3. 密切配合当地宣传部门做好媒体风险沟通，避免群众恐慌，加强防护意识，减少舆情风险。

第七节　布鲁氏菌病应急处置

情境导入

情境：2010 年 12 月，某农业大学从某养殖场分 3 批购入 4 只山羊作为实验用品。此后，共有 4 名教师、2 名实验员、110 名学生用这些山羊做了 5 次实验。随后共有 13 人被确诊报告布鲁氏菌抗体阳性者，其中布病确诊病例 1 例、疑似病例 2 例、隐性感染 10 例。

思考：

1. 布鲁氏菌的流行特征是什么？

2. 应该如何进行布鲁氏菌病疫情的应急处理？

一、概述

布鲁氏菌病（Brucellosis）又称波状热，是由布鲁氏菌（Brucella）所引起的动物源性传染病，临床上以长期发热、多汗、乏力、关节疼痛、肝脾及淋巴结肿大为特点。该病为全球性疾病，来自 100 多个国家每年上报 WHO 的布鲁氏菌病超过 50 万例。我国于 20 世纪 60~70 年代曾开展大规模的动物布鲁氏菌感染防治工作，使发病率显著降低，年发病人数为 6000 人次左右。在中国主要流行于西北、东北、青藏高原及内蒙古等牧区。我国主要以牛种菌和羊种菌为主要的病原体。

二、病原学和临床特征

（一）病原学

布鲁氏菌是一组球杆状的革兰阴性菌，没有鞭毛，不形成芽孢或荚膜。根据储存宿主、生化、代谢和免疫学的差异分类，布鲁氏菌属分为 6 个种 19 个生物型，包括牛种（流产布鲁氏菌，*B. Abortus*）、猪种（*Bsuis*）、羊种（马尔他布鲁氏菌，*B. Melitensis*）、犬种（*B. Canis*）、绵羊附睾种（*B. Ovis*）及沙林鼠种（*B. Neotomae*），其中前四种对人类致病，但其致病力有所差异。

布鲁氏菌含 20 余种蛋白抗原和脂多糖，其中脂多糖在致病中起重要作用。该菌对常用的物理消毒方法和化学消毒剂敏感，但在自然环境中生存力较强，能在乳及乳制品、皮毛中能长时间存活。在病畜的分泌物、排泄物及死畜的脏器中，能生存 4 个月左右，加热至 60℃ 或日光下暴晒 10~20 分钟可杀死此菌。

（二）临床表现

潜伏期一般为 1~3 周，平均 2 周，也可长至数月甚至 1 年以上。临床上布鲁氏菌病可分为亚临床感染、急性感染（患病时间 3 个月以内）、亚急性感染（患病时间在 3 个月到 1 年）、慢性感染（患病时间在 1 年以上）、局限性感染和复发。

1. 亚临床感染　常发生于高危人群，血清学检测表明，该人群中 30% 以上有高水平的抗布鲁氏菌抗体，但不能追溯明确的临床感染史。

2. 急性和亚急性感染　病多缓起，主要症状为发热、多汗、乏力、关节痛、睾丸肿痛等。发热多为不规则热，其中 5%~20% 出现典型的波浪形发热，其特点为发热 2~3 周后，间歇数天至 2 周，发热再起，反复多次，故又曾称本病为波状热。多汗亦为本病突出的症状之一，常于夜间或凌晨热退时大汗淋漓。关节痛常较剧烈，呈游走性，主要累及大关节。睾丸肿痛最具特征性，占男性患者的 20%~40%，常由睾丸炎及附睾炎所致，多为单侧。此外，肝、脾、淋巴结肿大常见。患者还可能有头痛、神经痛、皮疹等症状。

3. 慢性感染　慢性感染可由急性期发展而来，也可无急性期病史而直接表现为慢性。本期表现更是多种多样，基本上可分两类：一类是全身性非特异性症状，类似神经官能症和慢性疲劳综合征；另一类是器质性损害，其中以骨骼 - 肌肉系统最为常见，如大关节损害、肌腱挛缩等；神经系统病变也较常见，如周围神经炎、脑膜炎等。泌尿生殖系统病变也可见到，如睾丸炎、附睾炎、卵巢炎等。

4. 局灶性感染　布鲁氏菌病几乎可以局限在所有的器官，但最常局限在骨、关节、中枢神经系统，并表现出相应临床症状和体征。

5. 复发　经抗菌治疗后，约 10% 的患者出现复发。复发往往发生在初次治疗结束后 3~6 个月。复发往往与细菌的耐药性、细菌在细胞内的定位以及不规范治疗有关。

三、诊断与治疗

（一）诊断

急性、亚急性感染通过流行病学接触史、临床表现和实验室检查做出诊断。

1. 流行病学接触史　有传染源密切接触史或疫区生活接触史。

2. 临床表现　具有该病临床症状和体征并排除其他疑似疾病。

3. 实验室检查　病原分离、试管凝集试验等检查阳性。

凡具备上述三项中的任何一项检查阳性即可确诊为布鲁氏菌病。慢性感染者和局灶性感染者诊断有时相当困难，可通过获得细菌培养结果辅助诊断。

（二）治疗

1. 急性和亚急性感染

（1）在对症治疗和一般治疗中，患者需注意休息，并在补充营养的基础上，给予对症治疗。

（2）病原治疗应选择能进入细胞内的抗菌药物，且应采用联合治疗。对于成人及 8 岁以上儿童，WHO 建议首选多西环素联合利福平、链霉素、复方磺胺甲噁唑或利福平联合氟喹诺酮类药物。对于 8 岁以下儿童，推荐采用利福平联合复方磺胺甲噁唑治疗，也可采用利福平联合氨基糖苷类药物治疗。对于孕妇，推荐采用利福平联合复方磺胺甲噁唑治疗。如果在妊娠 12 周内发生布鲁氏菌病，可选用三代头孢菌素类药物联合复方磺胺甲噁唑治疗，可减少妊娠中断的发生。但药物治疗对孕妇存有潜在的危险，应权衡利弊使用。

2. 慢性感染　治疗较为复杂，包括病原治疗、脱敏治疗及对症治疗。

（1）病原治疗　与急性和亚急性感染者治疗相同，必要时需要重复治疗几个疗程。

（2）脱敏治疗　采用少量多次注射布鲁氏菌抗原，既可以避免引起剧烈的组织损伤，又起到一定的脱敏作用。

（3）对症治疗　根据患者的具体情况，采取相应的治疗方法。

四、流行病学特征

（一）传染源

目前，已知有 60 多种家畜、家禽、野生动物是布鲁氏菌的宿主。与人类有关的传染源主要是羊、牛及猪，其次是犬、鹿、马、骆驼等。染菌动物首先在同种动物间传播，造成同种动物带菌或发病，随后波及人类。

（二）传播途径

1. 经皮肤及黏膜接触传染　直接接触病畜或其排泄物、阴道分泌物、娩出物；在饲养、挤奶、剪毛、屠宰以及加工皮、毛、肉等过程中没有注意防护，可经受损的皮肤或眼结膜感染；此外，也可间接接触病畜污染的环境及物品而感染。

2. 经消化道传染　食用含菌的乳类、水和食物而受感染。

3. 经呼吸道传染　病菌污染环境后形成气溶胶，可发生呼吸道感染。

4. 其他　如苍蝇携带、蜱叮咬，也可传播本病。

（三）人群易感性

人群普遍易感，病后可获较强免疫力。因不同种布鲁氏菌之间存在交叉免疫，因此再次感染者很少。疫区居民可因隐性感染而获免疫。

五、应急处置

（一）疫情报告

1. 医疗机构诊断与报告　各级各类医疗机构、疾病预防控制机构按照我国《布鲁氏菌病诊断标准》对病例进行诊断，发现病例（包括疑似病例、临床病例和实验室确诊病例）后，应当于 24 小时内进行网络直报。

2. 突发公共卫生事件信息报告　饲养场、家畜集散市场、屠宰加工厂等单位及各级各类医疗卫生机构发现人间布病暴发疫情或其他突发公共卫生事件信息时，应按规定及时向当地县（区）级疾病预防控制机构报告。

（二）人员组织

处理暴发点的各项工作，应在当地政府的统一领导下进行。根据工作需要，可成立临时指挥机构，如指挥部或领导小组等，制订出具体计划，并组织有关部门和人员实施。畜牧兽医及医疗卫生机构等部门，应主动当好参谋，积极参加工作。

（三）暴发原因调查

1. 回顾性调查　防治人员进入现场后，通过走访、座谈等方式，对布病暴发情况进行全面调查了解，收集有关暴发时间、地区、人群和畜群分布及变动等方面资料，特别是首例患者（病畜）出现的时间，地点及可能的原因等方面的资料。

2. 实验室检查 采用皮内变态反应、血清学和细菌学方法检查牲畜和人，以了解感染和发病情况。如怀疑食品（奶、肉等）、水源或毛皮可能是感染源，也应采样检查。

3. 综合分析 对上述所获得的资料和检查结果进行综合分析，找出引起暴发的来源和主要的传播因素，确定本次暴发波及的范围，提出具体的预防措施，并总结经验教训，防止再次发生。

（四）控制和清除传染源

对发现的疑似动物疫情，依据农业农村部《布鲁氏菌病防治技术规范》《病死及病害动物无害化处理技术规范》进行处置。发现疑似布病病畜后，畜主应立即将其隔离，并限制其移动。动物防疫监督机构要及时派员到现场进行调查核实，包括流行病学调查、临床症状检查、病理解剖、采集病料、实验室诊断等，并根据诊断结果采取相应措施。病畜和阳性畜全部扑杀，并对病畜和阳性畜及其胎儿、胎衣、排泄物、乳及乳制品等进行无害化处理。

当本病呈暴发流行时（一个乡镇30天内发现10头以上病牛或检出10头以上阳性牛，或50只以上阳性羊），要对疫区依法实施封锁。在封锁期间，禁止染疫动物和疑似染疫动物、动物产品移动；在疫区周围设置警示标志，交通要道建立动物防疫监督检查站，对进出人员、运输工具及有关物品进行消毒；停止疫区内易感动物及其产品的交易活动；对易感动物实行圈养或指定地点放养，役用动物限制在疫区内使役，以及其他限制性措施。对受威胁的畜群（病畜的同群畜）实施隔离，可采用圈养和固定草场放牧两种方式隔离。隔离饲养用草场，不要靠近交通要道、居民点或人畜密集的地区。场地周围最好有自然屏障或人工栅栏。

（五）切断传播途径

对病畜和阳性畜污染的场所、用具、物品严格进行消毒。饲养场的金属设施、设备可采取火焰、熏蒸等方式消毒；养畜场的圈舍、场地、车辆等，可选用2% NaOH等有效消毒药消毒；饲养场的饲料、垫料等，可采取深埋发酵处理或焚烧处理；粪便消毒采取堆积密封发酵方式。皮毛消毒用环氧乙烷、福尔马林熏蒸等。对疫区和受威胁区内所有的易感动物进行紧急免疫接种。

（六）保护易感人群

及时宣传人、畜布病临床表现和危害等相关知识，提高健康素养。对高危人群，依据工作性质的不同，采取口罩、眼罩、胶鞋或胶靴、手套等防护用品进行有效防护。

（七）病例的管理

病例无须隔离，按《布鲁氏菌病诊疗指南（试行）》给予及时规范的治疗，避免慢性化。疫情所在区县，应指定定点医疗机构，成立布病治疗临床专家组；指定乡镇卫生院或社区卫生服务中心负责病例的随访。

（八）现场反馈与评估

在疫情处置过程中，应适时开展动态评估，以研判疫情风险和评估防治效果，并根据评估结果适时调整防控策略。

在疫情处置过程中至终止响应期间，应开展一次或多次综合评估，对疫情进展，处置情况、发生原因、危险因素、部门协作情况、需要解决的问题等进行反馈，并提出阶段性、区域性公共卫生防控策略。

（九）终止响应

封锁的疫区内最后一头染疫动物被扑杀并经彻底无害化处理后，需在疫区内进行30天以上的监测，且期间没有发现新病例；对疫区内所有易感动物已进行了免疫接种；对所污染场所、设施设备和受污染的其他物品彻底消毒后，经动物防疫监督机构检验合格，由原发布封锁令机关解除封锁。

各项综合性措施落实到位，确保患者得到及时规范治疗。经过 3 周监测，无新病例或感染者出现，经过专家评估，可终止响应，并在 1 周内提交结案报告。

第八节 手足口病暴发疫情应急处置

情境导入

情境： 2021 年 5 月 12 日 11 时 20 分，某区疾控中心接到某托幼机构报告，称近期该幼儿园出现多例发热出疹病例。13 时，区疾控中心人员赶到现场，经调查该幼儿园分大、中、小三个年级，自 5 月 6 日以来已累计发病 5 人，病例均集中在小、中班，主要表现为发热，手心、脚心出现疱疹，部分幼儿口腔内也出现疱疹。

思考：

1. 初步假设该疫情是一起什么事件？判定标准是什么？

2. 为证实假设，通常采集何种样本？至少采集几份？

3. 如你作为疾控中心工作人员，针对该疫情应对幼儿园提出哪些控制措施？

一、概念与特点

手足口病（hand–foot–mouth disease，HFMD）是由多种人肠道病毒引起的一种儿童常见传染病，五岁以下儿童多发，是我国法定报告管理的丙类传染病。大多数患者症状轻微，以发热和手、足、口腔等部位出现皮疹或疱疹为主要症状。少数患者可出现无菌性脑膜炎、脑炎、急性弛缓性麻痹、神经源性肺水肿和心肌炎等，个别重症患儿病情进展快，可导致死亡。

手足口病是全球性疾病，我国各地全年均有发生，发病率为 37.01/10 万 ~205.06/10 万，近年报告病死率 6.46/10 万 ~51.00/10 万。手足口病在全国范围内普遍流行，具有传染性强、传播途径复杂、防控难度大的特点，易出现聚集性病例和暴发疫情。

二、病原学和临床特征

（一）病原学

引起手足口病的病毒属于小 RNA 病毒科肠道病毒属，包括柯萨奇病毒 A 组（*Coxasckievirus A*，CVA）的 2、4、5、7、9、10、16 型等，B 组（*Coxasckievirus B*，CVB）的 1、2、3、4、5 型等；肠道病毒 71 型（*Human enterovirus* 71，EV71）；埃可病毒（*Echovirus*，ECHO）等。其中以 EV71 及 CVA16 型较为常见，重症及死亡病例多由 EV71 所致。近年部分地区 CVA6、CVA10 有增多趋势。肠道病毒各型之间无交叉免疫力。

肠道病毒适合在湿、热的环境下生存与传播，75% 乙醇和 5% 来苏不能将其灭活，对乙醚、去氯胆酸盐等不敏感；但对紫外线和干燥敏感，各种氧化剂（高锰酸钾、漂白粉等）、甲醛、碘酒都能灭活，在 56℃ 加热 30 分钟可以灭活病毒。病毒在 4℃ 可存活 1 年，在 -20℃ 可长期保存，在外环境中可长期存活。

（二）临床表现

1. 潜伏期　手足口病潜伏期为 2~10 天，平均 3~5 天，病程一般为 7~10 天。

2. 疾病表现 急性起病，发热，患者可能口腔黏膜出现散在疱疹，手、足和臀部出现斑丘疹、疱疹，疱疹周围可有炎性红晕，疱内液体较少。此外，患者还可伴有咳嗽、流涕、食欲不振等症状。部分患者无发热，仅表现为皮疹或疱疹。一般预后良好，大多数患者可在 1 周内痊愈，无后遗症；少数病例，特别是 EV71 感染患儿，可出现脑膜炎、脑炎、脑脊髓炎、神经源性肺水肿、循环障碍等，病情凶险，可致死亡或留有后遗症。

（三）病例定义

1. 临床诊断病例

（1）普通病例 发热，伴手、足、口、臀部皮疹，部分病例可无发热。

（2）重症病例 出现神经系统受累、呼吸及循环功能障碍等表现，实验室检查可有外周血白细胞增高、脑脊液异常、血糖增高，脑电图、脑脊髓磁共振、胸部 X 线、超声心动图检查可有异常。

极少数重症病例皮疹不典型，临床诊断困难，需结合实验室检测做出诊断。若无皮疹，临床不宜诊断为手足口病。

2. 实验室确诊病例 临床诊断病例符合下列条件之一者，即可诊断为实验室确诊病例。

（1）自咽拭子或咽喉洗液、粪便或肛拭子、脑脊液、疱疹液、血清以及脑、肺、脾、淋巴结等组织样本中分离到人肠道病毒（包括 CVA16 和 EV71 等）。

（2）自咽拭子或咽喉洗液、粪便或肛拭子等样本中检测到 CVA16 或 EV71 特异性核酸，或从脑脊液、疱疹液、血清以及脑、肺、脾、淋巴结等组织样本中检测到人肠道病毒（包括 CVA16 和 EV71 等）的特异性核酸。

（3）血清样本人肠道病毒型特异性中和抗体滴度 $\geq 1 : 256$，或急性期与恢复期血清肠道病毒特异性中和抗体有 4 倍或 4 倍以上的升高。

（四）治疗

目前尚无特效抗肠道病毒药物，以支持疗法为主。注意隔离，避免交叉感染，清淡饮食，做好口腔和皮肤护理。

绝大多数患者可自愈。目前 EV71 型灭活疫苗可用于 6 月龄至 5 岁儿童预防由 EV71 感染所致的手足口病，病例的治疗方法参考国家卫生健康委员会《手足口病诊疗指南（2018 年版）》。

三、流行病学特征

（一）传染源

人是人肠道病毒的唯一宿主，患者和隐性感染者均为本病的传染源。隐性感染概率高，且隐性感染者难以鉴别和发现。病毒可通过感染者的粪便、咽喉分泌物、唾液和疱疹液等广泛传播。发病前数天，在感染者咽部与粪便中就可检出病毒，通常以发病后一周内传染性最强。

（二）传播途径

密切接触是手足口病重要的传播方式，通过接触被病毒污染的手、毛巾、手帕、牙杯、玩具、食具、奶具以及床上用品、内衣等引起感染；还可通过呼吸道飞沫传播；饮用或食用被病毒污染的水和食物亦可感染。

（三）人群易感性

婴幼儿和儿童普遍易感。不同年龄组均可感染发病，其中以 5 岁及以下儿童为主，尤以 3 岁及以下儿童发病率最高。显性感染和隐性感染后均可获得特异性免疫力，产生的中和抗体可在体内存留较长时间，对同血清型病毒产生比较牢固的免疫力，但不同血清型间鲜有交叉免疫。

（四）流行特征

该病流行无明显的地区性，全年均可发生，一般5~7月为发病高峰。托幼机构等易感人群集中单位可发生暴发。肠道病毒具有传染性强、隐性感染比例大、传播途径复杂、传播速度快、控制难度大等特点，容易出现暴发和短时间内较大范围流行。

四、应急处置

（一）疫情报告

1. 个案报告 各级各类医疗机构应按照《中华人民共和国传染病防治法》和《传染病信息报告管理规范》的有关规定，对符合病例定义的手足口病病例进行报告。

2. 聚集性病例报告 托幼机构和学校、医疗机构发现手足口病聚集性病例时，应以最快的方式向县（区）级疾病预防控制机构报告。

3. 突发公共卫生事件报告 局部地区或集体单位发生流行或暴发时，按照突发公共卫生事件有关规定，及时进行信息报告。

（二）现场调查处置

发现手足口病聚集性病例、重症或死亡时，县（区）级及以上疾病预防控制机构要立即组织开展现场调查处置。

1. 调查前准备 流调类（调查表格、相关文件及工具书），采样类（送检表、采样登记表、记号笔、无菌采便管、外螺旋盖采样管、真空无菌采血管、肛拭子、样本运输箱等），消毒类（消毒剂、喷雾器、量具、浓度试纸、消毒记录表等），办公通信类（电脑、电话、对讲机等），取证工作（录音笔、照相机等），后勤保障类（车辆等）。

2. 现场调查处置

（1）核实诊断 聚集性疫情或暴发疫情核实，应根据疫情监测数据或托幼机构、医疗机构的报告，并对事发单位进行调查，依据病例定义，收集病例信息确定疫情是否存在。

聚集性疫情是指一周内，同一托幼机构或学校等集体单位发生5例以上，但不足10例手足口病病例；或同一班级（或宿舍）发生2例及以上手足口病病例；或同一个自然村/居委会发生3例及以上，但不足5例手足口病病例；或同一家庭发生2例及以上手足口病病例。

暴发疫情是指一周内，同一托幼机构或学校等集体单位发生10例及以上手足口病病例；或同一个自然村/居委会发生5例及以上手足口病病例。

（2）流行病学调查

1）聚集性病例调查 了解聚集性病例的临床表现、流行特征，以分析流行因素，为采取防控措施提供依据。要对首发或指示病例开展流行病学调查，填写《手足口病个案调查表》。

2）重症或死亡病例调查 详细了解病例的基本信息、临床症状、发病就诊治疗过程、感染传播情况、病原检测结果，以分析重症及死亡病例的主要危险因素，填写《手足口病重症或死亡病例个案调查表》。

3）专题调查 根据当地手足口病疫情特点及流行特征，可开展专题调查，以了解当地的主要传播方式以及感染危险因素等，为制定干预措施提供依据。专题调查的方案及其内容，应根据调查目的专门设计。

（3）流行病学描述　对收集的病例资料进行人群三间分布的描述，以了解发病的高危人群、特殊暴露因素；绘制流行曲线，了解病例的关联顺序，找出传播链，从而有助于推断传播的危险因素；绘制病例不同时间的地点示意图，可以了解疫情扩散趋势。

（4）样本采集和检测　医疗机构负责样本采集，疾病预防控制机构应指导医疗机构进行相关生物学样本的采集。所有重症和死亡病例均要采集样本，可以采集咽拭子、粪便或肛拭子、疱疹液、脑脊液、血清等，死亡病例还可采集脑、肺、肠淋巴结等组织样本。聚集性病例至少要采集 2 例病例样本开展病原学检测。

（5）疫情控制

1）传染源的管理　患儿应及时就医，并遵医嘱采取居家或住院方式进行治疗。同时，要尽量避免与其他儿童接触。住院患儿应在指定区域内接受治疗，防止与其他患儿发生交叉感染。

管理时限为自患儿被发现起至症状消失后 1 周。

乡镇卫生院/社区卫生服务中心、村卫生室/社区卫生服务站等负责本辖区居家治疗的手足口病患儿的随访工作，掌握居家治疗患儿的病情进展情况。

2）重点人群及重点机构的预防控制措施　为降低人群手足口病的发病率，减少聚集性病例，避免医院感染，各地要做好以散居儿童为主的重点人群和以托幼机构、医疗机构为主的重点场所的预防控制工作。

3）监测信息分析与反馈　各级疾病预防控制机构定期对监测数据进行分析，判断发病趋势，发现异常升高或病例呈聚集性分布或出现重症及死亡病例时，要及时核实并向同级卫生健康主管部门及上级疾病预防控制机构报告，并定期向下级疾病预防控制机构和医疗机构反馈疫情分析信息。

4）加强病原学监测　连续采集当地手足口患者样本，确定当地的优势毒株，指导防控策略的制定。

5）在手足口病例暴发期间，儿童要减少或避免参加集体活动　根据实际情况，建议暂停或禁止学校等单位在暴发期间进行集体活动；尽可能减少与发病班级学生（员工）的接触；避免全校（单位）或较多人员集会，限制外来人员进入学校。提倡学生多进行户外活动，但应减少剧烈活动。在必要情况下根据专家建议可采取停课措施。

6）消毒措施　病家、托幼机构和小学的消毒应在当地疾病预防控制机构的指导下，由单位及时进行消毒，或由当地疾病预防控制机构负责对其进行消毒处理。医疗机构的消毒由医疗机构安排专人进行。

7）健康教育　各级医疗卫生机构应在政府领导下，与当地教育、宣传、广电等部门密切合作，充分利用广播、电视、报纸、网络、手机短信、宣传单/宣传画等多种方式，开展手足口病防治知识的宣传工作，使 5 岁以下儿童家长及托幼机构工作人员等了解手足口病的临床症状，掌握最基本的预防措施，强调保持良好的个人卫生习惯及环境卫生措施对于有效预防手足口病的重要性。

第九节　诺如病毒暴发疫情应急处置

情境导入

情境：2018 年 3 月 16 日报，某市一中学 3 月 14～16 日四年级 3 班累计 9 名学生陆续出现恶心、呕吐、腹痛、腹泻等症状，采集 6 份肛拭子样本进行诺如病毒核酸检测，其中 3 份为阳性。随后，其他班级也陆续有病例，截至 3 月 19 日，累计病例 32 例，无住院病例，无死亡病例。当地疾控中心赴学校开展疫情调查处置工作，经了解，学校基本情况如下：该校四年级 2～4 班为相邻的三个班级，共用一个洗手间。

思考：

1. 诺如病毒的流行特征是什么？

2. 该次疫情的发生规模应如何进行判定？

3. 如果你作为该疾控中心工作人员，应如何进行诺如病毒疫情的应急处置？

一、概述

（一）诺如病毒特点

诺如病毒（Norovirus）是导致人类急性胃肠炎主要病原体之一，全球近 1/5 的急性胃肠炎病例是由该病毒引起的，疾病负担严重。诺如病毒变异快、环境抵抗力强、感染剂量低，具有高度传染性和快速传播能力。诺如病毒感染发病的主要表现为腹泻和/或呕吐，国际上通常称之为急性胃肠炎。我国一直将其列入丙类传染病中"其他感染性腹泻病"进行报告管理。近年来，我国诺如病毒聚集和暴发疫情呈现病例增加速度快、疫情分布范围广，尤其在学校和托幼机构高发的特点。

（二）病原学

1. 基因分型　诺如病毒属被分为 6 个基因群（Genogroup，GⅠ～GⅥ），GⅠ和 GⅡ是引起人类急性胃肠炎的两个主要基因群。

2. 病毒变异　诺如病毒变异速度快，每隔 2～3 年即可出现引起全球流行的新变异株。

3. 理化特性　使用 10mg/L 的高浓度氯离子可灭活诺如病毒，乙醇和免冲洗洗手液没有灭活效果。

4. 免疫保护与宿主易感性　诺如病毒的免疫保护力可持续 6～24 个月，即使先前感染过诺如病毒，同一个体仍可重复感染同一毒株或不同毒株的诺如病毒。

5. 病毒核酸排出规律　诺如病毒主要通过患者的粪便排出，也可通过呕吐物排出，患者在潜伏期即可排出诺如病毒。

（三）临床特征

1. 潜伏期　诺如病毒的潜伏期相对较短，通常 12～48 小时。

2. 临床表现　诺如病毒感染主要表现为自限性疾病，以轻症为主，最常见症状是腹泻和呕吐，其次为恶心、腹痛、头痛、发热、畏寒和肌肉酸痛等。病程通常较短，症状持续时间平均为 2～3 天。

（四）流行病学特征

1. 传播途径　诺如病毒传播途径包括人传人、经食物传播和经水传播。人传人可通过粪－口途径（包括摄入粪便或呕吐物产生的气溶胶）或间接接触被排泄物污染的环境而传播。食源性传播是通过食用被诺如病毒污染的食物进行传播，其中牡蛎等贝类海产品和生食的蔬果类是引起暴发的常见食品。经水传播可由桶装水、市政供水、井水等其他饮用水源被污染所致。一起暴发中可能存在多种传播途径。

2. 季节性　诺如病毒具有明显的季节性，人们常把它称为"冬季呕吐病"。

（五）病例定义

1. 疑似病例　即急性胃肠炎病例，定义为 24 小时内出现排便≥3 次且有性状改变（呈稀水样便），和（或）24 小时内出现呕吐≥2 次者。

2. 临床诊断病例　在诺如病毒感染引起的聚集性或暴发疫情中，满足疑似病例定义，且与实验室诊断病例有流行病学关联的病例。

3. 实验室诊断病例 疑似病例或临床诊断病例中，粪便、肛拭子或呕吐物样本经诺如病毒核酸检测阳性，或 ELISA 抗原检测阳性者。

二、应急处置

（一）聚集性疫情和暴发判定标准

1. 聚集性疫情 3 天内，同一学校、托幼机构、医疗机构、养老院、工厂、建筑工地、游轮、社区/村庄等集体单位或场所，发生 5 例及以上有流行病学关联的诺如病毒感染病例，其中至少 2 例是实验室诊断病例。

2. 暴发 7 天内，同一学校、托幼机构、医疗机构、养老院、工厂、建筑工地、游轮、社区/村庄等集体单位或场所，发生 20 例及以上有流行病学关联的诺如病毒感染病例，其中至少 2 例是实验室诊断病例。

（二）疫情发现、核实与报告

1. 学校、托幼机构、医疗机构、养老院、工厂、建筑工地、游轮等集体单位或场所发现急性胃肠炎聚集性疫情或暴发，应立即以电话或传真的方式向属地县/区级疾病预防控制中心报告。

2. 属地疾病预防控制中心接到疫情报告后应及时开展调查，根据疫情流行病学、病例临床表现及实验室检测结果等对疫情进行核实。

3. 凡实验室确诊的诺如病毒感染暴发事件，应严格根据病例定义统计病例数，包括以呕吐症状为主的病例。符合国家突发公共卫生事件报告标准的诺如病毒感染暴发，属地疾病预防控制中心应进行网络直报。

（三）疫情调查

聚集性疫情和暴发疫情的调查流程、调查内容相同，主要包括疫情发生机构基本情况调查、现场流行病学调查、卫生学调查、样本采集、实验室检测和疫情终止评估。

1. 基本情况 包括疫情发生机构概况、人员分布情况、疫情波及人数、疫情发生机构内部平面图（重点关注如教学楼、宿舍、食堂、卫生间的地理位置和供水线路分布等）、供餐和饮用水信息及其他相关信息（近期天气异常、灾害、群体性活动及水电故障等）。

2. 流行病学调查

（1）核实诊断 疾病预防控制中心现场调查组抵达现场后，应核实发病情况、开展访谈和采集病例样本（尽快采集病例呕吐物、粪便或肛拭子样本）等。

（2）制定病例定义、开展病例搜索 参考上述病例定义制定疫情调查的病例定义。采用一览表收集病例信息，根据病例定义对搜索到的病例进行核实。可通过电话调查、面对面调查、收集缺勤记录、查阅门诊日志等方式开展病例搜索。

（3）个案调查 使用个案调查表，对病例逐一进行调查。调查内容应包括人口统计学信息、发病和诊疗情况、暴露史等。暴露史信息主要关注发病前 3 天的暴露情况，包括饮食史、饮水史、与类似病例的接触史及其他暴露史（参加的集体活动、医疗机构暴露史等）。

（4）描述性分析 个案调查结束后，应快速建立数据库，及时录入收集的信息资料，开展描述性流行病学分析，描述病例的三间分布，按人群特征及饮食饮水可能存在差异的相关特征进行分组，分析各组人群的罹患率是否存在统计学差异，以推断高危人群，并比较有统计学差异的各组人群在暴露史方面的异同，以寻找病因线索。

（5）提出病因假设　根据上述描述性分析和访谈结果，提出病因假设，常见假设为食源性传播、水源性传播或人传人，也可能同时存在多种传播途径。

（6）分析性研究　为验证病因假设，进一步查明暴发疫情传播途径及危险因素，可根据实际情况开展分析性研究，通常采用病例对照或回顾性队列研究。

3. 卫生学调查　根据前期流行病学调查，获得具有一定指向性的危险因素后，及时开展卫生学调查，进一步调查食品或水的污染源、污染环节、导致疫情传播的危险因素，进一步验证现场流行病学调查结果，为采取预防控制措施提供依据。调查方法可包括访谈相关人员、查阅记录、现场勘察、采集样本检测等，调查内容因不同病因假设（食源性或人传人）而异。

4. 样本采集和检测　采集包括生物样本（采集粪便、肛拭子、呕吐物）、水样本、食物样本及环境涂抹样本开展诺如病毒核酸检测及基因型鉴定。

5. 疫情终止评估　组织专家组对暴发疫情及时开展分析研判，评估疫情是否终止。判定疫情终止条件为：①传播危险因素得到有效控制，如停止供应污染水源或食品；②自最后一例病例隔离起72小时后未再发现新的诺如病毒感染病例，或者疫情发生机构的急性胃肠炎病例数降至往年同期基线水平。

（四）预防控制措施

目前，针对诺如病毒尚无特异的抗病毒药和疫苗，其预防控制主要采用非药物性预防措施，包括病例管理、手卫生、环境消毒、食品和水安全管理、风险评估和健康教育。这些措施既适用于聚集性和暴发疫情的处置，也适用于散发病例的预防控制。

1. 病例管理　鉴于诺如病毒的高度传染性，对诺如病毒感染人员（病例、隐性感染者及从事食品操作岗位的感染者）进行规范管理是阻断传播和减少环境污染的有效控制手段。

2. 手卫生　保持良好的手卫生是预防诺如病毒感染和控制传播最重要、最有效的措施。应按照6步洗手法正确洗手，采用肥皂和流动水至少洗20秒。

3. 环境消毒　学校、托幼机构、养老机构等集体单位和医疗机构应建立日常环境清洁消毒制度；最常用的消毒剂是含氯消毒剂；发生诺如病毒感染聚集性或暴发疫情时，应做好消毒工作，重点对患者呕吐物、排泄物等污染物污染的环境物体表面、生活用品、食品加工工具、生活饮用水等进行消毒；实施消毒和清洁前，需先疏散无关人员。在消毒和清洁过程应尽量避免产生气溶胶或扬尘。

4. 食品安全管理　加强对食品从业人员的健康管理，急性胃肠炎患者或隐性感染者须向本单位食品安全管理人员报告，应暂时调离岗位并隔离；对食堂餐用具、设施设备、生产加工场所环境进行彻底清洁消毒；对高风险食品（如贝类）应深度加工，保证彻底煮熟；备餐各个环节应避免交叉污染。

5. 水安全管理　暂停使用被污染的水源或二次供水设施，通过适当增加投氯量等方式进行消毒；暂停使用出现污染的桶装水、直饮水，并立即对桶装水机、直饮水机进行消毒处理；经卫生学评价合格后方可启用相关饮用水；农村地区应加强人畜粪便、病例排泄物管理，避免污染水源。

6. 风险评估　疾病预防控制机构需根据疫情的规模和传播危险因素、控制措施落实情况等，实时开展疫情发展趋势研判和风险评估，提出针对性的控制措施建议。

7. 健康教育　疫情流行季节，各级政府及其卫生、教育、宣传、广电等部门应高度重视、密切合作，充分利用广播、电视、报纸、网络、手机短信、宣传单/宣传栏等多种方式，开展诺如病毒感染防控知识的宣传，增强社区群众防控意识，养成勤洗手、不喝生水、生熟食物分开、避免交叉污染等健康生活习惯。

练习题

答案解析

一、选择题

1. 病原体侵入人体后能否引起疾病，主要取决于

    A. 机体的保护性免疫   B. 病原体的侵入途径与特异性定位

    C. 病原体的毒力与数量   D. 机体的天然屏障作用

    E. 病原体的致病力与机体的免疫机能

2. 传染病检疫期限的确定是依据该病的

    A. 隔离期   B. 传染期   C. 最长潜伏期

    D. 最短潜伏期   E. 平均潜伏期

3. 流行过程的基本条件是

    A. 患者病原携带者、受感染的动物   B. 周围性、地区性、季节性

    C. 散发、流行、暴发流行   D. 传染源、传播途径、易感人群

    E. 自然因素、社会因素

4. 疫源地的消灭必须具备哪些条件

    A. 传染源被隔离和病原体被消灭

    B. 传播途径被阻断和易感人群得到保护

    C. 传染源被转移或不再排出病原体、外环境中的病原体被消灭、易感接触者经过最长潜伏期未出现新病例

    D. 疫源地进行彻底消毒和周围人群进行疫苗接种

    E. 易感人群全部接种疫苗和病原体自然消亡

5. 以下哪一项不是传染病控制的关键措施

    A. 严格执行病原微生物实验室生物安全管理的法律法规

    B. 尽早查明传染来源，消除传染来源或者隔离治疗病例

    C. 明确易感宿主特征，采取免疫接种、预防性医学处置或者加强个体暴露防护

    D. 减少公众集会和人员流动以降低传播风险

    E. 加强对病原体的研究以开发新的治疗方法

6. 关于鼠疫病原学下列描述，不正确的是

    A. 革兰染色阴性杆菌   B. 革兰染色阳性杆菌   C. 无芽孢、无鞭毛

    D. 早期培养可有荚膜   E. 最适 pH 为 6.9 ~ 7.1

7. 鼠疫主要的传播媒介为

    A. 蚊子   B. 鼠蚤   C. 蟑螂

    D. 家禽   E. 犬类

8. 霍乱的主要症状不包括

    A. 急性水样腹泻   B. 无痛性腹泻   C. 米泔水样便

    D. 持续高热   E. 脱水和电解质失衡

9. 霍乱的传染源主要包括

    A. 患者和带菌者   B. 动物和昆虫   C. 空气和土壤

    D. 水和食物   E. 以上都不是

10. 霍乱的流行病学特征中，以下哪项不是其特点

    A. 地区性   B. 季节性   C. 人群易感性

    D. 人群对霍乱弧菌不易感   E. 流行形式多样

11. 霍乱疫情控制效果评价中，以下哪项不是评价的内容

    A. 疫情发展趋势分析   B. 防治措施的实施效果   C. 患者心理状况评估

    D. 病原学检测   E. 流行病学调查

12. 霍乱疫情的疫情解除后，以下哪项工作不是必须继续进行的

    A. 卫生宣传教育   B. 疫点的监测   C. "三管一灭"

    D. 群众性查病报病   E. 限制人群流动

13. 关于不明原因肺炎的流行病学特征，下列描述正确的是

    A. 不明原因肺炎的传播途径主要是空气飞沫传播

    B. 所有人群对不明原因肺炎的病毒都有同等的易感性

    C. 不明原因肺炎的潜伏期通常超过 30 天

    D. 不明原因肺炎在冬季发病率明显低于其他季节

    E. 不明原因肺炎的死亡率与年龄无关

14. 在不明原因肺炎的临床表现中，以下哪项症状最常见

    A. 持续高热，但无咳嗽   B. 严重的胃肠道症状，如腹泻和呕吐

    C. 呼吸困难和咳嗽   D. 皮疹和关节痛

    E. 轻度头痛和乏力

15. 以下关于人感染 H7N9 禽流感病毒的特点，下列描述错误的是

    A. 是一种新型禽流感病毒   B. 通常在人与人之间传播

    C. 感染后可能出现流感样症状   D. 可能导致严重的呼吸道疾病

    E. 高危人群包括禽类养殖、销售人员

16. 关于人感染 H7N9 禽流感的防控措施，以下描述不正确的是

    A. 避免接触活禽和病死禽   B. 食用禽肉和蛋品前要充分煮熟

    C. 出现流感样症状时应及时就医   D. 前往疫情地区旅游时应佩戴 N95 口罩

    E. 勤洗手，保持良好的个人卫生习惯

17. 炭疽病最常见的临床类型是

    A. 皮肤炭疽   B. 肠炭疽   C. 肺炭疽

    D. 口咽部感染   E. 炭疽脑膜炎

18. 对于炭疽病，下列描述错误的是

    A. 炭疽是动物源性传染病

    B. 家畜、家禽极易受感染

    C. 人类经接触、吸入、食入等方式发生皮肤炭疽、肺炭疽等

    D. 肺炭疽、炭疽脑炎病情严重，被列为烈性传染病

    E. 炭疽杆菌被当作生化武器用于战争

19.《中华人民共和国传染病防治法》将布鲁氏菌病列为

    A. 甲类传染病　　　　　　B. 乙类传染病　　　　　　C. 丙类传染病

    D. 乙类甲管传染病　　　　E. 以上均不是

20. 对于布鲁氏菌病的人群易感性，下列说法正确的是

    A. 老年人易感染　　　　　　　　　　B. 儿童易感染

    C. 男性易感染　　　　　　　　　　　D. 身体衰弱或有慢性疾病的人易感染

    E. 人群对布鲁氏菌病普遍易感

21. 手足口病多发人群为

    A. 5 岁以下儿童　　　　　B. 学龄儿童　　　　　　　C. 青壮年

    D. 老年人　　　　　　　　E. 人群普遍易感

22. 引起手足口病的病毒包括

    A. 埃可病毒　　　　　　　B. 柯萨奇病毒 A 组　　　　C. 柯萨奇病毒 B 组

    D. 肠道病毒 EV71 型　　　E. 以上均是

23. 手足口病暴发疫情可采集哪种类型样本

    A. 咽拭子　　　　　　　　B. 粪便或肛拭子　　　　　C. 疱疹液

    D. 脑脊液　　　　　　　　E. 以上均是

24. 诺如病毒暴发疫情的判定标准为，7 天内，同一学校、托幼机构、医疗机构等集体单位或场所，发生多少例及以上有流行病学关联的诺如病毒感染病例

    A. 5　　　　　　　　　　　B. 10　　　　　　　　　　C. 15

    D. 20　　　　　　　　　　E. 30

25. 诺如病毒的传播途径包括

    A. 粪 - 口途径　　　　　　B. 经食物　　　　　　　　C. 经水

    D. 气溶胶　　　　　　　　E. 以上均是

26. 诺如病毒暴发疫情可采集哪种类型样本

    A. 呕吐物　　　　　　　　B. 粪便或肛拭子　　　　　C. 环境涂抹

    D. 水样本　　　　　　　　E. 以上均是

二、思考题

1. 传染病的传染过程指的是什么？

2. 什么是传染病的"冰山现象"？

3. 简述传染病预防控制的原则。

4. 鼠疫常见的临床分型有哪些？各种类型有何典型临床表现？

5. 简述鼠疫疫情的分级。

6. 简述鼠疫疫区的消毒方法。

7. 霍乱常见的临床分型有哪些？各种类型有何典型临床表现？

8. 简述霍乱疫情现场处置的关键步骤。

9. 霍乱疫情中如何对疫点和疫区进行有效管理？

10. 简述不明原因肺炎的诊断标准。

11. 简述不明原因肺炎的诊断报告流程。

12. 简述人感染 H7N9 禽流感的病例定义。

13. 简述炭疽的临床表现及分类。

14. 简述炭疽的预防措施。

15. 布鲁氏菌病的传播途径是什么？

16. 布鲁氏菌病主要症状、体征是什么？

17. 手足口病暴发疫情流行病学调查包括哪几项？

18. 诺如病毒聚集性疫情和暴发疫情调查内容主要包括哪些？

19. 对诺如病毒污染的环境进行消毒，最常用的消毒剂是什么？

书网融合……

| 本章小结 | 微课1 | 微课2 | 题库 |

第五章 有毒有害因素造成的群体中毒处置

学习目标

知识目标

1. 掌握三种主要的有毒有害因素污染的定义；有毒有害因素造成的群体中毒的处置程序。

2. 熟悉生活饮用水污染的具体分类、特征和区别；大气污染的具体分类特征和区别；核事故的分级和应急状态分级；三种有毒有害因素造成的群体中毒的应急处置及现场调查。

3. 了解三种有毒有害因素造成的群体中毒的监测、临床表现及其具体控制措施。

能力目标

能运用现场应急技术对有毒有害因素造成的群体中毒的现场进行卫生处理，具备分辨有毒有害因素类型、调查有毒有害因素源头，以及结合现场实际情况制订包括污染源调查、环境监测、处理措施的现场调查工作和实施的能力。

素质目标

通过本章的学习，树立"以人为本、预防为主"的科学精神和态度，依法规范、科学处理有毒有害因素造成的群体中毒事件。

第一节 概 述

一、概念

生活饮用水污染事件是指化学性、生物性等有毒有害物质污染生活饮用水，导致水质不达标，造成生活饮用水无法饮用，或发生化学性中毒和（或）介水传染病流行，或影响公众健康和社会正常秩序的事件。化学性污染主要是造成氰化物中毒、砷中毒、六价铬中毒、亚硝酸盐中毒、农药中毒及过敏性皮肤损害等健康危害。生物性污染的健康危害主要是霍乱、病毒性肝炎、伤寒、腹泻病等肠道传染病的暴发流行，尤其是引起腹泻病的饮用水中致病微生物和寄生虫种类较多，近年来罕见的致病微生物、寄生虫导致腹泻暴发流行的报道已不少见。污染途径主要是通过集中式供水、分散式供水、二次供水系统和有关的不安全的给水用品如净水器、水箱等。

大气环境污染健康危害突发事件主要是由氯气、烟雾、氟化物、砷（常由燃烧高砷、高氟含量的煤引起）等污染导致，对公众健康和社会发展造成影响。污染途径主要是通过大气扩散，在特定气候条件下如逆温、无风、雾天时容易发生。

核事故是指涉及核设施的事故，尤其是涉及核反应堆的事故；辐射事故是指密封或非密封放射源事故。辐射事故的辐射源包括 X 线装置、密封源（如钴-60、铯-137、铱-192 辐照源）以及核医学和科学研究中使用的非密封源等。核事故健康危害突发事件指核设施发生核事故，或在生产、销售、使用、转让、运输、储存放射性同位素及射线装置过程中发生辐射事故，造成人员伤亡和社会影响的事件。

二、生活饮用水污染的分类和识别

（一）生活饮用水污染的分类

生活饮用水污染根据有毒有害因素的不同主要分类为水源富营养化引起集中式供水污染事件、化学性污染物污染饮用水、生物性污染的饮用水污染事件三类。根据有毒有害因素的不同，应急处置程序也各不相同。具体如下。

1. 水体富营养化 是指湖泊、水库、海湾等封闭性或半封闭性水体，或者水流迟缓的河流中，由于人为因素导致氮、磷等营养物逐渐富集，致使藻类异常繁殖，水生生物多样性和稳定性降低，透明度下降，水质恶化这样一个总过程。

2. 化学性污染物污染饮用水 常见的化学性污染物污染饮用水的化学性污染物污染主要包括砷污染、氰化物污染、六价铬污染、有机化学污染物（包括有机磷农药污染）、亚硝酸盐污染、五氯酚（酚与酚类化合物）。化学性污染物污染饮用水以工业污染（排污）和农业污染为主（河水污染）为主，化学性污染健康危害多表现为急性化学性中毒。

3. 生物性污染物污染饮用水 指致病微生物和寄生虫污染生活饮用水带来健康危害，主要是腹泻病、伤寒、霍乱、甲型肝炎等肠道传染病的暴发流行，引起腹泻病的饮用水中致病微生物和寄生虫种类较多。生物性污染的饮用水污染常见于生活性污染、医院污水未按要求处理而造成污染性排放引起健康危害。

（二）生活饮用水突发事件急性健康危害识别与判定

生活饮用水污染物的化学性污染物和生物性污染物种类繁多，患者的表现和临床特征各不相同，尤其是生物性污染物涵盖的细菌、病毒等较多，以具备一定代表性、危害性和流行性的污染物为例，介绍其基本的识别与判断方法。

1. 化学性急性中毒识别与判定

（1）砷中毒 误饮服砷化合物，如三氧化二砷，一般经过数分钟至 2 小时即可出现中毒症状。主要症状为：①急性肠胃炎，饮服后数分钟，出现恶心、呕吐、腹痛、腹泻等症状。严重者出现频繁水样便或血便，剧烈呕吐。②休克，中毒后 24 小时内发生，由于剧烈呕吐，引起脱水和电解质紊乱。患者表现极度烦躁不安、眼睑水肿、心音低钝，常伴有心律失常。如休克不能缓解，呈急性中毒性脑病表现。③周围神经病，中毒后 1~3 周内发生。起初有四肢麻木、针刺样感觉异常，继之出现运动力弱、痛觉过敏，多数患者下肢受累比上肢早而重，症状由肢体远端向近端呈对称性扩展。检查可见四肢末梢感觉减退或消失，呈手套、套袜样分布，振动觉、触觉和痛觉受损，肌力减退。跟腱反射早期就可丧失。④中毒性肝病，多数有谷丙转氨酶和谷草转氨酶升高。⑤全身症状，多有体温升高，达 38℃ 以上。皮肤出现皮炎、出血、紫癜。患者诉心慌、气短、心率加快。

检验分析，急性中毒后 2~3 周常出现贫血、粒细胞减少，尿砷增高，发砷增多。

（2）氰化物中毒 人在短时间内饮服 50~100mg 氰化钾（或氰化钠），可立即呼吸停止而骤死。其症状表现为：①胃肠道出现恶心、呕吐症状，患者呼出气中有杏仁味，皮肤、黏膜及静脉血呈鲜红色。②中毒性脑病症状，患者神志不清、面色苍白、四肢厥冷、瞳孔略大。③"电击型"中毒死亡。

检验分析，尿碳氰酸盐大量增加（不吸烟者 2mg/L，吸烟者 14mg/L）。

（3）有机化学污染物（有机磷）中毒 有机化学污染物（有机磷）中毒的潜伏期有长有短，短者5 分钟，大多数在 0.5 小时以内，也有 12 小时者。①轻度中毒：血胆碱酯酶下降至 70% 左右时，出现头晕、恶心、呕吐、出汗、腹痛、视物模糊、全身不适等早期症状；②中度中毒：血胆碱酯酶下降至

50％时，除上述症状加重外，出现面色苍白，流涎或口吐白沫、多汗，肌内震颤及瞳孔缩小，胸闷，有紧束感，呼吸轻度困难，腹泻。③重度中毒：血胆碱酯酶下降至30％以下时，出现意识不清、心率加快、发热、血压升高、瞳孔极度缩小（0.1mm）、对光反应消失、嘴唇发绀、呼吸困难、肺水肿、抽搐、大小便失禁、昏迷、休克、脑水肿。

检验分析，血胆碱酯酶下降。

（4）亚硝酸盐中毒　主要症状：①青紫症、乌嘴病。②头晕、恶心、呕吐。③血压下降、面苍白、手指、嘴唇、口腔黏膜呈青紫色。④重症患者出现全身青紫，呼吸急促，极度呼吸困难，昏迷不醒，瞳孔大、两眼上翻，心律失常，大小便失禁。⑤呼吸、循环衰竭至死亡。

检验分析：①取抗凝血液数毫升，在空气中剧烈振摇15分钟后，仍不转为鲜红色；而在5~6小时才变为鲜红色为含有高铁血红蛋白，仍不变为鲜红色为含有硫化血红蛋白。②取抗凝血液5ml，加5％氰化钾溶液数滴，如有高铁血红蛋白存在，可变为鲜红色。③分光镜检测：在波长618~630nm出现α-带，加入5％氰化钾后，光带消失者为高铁血红蛋白。④尿液检测：5ml尿液中，加入3ml浓度0.3％对氨基苯磺酸与0.1％α-萘胺的醋酸溶液，如有亚硝酸盐存在，显粉红色至红色。

（5）五氯酚急性中毒　多发夏秋季，农民用五氯酚作为除草剂、灭虫剂、灭钉螺和白蚁，进入人体是以误饮误食污染的水、粮食和皮肤、黏膜吸收为主。误饮污染的水（河水较多）后数小时发病。

五氯酚急性中毒主要症状为早期乏力、无力、下肢沉重、头晕、食欲缺乏，继之出现发热、多汗、恶心、腹痛、腹泻等。重者高热可达41℃，大汗淋漓、烦渴、心动过速、呼吸急促，面部潮红，血压先升后降，肌肉抽搐。因高热脱水酸中毒24小时内死亡。

检验分析，轻度中毒为血尿中检出五氯酚达3.7~7.5μmol/L；重度中毒则是>7.5μmol/L；二硝基酚阳性，心电图有变化。

（6）六价铬中毒　主要症状是误服后数分钟至数小时出现恶心、呕吐、腹痛、吞咽困难。严重者出现发绀、呼吸困难以至休克。婴儿中毒呈脑炎的临床表现，如出现惊厥、昏迷、瞳孔扩大。

2. 生物性污染与有关疾病的识别与判定

（1）霍乱　确诊病例的特征为：①凡有吐泻症状，粪便培养霍乱弧菌阳性者；②霍乱流行期间的疫区内，凡有霍乱典型症状且粪便培养霍乱弧菌阴性者，但无其他原因可查；③在流行期间的疫区内有腹泻症状，作双份血清抗体效价测定，如血清凝集试验呈4倍以上或杀弧菌抗体测定呈8倍以上增长者；④在疫源检查中，首次粪便培养阳性前后各5天内，有腹泻症状者可诊断为轻患者。进行临床诊断需具备特征②，实验诊断则具备①或③或④。霍乱的潜伏期短者3~6小时，长者7天，一般为1~3天。

（2）伤寒和副伤寒　临床表现为持续发热，相对缓脉、神情淡漠、肝大、玫瑰疹与白细胞减少等，主要并发症为肠出血和肠穿孔。确认病例的特征症状为持续性高热（热型为稽留热或弛张热）、畏寒、精神萎靡、头痛、食欲不振、腹胀、皮肤可出现玫瑰疹、脾大，相对缓脉。实验室诊断为血清特异性抗体阳性。肥达试验“O”抗体凝集效价在1∶80以上，“H”“A”“B”“C”抗体凝集效价在1∶160以上。急性期为恢复期血清抗体4倍升高。潜伏期7~23天，一般为10~14天。

（3）细菌性痢疾　急性菌痢确认病例的特征症状为：①急性发作的腹泻（排除其他原因腹泻），伴发热、腹痛、里急后重、脓血便或黏液便、左下腹有压痛；②粪便镜检白细胞每高倍（400倍）视野15个以上，可以看到少量红细胞；③粪便细菌培养志贺菌属阳性。临床诊断需具备①、②项，实验确诊：具备①、③项。

急性中毒性菌痢确认病例的特征症状为：①发病急、高热，以全身中毒症状为主；②中枢神经系统症状：如惊厥、烦躁不安、嗜睡或昏迷；或有周围循环衰竭症状，如面色苍白，四肢厥冷、脉细速、血压下降或有呼吸衰竭症状；③起病时胃肠道症状不明显，但用肛门拭子采便检查可发现白细胞；④粪便细菌培养志贺菌属阳性。临床诊断需具备①、②、③项，实验确认需具备①、②、④项。

细菌性痢疾的潜伏期数小时至 7 天不等，一般 1～2 天，临床表现的轻重缓急与菌群、菌型、菌量及机体状况有关。

（4）病毒性肝炎　甲型肝炎（HA）的确认病例的特征为：①患者发病前 1 个月左右（2～6 周），曾接触过甲型肝炎患者，或到过甲型肝炎暴发点工作、旅游，并有进食行为，或直接来自流行地区。②血清 ALT 升高。③血清抗 HAV－IgM 阳性。④急性期恢复期双份血清抗 HAV－IgG 滴度呈四倍升高。⑤免疫电镜在粪便中检到 27nm 甲肝病毒颗粒。进行临床诊断时，出现食欲减退、恶心、厌油、乏力、巩膜黄染、茶色尿、肝大、肝区痛等症状，血清 ALT 反复升高，而不能排除其他疾病的患者，有③、④、⑤中任一项，即可诊断为甲型肝炎。甲型肝炎的潜伏期为 15～45 天（平均 30 天）。

戊型肝炎（HE）确认病例的特征为：①发病前 2 个月曾接触过戊型肝炎患者，或到过戊型肝炎暴发点工作、旅游，并进食或聚餐。②血清 ALT 升高。③血清抗 HEV－IgM 阳性。④免疫电镜在粪便中见到 30～32nm 戊肝病毒颗粒。⑤排除甲型肝炎等其他疾病的感染。进行临床诊断时，患者出现食欲减退、恶心、厌油、乏力、巩膜黄染、茶色尿、肝脏肿大、肝区痛等症状，血清 ALT 反复升高，而不能排除其他疾病的患者，有③、④中任一项，即可诊断为戊型肝炎。戊型肝炎的潜伏期为 10～60 天（平均 40 天）。

（5）轮状病毒胃肠炎　成人的轮状病毒胃肠炎由感染成人轮状病毒导致。污染途径是饮用患者粪便污染的水。确认病例的特征症状为多数突然发病，无发热或低热。腹泻、腹痛、腹胀，伴恶心、呕吐、食欲减退、厌食、疲乏、头痛、头晕等中毒症状。黄水样便，呈喷射性，腹泻每天 10 次左右，具有自限性，病程通常为后 3～6 天，少数可达 10 天以上。临床诊断时，可对粪便病原检查，用电镜、免疫酶联技术，或进行血清抗体检测，以成人腹泻轮状病毒为抗原，对患者双份血清进行补体结合试验，效价 4 倍以上。潜伏期为 1～7 天，可短至数小时，常为 2～3 天。

冬季流行的婴幼儿胃肠炎有关的轮状病毒称为"A"样轮状病毒。症状为：①起病急，呕吐、发热、腹泻、腹部不适，几乎所有儿童都有呕吐，常在其他症状出现前 48 小时发生；②较大的儿童，呕吐为主，腹泻较少，均有发热，体温可达38.5℃，很少有黏性细胞，除非合并其他细菌感染如弯曲菌感染。病程为 2～23 天，最长 23 天，腹泻停止后较长一段时间仍随粪便排病毒。潜伏期为 48～72 小时。

（6）感染性腹泻病　大便检查除霍乱、痢疾、伤寒和副伤寒病原感染引起的腹泻患者外，出现每日 3 次或 3 次以上的稀便或水样便，食欲不振，呕吐或不呕吐，可伴有发热、腹痛及全身不适症状。

三、大气污染物的分类和识别

（一）大气污染物的分类

大气污染物主要以有害气体污染为主，根据污染物性质的不同，可分别为化学性有害气体、生物性污染物和其他空气污染三个类别。具体如下。

1. 化学性有害气体　主要包括一氧化碳、甲醛、氨气、氯气、消毒杀虫剂。化学性有毒气体污染物毒性一般与其浓度密切相关。

2. 生物性污染物　以病原体为主。较为典型的为军团菌污染集中空调的冷却水，进而污染空气，导致人体的军团菌感染。

3. 其他空气污染　较为常见的为花粉和污水处理和喷灌所引起的空气污染。空气中致敏花粉所致各种呼吸道变态反应，主要症状为鼻炎和哮喘等，与花粉形成的季节相关。污水处理和喷灌过程中可能产生含病原微生物的气溶胶引发空气污染。

（二）有害气体急性健康危害识别与判定

1. 化学性有害气体识别与判定

（1）一氧化碳中毒　症状为缺氧、头痛、眩晕、恶心，当血液中 HbCO ＞30%，为中度中毒；除上述症状外，出现意识模糊、面色苍白、嘴唇发绀或樱桃红色、深度昏迷，血液中 HbCO ＞50%，为重度中毒；当血液中 HbCO ＞90% 时，可致死。

（2）甲醛中毒　症状为眼部烧灼感，大量流泪、鼻痒、打喷嚏，当浓度 ≥12mg/m³ 时，引起眼结膜炎、鼻炎、咽喉严重灼伤、流涕、呼吸困难、咳嗽、支气管和肺部严重损害、视力减退。

（3）氨气中毒　症状为缺氧、神经系统受到抑制、嗜睡、昏迷，伴有肺水肿、皮肤黏膜脱水，组织溶解性坏死。若皮肤直接接触，可引起化学灼伤，接触液氨可发生冻伤。还可引起中毒性肝损害，如肝大、黄疸、转氨酶高。一过性双眼及上呼吸道刺激症状主要是流泪、咽痛、声音哑、咳嗽、头晕、头痛乏力。重度中毒表现为眼结膜鼻黏膜充血水肿、糜烂、剧烈咳嗽，咯有血丝浓痰。胸部 X 线征象为两肺密度较淡。

（4）氯气中毒　胸闷、气短，咳嗽、咯血，呼吸困难、有窒息感、烦躁不安，喉头痉挛、肺水肿，昏迷，（急）慢性支气管炎、哮喘，氯痤疮、牙齿酸蚀症等。

（5）消毒杀虫剂中毒　头痛、恶心、呕吐、乏力、食欲不振，重症可出现肌束震颤、抽搐及麻痹；局部刺激症状为流泪、喷嚏、面部发痒或烧灼感、皮肤出现粟粒样丘疹。急性中毒表现为恶心、呕吐、流涎、腹痛、头晕、头痛、肢体麻木、乏力、多汗、胸闷、视物模糊等。

2. 生物性污染和有关疾病鉴别　1976 年美国费城旅馆暴发军团病以来，国内旅馆、影剧院空调用水中分离出病原菌的报道已不少见，1986 年国内南京某医院也已发现首例军团病患者。军团病的前期症状是发热、不适、食欲缺乏、肌痛和头痛。血象常无变化。1~2 天后，出现畏寒、高热，干咳常见，一周内出现黏痰或痰中带血丝，并有肺部啰音。X 线可见单侧或双侧有片状、斑状阴影，少数有胸腔积液，重者可有神智迟钝。15% 的人死于呼吸衰竭、休克或肾衰竭。用免疫荧光镜检或病原菌培养，血、痰、气管穿刺液或肺组织样本中找到病原体，间接荧光抗体法检查其双份血清抗体效价呈 4 倍以上增长，或单份血清抗体效价 ≥1∶256 均可确诊，且抗体效价 ≥1∶64 可作为感染指标。潜伏期为 1~10 天，多为 5~6 天。军团病从发生到现有的报道都与集中式空调系统有密切的关系，主要是这一系统容易造成军团菌污染，其污染途径是冷冻水受污染（户外冷却塔的冷却水易受污染）。

3. 其他空气污染健康危害识别与判定

（1）花粉病　空气中致敏花粉所致各种呼吸道变态反应，主要症状为鼻炎和哮喘等。3~4 月花粉病均由树木花粉形成空气中的花粉导致。8~9 月由葵科、蔷属等草本花粉组成空气中的花粉致病。

（2）污水处理、喷灌空气污染危害　处理污水和喷灌过程中产生的污染物主要包括化学物质及病原微生物，可随气溶胶吸入人体，引起呼吸道刺激，增加感染性疾病风险，长期低浓度暴露也可致慢性呼吸道疾病及免疫系统损害。

四、核事故类型与分级

（一）核事故和辐射事故的类型

1. 辐射源、放射性材料、放射性污染严重物件的丢失或被盗、误置、遗弃。

2. 密封源或辐射装置的辐照室的进入失控。

3. 辐射源装置和辐射装置故障或误操作引起屏障丧失，或核燃料转换、浓缩过程中操作失误而发生临界事故。

4. 密封放射源或包容放射性物质的设备或容器泄漏。

5. 放射性物质从放射源与辐射技术应用设施异常释放。

（二）核事故的分级

1. 特大事故（7级）　有放射性物质大量释放，可能有严重的健康影响及环境后果。

2. 重大事故（6级）　有放射性物质显著释放，可能需要全面实施应急计划的防护措施。

3. 具有场外风险的事故（5级）　有放射性物质有限释放，可能需要局部实施应急计划中的防护措施。

4. 场外无显著风险的事故（4级）　有放射性物质小量释放，公众受到相当于规定限值的照射。

5. 严重事件（3级）　有放射性物质极小量释放，公众所受的照射只达到规定限值的小部分。

6. 普通事件（2级）　没有产生场外影响，但核设施内部可能有核物质污染扩散。

7. 异常（1级）　没有风险，但表明安全措施的功能或运行有异常。

（三）辐射事故分级

根据辐射事故的性质、严重程度、可控性和影响范围等因素，从重到轻将辐射事故分为特别重大辐射事故、重大辐射事故、较大辐射事故和一般辐射事故四个等级。

1. 特别重大辐射事故　是指Ⅰ类、Ⅱ类放射源丢失、被盗、失控造成大范围严重辐射污染后果，或者放射性同位素和射线装置失控导致3人以上（含3人）急性死亡。

2. 重大辐射事故　是指Ⅰ类、Ⅱ类放射源丢失、被盗、失控，或者放射性同位素和射线装置失控导致2人以下（含2人）急性死亡或者10人以上（含10人）急性重度放射病、局部器官残疾。

3. 较大辐射事故　是指Ⅲ类放射源丢失、被盗、失控，或者放射性同位素和射线装置失控导致9人以下（含9人）急性重度放射病、局部器官残疾。

4. 一般辐射事故　是指Ⅳ类、Ⅴ类放射源丢失、被盗、失控，或者放射性同位素和射线装置失控导致人员受到超过年剂量限值的照射。

（四）核事故应急状态分级

核事故应急状态分为4级，即应急待命、厂房应急、场区应急、场外应急。

1. 应急待命　出现可能导致危及核电厂核安全的某些特定情况或者外部事件，核电厂有关人员进入戒备状态。

2. 厂房应急　事故后果仅限于核电厂的局部区域，核电厂人员按照场内核事故应急计划的要求采取核事故应急响应行动，通知厂外有关核事故应急响应组织。

3. 场区应急　事故后果蔓延至整个场区，场区内的人员采取核事故应急响应行动，通知省级人民政府指定的部门，某些厂外核事故应急响应组织可能采取核事故应急响应行动。

4. 场外应急　事故后果超越场区边界，实施场内和场外核事故应急计划。

五、有毒有害因素污染健康危害突发事件调查处理规范程序

（一）电话记录

做好电话记录应设计好电话记录本，应包括如下内容（表5-1）。

表 5 - 1　有毒有害因素污染健康危害突发事件电话记录

接电话时间	月　日　时　分
接电话人（姓名）	
来电话单位	
地址	
邮编	
来电话人（姓名）	
联系电话号码	
电话内容（突发事件报告电话记录请注明时间、地点、发病人数、症状）	
查询事件发展经过记录	
电话内容向科领导汇报情况	
事件处理建议意见等	

（二）处理程序

1. 接报告电话　报告要求：①报告电话要按要求登记；②报告电话汇报站、科领导；③报告电话情况核实；④报告电话上报情况（切记时间、地点、人物、事件、状况）。

2. 反应

（1）反应人员　应急队人员（应包括中心和相关的科领导、环境卫生、流行病学专业人员等）。

（2）反应时间　总时间扣除路途时间不超过 1 小时。

（3）准备必备工具　①交通工具；②采样工具：包括水（水质采样器、水温计、无菌采样瓶等）、气（气体采样袋、气体采样器、CO 测定仪、CO_2 测定仪、气温计、气湿计、风向仪和微生物采样器等）及日用化学品（无菌采样匙、广口无菌采样瓶）等采样工具；③相关工具：摄像机、照相机、录音机；④必备参考书：标准、法规和技术规范（《生活饮用水卫生标准》《公共场所卫生标准》）及有关条例和管理办法；⑤调查表：个案调查表、流行病学调查表；⑥其他：饮用水消毒器和消毒剂、消杀药品、防毒用具等。

3. 现场调查　根据不同的有毒有害因素污染健康事件的类型分别按照以下现场处理方案开展现场调查，详细内容见第二节（生活饮用水污染应急处置）、第三节（大气污染应急处置）、第四节（核事故应急处置）。

4. 事件处理总结报告

（1）业务总结报告　包括：①前言；②基本情况及事件经过；③调查方法；④结果、分析、讨论；⑤处理措施及效果评价；⑥结语。

（2）行政性报告　包括：①标题、文号、主送抄送单位；②事件概况；③事件经过；④现场调查检测和结果；⑤事件原因分析、结论；⑥事件处理经过、效果；⑦问题和建议；⑧落款、单位、时间；⑨附件。

5. 上报与反馈　调查报告上报需上报该省卫生健康委、肇事单位的行政主管部门和中国疾病预防控制中心等，必要时报省政府、国家卫生健康委。同时填报相关报表（按要求填报）。

6. 资料归档　对与整个事件有关的资料，包括电话记录、现场调查、监测记录、执法文书、采送样单、检验原始记录、检验报告、调查处理总结报告等，进行整理、补漏、分类、归档。

第二节　生活饮用水污染应急处置

情境导入

情境：2004 年某日，某省居民发现江水变黄变臭，许多地方泛着白色泡沫，江面上还漂浮着大量死鱼。紧接着，居民发现自来水也变成褐色，并带有氨水的味道。经有关部门调查，某化工股份公司第二化肥厂就是这起污染事故的责任者，他们将大量高浓度工业废水排入附近江中，给沿江生态环境及人民身体健康构成了严重的危害。本次特大水污染事故的原因是该化工股份有限公司技术改造项目违规试生产。

思考：

1. 该特大水污染事故属于哪种水污染？

2. 生活饮用水污染的分类有哪些，如何根据其特征进行区分？

3. 如果你作为本次水污染的卫生方面的处理人员，应如何进行应急处理？如何制订现场调查的计划？调查结论和初步的处理意见有哪些？

一、水源富营养化引起集中式供水污染事件的应急处置

（一）调查准备

富营养化污染集中供水事件发生后，在开展调查前应考虑如下几个方面：①污染源，排查出污染大户；②水源，水质富营养化程度，时间、季节、藻类消长规律，水源水质，总磷、总氮来源，污染大户排查；③自来水厂、处理工艺及运转情况，如预氯化、混合、沉淀过滤是否堵塞，主要超标的指标和感官性状；④末梢水水质情况，排除管网污染末梢水；⑤健康调查及流行病学分析；⑥水源水、出厂水、末梢水的水质监测指标以及健康调查时要收集样本种类和测试指标。

（二）现场调查工作

现场调查工作均需做好照相、摄像、录音，做好有关记录，并按规定要求填写好各种现场记录、监测记录、个案调查表等。

1. 流行病学调查　在供水区域内进行现场流行病学调查，全面掌握健康危害的特点及相关因素。如居民可闻到自来水有泥土臭味、霉腐臭味、鱼腥臭味、青草味等，因饮用而出现恶心、呕吐，对自来水有厌恶感而不愿饮用；消化道肿瘤发病情况变化，如膀胱癌、结肠癌等发病率升高。

2. 污染源调查　重点调查供水水源二级保护区内藻类繁殖及卫生防护情况；水厂水处理情况（处理工艺、滤池有无堵塞现象、反冲洗周期、消毒方法等）；管道内藻类污染情况。可能的情况是供水水源呈淡绿色，肉眼可见絮状悬浮物，有臭味，二级保护区内可能有城市生活污水排放口，卫生防护差，水厂滤池有堵塞现象，反冲周期缩短，干路或支路水管中可见藻类繁殖等。

3. 环境监测　水源富营养化的环境样本是水源水、出厂水、管网末梢水。

（1）水源水　主要检测项目为臭和味、肉眼可见物、浑浊度、透明度、氨（以 N 计）、亚硝酸盐氮、硝酸盐氮、总磷、COD_{Mn}、BOD_5、总大肠菌群、叶绿素 a、藻毒素、藻类（种群、数量、生物量）、氯仿、四氯化碳、Ames 试验。

（2）出厂水、管网末梢水　主要检测项目为臭和味、肉眼可见物、浑浊度、COD_{Mn}、氨（以 N

计）、亚硝酸盐氮、硝酸盐氮、游离余氯、细菌总数、总大肠菌群、氯酚、CH_3Cl_3、藻毒素、三氯甲烷、四氯化碳、Ames 试验。富营养化水源水，COD_{Mn}、BOD_5 可能超标，藻类中以绿藻、蓝藻为优势，Ames 试验呈阳性。出厂水、管网末梢水中 COD_{Mn} 可能超标，氯酚、有不同程度检出，Ames 试验呈阳性且致突变性较源水高。

（四）提出调查分析结论和初步处理意见

1. 调查分析结论　调查分析结论应包括该事故的污染源、污染物、污染途径、波及范围、污染暴露人群、健康危害特点。

2. 初步处理意见　①环保、卫生、市政、农业有关部门，成立防治处理领导小组；②水厂暂停制水，给居民供应桶装饮水或启动备用水源；③消除污染源；④改革水处理工艺；⑤在管道中可用铜－氯灭菌作用来防止无色藻类的繁殖（铜－氯消毒时注意铜的超标）；⑥经济条件允许时，居民可以使用家用净水器净化水质（内装活性炭的净水器）。⑦健康教育，熟悉富营养化危害及防治措施；⑧加强监测掌握动态，尤其水源水、出厂水、末梢水的监测和预测，定期预报能提前采取措施。

（五）具体控制措施的实施方法

改革水处理工艺的实施措施包括：①滤池彻底反冲洗，延长冲洗时间；②在沉淀池中用硫酸铜（$2\sim3g/m^3$）或者铜－氯消毒来杀灭藻类或抑制其繁殖；③在絮凝和澄清的同时，先用活性炭吸附，接着在过滤后用臭氧作最终处理；也可以在臭氧氧化后再经砂滤和颗粒活性炭过滤；④改善氯化消毒法，避免预氯化和折点氯消毒；⑤考虑采用二氧化氯或氧化剂/消毒剂，或改用氯胺消毒。

二、化学性污染物污染生活饮用水的应急处置

（一）首要任务

到达现场后，首先组织人员救治患者。

（二）调查准备

1. 初步了解化学性污染物污染生活饮用水的情况　包括污染发生的时间、地点、经过和可能原因、污染来源及可能污染物、污染途径及波及范围、污染暴露人群数量及分布、当地生活饮用水的类型及人口分布、疾病的三间分布以及发生后当地处理情况。

2. 确定该污染类型为化学性污染物污染生活饮用水　形成初步印象，要排除非化学性污染，需掌握以下几种污染特点。①化学性污染：工业为主的污染如造纸、电镀厂等集中排污，冶炼废渣浸泡后突发排放；农业污染为主的如突发农药沉船造成的河水污染，农田施农药后暴雨入河污染。化学性污染健康危害多为急性化学性中毒。②生物性污染：生活污染为主的污染和医院污水排污污染，其健康危害多为急性肠道传染病；③化学性与生物性混合污染：健康危害同时包括急性中毒和急性传染病等。

（三）现场调查工作

现场调查工作均需做好照相、摄像、录音，并做好有关记录，并按规定要求填写好各种现场记录、监测记录、个案调查表等。

1. 流行病学调查　包括：①全面掌握健康危害特点及有关因素，尤其对首发病例进行详细调查；②横断面和回顾性流行病学调查，寻求因果关系。

2. 污染源调查　根据源水水系寻找、排查污染源，根据原料、生产工艺和排污成分寻找可疑污染物，并估算排污量。

3. 环境监测　采集水（包括污染水体和出厂水、末梢水和有关的分散式供水）、底质、土，必要时

采集蔬菜样本等进行可疑污染物成分的检测，并根据毒物量、水流速度、江河段面、水深（截面积）计算可能污染的范围，在污染源下游和饮用水水源水附近设点，同时在上游设对照点进行监测。

4. 其他材料检测　生物材料检测是对患者和正常人的血、尿、发等进行有关可疑污染物监测；有关微生物和可疑致病菌的检测；同时调查饮水、饮食情况，采集直接饮用的缸水、开水、食物等相关样本进行检测。必要时，需进行急性毒性试验。

（四）提出调查分析结论和初步处理意见

1. 调查分析结论　包括该事故的污染源、污染物、污染途径、波及范围、污染暴露人群、发病人数、健康危害特点。

2. 初步处理意见　包括：①及时救治患者，如有必要进行隔离。②成立由政府牵头的领导小组，参加单位包括卫生、公安、环保、交通、供水等部门。③采取控制措施：建议采取停水、交通管制、疏散人群、保护高危人群等措施。消除污染源，如停止排放、关闸口、打捞污染物等。必要时通知下游水厂停水或采取保护措施。采取措施如加入药水中和、净化污染，加大稀释处理工艺的能力，加大污染物的净化处理，如水厂加大投氯量和净水剂用量，用活性炭处理过高的有机污染物等。④加强监测（包括增加指标和频次），掌握污染动态。⑤加强水源保护。⑥观察水生物和农作物死亡情况。

（五）具体控制措施的实施方法

1. 砷污染　用石灰沉淀法可去除砷；先用氧化剂将三价砷氧化成五价砷，然后也可用石灰沉淀法处理。

2. 氰化物污染　碱性氯化法：在碱性条件下以氯气处理，投药比例为氰∶氢氧化钠∶氯＝1∶7.3∶8；次氯酸钠法：1mg/L氰要完全氧化需要6.83mg/L氯。

3. 有机化学污染物（包括有机磷农药）污染　最为有效的措施是采用活性炭吸附。无论是粉状或粒状活性炭，都是去除农药的最有效方法，也是去除酚、烃、洗涤剂等很理想的材料。有必要时也可考虑应用O_3和活性炭联合的方法处理。

4. 亚硝酸盐污染　可在水中加入氧化剂（如氯、O_3等）将其转换为硝酸盐。当硝酸盐超过饮用水标准时，可使用某些树脂，也可用生物脱氮处理；当矿物质含量高到足够用反渗透进行处理时，可用反渗透，硝酸盐也可同时去除掉。

5. 五氯酚（酚与酚类化合物）　二氧化氯是去除氯酚味及其污染的首选方法；臭氧可破坏酚和酚类化合物；活性炭吸附法，即使在预氯化之后也能降低其含量，粒状活性炭可去除所有酚；活性炭和臭氧结合消除酚类化合物，其中酚的含量相当高时要考虑此法。

6. 六价铬污染　可用药剂还原法，还原剂有SO_2、$NaHSO_4$、Na_2SO_3、$Na_2S_2O_3$与O_3等，先将六价铬还原成三价铬，再用石灰等生成氢氧化铬沉淀；或钡盐法，加入$BaCO_3$或$BaCl_3$或$BaCl_2$，使之成铬酸钡沉淀，然后用生石膏除去水中过量的钡。

7. 其他重金属的净化措施　银、铅、铜污染可用硫酸铝凝聚去除。高浓度铁和锰的去除，对深井水可用氧化过滤或用曝气过滤法。

三、生物性污染物污染生活饮用水的应急处置

（一）报告制度

详细记录情况，在处理事件同时，及时向主管领导、卫生健康主管部门及上级部门汇报。

（二）调查准备

调查准备包括四个方面：①通过事件发生的时间、地点、波及范围、暴露人数、发病人数、事件经

过初步推断事件发生的原因、性质；②通过患者的症状、体征、治疗情况，得出初步诊断；③了解事件发生后当地卫生部门处理情况；④了解事件发生的特点（三间分布），得出初步鉴别判断。

（三）现场调查

现场调查工作均需做好摄影、摄像、录音，并做好有关记录，并按规定要求填写好各种现场记录、监测记录、个案调查表等。

1. 基础调查　向患者、医生及现场有关人员了解事件发生的经过（暴露人群中发病人数及症状、体征，初步诊断、治疗情况）。

2. 污染调查及采样监测

（1）污染源　污染来源、污染途径及可疑污染物性质，如生活性污染、医院污水未按要求处理而造成污染性排放引起健康危害。

（2）污染途径　①浅井水（包括大口井、压把井）。污染：如渗透污染、暴雨后流入渗透污染、人为投入、新井启用时未检测等；②深井水污染：类似于浅井水沟、塘水和小河水污染。如排水污染、倒流、翻船、医院污水、粪缸、农田污染物排入污染；③自来水污染：包括水源水污染、输配水管网污染和二次供水污染以及制水工艺。如消毒设施故障，水箱水管材质污染如水箱水管的涂料污染或水管的铁污染。④可疑污染物：可疑污染水源、食物采样进行微生物检测（设对照并进行平行样检测，对新成井需加测硫酸镁等指标），在排除食物污染、排除化学性污染后可初步判断为致病微生物对水的污染。

（3）污染波及范围　生活饮用水水源的补给来源，周围及上游污染情况，生活污染或医院污水污染。

（4）污染的其他具体情况　污染程度、污染发生的原因、地点和经过。

3. 流行病学调查

（1）调查内容　①暴露人群数量、分布；②发病的特点与时间分布（出现症状或发病时间、暴露时间）、地区分布（患者居住地及周围环境与非患病人员有何不同）、人群分布（职业、性别、年龄等）；③了解患者饮食史、饮水史、接触史、卫生习惯等。

（2）调查方法　①全部患者个案调查，全面掌握健康危害特点及有关共同因素；②横断面或配对调查，寻求因果联系；③调查对象：患者、死亡、非患者、对照等。

4. 环境监测　污染源、污染范围、污染途径及水、土、气、农作物样本采集检测。

5. 生物材料监测　对患者排泄物（粪便、分泌物、呕吐物等）进行可疑致病菌检测或培养。

（四）提出调查分析结论和初步处理意见

1. 调查分析结论　包括：①该事故的污染源、致病微生物；②污染途径及波及范围；③该污染暴露人群、发病人数、健康危害特点；④该事故的原因、经过、性质及教训。

2. 初步处理意见　包括：①建议成立由政府牵头的领导小组，参加单位包括卫生、公安、环保、交通、供水等部门。②需开展以下工作。及时救治患者、隔离，暴露人群预防性服药；进一步消除污染源，停供污染水，设卫生安全水供水点，彻底清除污染物，消毒灭菌；强化饮用水消毒，加大监督、监测频率；加强卫生宣传教育，进一步普及卫生防病知识；必要时建议采取停水、交通管制、疏散人群、保护高危人群等措施。

（五）具体控制措施的实施方法

1. 消毒剂种类　常用的消毒剂有稳定性二氧化氯（液态，有效氯含量为2%），漂（白）粉精（有效氯60%～70%），漂白粉（有效氯25%），二氯异氰尿酸钠（又名优氯净，有效氯60%）等；常用的饮水消毒片有清水龙片（有效氯4～8mg），漂粉精片（有效氯2～4mg），有机碘片（含活性碘4～

8mg），69 - 1 型饮水消毒片（有效氯 1～2mg，溴 6～18mg）等。

2. 消毒方法

（1）分散式供水消毒（指缸水、井水的消毒）

1）持续加氯法　采用持续加氯消毒器（塑料制品，通过调节释氯孔控制释氯量），缸水消毒时内装 60 片漂精片（有效氯 60%）的小型持续加氯饮水消毒器，如每日用水量 40～60L，持续消毒时间可达到 45 天；井水消毒时采用内装 250～500 片漂精片的中型持续加氯饮水消毒器，投入井中半天后即可饮用，如 20～30 人用水，持续消毒时间亦可达到 45 天。该消毒器影响因素较多，余氯波动较大，应设管理监督人员定期检查。如无上述产品可用自制竹筒打眼后代替。

2）直接加氯消毒法

①缸水消毒：药剂用量按每 100L（即两担水）计，投加漂粉精片 1～2 片或漂白粉 1～2g 或漂粉精 0.4～0.8g 或稳定性二氧化氯原液 2.5～5.0ml 或等效量的其他消毒剂，投加方法为将所需药剂（片剂先碾碎）放入洁净碗内，加少量水搅匀再将上清液倒入缸中并搅动，使之与水充分混合，30 分钟后即可用。

②井水消毒：一般情况下，公用井每日早、中、晚各投药一次或每日 2 次，私家用井每日投药一次即可，投药量为每立方米井水加漂粉精片 10 片或漂白粉 10g 或稳定性二氧化氯原液 25～50ml 或等效量的其他消毒剂。投加方法与缸水相同，将上清液倒入井中后，用吊桶将井水上下搅动数次，消毒时间不少于 30 分钟。井水水量的计算公式为：水量（m^3）＝井水深（m）×水面面积（m^2）×0.80。

③个人饮水消毒：每升水加消毒片 1～2 片（较清的水 1 片，浑水 2 片），振摇 1～2 分钟，放置 30 分钟即可。

（2）集中式供水消毒　可采用各类消毒剂发生器现场生产、使用，亦可用上述消毒剂进行消毒。消毒剂与水接触时间不少于 20 分钟。一般情况下，出厂水余氯应不低于 0.3mg/L，管网末梢水余氯不低于 0.05mg/L，水源污染严重时可酌情增加消毒剂用量。

（3）二次供水消毒　二次供水消毒可延用分散式供水的持续加氯和一次性加氯消毒方法。特别强调被医院污水污染后的水箱消毒和蓄水池的消毒处理应按以下步骤进行：①先加过量氯，然后排出水。②进行清洗，尤其虫卵应清除。③洗后先用过量氯消毒一遍。④放少量水后排出。⑤再放干净水后，加漂白粉澄清液使余氯保持在 0.3～1.0mg/L 以上 30 分钟然后放水入管网。⑥该水箱的用户水龙头应打开放水半个小时，清排管道内包囊、虫卵等。⑦监测合格后方可使用。

（4）应急送水工具、引水管和蓄配水箱消毒　送水工具可采用消防车、洒水车、水箱（容积为 56～57m^3/个）和塑料水桶（容积为 20～50L/只），其消毒方法为首先用自来水将容器冲洗干净，再用万分之二浓度的漂白粉溶液（有效氯浓度约为 50mg/L）浸泡 24 小时后排空，并用自来水重新冲洗干净。如水的需要紧迫，可用万分之四浓度的漂白粉溶液浸泡，时间可减少到 1 小时。消毒后，应取样进行微生物检验，合格后方可投入使用。消毒液亦可采用其他消毒剂按等效浓度配制。新安装的临时引（供）水管可用同样方法进行消毒。

（5）新安装的临时蓄配水箱消毒　先用自来水冲洗干净，再用漂白粉澄清液（1%～2%）或稳定性二氧化氯溶液（100～500mg/L）或次氯酸钠（1000～2000mg/L）或消毒灵（0.5%～1.0%）或过氧乙酸（0.5%）进行喷雾或擦拭（喷雾要求至完全湿润，用药量为 50～100ml/m^2），并用自来水重新冲洗干净。

四、物资保障

建立生活饮用水污染事件卫生应急处置的各类物资储备，包括诊断试剂、特效药物、水处理剂、消毒药械和检测检验设备等。发生生活饮用水污染事件时，应根据应急处置工作需要调用应急储备物资，应急储备物资使用后应得到及时补充，以确保应急所需。

五、总结评估

按照突发事件规范处置的要求，做好资料整理和评估工作，从组织管理、事件起因、调查处理的过程及效果、主要做法、经验和存在问题进行系统的工作总结。有关的调查表格、数据、资料分类整理，及时归档。

第三节 大气污染应急处置

情境导入

情境：为推动重点区域空气质量持续改善，生态环境部于 2021 年 10 月中下旬继续派出多个专业组，深入开展重点区域空气质量改善监督帮扶工作。调查发现多个企业存在无组织排放、未按要求配套污染防治设施、通过旁路和应急通道或逃避监管等方式违规排放大气污染物。典型问题如某水泥有限公司的粉尘无组织排放问题十分突出，且无实质性整改措施；某铜业发展有限公司未按排污许可证的要求将电解废气经酸雾吸收塔酸碱中和净化后排放等。

思考：

1. 以上在监管中发现的典型问题属于哪种类型大气污染？

2. 大气污染的分类有哪些，如何根据其特征进行区分？

3. 如果你作为本次大气污染的卫生方面的处理人员，应该如何进行应急处理？如何制定现场调查的计划？调查结论和初步的处理意见有哪些？

一、有害气体中毒突发事件的应急处置

（一）应急处理

有害气体引发的群体中毒以开展现场应急处理工作为首要任务。应急队员到突发事件现场后，确认事件发生情况，在领导的统一指挥下，分工协作，开展现场应急处理工作：①立即打开门、窗或机械通风装置，尽最快的速度将室内有害气体排出；②迅速将患者转移到新鲜空气处，立即解救，必要的进行心肺复苏。其他人员应同时撤离现场；③同时注意给患者保暖，以防引起感冒、肺炎等并发症。情况危重的患者及时送往离中毒现场较近的医院，做进一步治疗。

（二）现场调查

现场情况必要时需要用摄像、照相、录音等获得有关资料，并按规定要求填写好各种现场记录、监测记录、个案调查表等。

1. 事件调查 有害气体中毒发生的时间、经过、原因，调查内容须包括：①污染的来源、源强；②污染的途径及影响范围；③影响人群的分布；③中毒患者的人数、症状和初步解救情况；④事件发生后，该单位采取的措施。

2. 污染源调查 对现场进行紧急排查，找出污染来源，及时处理和消除。

3. 可疑污染物判别 根据所提供的资料和简要调查情况，可疑污染物初步判别有以下种类：①CO、

CO_2、SO_2中毒（联合或单独作用）；②有机物废气中毒（主要为甲醛）；③氨气中毒；④氯气中毒；⑤消毒杀虫剂。

4. 可疑污染物判别调查采样 采样对象包括：①如有死亡者，应检查死者外貌、特征，是否有出血点及其他相应症状；②访视中毒患者，了解中毒后的症状、体征及临床检查结果，诊断情况及各种化验结果；③必要时采集呕吐物、血液、粪便等样本；④现场采样或观察，采取模拟实验的方法（可释放某种有害气体），采集空气样本。

（三）提出调查分析结论和初步处理意见

1. 有害气体中毒原因的初步分析 有害气体中毒的常见现象和原因包括煤气、甲醛、汽车尾气、理发店氨气、氯气、杀虫剂等。具体如下。

（1）煤气 ①煤气泄漏，由于锅炉或管道发生故障致使煤气泄漏，而房间内长时间关闭或通风不良，致使 CO 积累浓度过高。②人们在室内时间过长，室内空气状况恶劣，抑制中枢神经功能，而未能引起警觉。③地下室使用燃煤炉，通风不良，引起 CO 中毒。

（2）甲醛 使用质量较差的装饰材料或近期进行过室内装饰，生成挥发性有机物（主要为甲醛）污染，加之室内长时间密闭，造成空气污染物浓度过高，人体吸入一定量后可发生中毒反应。

（3）汽车尾气 汽车尾气泄漏至车厢内，由于车厢长时间密闭，空气流通不畅，致使车厢内 CO 浓度升高，严重超标，加之旅客旅途疲劳，抑制中枢神经，未能引起警觉，引起 CO 中毒。

（4）理发店氨气 理发店氨气中毒，染发、烫发操作间，长时间密闭，通风设施不完善，造成室内氨气浓度严重超标，从业人员长时间操作抑制中枢功能，造成氨气中毒。

（5）氯气 游泳池、加氯器发生故障，造成氯气泄漏，由于加氯间通风不畅，引起操作人员氯气中毒。

（6）消毒杀虫剂 由于室内环境质量较差，喷洒消毒杀虫剂，造成室内空气严重污染，长时间滞留室内，可引起中毒反应。

2. 初步处理意见 应包括①对中毒患者进行治疗；②上报卫生健康主管部门；③通过报刊、电台、电视台等向群众宣传事故防治知识，提高人民群众的卫生警惕性，防止类似事件再发生。

二、大气烟雾污染、光化学烟雾突发事件应急处置

（一）应急处理

接报告后组织人员准备采样工具、调查表格、个人防护装备等前往，认真听取和询问突发事件有关情况。由政府牵头领导，由卫生、公安、环保、交通、气象等部门共同协同参与事件的应急处置。各医疗卫生单位采取积极措施救治中毒患者，保护高危人群（慢性支气管炎、心脏病等患者），必要时疏散高危人群到非污染区。

（二）基础调查

1. 形成初步调查印象 根据有关情况和背景资料，通过进一步了解和初步调查，形成这一突发事件的初步印象。

初步了解调查内容：①污染发生地点、季节和具体持续时间；②发生地的地形、平原、山区或丘陵地区；③暴露人群和发病人数、死亡人数、死亡构成比情况、医院近期患者门诊病种构成比情况、前后一段时间（一周）比较，如进行哮喘、支气管炎、肺炎等呼吸道疾病统计比较（发病特征和分布情况）；④当时气象条件，雨、雪、浓雾、风力、风向以及与往年比较气温、气湿、日照、气压、降雨、逆温情况；⑤该地区工厂、居民燃料结构、烟囱高度数量、排放大户（如电厂、钢铁厂等）等情况；

⑥该地区汽车交通容量、通畅情况；⑦当地环保、交通、卫生防病有关的监测情况。

2. 判断污染类别　初步印象最大可能为烟雾污染中毒、光化学烟雾污染健康危害。待排除的一般为流感流行、季节性呼吸系统疾病上升。三类健康危害事件具备不同特征，可根据其特征进行判别。

（1）烟雾污染突发事件（煤炭型）　主要特征包括：①污染源，燃煤工厂、居民住宅排出大量污染物，城市下风侧周围或上风向有钢厂、电厂、冶炼厂、硫酸厂、玻璃厂，汽车拥挤；②污染物，烟尘、可吸入尘、SO_2、氟化物等为主，其浓度剧增；③地形，地处河谷盆地；④气候气象，大多在冬季，持续大雾，形成逆温，污染物不易扩散；⑤健康危害，居民普遍出现呼吸道刺激症状，患有呼吸系统疾病、心脏病、年老体弱的为高危人群，易致死亡，表现为呼吸道疾病构成比增加，发病人数剧增，死亡人数剧增。

（2）光化学烟雾事件　主要特征包括①污染源：大量汽车尾气排放；②污染物：光化学烟雾是一种混合物的总称，包括NO_x和碳氢化合物受太阳紫外线作用发生光化学烟雾，所产生的一种具有刺激性很强的浅蓝色混合烟雾，主要是臭氧、醛类、过氧酰基硝酸酯（PANs）。大气中总氧化剂以O_3为代表，浓度为 0.05～0.15ppm，当大于 0.10ppm 视为形成信号；③气候气象，夏秋季白天多发，气温高，天气晴朗，紫外线强烈；④地区：在南北纬60°以下地区尤为高发，大城市内机动车拥挤，高楼林立，街道通风不畅；⑤健康危害，如眼睛红肿、流泪是 PANs、甲醛丙烯醛所致，咽喉痛是NO_x、臭氧所致，呼吸困难、喘息、哮喘、咳嗽是甲醛所致，皮肤潮红、心脏功能障碍是烟雾自由基与过氧化物所致。

（3）流感流行　主要特征包括：①有无相吻合的污染源、污染物、地理、气候气象条件；②健康危害典型的流感症状，亦以呼吸症状为主典型的传染病流行特征，传染源、空气接触传播以及目标人群。

（三）现场调查

现场调查工作均需做好照相、摄像、录音，并做好有关记录，并按规定要求填写好各种现场记录、监测记录、个案调查表等。

1. 流行病学调查　①个案调查：首发病例、潜伏期、发病人数等，掌握患者健康危害特点和有关生物材料检验情况，如尿、血、便等化验结果；②三间分布：发病人数的时间、地区和人群（年龄、职业等）分布；③回顾性调查：选择发生地区和未发生的附近地区医院的门诊患者、死亡患者数量及构成比情况的调查，同时对两地区最近疫情报告情况进行调查。并对以上情况进行历史性回顾调查（回顾时间为前一个星期或半个月）；④生物材料监测：痰、尿、便中致病微生物和病毒分析以及血中分析；⑤急性毒性试验：可吸入尘浓缩物急性毒性试验。

2. 污染源调查　附近工厂居民燃料结构，污染大户如钢铁厂、电厂、冶炼厂、化工厂等，交通容量、每日排放废气情况。

3. 环境监测和有关情况调查　环境监测和有关情况调查主要涵盖四个方面：开展现场有害气体的监测、大气环境质量、气象、地形地貌。具体如下。①开展现场监测，监测指标：O_3、SO_2、NO_x、CO、甲醛、飘尘与可吸入尘、多环芳烃，有条件可测 B（a）P、PANs、丙烯醛；②大气环境质量：到当地环保部门收集了解近期大气环境质量情况，如主要污染物、微生物、O_3、SO_2、NO_x、可吸入尘、甲醛、氟化物、砷等近1～2个月的情况以及历史同期平均情况，尤其去年同期情况；③气象：到当地气象部门如气象监测站调查近期气温、气湿、日照、气压、降雨、逆温等情况以及历史同期平均水平和去年同期平均水平；④地形地貌：到有关的地理研究部门如地理研究所，调查内容包括当地地理经、纬度，地质地貌景观，如山区、平原、丘陵。

（三）提出调查分析结论和初步处理意见

1. 调查分析结论　大气烟雾污染、光化学烟雾污染的分析结论应包括：①污染源、污染物、理化性状；②事件形成的成因：包括地理、气象和污染、高危人群等方面；③污染途径及范围；④暴露人群发病人数、健康危害特点；⑤事件经过及教训。

2. 初步处理意见 大气烟雾污染、光化学烟雾污染的分析结论一般为：①建议成立由政府牵头的领导小组，参加单位包括卫生、公安、环保、交通、气象等部门；②各医疗卫生单位采取积极措施救治中毒患者，保护高危人群（慢性支气管炎、心脏病等患者），必要时疏散高危人群到非污染区；③采取减少大气烟雾污染、光化学烟雾污染的控制措施；④加强监测，包括卫生、环保、气象等加强对疾病死亡、空气质量、气象变化情况的监测，掌握健康、污染和气象变化的动态；⑤加强环保、气象预报预测工作，观察家畜和有关的动植物死亡情况。

（五）具体控制措施的实施方法

减少大气烟雾污染、光化学烟雾污染的具体控制措施：①建议实行交通管制，减少车辆，降低交通负荷；②建议政府责令污染大户按环保要求暂停排放（如钢铁厂、冶炼厂、硫酸厂等），尤其低位废气排放大户；③居民尽可能减少或停止用煤，鼓励用气或用电；④必要时采取人工降雨，减少空气中的污染物浓度；⑤居民室内推广有效的空气净化器，降低居室污染物浓度。

三、空气传播性疾病流行期间，集中空调系统的应急处置

（一）应急处理

空气传播性疾病流行期间，首先确认集中空调系统使用状况，以及最近一周内是否有患者或疑似患者等入住，在领导的统一指挥下，分工协作，开展现场应急处理工作：①立即协助转移患者、疑似患者和密切接触者，撤离和疏散其余居住人群；②指导公共场所经营者按照卫生健康主管部门的要求启动预防空气传播性疾病的应急预案，并根据应急预案要求，判断集中空调通风系统能否继续运行，对不符合要求的集中空调通风系统应当立即停用，进行卫生学评价，并依照卫生学评价报告采取继续停用、部分运行或其他通风方式等措施；③指导公共场所经营者每周对运行的集中空调通风系统进行清洗、消毒或者更换；④集中空调通风系统导致或者可能导致空气传播性疾病时，指导公共场所经营者及时关闭所涉及区域的集中空调通风系统，并对公共场所及其集中空调通风系统进行消毒处理。消毒处理的集中空调通风系统，经卫生学评价合格后方可重新启用。

（二）现场调查

现场调查工作均需做好照相、摄像、录音，做好有关记录，并按规定要求填写好各种现场记录、监测记录、个案调查表等。

1. 流行病学调查 内容包括：①患者出现的时间、经过、原因；②首例患者的来源、去处、在当地停留时间段；③首例患者活动的范围及接触人群；④接触人群的时间和地理分布；⑤患者的人数、症状和初步救治情况；⑥事件发生后，该单位采取的措施。

2. 污染源调查 对现场进行紧急排查，找出污染来源，及时处理和消除。根据所提供的资料和简要调查情况，患者主要症状、体征、实验室病原体及相关检测结果，初步判别致病微生物。

3. 其他调查 如有死亡者，应检查死者外貌、特征，是否有出血点及其他相应症状。访视现患病人员，了解其发病后的症状、体征及临床检查结果，诊断情况及各种化验结果。必要时采集呕吐物、血、尿、粪便等样本。

（三）提出处理意见

空气传播性疾病流行期间，集中空调系统的处理意见：①对患者进行治疗；②通过报刊、电台、电视台向群众宣传防病知识，增强群众的自我保护意识；③通报全省疾病控制机构，防止类似事件再发生。

第四节 核事故应急处置

情境导入

情境：2011 年 3 月 11 日，日本东北太平洋地区发生里氏 9.0 级地震，继而发生海啸，该地震导致福岛第一核电站、福岛第二核电站受到严重的影响，第一核电站的放射性物质泄漏到外部。2021 年 4 月 13 日，日本政府决定将福岛第一核电站上百万吨核污染水排入大海，并于 2023 年 8 月 24 日启动第一核电站核污染水排海。

思考：

1. 日本福岛核泄漏事故被判定为最高级别的核事故，依据的核事故分级标准是什么？

2. 核事故的应急状态分级有哪几级？核事故各级应急状态下的响应行动有哪些？

3. 在日本福岛核泄漏并将核废水排海的事故中，如果你作为卫生方面的处理人员，应该如何进行应急处理？如何制订现场调查的计划？监测和预警的重点项目有哪些？如果作为普通群众，又该如何保护自己的生命健康安全？

一、核事故与辐射事故卫生应急响应的基本程序

（一）应急响应的启动

1. 核事故的应急响应启动 省核与辐射事故卫生应急领导小组接到省核应急协调委员会的指令以后，启动卫生应急响应程序。

2. 辐射事故的应急响应启动 辐射事故在接到报告下列情况并经初步核实后，应急响应启动：①通过辐射监测，探知有放射源、放射性材料或放射性污染物件未经获准或未受控制的存在、转移或非法贩卖；②有人报告在一个未经获准或不受控制的地点发现了放射源、放射性材料或放射性污染物件；③有人报告某种物件可能含有辐射水平明显异常的放射性物质；④放射源和辐射技术应用单位经过盘存发现其所使用或操作的放射源、放射性物质、放射性污染严重的物件丢失或被盗；⑤医院或医师报告意外发现有患者出现典型急性放射病或放射性皮肤损伤的症状；⑥有人报告人员超剂量照射。

（二）现场调查

核与辐射事故发生时，卫生应急人员赴现场了解事件经过，制订调查方案，确定调查范围和对象，实施现场调查。初步对受伤人员进行初步分类诊断和现场救护，对厂区及周围环境进行辐射监测，迅速了解污染程度及范围，以决定采取的对策；采集受照人员的血样和所戴手表宝石等样本送实验室进行剂量测定，估算人员受照剂量，评价核事故和放射事故对人员可能导致的辐射危害；采集饮用水和食品等样本，分析判定其放射性污染水平。确定干预水平、行动水平及应急照射水平；对人员采取防护措施和对人员进行相应的医学处理。

经专家咨询、汇总资料分析，确定核事故及其放射性核素的种类和活度水平，估算出距事件发生中心点不同距离的辐射水平及危险程度、受照人员数量和受照剂量等，提出处置意见。

所有进入核事故现场的核事故应急响应人员必须服用稳定性碘制剂、佩戴个人剂量监测仪、穿着防护服装，尽可能避免过量照射。

（三）核事故各级应急状态下的响应行动

1. 应急待命状态 准备辐射防护所需的各类器材（包括个人剂量计、花瓣式口罩、稳定碘片、抗

放药物、阻吸收药物、登记簿及卡片等）。

2. 三级响应状态的行动　接到进入三级响应状态的命令后，市医疗救护和辐射防护组迅速通知市辐射防护专业组人员在市疾病预防控制中心待命并准备器材，省辐射防护专业组人员向该市进发。

3. 二级响应状态的行动　接到进入二级响应状态的命令后，在省辐射防护专业组指导下，市医疗救护和辐射防护组指令市辐射防护专业组组建辐射防护工作站，所有器材装车完毕，人员待命。

4. 一级响应状态的行动　接到进入一级响应状态的命令后，市辐射防护专业组人员立即赶赴预定位置在省辐射防护专业组的指导下开设辐射防护工作站，对进入烟羽应急计划区的所有核应急工作人员进行登记，按要求配发个人剂量计（剂量笔和热释光剂量计）、花瓣式口罩，分发并指导服用稳定碘片。核应急工作人员从烟羽应急计划区撤出后，首先到辐射防护工作站接受检测，记录有关数据，交回个人剂量计。先期进入烟羽应急计划区并继续坚持工作的核应急工作人员，在接到进入一级响应状态的命令后，自行派员到就近的辐射防护工作站领取个人剂量计、花瓣式口罩、稳定碘片及服用说明书。在进入烟羽应急计划区的所有核应急工作人员全部撤出后，辐射防护工作站工作人员按命令撤出归队。

二、核事故与辐射事故的处置措施

在发生核事故与放射事故时，应与有关部门共同组织或指导公众采取适当的防护措施，尽量避免或减少辐射。

（一）隐蔽

核事故发生时，在伴有持续时间较短的混合放射性核素释放到大气的早期阶段，当烟羽影响地区的居民有可能受到来自放射性烟羽和地面沉积的外照射和吸入（放射性碘和其他气溶胶）产生的内照射在 2 天以内可防止的剂量为 10mSv 时，要求居民进入建筑物隐蔽，隐蔽时间不超过 2 天。

（二）服用稳定性碘

若有放射性碘释放时，当人群（所有年龄组）甲状腺可防止的待积吸收剂量可能达到 100mGy 时，采取服用稳定性碘来减少甲状腺对吸入和食入的放射性碘吸收。在摄入放射性碘以前 6 小时到之后半小时内服用稳定性碘，成年人推荐用量为 100mg 碘化钾，儿童和婴儿用量应减少。服用稳定性碘可和隐蔽、撤离同时进行。

（三）撤离

在不长于一周的期间内可防止的剂量为 50mSv 时，应要求人们从其住所、工作或休息的地方紧急撤走一段时间，安置在类似学校及其他公共建筑物内暂住，以避免或减少短期照射。几天内撤离者可返回自己的住所。若时间超过一周，则要撤离到更好一些的居住设施内。

（四）个人防护

要对人员进行呼吸道和体表的防护，当隐蔽及撤离开始时，可使用帽子、头巾、雨衣等简易用品进行防护，要防止将放射性污染扩散到未受污染的地区，对已受到或可能受到放射性污染的人员进行水淋浴，并将受污染的衣服、鞋、帽等脱下存放起来，待后续进行监测或处理。

（五）控制进出口通路

在实施受放射性物质污染地区的人群隐蔽、撤离或避迁措施的同时，采取控制进出口通路的措施。

（六）临时避迁

当在最初的 30 天内可能受到 30mSv、在随后的 30 天内可能受到 10mSv 照射时，可采用临时避迁措施，随着放射性的衰变等原因，迁出地区的污染水平降低后，人员即可以返回该地区。采取该措施的时间不长于 1 年。

（七）永久性重新定居

对于某些地区长寿命放射性核素较多、剂量率下降较慢且剩余剂量较高的情况，当终身可防止 1Sv 照射时，需要进行永久性重新定居。

（八）对食品的干预

食品中放射性核素达到下表所列食品通用行动水平时，采取食品干预行动。为控制食品污染进行的干预措施包括：直接处理植物或土地，以减少农作物和动物饲料的放射性核素吸收；改用干净的饲料及对动物进行特殊处理，减少放射性核素转移到随后的产品；对食品在出售前进行处理，降低其污染水平；禁止销售受污染食品；受污染的水，可用混凝、沉淀、过滤及离子交换等方法消除污染。食品通用行动水平如表 5-2 所示。

表 5-2　食品通用行动水平

放射性核素	一般消费食品（kBq/kg）	牛奶、婴儿食品和饮水（kBq/kg）
^{134}Cs,^{137}Cs,^{103}Ru,^{89}Sr	1	1
^{131}I	1	0.1
^{90}Sr	0.1	0.1
^{241}Am,^{238}Pu,^{239}Pu	0.01	0.001

（九）减轻对公众的社会心理影响

核事故发生后，要通过多种形式对公众广泛开展核泄漏事故卫生应急知识的风险沟通，增强公众的自我保护意识和应急时的心理承受能力，注意心理效应的防治。风险沟通内容包括核辐射的一般知识，核泄漏事故的危害及防护措施，核泄漏事故发生后有关部门可能采取的应急措施和公众应采取的正确态度和行为等。采取下列措施来防止或尽快减轻和消除对公众造成的社会心理影响：①加强对公众的宣传教育和有关人员的专业知识培训；②重视舆论导向，各部门提供的有关信息必须一致，不可自相矛盾；③认真贯彻对公众参与干预措施行动的基本原则，做到正当化、干预最优化；④事先做好必要的应急准备；⑤加强与公众的沟通，将事件情况、处理措施、结果预测等及时通报，邀请有关代表或个人参加环境和食品等的辐射监测、剂量估算及防护措施的实施等，使公众了解实情，增强信心，变被动为主动。具体操作方式为各级卫生部门通过广播、影视、报刊、互联网、手册等多种形式，对社会公众广泛开展应对核事故卫生应急宣传教育，指导公众用科学的行为和方式应对核泄漏事故，注意心理应激问题的防治；确保 12320 热线的畅通，邀请放射防护专家对公众提出的问题进行解答。

三、核事故与辐射事故的现场救援

现场救护应遵循迅速有效、自救互救、先重后轻、保护抢救者和被救者的原则，参加现场救护的各类人员要穿戴防护衣具，必要时服用阻吸收和抗放药物。

（一）现场检伤分类

现场检伤分类，首先进行辐射监测，分检有无放射性污染，快速观察伤情，询问受伤史，迅速分检出不同伤类和伤情，填写伤票和伤员登记表，然后送治。

根据损伤程度或疾病情况将患者分为不同的类型，以便于临床治疗和最大限度地使用可利用的医疗机构和设施。应急医学处理最先实施的是急救，即对危及生命的损伤（如外伤、出血、休克、烧伤等）优先进行处理。放射性核素污染也是早期应急医学处理应考虑的一个问题，受污染人员无论是内污染还是外污染，均应加以辨别，并应立即进行特殊处理。早期临床症状是进行受照射人员分类和实施个体救治的重要依据之一。最重要的早期临床症状是恶心、呕吐、腹泻、皮肤和黏膜红斑、颜面充血及腮腺肿大等。在全身或局部受照射情况下，应根据表5-3所列临床症状来决定需要在哪一类医院治疗。

表5-3　依据早期临床症状判定对辐射损伤处理要点

临床症状		相应剂量（Gy）		处理原则
全身	局部	全身	局部	
无呕吐	无早期红斑	< 1	< 10	在一般医院门诊观察
呕吐（照后2~3小时）	照后12~24小时早期红斑或异常感觉	1~2	8~15	在一般医院住院治疗
呕吐（照后1~2小时）	照后8~15小时早期红斑或异常感觉	2~4	15~30	在专科医院住院治疗或转送放射性疾病治疗中心
呕吐（照后1小时）和（或）其他严重症状，如低血压、颜面充血、腮腺肿大	照后3~6小时或更早，皮肤和（或）黏膜早期红斑并伴有水肿	> 6	> 30	在专科医院治疗，尽快转送到放射性疾病治疗中心

（二）损伤人员的医学处理原则

医学处理的首要任务是将受照或可能受照的人员进行分类，分类的主要依据是估计的辐射损伤程度及所需的医疗类型和水平。一般可将受照人员分成三类。

1. 第一类是受到大剂量照射或可能受到大剂量照射的人员。这类人员若有危及生命的损伤症状，如创伤、外伤、出血、休克、烧伤和（或）化学污染，应进行紧急医学处理，还应同时进行特殊检验（如血细胞计数、细胞遗传学检查和HLA配型取血样），以便估计损伤程度和提供最初的治疗依据。若条件许可，则应尽快在现场进行特殊检查。

2. 第二类是可能已经受到外照射的人员、有体表或体内污染的人员或怀疑受到某种剂量水平的照射而需要进行一定等级医学处理的人员。对这类人员，需预先制订行动计划，并应在事故医学处理中心进行再分类。可把这些受伤人员再分成三个亚类，即全身受照者、身体局部受照者和受放射性核素污染者。同时应确定可供利用的地区级和（或）国家级医疗设施。照后一段时间，多数受照者可由内科医师处理，以便进行适当的检查和随访。这些基本检查应按我国放射性疾病诊断标准进行。对损伤严重程度的进一步分类应主要根据临床和生物学指标。

3. 第三类是可能只受到低剂量照射而无其他损伤的人员，对这类人员应作为门诊患者登记，并定期进行观察。

（三）现场救治

1. 医学应急救治人员的准备　一旦事件发生，抢救人员迅速做好个人防护，如穿戴防护衣具、配备剂量仪、酌情服用稳定碘和抗放药等。根据地面照射量率和规定的应急照射水平，确定在污染区内的安全停留时间。

2. 现场抢救　若现场辐射水平较高，应首先将伤员撤离事故现场再进行相应的医学处理，抢救时先对伤员伤情进行初步分类诊断，对危重伤员应立即进行抢救，优先进行紧急处理；同时应着重实施止血、固定、包扎、抗休克、防止窒息等措施。

（四）消除放射性污染

1. 放射性污染现场的控制　若发生放射性污染，要迅速开展检测，划定放射性污染控制区域。切断一切可能扩大污染范围的环节，严防对水源、食物及禽畜的污染。对地面、台面、墙面及设备放射性污染，要迅速确定其污染的核素、活度、范围、水平，在采取有效个人防护措施的基础上，清除污染。污染现场活度尚未降至4Bq/cm^{2}以下，不得解除警戒。严格隔离污染区，禁止无关人员和车辆进入。使用路障和明显的线条标记出污染区域的边界和污染程度。从污染区进入清洁区，必须经过缓冲区，确保清洁区不被放射性污染。进入污染区必须穿戴个人防护用具，从污染区出来必须进行监测，对于受到污染的人员或物品必须进行去污处理。产生的放射性固体和液体废物不得随意排放和丢弃。

2. 人体体表放射性污染的消除　对于皮肤上的放射性核素，应通过水洗、溶解或用可剥离的物质去除。应尽一切可能防止污染扩散。去污的原则是避免皮肤擦伤。不应使用可能促进放射性物质穿透皮肤的去污剂。应在现场进行皮肤的初步去污。在已知有放射性内污染或怀疑有内污染时，必须尽快（最好在污染后 4 小时内）开始采取促排或阻吸收措施。去污方法如表 5－4 所示。

表 5－4　去污方法与要求

项目	具体内容
材料	温水，肥皂或普通清洁剂，软毛刷，海绵，塑料单，胶布，毛巾，床单，碘片或碘溶液
先后顺序	脱去所有衣服放在塑料袋里。最先处理外伤、出血、骨折、休克等急症。确定污染范围，标记清楚，去污前将其盖好。伤口有污染时，去污操作由伤口开始，逐渐移向污染最重的部位推进
伤口	用标准的含盐溶液反复冲洗。在某些情况下可考虑采用外科清创术。对眼睛和耳朵，可用等渗盐水轻轻冲洗
局部污染	用塑料布将非污染部位盖好，并用胶布把塑料布边缘粘牢。浸湿污染部位，用肥皂水轻轻擦洗，并彻底冲洗；重复几次，并监测放射性的变化，每次的持续时间不超过 2~3 分钟。要避免过分用力擦洗。使用稳定同位素溶液可增加去污效果
大面积污染	无严重损伤的患者用淋浴。严重损伤的患者可在手术台或担架上洗浴。反复进行浸湿－擦洗－冲洗，并观察去污效果
预防措施	仍有污染的部位用塑料布盖好，边缘用胶带粘牢。手可戴手套。让皮肤浸湿后，再重复洗
去污要求	α 射线 <1000 衰变数/分；β 射线 <1mR（10μSv）/h；γ 射线降至本底的 2 倍

应首先重点考虑防止放射性污染扩散，并进行适当的去污。放射性核素的吸收是很快的，当离子状态或其他可溶状态的核素直接暴露在毛细管网上时，吸收更快。鼻黏膜和口腔黏膜是放射性核素容易进入的部位，应首先用棉签拭去鼻腔内的污染物，剪去鼻毛，并向鼻腔喷洒血管收缩剂，必要时给予祛痰剂。用等渗溶液轻轻冲洗鼻腔和口腔，可减少污染水平和对放射性核素的吸收。

对于局部表面污染，应首先用塑料布把周围未污染的部位盖好，并用胶布粘好塑料布边缘，然后用肥皂水或洗涤剂清洗污染部位，最后，再用吸纸将污染表面吸干。不应将浴池浸泡或全身淋浴作为初始去污措施，因为这样处理常会使污染扩散到清洁区。应注意那些较难清除污染的部位，如指尖、毛发、鼻孔、耳道等。

剪指甲有利于去污。当洗头不能充分去除污染时，可考虑将头发剪去。给四肢戴上塑料套或橡胶套过夜，汗液的分泌有利于清除污染。去除高污染伤口内的异物时，可能需要采用外科清创术。

3. 放射性内污染的控制　发生内污染时，尽快采用以下措施减少放射性核素吸收入血和加速排出，常见措施有：①催吐和洗胃（在食入放射性核素的最初 1~2 小时内进行催吐和洗胃，用清洁钝器刺激咽部或口服催吐药物，促使放射性元素排出）；②口服吸附剂、沉淀剂（对残留在胃内和肠道内的放射性物质，通过吸附、沉淀剂作用将其吸附、沉淀下来）；③服用缓泻剂（放射性核素摄入后已超过 4 小时，服用缓泻剂，加速放射性核素在胃肠道内运行，缩短停留时间，减少吸收）；④祛痰咳出（呼吸道进入的放射性核素，应清洗鼻腔、在鼻咽部喷入血管收缩剂，再口服祛痰剂，促使其随痰咳出）；⑤清创处理（当伤口受沾染时，进行清创术和除沾染）；⑥口服碘片（在摄入放射性碘同时或摄入前 24 小时内口服碘化钾片 0.1g）；⑦应用络合剂亦称螯合剂促排（二乙基三胺五醋酸二钠钙对钚、钍、钇和稀土元素进行促排，用氨基羧基螯合剂喹胺酸和多羧多胺络合剂对钚、钍、锆进行促排，二巯丁二钠和二巯基丙烷磺酸钠对 ^{210}Po 进行促排）；⑧服用大剂量的氯化铵（造成代谢性酸中毒，使骨质脱钙，促进钙的排出增加，同时促进体内亲骨性放射性核素锶、钡、镭等的排出，应用甲状旁腺素可动员骨钙入血增加尿钙的排出，同时锶的排出亦增加）。

（五）对救援人员的防护

1. 应急照射的剂量控制　应急照射是指发生核辐射恐怖事件时，为了防止事故扩大、营救遇险人员、进行检修、消除事故后果以及其他应急行动时所接受的照射。应急照射剂量任何单一年份不应超过 50mSv，在涉及为抢救生命而采取的行动时，应急工作人员的有效剂量不得超过 500mSv，四肢和皮肤的当量剂量不得超过 5Sv。

2. 个人防护装备　个人防护装备包括自读式剂量仪（个人剂量报警仪）、累积剂量计（热释光剂量计），防护服、呼吸器、防护靴、棉手套、塑料手套及橡皮手套等。救援人员必须采取防护装备，以避免外照射损伤、放射性物质吸入或放射性物质污染皮肤造成内照射或皮肤损伤。必要时服用辐射损伤防治药。

3. 对现场进行辐射测量　通过辐射巡测仪器、表面污染检测仪和中子剂量检测仪进行检测，了解外照射辐射水平，使救援人员避开高辐射区或尽量缩短停留时间。应急人员应做到不在剂量率超 1mSv/h 的地方逗留；进入剂量率大于 10mSv/h 的地区要谨慎；未经许可，不进入大于 100mSv/h 的地区，注意采取时间、距离和屏蔽手段进行个人防护。

四、核事故与辐射事故中食物和饮水的检测

（一）检测时机

核电站进入应急状态后，对食入应急计划区内食物和饮水进行放射性水平检测。放射性污染事故可能影响食物和水源时。

（二）检测范围和检测点

核事故检测点检测范围为以应急计划区为圆心，半径 30km 的划定区域及落在圆周上的全部区域。重点考虑关键居民组。

放射性污染事故时检测范围和检测点按事故影响的范围确定。

（三）检测种类、项目

1. 核事故　检测种类为大米、茶叶、樱桃、葡萄、紫菜、海带、海蛎、海鱼及其他海产品、青菜及其他蔬菜、牛奶、面粉、食盐、水库水、溪水、自来水。检测项目为总 β、锶 – 90、锶 – 89、铯 – 137、铯 – 134、碘 – 131。

2. 放射性污染事故　检测种类与项目依据事故源及影响食物和饮水种类确定。

（四）检测方法

不同的检测元素，检测方法也不同。按照各自的检测依据，进行该元素的检测，如下表 5 – 5 至表 5 – 8 所示。

表 5 – 5　总 β 放射性的检测方法

检测方法	检测依据
减钾总 β 放射性的测定方法	食品卫生检验方法（卫生部）
生活饮用水标准检验法——总 β 放射性方法	GB 5750—85
生活饮用水检验方法	卫生部 2001
饮用天然矿泉水中总 β 放射性的测定方法	GB/T 8538—1995

表 5 – 6　锶 – 89 和锶 – 90 的检测方法

检测方法	检测依据
食品中放射性物质检验 （锶 – 89 和锶 – 90 的测定）	GB 14883.3—1994
生物样本灰中锶 – 90 的放射化学分析方法 （二 –（2 – 乙基己基）磷酸酯萃取色层法）	GB 11222.1—89
生物样本灰中锶 – 90 的放射化学分析方法 （离子交换法）	GB 11222.1—89
水中锶 – 90 放射化学分析方法 （发烟硝酸沉淀法）	GB 6764—86
水中锶 – 90 放射化学分析方法 （离子交换法）	GB 6765—86
水中锶 – 90 放射化学分析方法 （二 –（2 – 乙基己基）磷酸萃取色层法）	GB 6766—86

表 5 – 7　铯 – 137 和铯 – 134 的检测方法

检测方法	检测依据
食品中放射性物质检验（铯 – 137 的测定）	GB 14883.10—94
生物样本灰中铯 – 137 的放射化学分析方法	GB 11221—89
生物样本灰中放射性核素的 γ 能谱分析方法	GB/T 16145—1995
水中铯 – 137 放射化学分析方法	GB 6767—86
水中放射性核素的 γ 能谱分析方法	GB/T 16140—1995

表 5 – 8　碘 – 131 的检测方法

检测方法	检测依据
食品中放射性物质检验（碘 – 131 的测定）	GB 14883.9—1994
植物、动物甲状腺中碘 – 131 的分析方法	GB/T 13273—91
牛奶中碘 – 131 的分析方法	GB/T 14674—93
水中碘 – 131 的分析方法	GB/T 13272—91

五、病史与现场样本采集

（一）受照人员记录

详细询问受照史，重点了解事件经过、辐射源种类、有无内外污染、污染范围和程度、受照时所处位置、姿态与辐射源的距离、停留时间、有无个人防护及是否佩戴剂量计等，记录者要有签名。事后要记录受照人员病情经过、治疗经过及愈后。使用照相机连续、多次拍摄标有日期的照片；使用音像设备记录患者的会见、谈话，以及事故模拟试验；所有数据需数字化处理。

（二）现场样本采集

收集的样本包括血、尿、粪便、呕吐物、唾液、痰、牙齿、骨骼、毛发、指甲等生物样本；口腔、耳道、鼻腔及皮肤擦拭物；义齿、电子表机芯、机械手表、圆珠笔、香烟、饰品、纯棉服装、糖、环境介质（陶瓷、瓦片等）。所有样本应分类、编号、造册、封存。

六、受照人员的剂量估算

（一）一般原则

1. 事件发生后，尽快调查，确定事件经过及人员受照模式，并用现行计算机程序对人员的受照剂量进行估计。

2. 记录事件现场辐射监测仪表和个人剂量计的读数，尽可能收集可提供事故剂量信息的场所样本、个人佩戴物样本或人体组织样本（如可能），以获取尽可能真实的客观判据。

3. 对于极不均匀照射，应注意单个器官或组织是否受到大剂量照射，并用现行计算机方法给出剂量估计值。

（二）估算程序

对事件中人员所受剂量估算，分三个阶段：照后 0 ~ 6 小时为第一阶段，收集个人剂量计及可供事故剂量测量用的样本进行测量，进行物理剂量的初步估算；照后 7 ~ 72 小时为第二阶段，对资料进行复核，进行人体受照剂量计算；受照 72 小时以后为第三阶段，结合实验室数据及临床病症，给出事故受照者剂量的最终报告。

（三）估算方法

外照射剂量估算主要通过个人剂量监测、事件后剂量测量和生物剂量测定来进行。事件后测量除常规个人剂量监测和场所监测以外，通过受照人佩戴物等材料的 γ 剂量测量（热释光 TL 和电子自旋共振 ESR 波谱）获取剂量信息；通过受照人体内的感生放射性核素含量（血液、头发、尿液中的 ^{24}Na、^{32}P）估计人体平均中子剂量。生物剂量测定包括染色体畸变和微核分析。

内照射剂量估算可通过体外直接测量和生物样本检验和其他监测方法如空气采样分析等来估算。

七、核事故与辐射事故卫生应急响应的终止

在核事故与放射事故结束，人员得到有效救治，事件现场危害以消除或得到控制的适当时间，核事故与辐射事故卫生应急领导小组根据省核应急协调委的指令，宣布中止卫生应急状态。

✎ 练习题

答案解析

一、选择题

1. 以下关于生活饮用水污染描述正确的是

A. 砷中毒属于化学性污染，会导致恶心、呕吐、腹痛、腹泻等肠胃炎症状，但对肝脏无影响

B. 氰化物中毒属于化学性污染，短时间内饮用含 100mg 以下的氰化钾的饮用水不会死亡

C. 五氯酚急性中毒通常是由除草灭虫剂污染水导致，二氧化氯是去除其污染的首选方法

D. 细菌导致的生活饮用水污染属于生物性污染物，如甲型肝炎和戊型肝炎

E. 轮状病毒污染生活饮用水的途径是患者粪便污染饮用水源，腹泻停止后不会随粪便排病毒

2. 以下关于生活饮用水污染描述不正确的是

    A. 生活饮用水污染化学性污染多表现为急性中毒，生物性污染的健康危害多为急性肠道传染病

    B. 活性炭吸附不能去除有机磷农药对生活饮用水的污染

    C. 六价铬属于高价铬，适合用还原剂去除再沉淀进行去除

    D. 生物性污染物污染生活用水可采用常用的消毒剂如漂（白）粉精（有效氯60%～70%）进行去除

    E. 调查生活饮用水的污染波及范围时，上游及其周围地区都需要进行调查

3. 以下关于大气污染描述不正确的是

    A. 大气污染的污染途径主要是通过大气、扩散，无风时亦会发生

    B. 化学性有害气体包括一氧化碳、甲醛，污染程度一般与其浓度密切相关

    C. 花粉引起空气污染也属于较为常见的空气污染，空气中致敏花粉能导致各种呼吸道变态反应

    D. 只要血液中 HbCO＜50％ 就不会发生明显的中毒表现

    E. 军团病的感染基本与集中式空调系统有密切的关系

4. 以下关于大气污染描述正确的是

    A. 甲醛中毒与氨气中毒不同的是只有眼部刺激而无呼吸道刺激

    B. 汽车尾气中毒是由于车尾气泄漏至车厢内，由于车厢长时间密闭，空气流通不畅，致使车厢内 CO_2 浓度积累，严重超标

    C. 大气烟雾污染、光化学烟雾突发事件与污染源、地形、气候等都有关联

    D. 大气污染应急处置时，进行有害气体可疑污染物判别，只需了解患者的症状和临床表现等，没有必要对其呕吐物、血液采样

    E. 大气污染应急处置时，只需做好环境监测，而不需要进行人群调查

5. 核事故及核事故的应急状态分级分别分为

    A. 四级；七级   B. 五级；七级   C. 四级；六级

    D. 五级；六级   E. 四级；五级

6. 核事故发生时，当烟羽影响地区的居民有可能受到来自放射性烟羽和地面沉积的外照射和吸入（放射性碘和其他气溶胶）产生的内照射：在 2 天以内可防止的剂量为（   ）mSv 时，要求居民进入建筑物隐蔽；在不长于一周的期间内可防止的剂量为（   ）mSv 时，应要求人们紧急撤走

    A. 10；60   B. 10；55   C. 15；55

    D. 15；50   E. 10；50

二、思考题

1. 简述有毒有害因素污染健康危害突发事件调查处理规范程序。

2. 如何根据水污染的特点，确定该污染类型为化学性污染物污染生活饮用水。

3. 简述富营养化污染集中供水事件发生后，在开展调查前应考虑的几个方面。

4. 简述生物性污染物污染生活饮用水的消毒方法。

5. 简述有害气体中毒突发事件的应急处置中现场调查的过程。

6. 当基本能确定大气污染可能是烟雾污染中毒、光化学烟雾污染健康危害，待排除的一般为流感流行、季节性呼吸系统疾病上升，如何根据其特征进行判别？

7. 简述核事故的分级、应急状态分级和不同应急状态下的行动。

8. 简述核事故与辐射事故的应急处置措施。

9. 简述核事故与辐射事故中食物和饮水的检测要点。

书网融合……

本章小结　　　　微课　　　　题库

第六章 食物中毒事件处置

学习目标

知识目标

1. 掌握食物中毒相关概念、流行病学特点；细菌性食物中毒的预防和处理原则，常见细菌性食物中毒如沙门菌、金黄色葡萄球菌、副溶血性弧菌中毒的流行病学特点、中毒机制、临床表现及预防措施；河豚、毒蕈中毒的临床表现及其预防措施；亚硝酸盐的中毒机制、临床表现及其预防措施；食物中毒调查处理的原则和步骤。

2. 熟悉鱼类引起的组胺中毒、含氰苷类食物中毒的流行病学特点、中毒机制、临床表现及预防措施；有机磷农药食物中毒的中毒机制、临床表现及其预防措施。

3. 了解食源性疾病的流行情况；麻痹性贝类中毒、砷中毒机制、临床表现及其预防措施。

能力目标

能运用食物中毒特点、临床表现和处理技术对食物中毒事件现场进行卫生处理，并开展现场卫生学和流行病学调查。具备现场样本采集、调查资料分析以及现场调查处理的实施能力。

素质目标

通过本章的学习，树立"生命至上、协同合作、公正公平、科学决策"的思想价值和精神内涵，以科学为导向，依法依规处理。

情境导入

情境：2020年10月5日上午，某家庭12人聚餐，其中9人食用自制酸汤子（用玉米水磨发酵后做的一种粗面条样的主食）后陆续出现身体不适，3名未食用的年轻人未发病。初步调查发现，该酸汤子在冰箱冷冻近一年，初步怀疑食材引发中毒。

医院检测发现剩余食物中黄曲霉毒素严重超标，初步判定为黄曲霉毒素中毒。但因黄曲霉毒素中毒潜伏期较长，与本次事件从用餐到发病平均3小时不符，故排除此可能。该事件经流行病学调查和当地疾控中心采样检测，在玉米面中检出高浓度米酵菌酸，同时在患者胃液中亦有检出，初步定性为由椰毒假单胞菌污染产生米酵菌酸引起的食物中毒事件。

思考：

1. 食物中毒流行特点是什么？为什么一起就餐的12人中有3人未发病？

2. 该起事件属于哪类食物中毒？引发食物中毒是食物是什么？

3. 为什么初步判定时怀疑是黄曲霉毒素中毒？

4. 如果你作为基层疾控工作人员，有何预防措施可防止类似事件再次发生？

第一节　概　述

一、食物中毒概述

（一）食物中毒相关概念

1. 食品安全事故　指食源性疾病、食品污染等源于食品，对人体健康有危害或者可能有危害的事故。

2. 食源性疾病　我国《食品安全法》中对食源性疾病的定义为"指食品中致病因素进入人体引起的感染性、中毒性等疾病，包括食物中毒"。

3. 食物中毒　指食用了被有毒有害物质污染的食品或者食用了含有有毒有害物质的食品后所出现的急性、亚急性疾病。

📎**知识链接**--

食物中毒及应急处置

食物中毒是食源性疾病中最为常见的疾病。一般按发病原因，将食物中毒分为细菌性食物中毒、真菌及其毒素食物中毒、动物性食物中毒、植物性食物中毒和化学性食物中毒。食物中毒既不包括因暴饮暴食而引起的急性胃肠炎、食源性肠道传染病（如伤寒）和寄生虫病（如旋毛虫），也不包括因一次大量或长期少量多次摄入某些有毒、有害物质而引起的以慢性损害为主要特征（如致癌、致畸、致突变）的疾病。

我国于2004年建立了覆盖全国的突发公共卫生事件网络直报系统；2011年对食源性疾病暴发监测系统进行改造升级，搭建"食源性疾病监测报告系统""食源性疾病暴发事件监测系统"和"国家食源性疾病分子溯源网络（TraNet）"；2017年开始系统开展致病因子和原因食品组合分析。世界卫生组织指出，食源性疾病是世界范围内引起发病和死亡的重要原因，估计全球每年6亿人患病，42万人死亡，食源性疾病防控工作任重道远，我们应秉承"生命至上，人民至上"的原则做好食物中毒应急处置，保障人民群众生命安全。

（二）食物中毒的发病特点

食物中毒发生的原因各不相同，但发病具有如下共同特点。

1. 发病潜伏期短，来势急剧，呈暴发性，短时间内可能出现多人发病。

2. 发病与食物有关，患者有共同就餐史，流行波及范围与可疑食物供应范围相一致，停止该食物供应后，流行即终止。

3. 中毒患者临床表现基本相似，以恶心、呕吐、腹痛、腹泻等胃肠道症状为主。

4. 一般情况下，人与人之间无直接传染。发病曲线呈突然上升之后又迅速下降的趋势，无传染病流行时的余波。

（三）食物中毒的流行病学特点

1. 发病的季节性特点　食物中毒发生的季节性特点与食物中毒的种类有关，如细菌性食物中毒主要发生在6～10月，化学性食物中毒全年均可发生。

2. 发病的地区性特点　绝大多数食物中毒的发生有明显的地区性，如我国沿海地区多发生副溶血性弧菌食物中毒，肉毒中毒主要发生在新疆等地区，霉变甘蔗中毒多见于北方地区等。但由于近年来食品的快速配送，食物中毒发病的地区性特点越来越不明显。

3. 食物中毒原因的分布特点 在我国引起食物中毒的原因分布在不同年份略有不同。细菌导致的食物中毒事件中，主要为沙门菌、副溶血性弧菌、蜡样芽孢杆菌、金黄色葡萄球菌及其肠毒素、致泻性大肠埃希菌等。有毒动植物引起的食物中毒事件中，主要致病因子为毒蘑菇、未煮熟四季豆、油桐果、蓖麻籽、河豚等。化学性食物中毒事件的主要致病因子为亚硝酸盐、甲醇、鼠药（毒鼠强等）、农药（有机磷、克百威、氟乙酰胺等）。

4. 食物中毒病死率特点 食物中毒的病死率较低。2011～2015 年，我国报告食物中毒起数为 844 起，中毒人数 32151 人，死亡 625 人，病死率 1.9%。死亡人数以有毒动植物食物中毒最多，占死亡总数的 63.4%，病死率为 7.8%；其次为化学性食物中毒，死亡人数占死亡总数的 22.5%，病死率 6.3%；微生物性食物中毒引起的死亡较少，占死亡总数的 8.0%，病死率为 0.3%。

5. 食物中毒发生场所分布特点 食物中毒发生的场所多见于家庭、集体食堂和饮食服务单位。

（四）食品安全事故分级

根据食品安全事故的性质、危害程度、涉及范围，突发公共卫生事件划分为特别重大（Ⅰ级）、重大（Ⅱ级）、较大（Ⅲ级）和一般（Ⅳ级）四级（表 6 - 1）。

表 6 - 1　食品安全事故分级

事故分级	事故情形
特别重大食品安全事故（Ⅰ级）	事故危害特别严重，对 2 个以上省份造成严重威胁，并有进一步扩散趋势的；超出事发地省级人民政府处置能力水平的；国务院行政部门认定的其他特别重大突发公共卫生事件
重大食品安全事故（Ⅱ级）	事故危害严重，影响范围涉及省内 2 个以上地级以上市行政区域的；一次食品安全事故人数超过 100 人并出现死亡病例；出现 10 例以上死亡病例；省级以上人民政府行政部门认定的其他重大突发公共卫生事件
较大食品安全事故（Ⅲ级）	事故影响范围涉及地级以上市行政区域内 2 个以上县级行政区域，给人民群众饮食安全带来严重危害的；一次食品安全事故人数超过 100 人，或出现死亡病例；市（地）级以上人民政府行政部门认定的其他较大突发公共卫生事件
一般食品安全事故（Ⅳ级）	食品污染已造成严重健康损害后果的；一次食品安全事故人数 30～99 人，未出现死亡病例；县级以上人民政府行政部门认定的其他一般突发公共卫生事件

二、食物中毒调查处理

按《中华人民共和国食品安全法》的定义，食品安全事故指食源性疾病、食品污染等源于食品，对人体健康有危害或者可能有危害的事故。因此，食物中毒的调查处理，应按《中华人民共和国突发事件应对法》《中华人民共和国食品安全法》《中华人民共和国食品安全法实施条例》《突发公共卫生事件应急条例》《国家突发公共事件总体应急预案》《国家食品安全事故应急预案》等的要求进行。

（一）食物中毒调查处理的组织协调和经常性准备

1. 明确职责 明确各部门职责，建立协调机制，调动各相关机构在食物中毒调查处理中的主动性，充分发挥其职能。

2. 制定应急预案 《中华人民共和国食品安全法》规定，由国务院组织制定国家食品安全事故应急预案。

3. 开展食物中毒调查处理的监测和培训工作

（1）省级卫生健康主管部门应建立由流行病学、病原微生物、分析化学、毒理学及临床医学等相关专业技术人员组成的常设专家小组，有计划地开展食物中毒流行病学监测和常见食物中毒的病原学研究。

（2）开展经常性培训工作。卫生健康主管部门和其他相关部门应经常对有关人员进行食物中毒报告及处理的技术培训，提高对食物中毒的诊断、抢救和控制水平。

（3）食品安全监督管理部门应定期向食品经营单位和个人宣传食物中毒的防控知识，并使其掌握食物中毒发生后的报告和应急处理方法。

4. 保障经费和所需物资设备 各级政府部门应充分满足食物中毒和相关突发事件调查处理的人力、物资和经费需求；疾病预防控制机构应配备常用的食物中毒诊断试剂和调查处理所需的工具器材；医疗机构应配备食物中毒特效治疗药物，并定期更新、补充（附录4）。

（二）食物中毒报告制度

报告主要包括下列内容。

1. 事件发生单位、时间、地点，事件简要经过。

2. 事件造成的发病和死亡人数、患者主要症状、救治情况。

3. 可疑食品基本情况。

4. 目前已采取的措施。

5. 其他已经掌握的情况。

（三）食物中毒诊断及技术处理

1. 食物中毒诊断 主要以流行病学调查资料及患者的潜伏期和中毒的特有表现为依据，中毒的病因诊断则应根据实验室检查结果进行确定。

食物中毒的确定应尽可能有实验室诊断资料，但由于采样不及时或已用药或其他技术、学术上的原因而未能取得实验室诊断资料时，可判定为原因不明食物中毒，但一般应由三名副主任医师以上的食品卫生专家进行评定。

2. 食物中毒技术处理

（1）对患者采取紧急处理，并及时报告专门负责机构　①停止食用中毒食品。②采取患者样本，以备送检。③对患者的急救治疗：包括急救（催吐、洗胃、清肠）；对症治疗和特殊治疗。

（2）对中毒食品控制处理　①保护现场，封存中毒食品或疑似中毒食品。②追回已售出的中毒食品或疑似中毒食品。③对中毒食品进行无害化处理或销毁。

（3）对中毒场所采取的消毒处理　根据不同的中毒食品，对中毒场所采取相应的消毒处理。

（四）食物中毒调查处理程序与方法（图6-1）

1. 食物中毒现场调查处理的主要目的

（1）查明食物中毒暴发事件发病原因，确定是否为食物中毒及中毒性质；确定食物中毒病例；查明中毒食品；确定食物中毒致病因子；查明致病因子的致病途径。

（2）查清食物中毒发生的原因和条件，并采取相应的控制措施防止蔓延。

（3）为患者的急救治疗提供依据，并对已采取的急救措施给予补充或纠正。

（4）积累食物中毒资料，分析中毒发生的特点、规律，制订有效措施以减少和控制类似食物中毒发生。

（5）收集对违法者实施处罚的证据。

2. 报告登记 食物中毒或疑似食物中毒事故的流行病学调查应使用统一的调查登记表，登记食物中毒事故的有关内容，尽可能包括发生食物中毒的单位、地点、时间、可疑及中毒患者的人数、进食人数、可疑中毒食品、临床症状及体征、患者就诊地点、诊断及抢救和治疗情况等。同时应通知报告人采取保护现场、留存患者呕吐物及可疑食物等措施，以备后续的取样和送检。

3. 食物中毒的调查 接到食物中毒报告后，应立即指派两名以上相关专业人员赴现场调查，对涉及面广、事故等级较高的食物中毒，应成立由 3 名以上调查员组成的流行病学调查组。调查员应携带采样工具、无菌容器、生理盐水和试管、棉拭子等；采样记录等法律文书（附录5）；取证工具、录音机、摄像机、照相机等；食物中毒快速检测箱；各类食物中毒的特效解毒药；记号笔、白大衣、帽及口罩等。

（1）现场卫生学和流行病学调查 包括对患者、同餐进食者的调查，对可疑食品加工现场的卫生学调查（附录6~附录8）。应尽可能采样进行现场快速检验，根据初步调查结果提出可能的发病原因、防控及救治措施。

（2）样本的采集和检验

1）样本的采集 ①食物样本采集；②可疑食物制、售环节的采样；③患者呕吐物和粪便的采集；④血、尿样采集；⑤从业人员可能带菌样本的采集；⑥采样数量。

2）样本的检验 ①采集样本时应注意避免污染并在采样后尽快送检，不能及时送样时应将样本进行冷藏保存；②结合患者临床表现和流行病学特征，推断导致食物中毒发生的可能原因和致病因子的性质，从而选择针对性的检验项目；③对疑似化学性食物中毒，应将所采集的样本尽可能地用快速检验方法进行定性检验，以协助诊断和指导救治；④实验室在收到有关样本后应在最短的时间内开始检验，若实验室检验条件不足时，应请求上级机构或其他有条件的部门予以协助。

3）取证 调查人员在食物中毒调查的整个过程中必须注意取证的科学性、客观性、法律性，可充分利用录音机、照相机、录像机等手段，客观地记录下与当事人的谈话及现场的卫生状况。在对有关人员进行询问和交谈时，必须做好个案调查笔录并经调查者复阅签字认可。

4. 调查资料的技术分析

（1）确定病例。

（2）对病例进行初步的流行病学分析。

（3）分析病例发生的可能病因。

（4）对食物中毒的性质做出综合判断。

5. 食物中毒事件的控制和处理

（1）现场处理 食物中毒发生单位应当妥善保护可能造成事件的食品及其原料、工具、用具、设施设备和现场。任何单位和个人不得隐匿、伪造、毁灭相关证据。调查组成立后应当立即赶赴现场，按照监督执法的要求开展调查。

（2）对救治方案进行必要的纠正和补充 通过以上调查结果和对中毒性质的判断，对原救治方案提出必要的纠正和补充，尤其应注意对有毒动、植物中毒和化学性食物中毒是否采取针对性的特效治疗方案并提出建议。

（3）处罚 调查过程中发现相关单位涉及食品违法行为的，调查组应当及时向相关食品安全监督管理部门移交证据，提出处罚建议。相关食品安全监督管理部门应当依法对事发单位及责任人予以行政处罚；涉嫌构成犯罪的，依法移送司法机关追究刑事责任。发现其他违法行为的，食品安全监督管理部门应当及时向有关部门移送。

（4）信息发布 依法对食物中毒事件及其处理情况进行发布，并对可能产生的危害加以解释和说明。

（5）撰写调查报告 调查工作结束后，应及时撰写食物中毒调查总结报告（附录9），按规定上报有关部门，同时作为档案留存和备查。调查报告的内容应包括发病经过、临床和流行病学特点、患者救治和预后情况、控制和预防措施、处理结果和效果评估等。

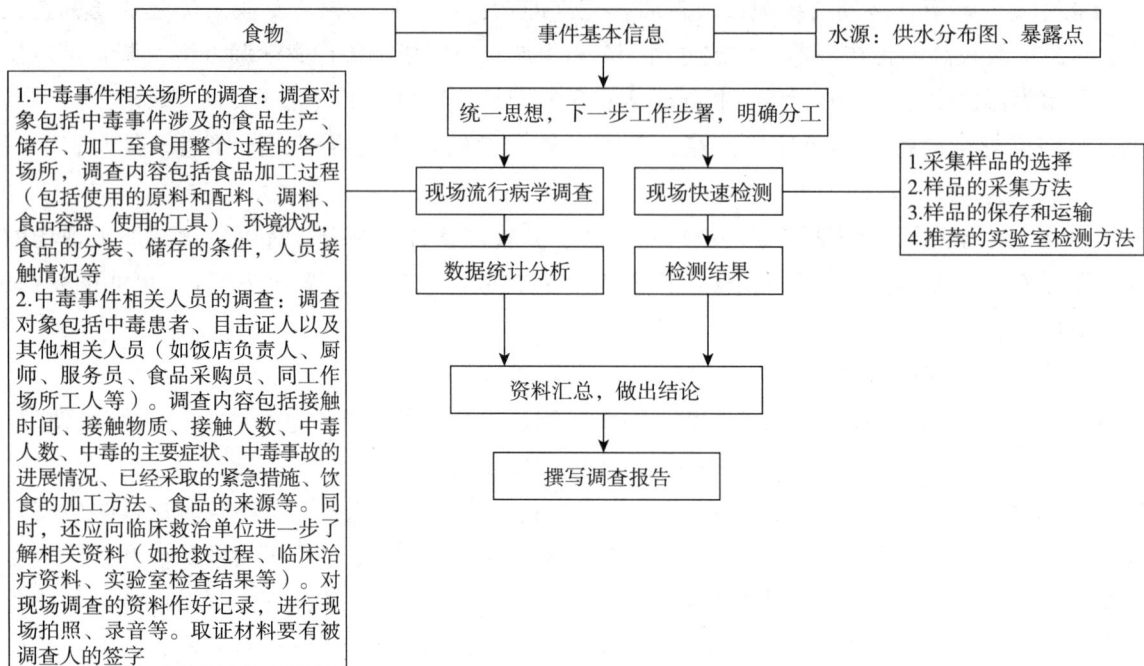

图6-1　食物中毒现场处置工作流程

第二节　细菌性食物中毒应急处置

细菌性食物中毒是指因摄入被致病性细菌或其毒素污染的食物而引起的中毒。细菌性食物中毒是最常见的食物中毒。

一、细菌性食物中毒的分类

根据病原和发病机制的不同，可将细菌性食物中毒分为感染型、毒素型和混合型三类。

1. 感染型　病原菌随食物进入肠道后，在肠道内继续生长繁殖，靠其侵袭力附着于肠黏膜或侵入黏膜及黏膜下层，引起肠黏膜充血、白细胞浸润、水肿、渗出等炎性病理变化。典型的感染型食物中毒有沙门菌食物中毒、变形杆菌食物中毒等。除引起腹泻等胃肠道综合征之外，这些病原菌还进入黏膜固有层，被吞噬细胞吞噬或杀灭，菌体裂解，释放出内毒素。内毒素可作为致热原，刺激体温调节中枢，引起体温升高。因而感染型食物中毒的临床表现多有发热症状。

2. 毒素型　大多数细菌能产生肠毒素或类似的毒素。肠毒素的刺激，激活了肠壁上皮细胞的腺苷酸环化酶或鸟苷酸环化酶，使胞浆内的环磷酸腺苷或环磷酸鸟苷的浓度增高，通过胞浆内蛋白质的磷酸化过程，进一步激活了细胞内的相关酶系统，使细胞的分泌功能发生变化。由于氯离子（Cl^-）的分泌亢进，肠壁上皮细胞对钠离子（Na^+）和水的吸收受到抑制，导致腹泻。常见的毒素型细菌性食物中毒有金黄色葡萄球菌食物中毒等。

3. 混合型　病原菌进入肠道后，除侵入黏膜引起肠黏膜的炎性反应外，还产生肠毒素，引起急性胃肠炎症状。这类病原菌引起的食物中毒是由致病菌对肠道的侵入与它们产生的肠毒素协同作用引起的，因此，其发病机制为混合型。常见的混合型细菌性食物中毒有副溶血性弧菌食物中毒等。

二、细菌性食物中毒的特点

（一）发病原因

1. 致病菌的污染 畜禽生前感染和宰后污染，以及食品在运输、储藏、销售等过程中受到致病菌的污染。

2. 储藏方式不当 被致病菌污染的食物在不适当的温度下存放，食品中适宜的水分活度、pH 及营养条件使其中的致病菌大量生长繁殖或产生毒素。

3. 烹调加工不当 被污染的食物未经烧熟煮透或煮熟后被带菌的食品加工工具、食品从业人员中的带菌者再次污染。

（二）流行病学特点

1. 发病率及病死率 细菌性食物中毒在国内外都是最常见的食物中毒，发病率高，但病死率则因致病菌的不同而有较大的差异。常见的细菌性食物中毒，如沙门菌、葡萄球菌、变形杆菌等食物中毒，病程短、恢复快、预后好、病死率低。但李斯特氏菌、小肠结肠炎耶尔森菌、肉毒梭菌、椰毒假单胞菌食物中毒的病死率较高，且病程长，病情重，恢复慢。

2. 季节性 细菌性食物中毒全年皆可发生，但在夏秋季高发，5~10 月较多。这与夏季气温高、细菌易于大量繁殖和产生毒素密切相关，也与机体的防御功能降低、易感性增高有关。

3. 中毒食品种类 动物性食品是引起细菌性食物中毒的主要食品，其中畜肉类及其制品居首位，其次为禽肉、鱼、乳、蛋类。植物性食物如剩米饭、米糕、米粉则易引起金黄色葡萄球菌、蜡样芽孢杆菌食物中毒。

（三）细菌性食物中毒的临床表现及诊断

1. 临床表现 细菌性食物中毒的临床表现以急性胃肠炎为主，主要表现为恶心、呕吐、腹痛、腹泻等。葡萄球菌食物中毒呕吐较明显，呕吐物含胆汁，有时带血和黏液，腹痛以上腹部及脐周多见，且腹泻频繁，多为黄色稀便和水样便。侵袭性细菌（如沙门菌等）引起的食物中毒，可有发热、腹部阵发性绞痛和黏液脓血便。

2. 诊断 细菌性食物中毒的诊断主要根据流行病学调查资料、患者的临床表现和实验室检查分析资料。

（1）流行病学调查资料 根据发病急、短时间内同时发病、发病范围局限在食用同一种有毒食物的人群等特点，找到引起中毒的食物。

（2）患者的临床表现 潜伏期和中毒表现符合食物中毒特有的临床特征。

（3）实验室诊断资料 对中毒食物或与中毒食物有关的物品或患者的样本进行检验的资料，包括对可疑食物、患者的呕吐物及粪便等进行细菌学及血清学检查（菌型的分离鉴定、血清学凝集试验）。对怀疑细菌毒素中毒者，可通过动物实验检测细菌毒素的存在。

（4）判定原则 根据上述三种资料，可判定为由某种细菌引起的食物中毒。对于因各种原因无法进行细菌学检验的食物中毒，则由 3 名副主任医师以上的食品卫生专家进行评定，得出结论。

3. 鉴别诊断

（1）非细菌性食物中毒 食用有毒动植物（发芽马铃薯、河豚或毒蕈等）引起的食物中毒的临床特征是潜伏期很短，一般不发热，以多次呕吐为主，腹痛、腹泻较少，但神经症状较明显，病死率较高。汞、砷引起食物中毒时，主要表现为咽痛、充血、吐泻物中含血，经化学分析可确定病因。

（2）霍乱　霍乱的潜伏期最短6~8小时，也可长至2~3天不等，主要表现为剧烈的呕吐、腹泻，大便呈水样，常伴有血液和黏液，有时会发生肌肉痉挛。由于过度地排出水分，常导致患者严重脱水，当体液得不到补充时，患者便会死亡。通过粪便培养或涂片后经荧光抗体染色镜检找到霍乱弧菌，即可确诊。常伴有二代病例的出现。

（3）急性菌痢　一般呕吐较少，常有发热、里急后重，粪便多混有脓血，下腹部及左下腹部压痛明显，镜检发现粪便中有红细胞、脓细胞及巨噬细胞，粪便培养约半数有痢疾杆菌。

（四）细菌性食物中毒的防治原则

1. 预防措施

（1）加强卫生宣传教育　改变生食等不良的饮食习惯；严格遵守牲畜宰前、宰中和宰后的卫生要求，防止污染；食品加工、储存和销售过程要严格遵守卫生制度，做好食具、容器和工具的消毒，避免生熟交叉污染；食品在食用前加热充分，以杀灭病原体和破坏毒素；在低温或通风阴凉处存放食品，以控制细菌的繁殖和毒素的形成；食品加工人员、医院、托幼机构人员和炊事员应认真执行就业前体检和录用后定期体检的制度，经常接受食品卫生教育，养成良好的个人卫生习惯。

（2）加强食品卫生质量检查和监督管理　应加强对食堂、食品餐饮点、食品加工厂、屠宰场等相关部门的卫生检验检疫工作。

（3）建立快速可靠的病原菌检测技术　根据致病菌的生物遗传学特征和分子遗传特征，结合现代分子生物学等检测手段和流行病学方法，分析病原菌的变化、扩散范围和趋势等，为大范围食物中毒暴发的快速诊断和处理提供相关资料，防止更大范围内的传播和流行。

2. 处理原则

（1）现场处理　将患者进行分类，轻者在原单位集中治疗，重症者送往医院或卫生机构治疗；及时收集资料，进行流行病学调查及病原学的检验工作，以明确病因。

（2）对症治疗　常用催吐、洗胃、导泻的方法迅速排出毒物。同时治疗腹痛、腹泻，纠正酸中毒和电解质紊乱，抢救呼吸衰竭。

（3）特殊治疗　对细菌性食物中毒通常无须应用抗菌药物，可以经对症治疗治愈。对症状较重、考虑为感染性食物中毒或侵袭性腹泻者，应及时选用抗菌药物，但对金黄色葡萄球菌肠毒素引起的中毒，一般不用抗生素，以补液、调节饮食为主。对肉毒毒素中毒，应及早使用多价抗毒素血清。

三、常见细菌性食物中毒介绍

（一）沙门菌食物中毒

1. 病原学特点　沙门菌属是肠杆菌科的一个重要菌属。目前国际上有2500多种血清型，我国已发现200多种。大部分沙门菌的宿主特异性极弱，既可感染动物也可感染人类，极易引起人类的食物中毒。

沙门菌为革兰阴性杆菌，需氧或兼性厌氧，绝大部分具有周身鞭毛，能运动。沙门菌属不耐热，55℃1小时、60℃15~30分钟或100℃数分钟即被杀死。此外，由于沙门菌属不分解蛋白质、不产生靛基质，食物被污染后无感官性状的变化，故对储存较久的肉类，即使没有腐败变质的表象，也应注意彻底加热灭菌，以防引起食物中毒。

2. 流行病学特点

（1）发病率及影响因素　沙门菌食物中毒的发病率较高，占总食物中毒的40%~60%。发病率的高低受活菌数量、菌型和个体易感性等因素的影响。通常情况下，食物中沙门菌的含量达到2×10^5 CFU/g即可发生食物中毒；沙门菌致病力的强弱与菌型有关，致病力越强的菌型越易引起食物中毒。猪霍乱沙门菌的致病力最强，其次为鼠伤寒沙门菌，鸭沙门菌的致病力较弱；对于幼儿、体弱、老年及其他疾病患者等易感性较高的人群，即使是菌量较少或致病力较弱的菌型，仍可引起食物中毒，甚至出现较重的临床症状。

（2）流行特点　虽然全年皆可发生，但季节性较强，多见于夏、秋两季，5~10月的发病起数和中毒人数可达全年发病起数和中毒人数的80%。发病点多面广，暴发与散发并存。青壮年多发，且以农民、工人为主。

（3）中毒食品种类　引起沙门菌食物中毒的食品主要为动物性食品，特别是畜肉类及其制品，其次为禽肉、蛋类、乳类及其制品。由植物性食品引起的很少，但2009年1月，美国某工厂生产的花生酱被沙门菌污染，导致9人死亡，引发震惊全美的"花生酱事件"。

（4）食品中沙门菌的来源　由于沙门菌属广泛分布于自然界，在人和动物中有广泛的宿主，因此，沙门菌污染肉类食物的概率很高，特别是家畜中的猪、牛、马、羊、猫、犬，家禽中的鸡、鸭、鹅等。健康家畜、家禽肠道沙门菌的检出率为2%~15%，病猪肠道沙门菌的检出率可高达70%。正常人粪便中沙门菌的检出率为0.02%~0.2%，腹泻患者的检出率为8.6%~18.8%。

1）家畜、家禽的生前感染和宰后污染　生前感染为家禽、家畜在宰杀前已感染沙门菌，是肉类食品中沙门菌的主要来源。宰后污染为家畜、家禽在屠宰的过程中或屠宰后被带沙门菌的粪便、容器、污水等污染。

2）乳中沙门菌的来源　患沙门菌病奶牛的乳中可能带菌，即使是健康奶牛的乳在挤出后亦容易受到污染。

3）蛋类沙门菌的来源　蛋类及其制品感染或污染沙门菌的机会较多，尤其是鸭、鹅等水禽及其蛋类，其带菌率一般在30%~40%。除因原发和继发感染使家禽的卵巢、全身及卵黄带菌外，禽蛋经泄殖腔排出时，粪便中的沙门菌可污染肛门腔的蛋壳，进而通过蛋壳的气孔侵入蛋内。

4）熟制品中沙门菌的来源　烹调后的熟制品可再次受到带菌的容器、烹调工具等污染或被食品从业人员带菌者污染。

3. 中毒机制　大多数沙门菌食物中毒是沙门菌活菌对肠黏膜的侵袭而导致的感染型中毒。肠炎沙门菌、鼠伤寒沙门菌可产生肠毒素，通过对小肠黏膜细胞膜上腺苷酸环化酶的激活，抑制小肠黏膜细胞对钠离子（Na^+）的吸收，促进氯离子（Cl^-）的分泌，使钠离子（Na^+）、氯离子（Cl^-）和水在肠腔潴留而致腹泻。

4. 临床表现　潜伏期短，一般为4~48小时，长者可达72小时。潜伏期越短，病情越严重。沙门菌食物中毒有多种临床表现，可分为胃肠炎型、类霍乱型、类伤寒型、类感冒型、败血症型，其中以胃肠炎型最为常见。开始表现为头痛、恶心、食欲减退，随后出现呕吐、腹泻、腹痛。腹泻一日可达数次至十余次，主要为水样便，少数带有黏液或血。常伴高热，可达38~40℃，轻者3~4天症状消失。

5. 诊断和治疗

（1）诊断　一般根据流行病学特点、临床表现和实验室检验结果，按照《沙门菌食物中毒诊断标准及处理原则》（WS/T 13—1996）进行诊断。①流行病学特点：同一人群在短期内发病，且进食同一可疑食物，发病呈暴发性，中毒表现相似。②临床表现：如上所述，除消化道症状外，常伴有高热等全身症状。③实验室检验：除传统的细菌学诊断技术和血清学诊断技术外，还有快速的诊断方法，如酶联免疫检测技术、胶体金检测技术、特异的基因探针和PCR法检测等，其中细菌学检验结果阳性是确诊最有力的依据。a. 菌学检验：按《食品安全国家标准食品微生物学检验沙门菌检验》（GB 4789.4—2016）进行细菌的培养与分离。b. 血清学鉴定：用分离出的沙门菌与已知A-F多价O血清及H因子进行玻片凝集试验，进行分型鉴定。用患者患病早期和恢复期血清分别与从可疑食物或患者呕吐物、粪便中分离出的沙门菌做凝集试验，恢复期的凝集效价明显升高。

（2）治疗　轻症者以补充水分和电解质等对症治疗为主，对重症、患菌血症和有并发症的患者，需用抗生素治疗。

6. 预防措施　针对细菌性食物中毒发生的三个环节采取相应的预防措施。

（1）防止沙门菌污染食品　加强对肉类、禽蛋类食品的卫生监督及家畜、家禽屠宰的卫生检验。防止被沙门菌污染的畜、禽肉尸、内脏及蛋进入市场。加强卫生管理，防止肉类食品在储藏、运输、加工、烹调或销售等各个环节被沙门菌污染，特别要防止食品通过从业人员带菌者、带菌的容器及生食物污染。

（2）控制食品中沙门菌的繁殖　影响沙门菌繁殖的主要因素是储存温度和时间。低温储存食品是控制沙门菌繁殖的重要措施。加工后的熟肉制品应尽快食用，或低温储存，并尽可能缩短储存时间。

（3）彻底加热以杀灭沙门菌　加热杀灭病原菌是防止食物中毒的关键措施，但必须达到有效的温度。经高温处理后可供食用的肉块，重量不应超过1kg，并持续煮沸2.5～3小时，或应使肉块的深部温度至少达到80℃，并持续12分钟，使肉中心部位变为灰色而无血水，以便彻底杀灭肉类中可能存在的沙门菌并灭活毒素。禽蛋类需将整个蛋洗净后，带壳煮或蒸，煮沸8～10分钟。

（二）副溶血性弧菌食物中毒

1. 病原学特点　副溶血性弧菌为革兰阴性杆菌，呈弧状、杆状、丝状等多种形态，无芽孢，主要存在于近岸海水、海底沉积物和鱼、贝类等海产品中。副溶血性弧菌在30～37℃、pH 7.4～8.2、含盐3%～4%的培养基上和食物中生长良好，而在无盐的条件下不生长，也称为嗜盐菌。该菌不耐热，56℃加热5分钟，或90℃加热1分钟，或用含醋酸1%的食醋处理5分钟，均可将其杀灭。该菌在淡水中的生存期短，在海水中可生存47天以上。

副溶血性弧菌有845个血清型，主要通过13种耐热的菌体抗原（即O抗原）鉴定，而7种不耐热的包膜抗原（即K抗原）可用来辅助鉴定。其致病力可用神奈川（Kanagawa）试验来区分。该菌能使人或家兔的红细胞发生溶血，在血琼脂培养基上出现β溶血带，称为"神奈川试验"阳性。神奈川试验阳性菌的感染能力强，引起食物中毒的副溶血性弧菌90%神奈川试验阳性（K+），通常在12小时内出现症状。K+菌株能产生一种耐热型直接溶血素，K-菌株能产生一种热敏型溶血素，而有些菌株能产生这两种溶血素。

2. 流行病学特点

（1）地区分布　我国沿海地区为副溶血性弧菌食物中毒的高发区。近年来，随着海产食品大量流向内地，内地也有此类食物中毒事件的发生。

（2）季节性及易感性　7～9月是副溶血性弧菌食物中毒的高发季节。男女老幼均可发病，但以青壮年为多。

（3）中毒食品种类　主要是海产食品，其中以墨鱼、带鱼、黄花鱼、虾、蟹、贝、海蜇最为多见，如墨鱼的带菌率达93%；其次为盐渍食品，如咸菜、腌制的畜禽类食品等。

（4）食品中副溶血性弧菌的来源　海水及沉积物中含有副溶血性弧菌，海产品容易受到污染而带菌率高。沿海地区的饮食从业人员、健康人群及渔民副溶血性弧菌的带菌率为11.7%左右，有肠道病史者带菌率可达31.6%～88.8%。沿海地区炊具副溶血性弧菌的带菌率为61.9%。此外，熟制品还可受到带菌者、带菌的生食品、容器及工具等污染。被副溶血性弧菌污染的食物在较高温度下存放，食用前加热不彻底或生吃，从而导致食物中毒。

3. 中毒机制　副溶血性弧菌食物中毒属于混合型细菌性食物中毒。摄入一定数量的致病性副溶血性弧菌数小时后，引起肠黏膜细胞及黏膜下炎症反应等病理病变，并可产生肠毒素及耐热性溶血毒素。大量的活菌及耐热型溶血毒素共同作用于肠道，引起急性胃肠道症状。

4. 中毒症状 潜伏期为 2~40 小时，多为 14~20 小时。发病初期主要为腹部不适，尤其是上腹部疼痛或胃痉挛，继之出现恶心、呕吐、腹泻，体温一般为 37.7~39.5℃。发病 5~6 小时后，腹痛加剧，以脐部阵发性绞痛为特点。粪便多为水样、血水样、黏液或脓血便，里急后重不明显。重症患者可出现脱水、意识障碍、血压下降等，病程 3~4 天，预后良好。近年来国内报道的副溶血性弧菌食物中毒，临床表现不一，可呈胃肠炎型、菌痢型、中毒性休克型或少见的慢性肠炎型。

5. 诊断和治疗

（1）**诊断** 按《副溶血性弧菌食物中毒诊断标准及处理原则》（WS/T 81—1996）进行。根据流行病学特点与临床表现，结合细菌学检验可做出诊断。①流行病学特点：在夏秋季进食海产品或间接被副溶血性弧菌污染的其他食品。②临床表现：发病急，潜伏期短，上腹部阵发性绞痛，腹泻后出现恶心、呕吐。③实验室诊断：a. 细菌学检验：按《食品安全国家标准食品微生物学检验副溶血性弧菌检验》（GB 4789.7—2013）操作。b. 血清学检验：在中毒初期的 1~2 天内，患者血清与细菌学检验分离的菌株或已知菌株的凝集价通常增高至 1∶40~1∶320，一周后显著下降或消失（健康人的血清凝集价通常在 1∶20 以下）。c. 动物实验：将细菌学检验分离的菌株注入小鼠的腹腔，观察毒性反应。d. 快速检测：采用 PCR 等快速诊断技术，24 小时内即可直接从可疑食物、呕吐物或腹泻物样本中检出副溶血性弧菌。

（2）**治疗** 以补充水分和纠正电解质紊乱等对症治疗为主。

6. 预防措施 与沙门菌食物中毒的预防措施基本相同，要抓住防止污染、控制繁殖和杀灭病原菌三个主要环节，其中控制繁殖和杀灭病原菌尤为重要。各种食品，尤其是海产食品及各种熟制品应低温储藏。鱼、虾、蟹、贝类等海产品应煮透。凉拌食物清洗干净后在食醋中浸泡 10 分钟或在 100℃沸水中漂烫数分钟即可杀灭副溶血性弧菌。此外，盛装生、熟食品的器具要分开，并注意消毒，以防止交叉污染。

（三）金黄色葡萄球菌食物中毒

1. 病原学特点 葡萄球菌属微球菌科，有 19 个菌种，在人体内可检出 12 个菌种，包括金黄色葡萄球菌、表皮葡萄球菌等。葡萄球菌为革兰兼性厌氧菌，生长繁殖的最适 pH 为 7.4，最适温度为 30~37℃，可以耐受较低的水分活性（0.86），能在含氯化钠 10%~15% 的培养基或在含糖浓度较高的食品中繁殖。葡萄球菌的抵抗能力较强，在干燥的环境中可生存数月。

金黄色葡萄球菌是引起食物中毒的常见菌种，对热具有较强的抵抗力，在 70℃时需 1 小时方可灭活。有 50% 以上的菌株可产生肠毒素，并且一个菌株能产生两种以上的肠毒素。能产生肠毒素的菌株凝固酶试验常呈阳性。多数金黄色葡萄球菌肠毒素能耐 100℃ 30 分钟，并能抵抗胃肠道中蛋白酶的水解。因此，若要完全破坏食物中的金黄色葡萄球菌肠毒素需在 100℃加热 2 小时。

引起食物中毒的肠毒素是一组对热稳定的单纯蛋白质，由单个无分枝的肽链组成，分子量为 26000~30000Da。根据抗原性的不同将肠毒素分为 A、B、C1、C2、C3、D、E、F 共 8 个血清型，其中 F 型为引起毒性休克综合征的毒素，其余各型均能引起食物中毒，以 A、D 型较多见，B、C 型次之。也有两种肠毒素混合引起的中毒。各型肠毒素的毒力不同，A 型较强，B 型较弱。

2. 流行病学特点

（1）**季节性** 全年皆可发生，但多见于夏秋季。

（2）**中毒食品种类** 引起中毒的食品种类很多，主要是营养丰富且含水分较多的食品，如乳类及乳制品、肉类、剩饭等，其次为熟肉类，偶见鱼类及其制品、蛋制品等。近年来，由熟鸡、鸭制品引起的食物中毒事件增多。

3. 食品被污染的原因

（1）食物中金黄色葡萄球菌的来源　金黄色葡萄球菌广泛分布于自然界，人和动物的鼻腔、咽、消化道的带菌率均较高。上呼吸道被金黄色葡萄球菌感染者，鼻腔的带菌率为83.3%，健康人的带菌也达20%～30%。人和动物的化脓性感染部位常成为污染源，如奶牛患化脓性乳腺炎时，乳汁中就可能带有金黄色葡萄球菌；畜、禽有局部化脓性感染时，感染部位可对其他部位造成污染；带菌从业人员常对各种食物造成污染。

（2）肠毒素的形成　与温度、食品受污染的程度、食品的种类及性状有密切的关系。食品被葡萄球菌污染后，如果没有形成肠毒素的合适条件（如在较高的温度下保存较长的时间），就不会引起中毒。一般说来，在37℃以下，温度越高，产生肠毒素需要的时间越短，在20～37℃时，经4～8小时即可产生毒素，而在5～6℃时，需经18天方可产生毒素。食物受污染的程度越严重，葡萄球菌繁殖越快，也越易形成毒素。此外，含蛋白质丰富，含水分较多，同时又含一定量淀粉的食物，如奶油糕点、冰淇淋、冰棒、油煎荷包蛋等及含油脂较多的食物，受金黄色葡萄球菌污染后更易产生毒素。

4. 中毒机制　金黄色葡萄球菌食物中毒属毒素型食物中毒。摄入含金黄色葡萄球菌活菌而无肠毒素的食物不会引起食物中毒，摄入达到中毒剂量的肠毒素才会中毒。肠毒素作用于胃肠黏膜，引起充血、水肿，甚至糜烂等炎症变化及水与电解质代谢紊乱，出现腹泻，同时刺激迷走神经的内脏分支而引起反射性呕吐。

5. 临床表现　发病急骤，潜伏期短，一般为2～5小时，极少超过6小时。主要表现为明显的胃肠道症状，如恶心、呕吐、中上腹部疼痛、腹泻等，以呕吐最为显著。呕吐物常含胆汁，或含血及黏液。剧烈吐泻可导致虚脱、肌痉挛及严重失水。体温大多正常或略高。病程较短，一般在数小时至1～2天内迅速恢复，很少死亡。发病率为30%左右，儿童对肠毒素比成人更为敏感，故其发病率较成人高，病情也较成人重。

6. 诊断和治疗

（1）诊断　按《葡萄球菌食物中毒诊断标准及处理原则》（WS/T 80—1996）进行。①流行病学特点及临床表现：符合金黄色葡萄球菌食物中毒的流行病学特点及临床表现。②实验室诊断：以毒素鉴定为主，细菌学检验意义不大。分离培养出葡萄球菌并不能确定肠毒素的存在；反之，有肠毒素存在而细菌学分离培养阴性时也不能否定诊断，因为葡萄球菌在食物中繁殖后因环境不适宜而死亡，但肠毒素依然存在，而且不易被加热破坏。因此，应进行肠毒素检测。

常规的诊断包括：从中毒食品中直接提取肠毒素，用双向琼脂扩散（微玻片）法、动物（幼猫）试验法检测肠毒素，并确定其型别；按《食品安全国家标准食品微生物学检验金黄色葡萄球菌检验》（GB 4789.10—2016）操作；从不同患者呕吐物中检测出金黄色葡萄球菌，肠毒素为同一型别。

凡符合上述三项中一项者即可诊断为金黄色葡萄球菌食物中毒。

（2）治疗　按照一般急救处理的原则，以补水和维持电解质平衡等对症治疗为主，一般不需用抗生素。对重症者或出现明显菌血症者，除对症治疗外，还应根据药物敏感性试验结果采用有效的抗生素，不可滥用广谱抗生素。

7. 预防措施

（1）防止金黄色葡萄球菌污染食物　①避免带菌人群对各种食物的污染：要定期对食品加工人员、饮食从业人员、保育员进行健康检查，有手指化脓、化脓性咽炎、口腔疾病时应暂时调换工作。②避免葡萄球菌对畜产品的污染：应经常对奶牛进行兽医卫生检查，对患有乳腺炎、皮肤化脓性感染的奶牛应及时治疗。奶牛患化脓性乳腺炎时，其乳不能食用。在挤乳的过程中要严格按照卫生要求操作，避免污染。健康奶牛的乳在挤出后，除应防止金黄色葡萄球菌污染外，还应迅速冷却至10℃以下，防止该菌在较高的温度下繁殖和产生毒素。此外，乳制品应以消毒乳为原料。

（2）防止肠毒素的形成　食物应冷藏，或置阴凉通风处，放置时间不应超过6小时，尤其在气温较高的夏、秋季节，食用前还应彻底加热。

（四）肉毒梭菌食物中毒

1. 病原学特点　肉毒梭菌为革兰阳性、厌氧、产芽孢的杆菌，广泛分布于自然界，特别是土壤中。所产的孢子为卵形或圆筒形，位于菌体的端部或亚端部，在20~25℃可形成椭圆形的芽孢。当pH低于4.5或大于9.0时，或当环境温度低于15℃或高于55℃时，芽孢不能繁殖，也不能产生毒素。食盐能抑制芽孢的形成和毒素的产生，但不能破坏已形成的毒素。提高食品的酸度也能抑制肉毒梭菌的生长和毒素的形成。芽孢的抵抗力强，需在180℃干热加热5~15分钟，或在121℃高压蒸汽加热30分钟，或在100℃湿热加热5小时方可致死。

肉毒梭菌食物中毒是由肉毒梭菌产生的毒素即肉毒毒素所引起。肉毒毒素是一种毒性很强的神经毒素，对人的致死量为9~10mg/（kg·bw）。肉毒毒素对消化酶（胃蛋白酶、胰蛋白酶）、酸和低温稳定，但对碱和热敏感。在正常的胃液中，24小时不能将其破坏，故可被胃肠道吸收。根据血清反应特异性的不同，可将肉毒毒素分为A、B、Cα、Cβ、D、E、F、G共8型，其中A、B、E、F四个型别可引起人类中毒，A型比B型或E型的致死能力更强。

2. 流行病学特点

（1）季节性　一年四季均可发生，主要发生在4~5月。

（2）地区分布　肉毒梭菌广泛分布于土壤、水及海洋中，且不同的菌型分布存在差异。A型主要分布于山区和未开垦的荒地，如新疆察布查尔地区是我国肉毒梭菌中毒多发地区，未开垦荒地该菌的检出率为28.3%，土壤中为22.2%；B型多分布于草原区耕地；E型多存在土壤、湖海淤泥和鱼类肠道中，我国青海省发生的肉毒梭菌中毒主要为E型；F型分布于欧、亚、美洲海洋沿岸及鱼体。

（3）中毒食品种类　引起中毒的食品种类因地区和饮食习惯的不同而异。国内以家庭自制植物性发酵品为多见，如臭豆腐、豆酱、面酱等，对罐头瓶装食品、腊肉、酱菜和凉拌菜等引起的中毒也有报道。在新疆察布查尔地区，引起中毒的食品多为家庭自制谷类或豆类发酵食品；在青海，主要为越冬密封保存的肉制品。在日本，90%以上的肉毒梭菌食物中毒由家庭自制的鱼和鱼类制品引起。欧洲各国的中毒食物多为火腿、腊肠及其他肉类制品。美国主要为家庭自制的蔬菜、水果罐头、水产品及肉、乳制品。

（4）来源及食物中毒的原因　食物中的肉毒梭菌主要来源于带菌的土壤、尘埃及粪便，尤其是带菌的土壤，并对各类食品原料造成污染。在家庭自制发酵和罐头食品的生产过程中，加热的温度或压力尚不足以杀死存在于食品原料中的肉毒梭菌芽孢，却为芽孢的形成与萌发及其毒素的产生提供了条件。如果有食品制成后不经加热而食用的习惯，更容易引起中毒的发生。

3. 中毒机制　肉毒毒素经消化道吸收进入血液后，主要作用于中枢神经系统的脑神经核、神经－肌肉的连接部和自主神经末梢，抑制神经末梢乙酰胆碱的释放，导致肌肉麻痹和神经功能障碍。

4. 临床表现　以运动神经麻痹的症状为主，而胃肠道症状少见。潜伏期数小时至数天，一般为12~48小时，短者6小时，长者8~10天，潜伏期越短，病死率越高。临床特征表现为对称性脑神经受损的症状。早期表现为头痛、头晕、乏力、走路不稳，以后逐渐出现视物模糊、眼睑下垂、瞳孔散大等神经麻痹症状。重症患者则首先表现为对光反射迟钝，逐渐发展为语言不清、吞咽困难、声音嘶哑等，严重时出现呼吸困难，常因呼吸衰竭而死亡。病死率为30%~70%；多发生在中毒后的4~8天。国内由于广泛采用多价抗肉毒毒素血清治疗患者，病死率已降至10%以下。患者经治疗可于4~10天恢复，一般无后遗症。

婴儿肉毒中毒的主要症状为便秘、头颈部肌肉软弱、吮吸无力、吞咽困难、眼睑下垂、全身肌张力减退，可持续8周以上。大多数在1~3个月自然恢复；重症者可因呼吸麻痹猝死。

5. 诊断和治疗

（1）诊断　按《肉毒梭菌食物中毒诊断标准及处理原则》（WS/T 83—1996）进行，主要根据流行病学调查、特有的中毒表现以及毒素检验和菌株分离进行诊断。为了及时救治，在食物中毒现场则主要根据流行病学资料和临床表现进行诊断，不需等待毒素检测和菌株分离的结果。①流行病学特点：多发生在冬春季；中毒食品多为家庭自制的发酵豆、谷类制品，其次为肉类和罐头食品。②临床表现：具有特有的对称性脑神经受损的症状，如眼部症状、延髓麻痹和分泌障碍等。③实验室诊断：按《食品安全国家标准食品微生物学检验肉毒梭菌及肉毒毒素检验》（GB 4789.12—2016）操作，从可疑食品中检出肉毒毒素并确定其类别。

（2）治疗　早期使用多价抗肉毒毒素血清，并及时采用支持疗法及进行有效的护理，以预防呼吸肌麻痹和窒息。

6. 预防措施　详见表6-2。

（1）加强卫生宣传教育，建议居民改变肉类的储藏方式或生吃牛肉的饮食习惯。

（2）对食品原料进行彻底的清洁处理，以除去泥土和粪便。家庭制作发酵食品时应彻底蒸煮原料，加热温度为100℃，并持续10~20分钟，以破坏各型毒素。

（3）加工后的食品应迅速冷却并在低温环境储存，避免再污染和在较高温度或缺氧条件下存放，以防止毒素产生。

（4）食用前对可疑食物进行彻底加热是破坏毒素预防中毒发生的可靠措施。

（5）生产罐头食品时，要严格执行卫生规范，彻底灭菌。

表6-2　细菌性食物中毒防控概览

名称	病原学特点	流行病学特点	食品种类	中毒机制	临床表现	诊断	预防措施
沙门菌食物中毒	沙门菌属是肠杆菌科的一个重要菌属，革兰阴性杆菌，需氧或兼性厌氧，绝大部分具有周身鞭毛，能运动。沙门菌属不耐热，55℃1小时、60℃15~30分钟或100℃数分钟即被杀死	发病率较高，季节性较强，多见于夏、秋两季，发病点多面广，暴发与散发并存。青壮年多发，且以农民、工人为主	引起沙门菌食物中毒的食品主要为动物性食品，特别是畜肉类及其制品，其次为禽肉、蛋类、乳类及其制品。由植物性食品引起的很少	大多数沙门菌食物中毒是沙门菌活菌对肠黏膜的侵袭而导致的感染型中毒	潜伏期短，一般为4~48小时，长者可达72小时。临床表现可分为胃肠炎型、类霍乱型、类伤寒型、类感冒型、败血症型，其中以胃肠炎型最为常见。开始表现为头痛、恶心、食欲缺乏，随后出现呕吐、腹泻、腹痛。腹泻一日可达数次至十余次，主要为水样便，少数带有黏液或血。体温升高，可达38~40℃，轻者3~4天症状消失	《沙门菌食物中毒诊断标准及处理原则》（WS/T 13—1996）	（1）防止沙门菌污染食品 （2）控制食品中沙门菌的繁殖 （3）彻底加热以杀灭沙门菌

续表

名称	病原学特点	流行病学特点	食品种类	中毒机制	临床表现	诊断	预防措施
副溶血性弧菌食物中毒	副溶血性弧菌为革兰阴性杆菌，呈弧状、杆状、丝状等多种形态，无芽孢，不耐热，56℃加热5分钟，或90℃加热1分钟，或用含醋酸1%的食醋处理5分钟，均可将其杀灭	我国沿海地区为副溶血性弧菌食物中毒的高发区。7～9月是副溶血性弧菌食物中毒的高发季节。男女老幼均可发病，但以青壮年为多	海产品容易受到污染而带菌率高，其中以墨鱼、带鱼、黄花鱼、虾、蟹、贝、海蜇最为多见。熟制品还可受到带菌者、带菌的生食品、容器及工具等污染	属于混合型细菌性食物中毒。可产生肠毒素及耐热性溶血毒素。大量的活菌及耐热型溶血毒素共同作用于肠道，引起急性胃肠道症状	潜伏期为2～40小时，多为14～20小时。发病初期主要为腹部不适，尤其是上腹部疼痛或胃痉挛。继之恶心、呕吐、腹泻，体温一般为37.7～39.5℃。发病5～6小时后，腹痛加剧，以脐部阵发性绞痛为特点。粪便多为水样、血水样、黏液或脓血便，里急后重不明显。重症患者可出现脱水、意识障碍、血压下降等，病程3～4天，预后良好	《副溶血性弧菌食物中毒诊断标准及处理原则》（WS/T 81—1996）	与沙门菌食物中毒的预防基本相同，抓住防止污染、控制繁殖和杀灭病原菌三个主要环节，其中控制繁殖和杀灭病原菌尤为重要
金黄色葡萄球菌食物中毒	葡萄球菌为革兰阳性、需氧或兼性厌氧菌，对热具有较强的抵抗力，在70℃时需1小时方可灭活。有50%以上的菌株可产生肠毒素，并且一个菌株能产生两种以上的肠毒素	全年皆可发生，但多见于夏秋季	主要是营养丰富且含水分较多的食品，如乳类及乳制品、肉类、剩饭等，其次为熟肉类，偶见鱼类及其制品、蛋制品等	属于毒素型食物中毒。肠毒素作用于胃肠黏膜，引起充血、水肿，甚至糜烂等炎症变化及水与电解质代谢紊乱，出现腹泻，同时刺激迷走神经的内脏分支而引起反射性呕吐	发病急骤，潜伏期短，一般为2～5小时，极少超过6小时。主要表现为明显的胃肠道症状，如恶心呕吐、中上腹部疼痛、腹泻等，以呕吐最为显著。呕吐物常含胆汁，或含血及黏液。剧烈吐泻可导致虚脱、肌痉挛及严重失水。体温大多正常或略高	《葡萄球菌食物中毒诊断标准及处理原则》（WS/T 80—1996）	（1）防止金黄色葡萄球菌污染食物（2）防止肠毒素的形成
肉毒梭菌食物中毒	肉毒梭菌为革兰阳性、厌氧、产芽孢的杆菌，广泛分布于自然界，特别是土壤中。芽孢的抵抗力强，需在180℃干热加热5～15分钟，或在121℃高压蒸汽加热30分钟，或在100℃湿热加热5小时方可致死	一年四季均可发生，主要发生在4～5月。肉毒梭菌广泛分布于土壤、水及海洋中，且不同的菌型分布存在差异	引起中毒的食品种类因地区和饮食习惯的不同而异。国内以家庭自制植物性发酵品为多见，如臭豆腐、豆酱、面酱等，对罐头瓶装食品、腊肉、酱菜和凉拌菜等引起的中毒也有报道	肉毒毒素经消化道吸收进入人血液后，主要作用于中枢神经系统的脑神经核、神经-肌肉的连接部和自主神经末梢，抑制神经末梢乙酰胆碱的释放，导致肌肉麻痹和神经功能障碍	以运动神经麻痹的症状为主，而胃肠道症状少见。潜伏期数小时至数天，一般为12～48小时，短者6小时，长者8～10天，潜伏期越短，病死率越高。临床特征表现为对称性脑神经受损的症状。早期表现为头痛、头晕、乏力、走路不稳，以后逐渐出现视物模糊、眼睑下垂、瞳孔散大等神经麻痹症状	《肉毒梭菌食物中毒诊断标准及处理原则》（WS/T 83—1996）	（1）加强卫生宣教（2）对食品原料进行彻底的清洁处理，家庭制作发酵食品时应彻底蒸煮原料（3）加工后的食品应迅速冷却并在低温环境储存（4）食用前对可疑食物进行彻底加热（5）生产罐头食品时，要严格执行卫生规范，彻底灭菌

第三节　真菌及其毒素食物中毒应急处置

真菌及其毒素食物中毒是指食用被真菌及其毒素污染的食物而引起的食物中毒。真菌广泛分布于自然界并可作为食品中正常菌相的一部分，某些真菌被用来加工食品，但在特定情况下又可造成食品的腐败变质。真菌本身可作为病原体引发人类疾病，并且其代谢产物真菌毒素对人及动物产生毒性。真菌毒素主要是指真菌在其所污染的食品中产生的有毒的代谢产物。真菌毒素通常具有耐高温、无抗原性、主要侵害实质器官的特性。人和动物一次性摄入含大量真菌毒素的食物常会发生急性中毒，而低剂量长期摄入含真菌毒素的食物则会导致慢性毒性（包括致癌、致畸和致突变）。

一、真菌毒素中毒常见原因

中毒发生主要由被真菌污染的食品引起，用一般烹调方法加热处理不能破坏食品中的真菌毒素，发病率较高，死亡率也较高，发病的季节性及地区性均较明显。

从真菌毒素中毒发生情况来看没有传染性，所以可与传染病相区别。真菌的大量生长繁殖与产生毒素是真菌毒素中毒的前提，但真菌毒素产生需要一定的条件，特别是温度、湿度、易于引起中毒的食品在人群中被食用及人群饮食习惯等，所以真菌毒素中毒可表现出较为明显的地方性和季节性，甚至有些中毒可具有地方病的特征。真菌毒素中毒的临床症状表现多种多样，较为复杂。有因短时间内摄入大量真菌毒素引起的急性中毒，也有因少量长期摄入含有真菌毒素的食品而引起的慢性中毒，可表现为诱发肿瘤、造成胎儿畸形和引起体内遗传物质发生突变等。

二、真菌产毒的特点

1. 真菌产毒只限于少数的产毒真菌，而产毒菌种中也只有一部分菌株产毒。同一菌种中不同的菌株产毒能力不同，这取决于菌株本身的生物学特性、外界条件，或两者兼有之。

2. 同一产毒菌株的产毒能力有可变性和易变性。如产毒菌株经过累代培养可完全失去产毒能力，而非产毒菌株在一定条件下可出现产毒能力。

3. 产毒菌种产生真菌毒素不具有严格的专一性，即一种菌种或菌株可以产生几种不同的毒素，而同一真菌毒素也可由几种真菌产生。如杂色曲霉毒素可由杂色曲霉、黄曲霉和构巢曲霉产生；岛青霉可以产生黄天精、红天精、岛青霉毒素以及环氯素等几种毒素。

4. 产毒真菌产生毒素需要一定的条件。真菌污染食品并在食品上繁殖是产毒的先决条件，而真菌是否能在食品上繁殖和产毒又与食品的种类和环境因素等有关。

三、真菌产毒的条件

1. 基质　一般而言，营养丰富的食品其真菌生长的可能性大，真菌在天然食品上比在人工合成的培养基上更易繁殖。但不同的真菌菌种易在不同的食品中繁殖，即各种食品中出现的真菌以一定的菌种为主，如玉米与花生中黄曲霉及其毒素检出率高，镰刀菌及其毒素主要污染小麦和玉米，青霉及其毒素主要在大米中出现。

2. 水分　食品中的水分对真菌的繁殖与产毒具有重要作用。以最易受真菌污染的粮食为例，粮食水分（17%～18%）是真菌繁殖产毒的最佳条件。粮食水分活度（AW）值降至0.7以下，一般真菌不能生长。

3. 湿度 在不同的相对湿度中，易于繁殖的真菌也不同。一般在非密闭状态下，粮食中水分与环境相对湿度可逐渐达到平衡，在相对湿度为70%时，真菌即不能产毒。

4. 温度 不同种类的真菌其最适温度不一样。大多数真菌繁殖最适宜的温度为25~30℃，在0℃以下或30℃以上时，产毒能力减弱或消失。

5. 通风情况 大部分真菌繁殖和产毒需要有氧条件，但毛霉、庆绿曲霉是厌氧菌，并可耐受高浓度的CO_2。

四、霉变甘蔗中毒

霉变甘蔗中毒是指食用了保存不当而霉变的甘蔗引起的食物中毒。甘蔗霉变主要是由于甘蔗在不良的条件下长期储存，如过冬，导致微生物大量繁殖所致。

（一）流行病学特点

霉变甘蔗中毒常发生于我国北方地区的初春季节，2~3月为发病高峰期，多见于儿童和青少年，病情常较严重，甚至危及生命。

（二）中毒机制

甘蔗节菱孢霉产生的3-硝基丙酸（3-NPA）是一种强烈的嗜神经毒素，主要损害中枢神经系统。

（三）中毒表现

潜伏期短，最短仅十几分钟，轻度中毒者的潜伏期较长，重度中毒者多在2小时内发病。中毒症状最初表现为一时性消化道功能紊乱，表现为恶心、呕吐、腹痛、腹泻、黑便，随后出现头晕、头痛和复视等神经系统症状。重者可发生阵发性抽搐。抽搐时四肢强直、屈曲内旋，手呈鸡爪状，眼球向上、偏侧凝视、瞳孔散大，继而进入昏迷状态。患者可死于呼吸衰竭，幸存者则留下严重的神经系统后遗症，导致终身残疾。

（四）治疗与预防

发生中毒后应尽快洗胃、灌肠，以排除毒物，并对症治疗。由于目前尚无特殊的治疗方法，故应加强宣传教育，不买、不吃霉变的甘蔗。因不成熟的甘蔗容易霉变，故应成熟后再收割。为防止甘蔗霉变，储存的时间不宜太长，同时应注意防捂、防冻，并定期进行感官检查。严禁出售霉变的甘蔗。

五、赤霉病麦中毒

麦类、玉米等谷物被镰刀菌污染引起的赤霉病是一种世界性病害，其流行除了造成严重的减产外，还会引起人畜中毒。从赤霉病麦中分离的主要菌种是禾谷镰刀菌。此外，还从病麦中分离出串珠镰刀菌、燕麦镰刀菌、木贼镰刀菌、黄色镰刀菌、尖孢镰刀菌等。赤霉病麦中的主要毒性物质是这些镰刀菌产生的毒素，这些镰刀菌毒素对热稳定，一般的烹调方法不能将它们破坏而去毒。

（一）流行病学特点

赤霉病多发生于多雨、气候潮湿地区。在全国各地均有发生，以淮河和长江中下游一带最为严重。

（二）中毒症状及处理

潜伏期一般为10~30分钟，也可长至2~4小时，主要症状有恶心、呕吐、腹痛、腹泻、头晕、头痛、嗜睡、流涎、乏力，少数患者有发热、畏寒等。症状一般在一天左右自行消失，缓慢者持续一周左右，预后良好。个别重症病例呼吸、脉搏、体温及血压波动，四肢酸软，步态不稳，形似醉酒，故有的地方称之为"醉谷病"。一般患者无须治疗而自愈，对呕吐严重者应补液。

（三）预防

关键在于防止麦类、玉米等谷物受到真菌的污染和产毒。

1. 根据粮食中毒素的限量标准，加强粮食的卫生管理。

2. 去除或减少粮食中的病粒或毒素。

3. 加强田间和储藏期间的防霉措施，包括选用抗霉品种、降低田间的水位、改善田间的小气候，使用高效、低毒、低残留的杀菌剂，及时脱粒、晾晒，使谷物的水分含量降至安全水分以下，贮存的粮食要勤加翻晒，并注意通风。

第四节　动物性食物中毒应急处置

有毒动物性食物中毒是指一些动物本身含有某种天然有毒成分或由于储存条件不当形成某种有毒物质，被人食用后所引起的中毒。

一、动物性食物中毒常见原因

1. 将天然含有有毒成分的动物或动物的某一部分当作食品，误食引起中毒反应。

2. 在一定条件下产生了大量的有毒成分的可食用的动物性食品，如食用鲐鱼、河豚鱼。

二、鱼类引起的组胺中毒

鱼类引起组胺中毒的主要原因是食用了某些不新鲜的鱼类（含有较多的组胺），同时也与个人体质的过敏性有关，组胺中毒是一种过敏性食物中毒。

（一）有毒成分的来源

海产鱼类中的青皮红肉鱼，如鲣鱼、鲹鱼、鲐鲅鱼、竹夹鱼、金枪鱼等鱼体中含有较多的组氨酸。当鱼体不新鲜或腐败时，可发生自溶作用，使组胺被释放出来。一般认为，当鱼体中组胺含量超过200mg/100g即可引起中毒。

（二）流行病学特点

组胺中毒在国内外均有报道。多发生在夏秋季，在温度 15～37℃、有氧、弱酸性（pH 6.0～6.2）和渗透压不高（盐分含量 3%～5%）的条件下，组氨酸易于分解形成组胺引起中毒。

（三）中毒机制及中毒症状

组胺是一种生物胺，可导致支气管平滑肌强烈收缩，引起支气管痉挛；循环系统表现为局部或全身的毛细血管扩张，患者出现低血压、心律失常，甚至心搏骤停。

组胺中毒临床表现的特点是发病急、症状轻、恢复快。患者在食鱼后 10 分钟至 2 小时内出现面部、胸部及全身皮肤潮红和热感，全身不适，眼结膜充血并伴有头痛、头晕、恶心、腹痛、腹泻、心动过速、血压下降、心律失常，甚至心搏骤停。有时可出现荨麻疹、咽喉烧灼感，个别患者可出现哮喘。一般体温正常，大多在 1～2 天内恢复健康。

（四）急救与治疗

一般可采用抗组胺药物和对症治疗的方法。常用药物为口服盐酸苯海拉明，或静脉注射 10% 葡萄糖酸钙，同时口服维生素 C。

（五）预防措施

1. 防止鱼类腐败变质，禁止出售腐败变质的鱼类。

2. 鱼类食品必须在冷冻条件下储藏和运输，防止组胺产生。

3. 避免食用不新鲜或腐败变质的鱼类食品。

4. 对于易产生组胺的青皮红肉鱼类，家庭在烹调前可采取一些去毒措施。

5. 制定鱼类食品中组胺最大允许含量标准。

三、河豚中毒

河豚又名河鲀，我国沿海各地及长江下游均有出产，属无鳞鱼的一种，在淡水、海水中均能生活。

（一）有毒成分的来源

河豚毒素为无色针状结晶、微溶于水，易溶于稀醋酸，对热稳定，煮沸、盐腌、日晒均不能将其破坏。河豚中河豚毒素含量，在卵巢、肝脏和肠中最高，皮肤中只含少量的河豚毒素。

（二）流行病学特点

河豚中毒多发生在沿海居民中，以春季发生中毒的次数、中毒人数和死亡人数为最多。引起中毒的河豚有鲜鱼、内脏，以及冷冻的河豚和河豚鱼干。

（三）中毒机制及中毒症状

河豚毒素可直接作用于胃肠道，引起局部刺激作用；选择性地阻断细胞膜对钠离子（Na^+）的通透性，使神经传导阻断，呈麻痹状态。首先感觉神经麻痹，随后运动神经麻痹，严重者脑干麻痹，引起外周血管扩张，血压下降，最后出现呼吸中枢和血管运动中枢麻痹，导致急性呼吸衰竭，危及生命。潜伏期一般在10分钟至3小时。

（四）急救与治疗

河豚毒素中毒尚无特效解毒药，一般以排出毒物和对症治疗为主。

1. 催吐、洗胃、导泻，及时清除未吸收毒素。

2. 大量补液及利尿，促进毒素排泄。

3. 早期给予大剂量激素和莨菪碱类药物。

4. 支持呼吸、循环功能，必要时行气管插管，心搏骤停者行心肺复苏。

（五）预防措施

1. 加强卫生宣传教育。

2. 水产品收购、加工、供销等部门应严格把关，防止鲜野生河豚进入市场或混进其他水产品中。

3. 采用河豚去毒工艺，并将所有的废弃物投入专用处理池，加碱、加盖、密封发酵，待腐烂后用作肥料。冲洗下来的血水，也应排入专用处理池，经加碱去毒后再排放。

四、麻痹性贝类中毒

麻痹性贝类中毒是由贝类毒素引起的食物中毒。麻痹性贝类毒素是一种毒性极强的海洋毒素，较为流行的地区在太平洋西北部及加拿大沿岸。中毒特点为神经麻痹，故称为麻痹性贝类中毒。

（一）有毒成分的来源

贝类含有毒素，与海水中的藻类有关。当贝类食入有毒的藻类后，其所含的有毒物质即进入贝体内，呈结合状态，对贝类本身没有毒性。当人食用这种贝类后，毒素可迅速从贝肉中释放出来对人呈现毒性作用。

（二）流行病学特点

麻痹性贝类中毒在全世界均有发生，有明显的地区性和季节性，以夏季沿海地区多见，这一季节易发生赤潮，而且贝类也容易捕获。

（三）中毒机制及中毒症状

石房蛤毒素为神经毒，中毒机制是对细胞膜钠离子（Na^+）通道的阻断造成了神经系统传导障碍而产生麻痹作用。麻痹性贝类中毒的潜伏期短，仅数分钟至 20 分钟，开始为唇、牙龈和舌头周围刺痛，随后有规律地出现指尖和脚趾的麻木，发展到手臂、腿部和颈部，可伴有头痛、头晕、恶心和呕吐，最后出现呼吸困难。重症者常在 2~24 小时因呼吸麻痹而死亡，病程超过 24 小时者，则预后良好。

（四）急救与治疗

目前对贝类中毒尚无有效解毒剂，有效的抢救措施是尽早采取催吐、洗胃、导泻的方法，及时去除毒素，同时对症治疗。

（五）预防措施

主要应进行预防性监测，当发现贝类生长的海水中有大量海藻存在时，应测定捕捞的贝类所含的毒素量。我国标准中规定，鲜、冻动物性水产品的麻痹性贝类毒素最高允许含量不应超过 4 鼠单位/克（MU/g）。

第五节　植物性食物中毒应急处置

一、植物性食物中毒常见原因

1. 将天然含有有毒成分的植物或其加工制品当作食品，如桐油、大麻油等引起的食物中毒。
2. 在食品的加工过程中，将未能破坏或除去有毒成分的植物当作食品食用，如木薯、苦杏仁等。
3. 在一定条件下，不当食用大量有毒成分的植物性食品，食用鲜黄花菜、发芽马铃薯、未腌制好的咸菜或未烧熟的扁豆等造成中毒。

二、毒蕈中毒

蕈类通常称蘑菇，属于真菌植物。我国有可食用蕈 300 多种，毒蕈 80 多种，其中含剧毒能对人致死的有 10 多种。毒蕈与可食用蕈不易区别，常因误食而中毒。毒蕈中毒目前为国内食物中毒致死的主要原因。

（一）有毒成分的来源

不同类型的毒蕈含有不同的毒素，也有一些毒蕈同时含有多种毒素。

1. 胃肠毒素　含有这种毒素的毒蕈很多，主要为黑伞蕈属和乳菇属的某些蕈种，毒性成分可能为类树脂物质、苯酚、类甲酚、胍啶或蘑菇酸等。

2. 神经、精神毒素　存在于毒蝇伞、豹斑毒伞、角鳞灰伞、臭黄菇及牛肝菌等毒蘑菇中。这类毒素主要有 4 大类：毒蝇碱、鹅膏蕈氨酸及其衍生物、光盖伞素及脱磷酸光盖伞素、致幻剂。

3. 溶血毒素　鹿花蕈也叫马鞍蕈，含有马鞍蕈酸，属甲基联胺化合物，有强烈的溶血作用。此毒素具有挥发性，对碱不稳定，可溶于热水，烹调时如弃去汤汁可去除大部分毒素。这种毒素抗热性差，加热至70℃或在胃内消化酶的作用下可失去溶血性能。

4. 肝肾毒素 引起此型中毒的毒素有毒肽类、毒伞肽类、鳞柄白毒肽类、非环状肽等，具有肝肾毒性。这些毒素主要存在于毒伞属蕈、褐鳞小伞蕈及秋生盔孢伞蕈中。此类毒素为剧毒，肝肾损害型中毒危险性大，死亡率高，因此一旦发生中毒，应及时抢救。

5. 类光过敏毒素 在胶陀螺（又称猪嘴蘑）中含有光过敏毒素。

（二）流行病学特点及中毒症状

毒蕈中毒在云南、广西、四川三省发生的起数较多，毒蕈中毒多发生于春季和夏季，雨后气温开始上升，毒蕈迅速生长，常由于不认识毒蕈而采摘食用，引起中毒。毒蕈中毒的临床表现各不相同，一般分为以下几类。

1. 胃肠型 主要刺激胃肠道，引起胃肠道炎症反应。一般潜伏期较短，多为0.5~6小时，患者有剧烈恶心、呕吐、阵发性腹痛，以上腹部疼痛为主，体温不高。经过适当处理可迅速恢复，病程一般2~3天，很少死亡。

2. 神经精神型 潜伏期为1~6小时，临床症状除有轻度的胃肠反应外，主要有明显的副交感神经兴奋症状，如流涎、流泪、大量出汗、瞳孔缩小、脉缓等。少数病情严重者可有精神兴奋或抑制、精神错乱、谵妄、幻觉、呼吸抑制等表现，部分病例有迫害妄想，类似精神分裂症。

3. 溶血型 中毒潜伏期多为6~12小时，红细胞大量破坏，引起急性溶血。主要表现为恶心、呕吐、腹泻、腹痛。发病3~4天后出现溶血性黄疸、肝脾肿大，少数患者出现血红蛋白尿。病程一般2~6天，病死率低。

4. 肝肾损害型 此型中毒最严重，可损害人体的肝、肾、心脏和神经系统，其中对肝脏损害最大，可导致中毒性肝炎。病情凶险而复杂，病死率非常高。按其病情发展一般可分为6期。①潜伏期：多为10~24小时，短者为6~7小时。②胃肠炎期：患者出现恶心、呕吐、脐周腹痛、水样便腹泻，多在1~2天后缓解。③假愈期：胃肠炎症状缓解后患者暂时无症状或仅有轻微乏力、不思饮食，而实际上毒素已逐渐进入内脏，肝脏损害已开始，轻度中毒患者肝损害不严重可进入恢复期。④内脏损害期：严重中毒患者在发病2~3天后出现肝、肾、脑、心等内脏损害的症状，可出现肝大、黄疸、转氨酶升高，甚至出现肝坏死、肝性昏迷，肾损害症状可出现少尿、无尿或血尿，严重时可出现肾衰竭、尿毒症。⑤精神症状期：此期的症状主要是由于肝脏的严重损害出现肝性昏迷所致，患者主要表现为烦躁不安、表情淡漠、嗜睡，继而出现惊厥、昏迷，甚至死亡，一些患者在胃肠炎期后很快出现精神症状，但看不到肝损害明显症状，此种情况属于中毒性脑病。⑥恢复期：经过积极治疗的患者，一般在2~3周进入恢复期，各项症状体征逐渐消失并痊愈。

5. 类光过敏型 误食后可出现类似日光性皮炎的症状。在身体暴露部位出现明显的肿胀、疼痛，特别是嘴唇肿胀外翻。另外还有指尖疼痛、指甲根部出血等。

（三）急救与治疗

1. 及时催吐、洗胃、导泻、灌肠，迅速排出毒物。凡食毒蕈后10小时内均应彻底洗胃，洗胃后可给予活性炭吸附残留的毒素。无腹泻者，洗胃后用硫酸镁20~30g或蓖麻油30~60ml导泻。

2. 对各型毒蕈中毒根据不同症状和毒素情况采取不同的治疗方案。①胃肠炎型可按一般食物中毒处理；②神经精神型可采用阿托品治疗；③溶血型可用肾上腺皮质激素治疗，一般状态差或出现黄疸者，应尽早应用较大量的氢化可的松，同时给予保肝治疗；④肝肾型可用二巯基丙磺酸钠治疗，保护体内含巯基酶的活性。

3. 对症治疗和支持治疗。

（四）预防措施

预防毒蕈中毒最根本的方法是不要采摘不认识、不了解的蘑菇食用；毒蕈与可食用蕈很难鉴别。

三、含氰苷类食物中毒

含氰苷类食物中毒是指因食用苦杏仁、桃仁、李子仁、枇杷仁、樱桃仁、木薯等含氰苷类食物引起的食物中毒。

（一）有毒成分的来源

含氰苷类食物中毒的有毒成分为氰苷，其中苦杏仁含量最高，平均为3%，而甜杏仁则平均为0.1%，其他果仁平均为0.4%～0.9%。木薯中亦含有氰苷。当果仁在口腔中咀嚼和在胃肠内进行消化时，氰苷被果仁所含的水解酶水解释放出氢氰酸并迅速被黏膜吸收入血引起中毒。

（二）流行病学特点

苦杏仁中毒多发生在杏子成熟的初夏季节，儿童中毒多见，常因儿童不知道苦杏仁的毒性食用后引起中毒；其次为食用加工不彻底、未完全去除毒素的凉拌杏仁造成的中毒。

（三）中毒机制及中毒症状

氢氰酸的氰离子可与细胞色素氧化酶中的铁离子结合，使呼吸酶失去活性，氧不能被组织细胞利用，导致组织缺氧而陷于窒息状态。另外，氢氰酸可直接损害延髓的呼吸中枢和血管运动中枢。苦杏仁氰苷为剧毒，对人的最小致死量为0.4～1.0mg/（kg·bw），相当于1～3粒苦杏仁。

苦杏仁中毒的潜伏期短者0.5小时，长者12小时，一般1～2小时。木薯中毒的潜伏期短者2小时，长者12小时，一般为6～9小时。

苦杏仁中毒时，出现口中苦涩、流涎、头晕、头痛、恶心、呕吐、心悸、四肢无力等。较重者胸闷、呼吸困难、呼吸时可嗅到苦杏仁味。严重者意识不清、呼吸微弱、昏迷、四肢冰冷，常发生尖叫，继之意识丧失、瞳孔散大、对光反射消失、牙关紧闭、全身阵发性痉挛，最后因呼吸麻痹或心搏骤停而死亡。此外，还可引起多发性神经炎。

木薯中毒的临床表现与苦杏仁中毒相似。

（四）急救与治疗

1. 催吐　用5%的硫代硫酸钠溶液洗胃。

2. 解毒治疗　首先吸入亚硝酸异戊酯0.2ml，每隔1～2分钟一次，每次15～30秒，数次后，改为缓慢静脉注射亚硝酸钠溶液，成人用3%溶液，儿童用1%溶液，每分钟2～3ml。然后静脉注射新配制的50%硫代硫酸钠溶液25～50ml，儿童用20%硫代硫酸钠溶液，每次0.25～0.5ml/（kg·bw），如症状仍未改善，重复静脉注射硫代硫酸钠溶液，直到病情好转。

3. 对症治疗　根据患者情况给予吸氧，呼吸兴奋剂、强心剂及升压药等。对重症患者可静脉滴注细胞色素C。

（五）预防措施

1. 加强宣传教育　向广大居民，尤其是儿童进行宣传教育，勿食苦杏仁等果仁，包括干炒果仁。

2. 采取去毒措施　加水煮沸可使氢氰酸挥发，可将苦杏仁等制成杏仁茶、杏仁豆腐。木薯所含氰苷90%存在于皮内，因此食用时通过去皮、蒸煮等方法可使氢氰酸去除。

四、其他有毒植物中毒

除了前面已经介绍的能够引起食物中毒的植物外，在自然界中还有一些植物性食品中含有毒素，如加工烹调不当或误食，均可引起食物中毒（表6-3）。

表6-3 其他有毒植物中毒

名称	有毒成分	临床特点	急救处理	预防措施
发芽马铃薯中毒	龙葵素	潜伏期数分钟至数小时，咽部瘙痒、发干，胃部烧灼、恶心、呕吐、腹痛、腹泻，伴头晕、耳鸣、瞳孔散大	催吐、洗胃、对症处理	马铃薯储存干燥阴凉处，食用前挖去芽眼、削皮，烹调时加醋
四季豆中毒（扁豆）	皂素，植物血凝素	潜伏期1~5小时，恶心、呕吐、腹痛、腹泻、头晕、出冷汗等	对症处理	扁豆煮熟煮透至失去原有的绿色
鲜黄花菜中毒	类秋水仙碱	潜伏期0.5~4小时，呕吐、腹泻、头晕、头痛、口渴、咽干等	及时洗胃、对症处理	鲜黄花菜须用水浸泡或用开水烫后弃水炒煮后食用
白果中毒	银杏酸，银杏酚	潜伏期1~12小时，呕吐、腹泻、头痛、恐惧感、惊叫、抽搐、昏迷，甚至死亡	催吐、洗胃、灌肠、对症处理	白果须去皮加水煮熟煮透后弃水食用

第六节 化学性食物中毒应急处置

化学性食物中毒是指由于食用了被有毒有害化学物污染的食品、被误认为是食品及食品添加剂或营养强化剂的有毒有害物质、添加了非食品级的或伪造的或禁止食用的食品添加剂和营养强化剂的食品、超量使用了食品添加剂的食品或营养素发生了化学变化的食品（如油脂酸败）等所引起的食物中毒。化学性食物中毒发生的起数和中毒人数相对微生物食物中毒较少，但病死率较高。

一、化学性食物中毒常见原因

1. 作为食品原料的食用农产品在种植养殖过程或生长环境中，受到化学性有毒有害物质污染。如蔬菜中农药、猪肝中瘦肉精等。

2. 误食被有毒有害的化学物质污染的食品。

3. 因添加非食品级的或伪造的或禁止使用的食品添加剂、营养强化剂的食品，以及超量使用食品添加剂而导致的食物中毒。

4. 因贮藏等原因，造成营养素发生化学变化的食品。如油脂酸败造成中毒。

5. 食品在加工过程受到化学性有毒有害物质的污染。如误将亚硝酸盐当作食盐使用。

二、亚硝酸盐中毒应急处置

（一）理化特性

常见的亚硝酸盐有亚硝酸钠和亚硝酸钾，为白色和嫩黄色结晶，呈颗粒状粉末，无臭，味咸涩，易潮解，易溶于水。

（二）引起中毒的原因

1. 意外事故中毒 亚硝酸盐价廉易得，外观上与食盐相似，容易误将亚硝酸盐当作食盐食用而引起中毒。

2. 食品添加剂滥用中毒 亚硝酸盐是一种食品添加剂，不但可使肉类具有鲜艳色泽和独特风味，而且还有较强的抑菌效果，所以在肉类食品加工中被广泛应用，食用含亚硝酸盐过量的肉类食品可引起食物中毒。

3. 食用含有大量硝酸盐、亚硝酸盐的蔬菜而引起中毒 例如蔬菜储存过久、腐烂、煮熟后放置过久及刚腌制不久等，均可引起亚硝酸盐含量增加。当胃肠道功能紊乱、贫血、患肠道寄生虫病及胃酸浓度降低时，胃肠道中的硝酸盐还原菌大量繁殖，如同时大量食用硝酸盐含量较高的蔬菜，即可使肠道内亚硝酸盐形成速度过快或数量过多以致机体不能及时将亚硝酸盐分解为氨类物质，从而使亚硝酸盐大量吸收入血，导致中毒。

4. 饮用含硝酸盐较多的井水中毒 个别地区的井水含硝酸盐较多（一般称为"苦井"水），用这种水煮饭，如存放过久，硝酸盐在细菌的作用下可被还原成亚硝酸盐。

（三）流行病学特点

亚硝酸盐食物中毒全年均有发生，多数由于误将亚硝酸盐当作食盐食用而引起食物中毒，也有食入含有大量硝酸盐、亚硝酸盐的蔬菜而引起的食物中毒，多发生在农村或集体食堂。

（四）毒性及中毒症状

亚硝酸盐具有很强的毒性，其生物半衰期为 24 小时，摄入 0.3 ~ 0.5g 就可以中毒，1 ~ 3g 可致人死亡。亚硝酸盐摄入过量会使血红蛋白中的二价铁离子（Fe^{2+}）氧化为三价铁离子（Fe^{3+}），使正常血红蛋白转化为高铁血红蛋白，失去携氧能力导致组织缺氧。另外，亚硝酸盐对周围血管有麻痹作用。

亚硝酸盐中毒发病急速，潜伏期一般为 1 ~ 3 小时，短者 10 分钟，大量食用蔬菜引起的中毒可长达 20 小时。中毒的主要症状为口唇、指甲以及全身皮肤出现青紫等组织缺氧表现，也称为"肠源性青紫病"。患者自觉症状有头晕、头痛、乏力、胸闷、心率快、嗜睡或烦躁不安、呼吸急促，并有恶心、呕吐、腹痛、腹泻，严重者昏迷、惊厥、大小便失禁，可因呼吸衰竭导致死亡。

（五）急救与治疗

轻症中毒一般无须治疗，重度中毒要及时抢救和治疗。

1. 尽快排出毒物。采用催吐、洗胃和导泻的办法，尽快将胃肠道还没有吸收的亚硝酸盐排出体外。

2. 及时应用特效解毒剂。主要应用解毒剂亚甲蓝（又称美蓝），同时补充大剂量维生素 C，有助于高铁血红蛋白还原成亚铁血红蛋白，起到辅助解毒作用。亚甲蓝的用量要准确，可少量多次使用。因亚甲蓝具有氧化剂和还原剂双重作用，过量使用时，体内的还原型辅酶Ⅱ不能把亚甲蓝全部还原，从而发挥其氧化剂的作用，不但不能解毒，反而会加重中毒。

3. 对症治疗。

（六）预防措施

1. 加强对集体食堂尤其是学校食堂、工地食堂的管理，禁止餐饮服务单位采购、储存、使用亚硝酸盐，避免误食。

2. 肉类食品企业要严格按照国家食品添加剂使用标准（GB 2760—2014）的规定添加硝酸盐和亚硝酸盐。

3. 保持蔬菜新鲜，勿食用存放过久或变质的蔬菜；剩余的熟蔬菜不可在高温下存放过久；腌菜时所加盐的含量应达到 12% 以上，至少需腌制 15 天再食用。

4. 尽量不用"苦井"水煮饭，不得不用时，应避免长时间保温后的水又用来煮饭菜。

三、有机磷农药中毒应急处置

（一）理化特性

有机磷农药在酸性溶液中较稳定，在碱性溶液中易分解失去毒性，但敌百虫例外，其遇碱可生成毒性更大的敌敌畏。

（二）引起中毒的原因

1. 误食农药拌过的种子或误把有机磷农药当作酱油或食用油而食用，或把盛装过农药的容器再盛装油、酒以及其他食物等引起中毒。

2. 喷洒农药不久的瓜果、蔬菜，未经安全间隔期即采摘食用，可造成中毒。

3. 误食被农药毒杀的家禽家畜。

（三）流行病学特点

有机磷农药是我国生产使用最多的一类农药，因此食物中有机磷农药残留较为普遍。污染的食物以水果和蔬菜为主，夏秋季高于冬春季。

（四）毒性及中毒症状

中毒的潜伏期一般在 2 小时以内，误服农药产品者可立即发病，在短期内引起以全血胆碱酯酶活性下降出现毒蕈碱、烟碱样和中枢神经系统症状为主的全身症状。

（五）急救与治疗

1. 迅速排出毒物。迅速给予中毒者催吐、洗胃。

2. 应用特效解毒药。轻度中毒者可单独给予阿托品，中度或重度中毒者需要阿托品和胆碱酯酶复能剂两者并用。

3. 对症治疗。

4. 急性中毒者临床表现消失后，应继续观察 2~3 天。

（六）预防措施

1. 有机磷农药必须由专人保管，必须有固定的专用储存场所，其周围不得存放食品。

2. 喷药及拌种用的容器应专用，配药及拌种的操作地点应远离畜圈、饮水源和瓜菜地，以防污染。

3. 喷洒农药必须穿工作服，戴手套、口罩，并在上风向喷洒，喷药后须用肥皂洗净手、脸，方可饮水和进食。

4. 喷洒农药及收获瓜、果、蔬菜，必须遵守安全间隔期。

5. 禁止食用因有机磷农药致死的各种畜禽。

6. 禁止妊娠期、哺乳期妇女参加喷药工作。

四、砷中毒应急处置

（一）理化特性

食物中含有机砷和无机砷，而饮水中则主要含有无机砷。

（二）引起中毒的原因

1. 误将砒霜当成食用碱、淀粉、糖、食盐等加入食品，或误食含砷农药拌的种粮、污染的水果、毒死的畜禽肉等而引起中毒。

2. 不按规定滥用含砷农药喷洒果树和蔬菜，造成水果、蔬菜中砷的残留量过高。喷洒含砷农药后不洗手即直接进食等。

3. 盛装过含砷化合物的容器、用具，不经清洗直接盛装或运送食物，致使食品受砷污染。

4. 食品工业用原料或添加剂质量不合格，砷含量超过食品安全标准。

（三）流行病学特点

砷中毒多发生在农村，夏秋季多见，常由于误用或误食而引起中毒。

（四）砷的毒性及中毒症状

无机砷化合物一般都有剧毒，三价砷离子（As^{3+}）的毒性大于五价砷离子（As^{5+}）。砷中毒的潜伏期短，仅为十几分钟至数小时。患者口腔和咽喉有烧灼感，口渴及吞咽困难，口中有金属味。随后出现恶心，反复呕吐，甚至吐出黄绿色胆汁。重者呕血、腹泻，初为稀便，后呈米泔样便并混有血液。继而全身衰竭，脱水，体温下降，休克，意识消失。肝肾损害者可出现黄疸、蛋白尿、少尿等症状。重症患者出现神经系统症状，如头痛、狂躁、抽搐、昏迷等。抢救不及时可因呼吸中枢麻痹于发病 1～2 天内死亡。

（五）急救与治疗

1. 尽快排出毒物 采用催吐、洗胃的办法。然后立即口服氢氧化铁。

2. 及时应用特效解毒剂 特效解毒剂有二巯基丙磺酸钠、二巯丙醇等，一般首选二巯基丙磺酸钠，因其吸收快、解毒作用强，毒性小。

3. 对症处理 应注意纠正水、电解质紊乱。

（六）预防措施

1. 对含砷化合物及农药要健全管理制度。

2. 盛装含砷农药的容器、用具，必须有鲜明、易识别的标志，并标明"有毒"字样，并不得再用于盛装食品。拌过农药的粮种亦应专库保管，防止误食。

3. 砷中毒死亡的家禽家畜，应深埋销毁，严禁食用。

4. 砷酸钙、砷酸铅等农药用于防治蔬菜、果树害虫时，于收获前半个月内停止使用，喷洒农药后必须洗净手和脸后才能饮水、进食。

5. 食品加工过程中所使用的原料、添加剂等砷含量不得超过国家允许限量标准。

✍ 练习题

答案解析

一、选择题

1. 食物中毒发病特点不包括
   A. 发病潜伏期短，呈暴发性
   B. 中毒患者临床表现相似
   C. 均表现为恶心、呕吐、腹痛、腹泻等胃肠道症状
   D. 发病与食物摄入相关
   E. 中毒者不具有传染性

2. 最为常见的食物中毒是
   A. 化学性食物中毒　　　　B. 细菌性食物中毒　　　　C. 真菌性食物中毒
   D. 有毒动物中毒　　　　　E. 有毒植物中毒

3. 现场调查食物中毒时，首先应
   A. 采样、分析　　　　　　B. 封存可疑食物　　　　　C. 急救中毒者
   D. 现场流行病学调查　　　E. 实验室检查

4. 某农户家5口人发生食物中毒，可疑食物尚未查清。主要临床表现最初为头晕、头痛、乏力，出现视物模糊、眼睑下垂、复视、斜视、瞳孔散大，继之出现吞咽困难、咀嚼无力、言语不清、声音嘶哑，无肢体麻痹、神志清楚，不发热，但脉率加快。根据临床表现，最可能的诊断是

A. 农药中毒   B. 毒蕈中毒   C. 肉毒中毒

D. 河豚中毒   E. 霉变甘蔗中毒

5. 某地发生一起由油煎饼引起的食物中毒，在数个小时内有60余人发病，潜伏期1~3小时，相同的症状为恶心、呕吐、腹痛、头晕、头痛，嘴唇、手指发紫，脸色发青，四肢酸软无力，严重的患者出现昏迷。可能的诊断是

A. 沙门菌食物中毒   B. 亚硝酸盐中毒   C. 黄曲霉毒素中毒

D. 有机磷农药中毒   E. 金黄色葡萄球菌食物中毒

二、思考题

1. 简要叙述食物中毒的发病特点。

2. 夏季，一所寄宿学校200多名教师和学生晚餐吃炒米饭后1~3小时，近100名师生陆续出现恶心、上腹痛、剧烈呕吐、腹泻等，不发热。

（1）首先应考虑的诊断是什么？

（2）如何预防类似中毒事件的发生？

书网融合……

| 本章小结 | 微课 | 题库 |

第七章 急性职业中毒处置

学习目标

知识目标

1. 掌握急性职业中毒的毒物类型；现场流行病学调查和不同类型毒物的个人防护；毒物的现场快速检测和样本的采集、转运。

2. 熟悉急性职业中毒的原因及途径；急性职业中毒的信息报告与评估。

3. 了解急性职业中毒的医疗救治原则和特效解毒剂。

能力目标

能运用现场应急技术对急性职业中毒进行现场进行卫生处理，具备实施个人防护、现场快速鉴定毒物种类与浓度、中毒原因分析和提出有针对性的现场预防控制措施的能力。

素质目标

通过本章的学习，树立"以人为本、预防为主"的科学精神和态度，依法规范，科学防控急性职业中毒。

情境导入

情境：2008年8月30日下午4时，某船舶工程公司工人吴某在一家拆船厂拆解一艘1.2万吨散装废货轮时，在毫无防护措施的情况下沿着直径约70cm的竖井到16m深的船舱内清理废油，当即晕倒在舱底。甲板上的其余3人见吴某久而不返，即在舱口探查，见其倒在舱底，便只身下舱实施救援，不足3分钟，3人先后倒下。1个多小时后4人被消防人员陆续救出，送至当地人民医院抢救。

事故发生后，市疾控中心的专家穿戴防护设备再次进入舱底作业面进行定量采样。经实验室检测，采集点硫化氢浓度远超出国家职业卫生标准提出的作业场所接触硫化氢浓度限值（≤10mg/m³）数百倍。根据现场调查和检测结果确认中毒原因为急性硫化氢中毒。

思考：

1. 此次事件发生的主要原因是什么？

2. 此次事件应如何进行突发公共卫生事件分级？

3. 如果你作为该市疾控人员，到现场后应该首先做好什么工作？

第一节 概 述

一、急性职业中毒的概念与原因

急性职业中毒（acute occupational poisoning）是指在生产过程中，从事职业活动的人员一次或短时间内大量接触外源性化学物，引起机体功能性或器质性损伤，甚至危及生命的病变。

急性职业中毒事件往往是由于违章操作、防护不当或设备故障引起，中毒途径主要通过呼吸道或皮肤，消化道途径则属次要。凡是气体、蒸气和气溶胶形态的毒物，均可由呼吸道进入人体，常引起群体性急性职业中毒；一些脂溶性毒物，可通过完整的皮肤吸收进入人体，当皮肤损伤或患有皮肤病时，大量原本不能经皮肤吸收的毒物也可进入人体，有些腐蚀性化学物可通过灼伤的皮肤吸收；由呼吸道进入的毒物黏附在鼻咽部，可被吞咽经消化道进入人体。

二、急性职业中毒的毒物类别

按照化学物理性质及在职业场所的应用，毒物可分为以下几类。

（一）刺激性气体

刺激性气体是急性职业中毒中常见的有害气体，常见种类如下。

1. 无机酸、成酸氧化物和成酸氢化物 如硫酸、盐酸、硝酸、铬酸、二氧化硫、三氧化硫、二氧化氮、铬酐、氯化氢、氟化氢、溴化氢等。

2. 卤素及其化合物 如氟、氯、溴、碘、光气、二氯亚砜、三氯化磷、三氯化硼、三氯氧磷、三氯化砷、三氯化锑、四氯化硅、氟硅酸、四氟化硅、二氟化氧、三氟化氮、三氟化氯、五氟化硫、十氟化硫、六氟化铀、溴光气、三氯化碘、氯化碘、溴化碘、四氟乙烯、氯化苦、六氟丙烯、八氟异丁烯等。

3. 酯类、醛类和醚类 如硫酸二甲酯、氯甲酸甲酯、氯乙酸乙酯、氯甲酸氯甲酯、氯甲酸三氯甲酯、丙烯酸甲酯、碘乙酸乙酯、甲醛、乙醛、丙烯醛、氯甲醚、双（氯甲基）醚。

4. 强氧化剂和环氧烷类化合物 如臭氧、环氧乙烷、环氧丙烷、环氧丁烷等。

5. 金属化合物 如氧化镉、羰基镍、硒化氢等。

6. 碱性气体 如氨、一甲胺、二甲胺等。

（二）窒息性气体

窒息性气体是指以气态形式存在，使机体摄取、运输和利用氧的任一环节障碍，引起机体缺氧的物质。可分为单纯窒息性气体和化学窒息性气体两类。前者包括氮气、二氧化碳、氩气、氖气、甲烷、乙烷、乙烯、水蒸气等，后者有一氧化碳、硫化氢、氰化物、一氧化氮、苯的氨基或硝基化合物蒸气等。

（三）金属和类金属

金属、类金属及其化合物在生产活动中主要通过呼吸道侵入人体，可引起急性中毒。主要包括铅及其化合物、四乙基铅、锌及其化合物、汞及其化合物、铬及其化合物、砷及其化合物、磷及其化合物等。

（四）高分子化合物生产中的有害物质

高分子化合物本身化学性质稳定，对人体基本无毒害。但某些聚合物中的游离单体，或聚合物在加热、燃烧或反应过程中，以及生产中使用的某些添加剂或助剂会引起急性中毒。例如，聚氯乙烯塑料加热至160~170℃可分解出氯化氢气体；聚四氟乙烯塑料加热至250℃，开始有热解物逸出，420℃以上将分解出四氟乙烯、六氟丙烯、八氟异丁烯等，其他还有氯乙烯、氯丁二烯、丙烯腈、甲苯二异氰酸酯、苯乙烯、丙烯酰胺等。

（五）有机溶剂及其他有机化合物

以有机溶剂为代表的一些有机化合物，常以液体或低熔点固体形式存在，多具有挥发性和脂溶性，可经呼吸道或皮肤吸收引起急性中毒。

1. 脂肪烃类化合物   如丙烷、丁烷、正己烷、乙烯、丙烯、丁烯、天然气、石油醚、汽油、煤油、润滑油、环己烷、环戊二烯、松节油。

2. 芳香烃类化合物   如苯、甲苯、二甲苯、乙苯等。

3. 酚、醛、醇、酮、醚类化合物   如苯酚、甲酚、五氯酚、二硝基酚、甲醇、乙醇、乙二醇、异丙醇、2－氯乙醇、氯丙醇、丙酮、环己酮、异己酮、甲醚、乙醚、异丙醚、甲醛、乙醛、丙烯醛、糠醛等。

4. 氨基及硝基烃化合物   如丙胺、丁胺、乙二胺、硝基甲烷、2－硝基丙烷、苯胺、硝基苯、硝基甲苯等。

5. 腈类化合物   乙腈、丙腈、丙烯腈、丙二腈、异氰酸甲酯、硫氰酸酯类、异硫氰酸酯类。

6. 杂环类化合物   如吡啶、甲基吡啶、氯吡啶、烟碱、呋喃等。

（六）农药

有机磷类杀虫剂、氨基甲酸酯类杀虫剂、拟除虫菊酯类杀虫剂、沙蚕毒类杀虫剂、有机氯类杀虫剂等农药在生产活动中都可经过呼吸道、皮肤吸收导致急性职业中毒。

三、急性职业中毒事件的分级

1. 重大突发公共卫生事件（Ⅱ级）的职业中毒事件   一次发生急性职业中毒50人以上，或死亡5人以上。

2. 较大突发公共卫生事件（Ⅲ级）的职业中毒事件   一次发生急性职业中毒10～49人，或死亡4人以下。

3. 一般突发公共卫生事件（Ⅳ级）的职业中毒事件   一次发生急性职业中毒9人以下，未出现死亡病例。

四、急性职业中毒事件的响应

事件发生后由卫生健康主管部门立即组织专家对中毒事件调查核实、确认及综合评估，组织卫生应急队伍和调查人员进行现场调查及医疗救治等应急措施，并提出应急处理工作建议。上级卫生健康主管部门对应急处置工作进行督导和技术支持。

重大、较大和一般事件分别由省级、市（地）级和县级卫生健康主管部门在同级人民政府的统一领导和指挥下，负责卫生应急响应。必要时，可以向同级人民政府提出成立应急指挥部的建议。

负责响应的卫生健康主管部门要根据中毒事件的发展趋势和影响范围结合实际情况和预防控制工作的需要，及时向上级卫生健康主管部门报告调整响应级别和响应部门，以有效控制事件，减少危害和影响。中毒事件的原因已经有效控制，但中毒人数或死亡人数增加导致响应级别可能改变时，应及时上报并由上级卫生健康主管部门决定是否调整响应级别。生产单位发生化学物泄漏事件，如可能或已经对周围居民和环境造成影响，应按化学物泄漏事件的相应规定响应。

五、现场调查与应急处置

事件处置在同级卫生健康主管部门组织下进行，与应急管理、环境保护、公安等部门相互配合对突发中毒事件开展现场流行病学调查和卫生学处置。必要时申请上级业务部门技术支持，组成联合工作组，开展调查处置。

（一）现场调查的目的

1. 确定造成中毒危害的物质。

2. 对中毒原因和危害程度进行评价。

3. 向现场救援者提供救援建议。

4. 对伤者进行现场急救并向临床工作者提出处理建议。

5. 对公众、媒体和决策者提供建议。

6. 防止类似事件再次发生。

（二）出发前的准备

1. 信息资料收集，结合接到的报告内容收集有关毒物中毒的文献，包括专业数据库、杂志、书籍和网上资料等，必要时可向有关专家请教。

2. 检查应急调查包是否配备完好（快速检测仪器、采样装备、现场调查表、现场记录表、照相机、录音笔等）。

3. 个人防护装备和通信工具。

4. 拟订调查计划，确定调查组成员及负责人，安排现场调查工作中的组织分工。

（三）现场流行病学调查

1. 到达中毒现场后，应与事件处理现场负责人联系，获取配合。若现场尚未得到控制，应根据获悉的资料和调查到的资料，立即就事件现场控制措施、中毒患者人数统计、检伤以及急救处理、救援人员的个体防护、现场隔离带设置、人员疏散等提出建议，并在确保安全的情况下开展调查。调查人员要在正确的个体防护下开展工作。若中毒事件已经得到控制，应先了解中毒事件概况（时间、地点、中毒人数、救治情况），再进行现场勘查。

2. 现场勘查，包括了解现场环境状况、生产工艺流程及相关资料，在现场对可疑毒物进行浓度检测并采集样本留实验室分析（现场空气或其他样本的毒物浓度即便已被稀释也应测定，并记录具体时间，留做评估使用）。如果中毒现场已经遭到破坏，有时也可事后模拟现场进行检测作为参考。

3. 调查现场中毒者及其他相关人员，了解中毒事件发生经过，中毒人员接触毒物时间、地点、方式，中毒人员姓名、性别、工种，中毒的主要症状、体征、实验室检查及抢救经过。同时向临床救治单位进一步了解相关资料（事件发生过程、抢救经过、实验室检查结果等），采集患者的生物样本留待检测。

4. 现场调查时，应注意现场安全和自我保护，仔细观察，听取意见，做好记录；进行现场拍照和录音。

（四）现场个人防护

所有中毒现场工作的人员都应穿戴适当的个人防护装备。当有害物质达到短时间接触容许浓度（PC‐STEL）或最高容许浓度（MAC）以上时，应当使用过滤式呼吸防护器；如有害物质环境浓度达到立即威胁生命和健康的浓度（IDLH）或环境浓度无法明确，或者同时存在缺氧（氧浓度<18%）时，应当使用供气式呼吸防护器；同时根据毒物穿着相应的其他个体防护装备（防护服、防护手套防护眼镜、防护靴、防护帽等）。

（五）样本采集

必须首先了解事件发生过程和发生地情况后再进行样本采集，采集时应注意要采集具有代表性的样本，选择合适的采样容器和采样工具，防止污染，采集的样本量应当足够满足多次重复检测。

1. 环境样本 气态和蒸气态有毒物质包括气体、挥发性液体以及可能扬起雾滴或粉尘的有毒液体和固体。当毒物以气态和蒸气态形式存在时，使用吸收管、固体吸附剂管、注射器或采气袋等进行采集。采集方法以集气法为主，亦可使用导向采样法。当它们以气溶胶形式存在时，使用滤料（微孔滤膜、过滤乙烯滤膜）、采样夹和冲击式吸收管，当它们以蒸气态和气溶胶形式共同存在时，使用浸渍滤料或滤料加固体吸附剂采集。当存在形式不明时，可使用注射器或采气袋采集。

对于固态或液态有毒物质，一般直接用适宜的工具采入有螺丝扣盖子的玻璃或无色的聚乙烯、聚四氟乙烯容器中，并于4℃冷藏保存。

2. 生物样本 中毒死亡患者或典型中毒患者的血液、尿液为主要采集的生物样本。血液样本采集量为10ml，尿液样本为50~100ml。

（六）现场快速检测

现场快速检测是中毒事件中初步筛选毒物类别的常用手段，有些检测方法还可以对现场毒物浓度进行定量或半定量测定。准确、便捷的现场快速测定是进行现场应急处理的重要依据，同时为进一步实验室确定毒物类别指明方向。

急性职业中毒事件中常用的现场快速检测方法主要如下。

1. 检气管 检气管法具有简便、快速、直读等特点，在现场几分钟内便可根据检气管变色柱的长度测定出被测气体的浓度。目前可检测的有毒气体包括一氧化碳、氨气、氯气、二氧化氮、二氧化硫、甲醛、硫酸二甲酯、氟化氢、硫化氢、氯化氢、砷化氢、汞蒸气、苯、甲苯二甲苯、甲醇、乙醇、乙烯、乙炔、乙醚、汽油、光气、氰化氢、丙烯腈、磷化氢等几十种。

2. 比色试纸 试纸比色法适用于各种状态的有害物质的测定，简便、快速、便于携带，是一种半定量方法，但误差较大、干扰因素多，试纸本身易失效。目前常用的有检测氨气、有机磷农药、一氧化碳、光气、氢氰酸、硫化氢、甲醛、乙醛、二氧化氮、次氯酸、过氧化氢等的试纸。

3. 气体检测仪 具有操作简单、快速、直读、精确度较高、可连续检测等特点，不仅可用于现场快速检测，还可用于现场工作人员对环境毒物浓度状况的监测。可检测的气体包括二氧化碳、氧气、氢气、臭氧、一氧化氮、氯乙烯、肼、二氧化氯、甲烷、乙烷、一氧化碳、氨气、氯气、二氧化氮、二氧化硫、氟化氢、硫化氢、氯化氢、砷化氢、光气、磷化氢、氰化氢、甲苯等几十种。

4. 气相色谱/质谱分析仪 可为车载式或其他能够现场使用的气相色谱/质谱分析仪，可用于各种挥发性有机化合物的检测，精确度高，检测范围广，特别适用于未知毒物和多种混合毒物存在的现场。

六、医疗救援

（一）中毒现场急救所需的特需器材和装备

1. 特效解毒剂 现场救治常用的特效解毒剂如下。

（1）氰化物中毒 可用亚硝酸异戊酯、亚硝酸钠、亚甲蓝、4-二甲氨基苯酚、硫代硫酸钠。

（2）苯的氨基及硝基化合物、亚硝酸盐中毒等 可用亚甲蓝。

（3）重金属及其化合物中毒 可用二巯丙磺钠、二巯丁二酸、依地酸钙钠、青霉胺。

（4）有机磷中毒 可用阿托品、碘解磷定、氯解磷定。

（5）有机氟中毒 可用乙酰胺。

2. 现场清洗装置 现场淋洗装备、洗眼器、重伤员皮肤清洗装备。

（二）常见急性职业中毒的临床表现

1. 刺激性气体中毒 此类气体对人体毒性作用主要表现为呼吸道局部症状，如果接触浓度高、时间长，则出现全身性中毒症状，如昏迷、抽搐。若接触水溶性高的刺激性气体（如氯气、氨气、二氧化硫等），立即出现畏光、流泪、结膜充血、咽痛、呛咳、胸闷、气短、头痛、头晕、恶心、乏力，严重时引起喉痉挛和声门水肿，甚至肺水肿；水溶性低的刺激性气体（如光气、臭氧、八氟异丁烯等）对上呼吸道刺激性较小，初期表现为胸闷、气短、呼吸困难，但可在数小时后发生肺水肿。液态挥发性刺激性毒物（如氢氟酸、盐酸、硝酸等）直接接触皮肤，可发生灼伤。

2. 窒息性气体中毒　主要致病环节是引起机体缺氧，脑对缺氧最为敏感，中毒后出现注意力不集中、头晕、头痛、乏力、烦躁不安、嗜睡，严重者昏迷、抽搐，常伴有喷射性呕吐、视神经盘水肿等颅内压升高的表现。在浓度高的化学性窒息气体（如硫化氢、氰化氢）环境中，中毒患者可发生"电击式"死亡。

3. 金属和类金属及其化合物中毒

（1）铅及其化合物　急性中毒主要为经口中毒引起，表现为阵发性腹绞痛、恶心、呕吐、便秘或腹泻，口腔中常有金属味，严重者发生中毒性脑病，出现嗜睡、运动失调，甚至昏迷、抽搐、谵妄。

四乙基铅是毒性很强的亲神经毒物，主要经呼吸道进入体内，有数小时至数天的潜伏期，初期表现为失眠、健忘、多梦、头痛、头晕、恶心、呕吐、多汗、手抖等，症状加重出现精神症状，如幻听、胡言乱语、躁动不安、哭闹打人等，严重者昏迷、谵妄、抽搐，部分患者出现体温、脉搏、血压偏低的"三低"征。

（2）汞及其化合物　中毒后起病急骤，出现头痛、头晕、乏力、发热等，口腔炎和胃肠道症状明显，表现为口内金属味、牙龈红肿、糜烂、出血、牙根松动、食欲不振、恶心、腹痛、腹泻、水样便或便中带血。部分患者1~3天后皮肤出现红色斑丘疹，严重者出现剥脱性皮炎。少数患者发生急性间质性肺炎，表现为咳嗽、咳痰、呼吸困难、发绀，并可有蛋白尿、管型尿，甚至急性肾衰竭。

（3）铬及其化合物　粉尘或烟雾吸入中毒后，可引起急性呼吸道刺激症状，有些患者出现鼻出血、声音嘶哑，或引起过敏性哮喘。

（4）砷及其化合物　急性中毒多为经口中毒引起，吸入中毒少见。吸入中毒主要表现为呼吸道和神经系统症状，胃肠道症状轻而且出现晚。砷化氢中毒以急性中毒为主，吸入后有数小时至2天的潜伏期，而后出现以溶血为主的临床表现。表现为头晕、头痛、乏力、恶心、呕吐、关节及腰部酸痛，可有畏寒、发热、巩膜黄染，尿呈深褐色至酱油色，严重者发生急性肾衰竭。

（5）磷及其化合物（包括磷化氢）　吸入中毒后，立即出现咳嗽、咳痰、胸闷等呼吸道刺激症状，还可有头痛、头晕、乏力、呕吐等，重者于2~3天后出现黄疸、肝大，甚至肺水肿、昏迷、急性肝功能衰竭和肾衰竭。

（6）其他　有些金属（如锌、铜、锑、锰、镁等）氧化物的烟雾被吸入以后，经过一定时间的潜伏期（一般为1~4小时）可出现"金属烟热"，表现为寒战、发热，达38~39℃或更高，常伴有头痛、头晕、耳鸣、肌肉关节酸痛等症状，持续一般不超过24小时

4. 高分子化合物生产中的有害物质中毒

（1）塑料生产中的单体氯乙烯、苯乙烯急性吸入中毒后主要表现为中枢神经系统麻醉症状，出现眩晕、头痛、乏力、胸闷、嗜睡、步态蹒跚，严重者可昏迷。对皮肤黏膜、眼睛均有刺激作用。

（2）合成纤维生产使用的丙烯腈吸入中毒后发病较快，出现头晕、头痛、恶心、乏力、胸闷、气急、四肢麻木，对皮肤黏膜有刺激作用，重者意识不清、烦躁不安，甚至昏迷、抽搐，可继发呼吸循环衰竭，可发生肝功能异常。

（3）有机氟热裂解产物如四氟乙烯、六氟丙烯、八氟异丁烯等主要引起呼吸系统损害。吸入中毒后出现头晕、乏力、咳嗽、咳痰、胸闷、呼吸困难，重者发生肺水肿，出现呼吸循环衰竭。

5. 有机溶剂及其他有机化合物　此类有机化合物急性吸入中毒主要作用于中枢神经系统，出现头

晕、头痛、恶心、呕吐、步态不稳、共济失调，严重者可意识不清、昏迷、抽搐、谵妄。有些有机化合物对皮肤黏膜有刺激作用，苯的氨基及硝基烃化合物可引起高铁血红蛋白血症和溶血，某些卤代烃化合物和硝基化合物对肝脏有明显损害。

6. 农药中毒　有机磷类杀虫剂吸入中毒潜伏期短，皮肤吸收可有数小时的潜伏期，出现头痛、头晕、恶心、呕吐、多汗、流涎、瞳孔缩小、肌束震颤、心动过缓，严重者出现肺水肿、昏迷、抽搐等。氨基甲酸酯类杀虫剂临床表现与有机磷类杀虫剂类似，但潜伏期较短，病情恢复较快。其余农药急性职业中毒均少见，且一般中毒症状较轻。

（三）中毒患者的现场救援原则

1. 迅速脱离现场　中毒事件发生后，应迅速将污染区域内的所有人员转移至毒害源上风向的安全区域，以免毒物的进一步侵入。医务人员要根据患者病情迅速将病员进行分类，做出相应的标志，以保证医护人员对危重伤员的救治；同时要加强对一般伤员的观察，定期给予必要的检查和处理，以免贻误救治时机。医务人员在进行现场救治时，要根据实际情况佩戴适当的个体防护装置。在现场要严格按照区域划分进行工作，不要到污染区域。

2. 防止毒物继续吸收　当皮肤被化学毒剂污染后，应立即脱去污染的衣服（包括贴身内衣）、鞋袜、手套，用大量流动清水冲洗，同时要注意清洗污染的毛发。忌用热水冲洗。对化学物溅入眼中者，及时充分地冲洗是减少组织损害的最主要措施，对没有洁净水源的地方，也可用自来水冲洗。冲洗时间不少于 10~15 分钟；吸入中毒患者，应立即送到空气新鲜处，安静休息，保持呼吸道通畅，必要时给予吸氧。

3. 对症支持治疗　患者从毒物现场救出后，如有心搏、呼吸停止，应立即进行心肺复苏。意识丧失的患者，要注意瞳孔、呼吸、脉搏及血压的变化，及时除去口腔异物，有频繁的癫痫大发作或癫痫持续状态时，要及时使用安定或苯巴比妥类止痉剂。保护各脏器功能，维持电解质、酸碱平衡等对症支持治疗。

出现爆炸的中毒现场，注意脑外伤、骨折、失血等复合伤的存在。注意毒物的潜伏期和病情的演变，防止只考虑单一损伤而忽略复合损伤的情况。

4. 应用特效解毒剂　在现场应抓紧时机，立即早期给予相应的特效解毒剂（表 7-1）。

表 7-1　常见的特效解毒剂

特效解毒剂	适用范围	备注
阿托品	有机磷类、氨基甲酸酯类杀虫剂中毒	同类解毒药物还有东莨菪碱、654-2、长托宁等
碘解磷定 氯解磷定 双复磷	有机磷类杀虫剂中毒	中重度中毒必须合用阿托品
亚甲蓝	亚硝酸盐、苯的氨基及硝基化合物中毒后引起的高铁血红蛋白血症	小剂量使用（1~2mg/kg）
亚甲蓝	氰化物中毒	大剂量使用（5~10mg/kg），必须与硫代硫酸钠合用
亚硝酸钠 4-二甲氨基苯酚 亚硝酸异戊酯	氰化物中毒	必须与硫代硫酸钠合用

续表

特效解毒剂	适用范围	备注
硫代硫酸钠	氰化物中毒	在亚甲蓝、亚硝酸钠、4 - 二甲氨基苯酚、亚硝酸异戊酯等药物使用后应用
二巯丙醇 二巯丙磺钠 二巯丁二钠	砷、汞、金、铅等重金属中毒	
依地酸钙钠	重金属中毒	救治无机铅中毒效果好
青霉胺	重金属中毒	救治铜中毒效果好
乙酰胺	有机氟中毒	

5. 救治要点 尽快查清毒物种类，明确诊断，以采取针对性治疗措施。病因不明时，应当先进行抢救，同时查清毒物。治疗的重点在于维持心、脑、肺等脏器功能，密切观察生命体征变化。

经现场初步抢救后，在医护人员的密切监护下，将患者转移到附近医院进行进一步的处理。

七、报告

突发中毒事件的责任报告单位、责任报告人、报告时限和程序、网络直报均按照《国家突发公共卫生事件应急预案》执行。

（一）报告人

公共卫生突发事件监测机构、医疗卫生机构（包括各级各类疾病预防控制机构、卫生监督部门、收治中毒患者的医疗单位等）以及急性职业中毒事件的发生单位为责任报告单位，执行职务的医疗卫生人员、个体开业医生为责任报告人。责任报告人在发现急性职业中毒事件后应当及时报告其所在地卫生健康主管部门指定的接报单位。其他任何单位和个人均有权向当地人民政府及其有关部门报告突发事件隐患。

（二）报告内容

急性职业中毒事件报告内容包括中毒事件发生单位的名称及其地址，中毒事件发生的地点、时间，可能引起中毒的毒物及其数量，中毒的主要临床表现、接触人员及数量，中毒人数及死亡人数，事件发生时的气象情况，以及中毒事件处理情况等内容，还包括报告单位、报告人及其联系方式等。

（三）接报和上报

接报单位的疾病预防控制机构应当立即对报告事项进行核实，确认中毒事件的规模，为现场的控制处理和中毒人员的救治措施提供适当的建议。接报单位对中毒事件核实确证后，应立即向卫生健康主管部门报告。卫生健康主管部门依照规定向上级卫生健康主管部门和本级人民政府报告。各单位也要按规定进行网络直报。同时应随时报告中毒事件的势态进展。对可能造成重大社会影响的突发急性职业中毒事件，省级以下地方人民政府卫生健康主管部门可直接上报国务院卫生健康主管部门。

（四）报告时限

责任报告单位应当在发现急性职业中毒事件2小时内向所在地县级人民政府卫生健康主管部门报告；接到报告的卫生健康主管部门应当在2小时内向本级人民政府报告，并逐级向上级人民政府卫生健康主管部门报告。

（五）紧急报告范围和方式

出现死亡患者或同时出现3例及以上中毒患者的急性职业中毒事件，或其他需要实施紧急报告的急性职业中毒事件，均应进行应急报告。

1. 电话报告 接报单位在对急性职业中毒事件核实无误后，应立即以电话或传真形式报告同级卫生健康主管部门，同时电话告知当地负责职业卫生监督的机构。

2. 网络直报 县级卫生健康主管部门指定的报告部门或接报部门，除电话报告同级卫生健康主管部门外，需进行网络直报。

（1）初次报告 在对中毒事件核实无误后 2 小时内，按国家卫生健康委网络直报项目，制作并填写《突发公共卫生事件初次报告记录单》，经主管领导核准后，进行网络直报。

（2）进程报告 从初次报告后当天起，每 24 小时将事件的发展和调查处理工作进程进行一次报告，按国家卫生健康委网络直报项目，制作并填写《突发公共卫生事件进程报告记录单》，经主管领导核准后，进行网络直报。

（3）结案报告 在对事件调查处理结束（结案）后 2 小时内，应对本起事件的发生、发展、处置、后果等进行全面的汇总和评价，按国家卫生健康委网络直报项目，制作并填写《突发公共卫生事件结案报告记录单》，经主管领导批准后，进行网络直报。

3. 书面报告 负责急性职业中毒事件处置的部门，应在完成初步调查和处理后 24 小时内，将事件的基本调查和处理情况以书面形式向同级卫生健康主管部门和上级职业卫生监督部门进行初步报告。主要内容如下。

（1）事件简要情况 包括接报时间、发生单位及地址、事件发生经过。

（2）中毒患者情况 包括发病时间、接触人数、中毒人数及死亡人数、中毒主要表现及严重程度、患者就诊地点及救治情况。

（3）可疑毒物情况 包括毒物名称、种类、数量、存在方式。

（4）事件发生地地理环境及气象情况以及周围居民居住地情况。

（5）样本采集情况 包括患者的血液和尿液、空气、水源等样本。

（6）已采取的控制措施及效果 包括隔离区、防护区、人员疏散、中毒人员救治、毒物。

（7）中毒事件初步结论。

在对中毒事件调查处理结束（结案）后 24 小时内，应对本起事件的发生、发展、处置、后果等进行全面的汇总和评价，以书面形式向同级卫生健康主管部门和上级卫生监督部门进行最终报告。内容包括：①中毒事件概况、接报过程、中毒事件发生的时间、地点、中毒人数、主要中毒表现、大致经过以及报告等情况；②调查人员的组成、调查对象的确定与选择、调查的样本数、调查的内容、方法及数据处理等；③中毒事件发生单位的基本情况、事件发生时中毒现场的各个生产活动状况；④中毒患者的临床表现，包括症状、体征及潜伏期；⑤现场和实验室的检验方法和检测结果；⑥中毒事件的结论，包括中毒事件发生单位、中毒人数、毒物种类、名称等。

4. 其他报告 接到影响范围跨越辖区的急性职业中毒事件报告后，应当立即通知有关辖区的卫生健康主管部门，并及时向共同的上级卫生健康主管部门报告。

中毒事件发生死亡病例或者可能涉及刑事犯罪的，报告人应当立即报告中毒事件发生地的公安部门。

接到急性职业中毒事件报告的卫生健康主管部门，应当及时向中毒事件关联的其他政府部门通报。

八、评估

急性职业中毒事件发生地政府及其卫生健康主管部门，应在事件发生后立即组织各方面专家，根据现场调查报告及相关资料对中毒事件进行评估。负责中毒事件现场调查的单位在接到报告后应立即派遣调查组赴现场，进行现场调查处理，并将调查报告及时上报。

（一）初期评估

评估内容包括毒物的种类、数量、暴露方式、途径以及范围；毒物可能威胁暴露范围内的人员数量及分布；人员伤亡情况，卫生救援资源状况；已经采取的应急措施等。

评估结果包括中毒事件的严重程度和影响波及面、中毒事件可能的发展趋势、目前已采取的应急措施和控制效果、继续需要采取的应急措施以及是否启动应急预案等。

评估结果除了向当地政府及卫生健康主管部门汇报外，还应及时向上级相关部门报告。

（二）处理过程中的评估

在中毒事件处理过程中，还应根据各类情况的不断改变，随时组织专家对中毒事件进行评估，并将评估结果向有关部门报告。

（三）事后评估

在中毒事件处理完毕后，还应对事件进行科学、客观地评估。评估内容包括中毒事件涉及的毒物种类和中毒事件的性质，采取的应急处理措施各个环节的经验和教训，中毒事件对社会、经济及公众心理的影响等。

九、应急响应终止

1. 终止条件

（1）事件源已经消除，中毒现场环境中有害物质浓度低于最高容许浓度或短时间接触容许浓度。

（2）未出现新的中毒患者且原有患者病情稳定 24 小时以上。

2. 终止程序　由中毒事件响应的卫生健康主管部门组织专家对中毒事件进行评估，提出终止应急响应的建议，报请同级人民政府批准后宣布，并向上一级卫生健康主管部门报告。

第二节　刺激性气体中毒的应急处置

一、定义

刺激性气体中毒是指在生产过程中，从事职业活动的人员一次或短时间大量接触刺激性气体，引起机体功能性或器质性损伤，甚至危及生命的病变。中毒途径主要通过呼吸道或皮肤。

刺激性气体中毒事件是指在工作场所，职业人群接触刺激性气体引起中毒的事件。

二、特效解毒剂

刺激性气体中毒无特效解毒剂。

三、现场应急处置

（一）个人防护

现场救援时首先要确保工作人员安全，同时要采取必要措施避免或减少公众健康受到进一步伤害。现场救援和调查工作要求必须 2 人以上协同进行，并应携带通信工具。进入刺激性气体浓度较高的环境内（如出现昏迷/死亡病例或死亡动物的泄漏核心区域），必须使用自给式空气呼吸器（SCBA）和 A 级防护服，并佩戴气体报警器；进入刺激性气体泄漏周边区域，选用可防相应类气体和至少 P2 级别颗粒物的全面型呼吸防护器（参见 GB 2890—2009），并佩戴气体报警器，穿戴 C 级防护服、化学橡胶手套和化学防护靴。进入已经开放通风，且现场快速检测毒物浓度在安全范围的环境，一般不需要穿戴个体防护装备。

现场洗消人员进行洗消时，应使用可防相应类气体和至少 P2 级别颗粒物的全面型呼吸防护器、C 级防护服、化学防护手套和化学防护靴。

医疗救护人员在现场医疗区救治中毒患者时，可戴乳胶或化学防护手套和防护眼罩。

（二）现场流行病学调查

调查人员到达中毒现场后，应先了解中毒事件的概况。现场调查内容包括现场环境状况、气象条件、通风措施、生产工艺流程等相关情况，并尽早进行现场空气中刺激性气体浓度测定。同时，就事件现场控制措施（如通风、切断危害源等）、救援人员的个体防护、现场隔离带设置、人员疏散等向现场指挥提出建议。

调查中毒患者及相关人员，了解事件发生的经过，人员接触毒物的时间、地点、方式，中毒人员数量、姓名、性别、工种，中毒的主要症状、体征、实验室检查及抢救经过。同时向临床救治单位进一步了解相关资料（如抢救过程、临床治疗资料、实验室检查结果等）。对现场调查的资料做好记录，进行现场拍照、录音等。取证材料要有被调查人的签字。

要尽早对现场空气中的毒物进行检测，检测方法推荐使用检气管法或便携式检测仪法。应注意鉴别氨、氯气、二氧化硫、一甲胺等刺激性气体所导致的中毒事件。

在做好现场调查工作的同时，须及时提出疏散建议，做好周围人员及居民的紧急疏散工作。常见刺激性气体不同泄漏紧急疏散距离如表 7 - 2 所示。

表 7 - 2　常见刺激性气体不同泄漏紧急疏散距离

气体类型	少量泄漏			大量泄漏		
	紧急隔离（m）	白天疏散（km）	夜间疏散（km）	紧急隔离（m）	白天疏散（km）	夜间疏散（km）
氨（液氨）	30	0.2	0.2	60	0.5	1.1
氯气	30	0.3	1.1	275	2.7	6.8
氮氧化物	30	0.2	0.5	305	1.3	3.9
光气	95	0.8	2.7	765	6.6	11.0

（三）毒物样本的采集和检测

在刺激性气体中毒突发事件现场，空气样本是首选采集的样本。此外，可根据中毒事件的现场调查结果，确定应采集的其他样本种类。

按照采样仪器说明书进行采样后，封闭吸收管的进出气口，置于清洁容器内运输和保存。样本应在送达实验室 48 小时内测定。

第三节　窒息性气体中毒的应急处置

一、定义

窒息性气体中毒是指在生产过程中，从事职业活动的人员一次或短时间大量接触窒息性气体，引起机体功能性或器质性损伤，甚至危及生命的病变。中毒途径主要通过呼吸道，凡是气体、蒸气和气溶胶形态的毒物，均可由呼吸道进入人体，常引起群体性急性职业中毒；此外，氢氰酸液体可经消化道及皮肤吸收。

窒息性气体中毒事件是指在工作场所，职业人群接触窒息性气体引起中毒的事件。

二、特效解毒剂

氰化物中毒现场救治常用的特效解毒剂包括亚硝酸异戊酯、亚硝酸钠、亚甲蓝、4 - 二甲氨基苯酚（4 - DMAP）、硫代硫酸钠。

三、现场应急处置

（一）个人防护

现场救援时首先要确保工作人员安全，同时要采取必要措施避免或减少公众健康受到进一步伤害。现场救援和调查工作要求必须 2 人以上协同进行。进入严重缺氧环境（如出现昏迷/死亡病例或死亡动物的环境，或者现场快速检测氧气含量低于 18%），必须使用自给式空气呼吸器（SCBA），并佩戴氧气气体报警器；进入已经开放通风，且现场快速检测氧气含量高于 18% 的环境，一般不需要穿戴个人防护装备。现场处置人员在进行井下、池底、坑道、仓、罐内等救援和调查时，必须系好安全带（绳），并携带通信工具。

现场救援和调查工作对防护服穿戴无特殊要求。

医疗救护人员在现场医疗区救治中毒患者时，无须穿戴防护装备。

（二）现场流行病学调查

调查人员到达中毒现场后，应先了解中毒事件的概况。现场勘查内容包括现场环境状况，气象条件、通风措施、生产工艺流程等相关情况，并尽早进行现场空气甲烷、二氧化碳、氧气浓度测定；必要时测定一氧化碳、硫化氢、氮氧化物等有毒气体，以确定是否为混合气体中毒。同时，就事件现场控制措施（如通风、切断气源等）、救援人员的个体防护、现场隔离带设置、人员疏散等向现场指挥提出建议。

调查中毒患者及相关人员，了解事件发生的经过，人员接触毒物的时间、地点、方式，中毒人员数量、姓名、性别、工种，中毒的主要症状、体征、实验室检查及抢救经过。同时向临床救治单位进一步了解相关资料（如抢救过程、临床治疗资料、实验室检查结果等）。对现场调查的资料做好记录，最好进行现场拍照、录音、录像等。取证材料要有被调查人的签字。

要尽早对现场空气的氧气含量进行检测，检测方法推荐使用氧气检气管法或便携式氧气检测仪。如怀疑是甲烷造成的低氧环境，推荐使用便携式甲烷检测仪测定空气中甲烷的浓度。如怀疑是二氧化碳造成的低氧环境，推荐使用不分光红外线气体分析法定量测定空气中二氧化碳。

单纯窒息性气体中毒场所常伴随有一氧化碳、硫化氢等有害气体，现场应同时检测可能产生的其他有害气体，以排除或确定硫化氢、一氧化碳等混合气体引起的中毒事件。

在做好现场调查工作的同时，须及时提出疏散建议，做好周围人员及居民的紧急疏散工作。常见窒息性气体不同泄漏紧急疏散距离如表 7 - 3 所示。

表7-3　常见窒息性气体不同泄漏紧急疏散距离

表7-3　常见窒息性气体不同泄漏紧急疏散距离

气体类型	少量泄漏			大量泄漏		
	紧急隔离（m）	白天疏散（km）	夜间疏散（km）	紧急隔离（m）	白天疏散（km）	夜间疏散（km）
一氧化碳（压缩）	30	0.2	0.2	125	0.6	1.8
氰	30	0.3	1.1	305	3.1	7.7
氰化氢（氢氰酸）	60	0.2	0.5	400	1.3	3.4
硫化氢	30	0.2	0.3	215	1.4	4.3
氯化氰	60	0.5	1.8	275	2.7	6.8
一氧化氮（压缩）	30	0.3	1.3	155	1.3	3.5

（三）毒物样本的采集和转运

在窒息性气体中毒突发事件现场，空气样本是首选采集的样本。此外，可根据中毒事件的现场调查结果，确定应采集的其他样本种类。

按照采样仪器说明书进行采样后（如用双连橡皮球将现场空气样本打入体积为0.5~1L的铝塑采气袋中，放掉后，再打入现场空气，如此重复5~6次），封闭吸收管的进出气口，置清洁容器内运输和保存。样本应在送达实验室48小时内测定。

第四节　金属和类金属中毒的应急处置

一、定义

金属和类金属中毒是指在生产过程中，从事职业活动的人员一次或短时间大量接触外源性金属和类金属化学物，引起机体功能性或器质性损伤，甚至危及生命的病变。中毒途径主要通过呼吸道或皮肤，消化道途径则属次要。凡是气体、蒸气和气溶胶形态的毒物，均可由呼吸道进入人体，常引起群体性急性职业中毒；一些脂溶性毒物可通过完整的皮肤吸收进入人体，当皮肤损伤或患有皮肤病时，大量原本不能经皮肤吸收的毒物也可进入人体，有些腐蚀性化学物可通过灼伤的皮肤吸收；由呼吸道进入的毒物黏附在鼻咽部，可被吞咽经消化道进入人体。

金属和类金属中毒事件是指在工作场所，职业人群接触金属和类金属引起中毒的事件。

二、特效解毒剂

重金属及其化合物中毒现场救治常用的特效解毒剂有二巯丙磺钠、二巯丁二酸、依地酸钙钠、青霉胺、巯乙胺等。

三、现场应急处置

（一）个人防护

调查和处理经呼吸道和皮肤、黏膜途径中毒的事件时，如为密闭或半密闭中毒现场，并且出现昏迷/死亡病例或死亡动物，或者泄漏毒物未得到控制，必须使用自给式空气呼吸器（SCBA）、A级防护服、化学防护手套、化学防护靴；进入已经开放通风的中毒现场，须选用可防相应类气体和至少P2级别颗粒物的全面型呼吸防护器（参见 GB 2890—2009），C 级防护服、化学防护手套和化学防护靴。

调查和处理经口途径中毒事件时，一般不必穿戴个体防护装备。现场采集可疑中毒食品样本时，须选用可防相应类气体和至少 P2 级别颗粒物的全面型呼吸防护器，佩戴化学防护手套和化学防护靴，防护服无特殊要求。

现场救援人员给皮肤污染的中毒患者洗消时，应选用可防 A 类气体和至少 P2 级别颗粒物的全面型呼吸防护器，佩戴化学防护手套和化学防护靴，防护服无特殊要求。

医疗救护人员在现场医疗区救治中毒患者时，一般不必穿戴个体防护装备。

（二）现场流行病学调查

调查人员到达中毒现场后，应先了解中毒事件的概况，然后进行中毒事件相关场所、人员等调查工作，并及时向中毒事件指挥部提出收集并封存所有可疑中毒食品以及其他可能导致本次中毒事件的物品，事件现场控制措施（如通风、切断危害源等）、救援人员的个体防护、现场隔离带设置、人员疏散等方面的建议。

经呼吸道和皮肤、黏膜途径中毒事件的调查内容包括中毒现场环境状况、气象条件、通风措施、生产工艺流程、防护条件、接触人员情况等。经口途径中毒事件的调查对象为中毒事件涉及的食品生产、加工至食用整个过程的各个场所，调查内容包括食品加工过程（包括原料和配料、调料、食品容器、使用的工具），食品的分装、储存的条件等。

调查对象包括中毒患者、目击证人及其他相关人员。调查内容包括了解中毒事件发生经过，中毒人员的接触时间、地点、途径以及物质种类，中毒人数、姓名、性别、工种，中毒的主要症状，中毒事件的进展情况、已经采取的紧急措施等。同时，还应向临床救治单位进一步了解相关资料（如抢救过程、临床治疗资料、实验室检查结果等）。对现场调查的资料做好记录，进行现场拍照、录音等。取证材料要有被调查人的签字。

在做好现场调查工作的同时，须及时提出疏散建议，做好周围人员及居民的紧急疏散工作。常见金属和类金属中毒事件紧急疏散距离如表 7-4 所示。

表 7-4　常见金属和类金属中毒事件泄漏紧急疏散距离

类型	少量泄漏			大量泄漏		
	紧急隔离（m）	白天疏散（km）	夜间疏散（km）	紧急隔离（m）	白天疏散（km）	夜间疏散（km）
羰基镍	60	0.6	2.1	215	2.1	4.3
磷化铝（水中泄漏）	30	0.2	0.8	245	2.4	6.4
氨基化锂	30	0.2	0.8	245	2.4	6.4
磷化铝镁（水中泄漏）	30	0.2	0.8	215	2.1	5.5
磷化钠（水中泄漏）	30	0.2	0.5	155	1.4	4.0
磷化锡（水中泄漏）	30	0.2	0.8	185	1.6	4.7
磷化锌（水中泄漏）	30	0.2	0.8	185	1.8	5.1
无水溴化铝	30	0.2	0.3	95	1.0	2.7
无水氯化铝	30	0.2	0.2	60	0.5	1.6
五氟化锑（水中泄漏）	30	0.2	0.6	155	1.6	3.7
氯氧化铬（水中泄漏）	30	0.2	0.2	60	0.3	1.3
四氯化钛（陆上泄漏）	30	0.2	0.2	30	0.3	0.8

续表

类型	少量泄漏			大量泄漏		
	紧急隔离（m）	白天疏散（km）	夜间疏散（km）	紧急隔离（m）	白天疏散（km）	夜间疏散（km）
四氯化钛（水中泄漏）	30	0.2	0.3	125	1.1	2.9
五羟基铁	30	0.3	0.6	125	1.1	2.4
二氨基镁（水中泄漏）	30	0.2	0.2	60	0.5	1.3
磷化镁（水中泄漏）	30	0.2	0.8	245	2.3	6.0
磷化钾（水中泄漏）	30	0.2	0.5	155	1.3	4.0
磷化锶（水中泄漏）	30	0.2	0.5	155	1.3	3.7
六氟化钨	30	0.3	1.3	155	1.3	3.7
氮化锂	30	0.2	0.2	95	0.8	2.1
六氟化铀，可裂变的（含铀-235高于1.0%）水中泄漏	30	0.2	0.5	95	1.0	3.1
磷化铝农药	30	0.2	0.8	215	1.9	5.3
烷基铝卤化物（水中泄漏）	30	0.2	0.2	30	0.3	1.3

（三）毒物样本的采集和检测

气体样本常用活性炭管采集，使用 100ml/min 流量采集 15 分钟；尿液样本常用具塞或加盖的塑料瓶，采样量≥50ml。所有样本采集后最好在 4℃ 条件下冷藏保存和运输，如无条件冷藏保存运输，样本应在采集后 24 小时内进行实验室检测。所有实验室检测后的样本，应在冷冻条件下保存 3 个月，备用于实验室复核。

固态或液态有毒物质，一般直接用适宜的工具采入有螺丝扣盖子的玻璃或无色的聚乙烯、聚四氟乙烯容器中，4℃ 冷藏保存。

此外，可根据中毒事件的现场调查结果，确定应采集的其他样本种类。

✎ 练习题

答案解析

一、选择题

1. 急性职业中毒事故分级不包括

    A. 一般事故   B. 重大事故   C. 特大事故

    D. 较大事故   E. 较大事故

2. 常见的急性职业中毒毒物包括

    A. 刺激性气体   B. 窒息性气体

    C. 金属和类金属   D. 高分子化合物生产中的有害物质

    E. 有机溶剂及其他有机化合物、农药

二、思考题

1. 在进行网络直报报告急性职业中毒事件时，初次报告、进程报告、结案报告的报告时限分别是多少？

2. 简述到达急性职业中毒现场后，应如何做好个人防护工作？

3. 简述进行急性职业中毒现场评估时，需要评估的内容。

书网融合……

| 本章小结 | 微课 | 题库 |

第八章 不明原因引起的群体发病处置

学习目标

知识目标

1. 掌握不明原因引起的群体发病的流行病学特征及分级；疑似预防接种异常反应的定义、分类；群体性疑似预防接种异常反应的标准、异常反应事件分级；不明原因引起的群体发病处理程序。

2. 熟悉不明原因引起的群体发病临床分型及各型临床表现，分级反应，现场调查与核实；疑似预防接种异常反应的监测与报告，现场调查与处置。

3. 了解不明原因引起的群体发病的监测与预警、信息报告；群体性疑似预防接种异常反应风险沟通程序及舆情应对；不明原因引起的群体发病的应急准备。

能力目标

能运用现场应急技术对不明原因引起的群体发病现场进行流调处置，具备现场个人防护、流调、处置等卫生措施以及隔离、留验、就地检验、心理干预、风险沟通等医学措施的实施能力。

素质目标

通过本章的学习，树立"以人为本、预防为主"的科学精神和态度，依法规范、科学防控群体不明原因引起的群体发病。

第一节 概 述

情境导入

情境： 2021 年 9 月 11 日 15 时，某社区卫生服务中心接到区内某中学报告，该校出现多例发热病例，社区服务中心立刻逐级报告此事件。接到报告后，该区应急办立即成立突发区级处置组进行流行病学调查，对该校进行人员管控，开展全校师生核酸检测。同时，区人民医院积极开展医疗救治。初步检测结果为甲型流感（H1N1）。经过一系列有效防控措施，4 天后，该校恢复正常教学。

思考：

1. 该传染病的流行病学特点是什么？

2. 该次疫情是如何进行突发公共卫生事件分级的？

3. 如果你作为该区基层防疫人员，对学校流感疫情应该如何进行应急处理？

一、群体性不明原因发病事件概述

（一）概念及特点

群体性不明原因疾病是指一定时间内（通常是指 2 周内），在某个相对集中的区域（如同一个医疗机构、自然村、社区、建筑工地、学校等集体单位）内同时或者相继出现 3 例及以上相同临床表现，经县级及以上医院组织专家会诊，不能诊断或解释病因，有重症病例或死亡病例发生的疾病。

群体性不明原因疾病具有临床表现相似性、发病人群聚集性、流行病学关联性、健康损害严重性的特点。这类疾病可能是传染病（包括新发传染病）、中毒或其他未知因素引起的疾病。

特点为起病急，人数多，病因不明显，发生频繁。

（二）分级

群体性不明原因事件分级见图 8 - 1。

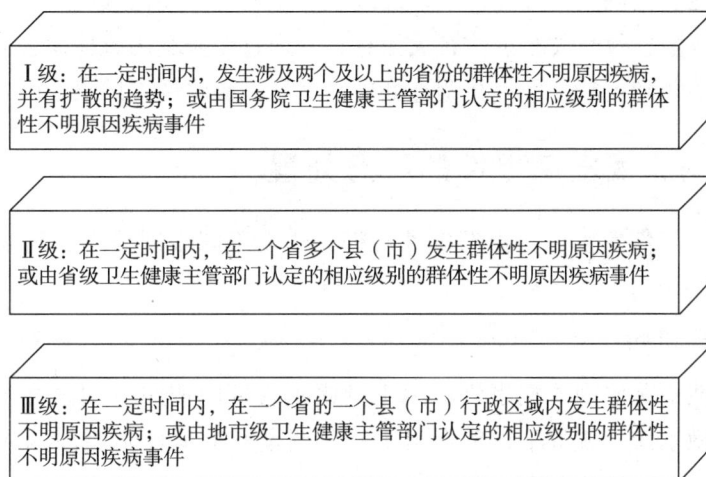

I 级：在一定时间内，发生涉及两个及以上的省份的群体性不明原因疾病，并有扩散的趋势；或由国务院卫生健康主管部门认定的相应级别的群体性不明原因疾病事件

II 级：在一定时间内，在一个省多个县（市）发生群体性不明原因疾病；或由省级卫生健康主管部门认定的相应级别的群体性不明原因疾病事件

III 级：在一定时间内，在一个省的一个县（市）行政区域内发生群体性不明原因疾病；或由地市级卫生健康主管部门认定的相应级别的群体性不明原因疾病事件

图 8 - 1 群体性不明原因事件分级

（三）现场处置工作原则

1. 统一领导、分级响应 发生群体性不明原因疾病事件时，事发地的县级、市（地）级、省级人民政府及其有关部门按照分级响应的原则，启动相应工作方案，做出相应级别的应急反应，并按事件发展的进程，随时进行调整。

特别重大群体性不明原因疾病事件的应急处置工作由国务院或国务院卫生健康主管部门和有关部门组织实施，开展相应的医疗卫生应急、信息发布、宣传教育、科研攻关、国际交流与合作、应急物资与设备的调集、后勤保障以及督导检查等工作。事发地省级人民政府应按照国务院或国务院有关部门的统一部署，结合本地区实际情况，组织协调市（地）、县（市）人民政府开展群体性不明原因疾病事件的应急处置工作。

特别重大级别以下的群体性不明原因疾病事件的应急处置工作由地方各级人民政府负责组织实施。超出本级应急处置能力时，地方各级人民政府要及时报请上级人民政府和有关部门提供指导和支持。

2. 及时报告 报告单位和责任报告人应在发现群体性不明原因的疾病 2 小时内以电话或传真等方式向属地卫生健康主管部门或其指定的专业机构报告，具备网络直报条件的机构应立即进行网络直报，参照《国家突发公共卫生事件相关信息报告管理工作规范》。

3. 调查与控制并举 对群体性不明原因疾病事件的现场处置，应坚持调查和控制并举的原则。在事件的不同阶段，根据事件的变化调整调查和控制的侧重点。若流行病学病因（主要指传染源或污染来源、传播途径或暴露方式、易感人群或高危人群）不明，应以调查为重点，尽快查清事件的原因。对有些群体性不明原因疾病，特别是新发传染病暴发时，很难在短时间内查明病原的，应尽快查明传播途径及主要危险因素（流行病学病因），立即采取针对性的控制措施，以控制疫情蔓延。

4. 联防联控、分工合作 各级业务机构对于群体性不明原因疾病事件的调查、处置实行区域联动、分工合作。在事件性质尚不明确时，疾病预防控制机构负责进行事件的流行病学调查，提出疾病预防控制措施，开展实验室检测；卫生监督机构负责收集有关证据，追究违法者法律责任；医疗机构负责积极救治患者；有关部门（如农业部门、食品药品监督管理部门、安全生产监督管理部门等）应在各级人民政府的领导和各级卫生健康主管部门的指导下，各司其职，积极配合有关业务机构开展现场的应急处置工作；同时对于涉及跨区域的群体性不明原因疾病事件，要加强区域合作。一旦事件性质明确，各相关部门应按职责分工开展各自职责范围内的工作。

5. 信息互通、及时发布 各级业务机构对于群体性不明原因疾病事件的报告、调查、处置等相关信息应建立信息交换渠道。在调查处置过程中，发现属非本机构职能范围的，应及时将调查信息移交相应的责任机构；按规定权限，及时公布事件有关信息，并通过专家利用媒体向公众宣传防病知识，正确引导群众积极参与疾病预防和控制工作。在调查处置结束后，应将调查结果及时通报。

二、群体性不明原因发病事件的应急处置

群体性不明原因疾病事件发生后，根据事件规模，建立不同级别的应急组织架构，开展应急处置工作。

（一）现场应急领导机构

为了有效处置群体性不明原因疾病事件，卫生健康主管部门按照《国家突发公共卫生事件应急预案》等的规定，在人民政府统一领导下，负责组织、协调全国群体性不明原因疾病事件的应急处置工作，并根据实际需要，成立群体性不明原因疾病事件应急指挥部。

群体性不明原因疾病事件发生后，各级人民政府根据本级人民政府卫生健康主管部门的建议和实际工作需要，成立地方应急指挥部，成立应对事件的专家组，对事件开展处置。

1. 地方群体性不明原因疾病事件应急指挥部 地方群体性不明原因疾病事件应急指挥部由各级人民政府有关部门组成，实行"属地管理"的原则，负责对本行政区域内群体性不明原因疾病事件的应急处置的协调和指挥，做出处置本行政区域内群体性不明原因疾病事件的决策，决定要采取的措施。

2. 专家组的组成和职责 专家组由传染病学、临床医学、流行病学、食品卫生、职业卫生、免疫规划、卫生管理、健康教育、医学检验等相关领域具有高级职称的专家组成。根据需要，在专家组中可分设专业组，如传染病防控组、中毒处置组、核与放射处置组、医疗救治组和预测预警组等。其主要工作职责如下。

（1）对群体性不明原因疾病的调查和采取的控制措施提出建议。

（2）对确定群体性不明原因疾病原因和事件相应的级别提出建议。

（3）对群体性不明原因疾病事件的发展趋势进行评估和预测。

（4）对群体性不明原因疾病事件应急反应的终止、后期评估提出建议。

（5）承担群体性不明原因疾病事件应急指挥部交办的其他工作。

（二）现场应急医疗卫生专业机构的职责和分工

1. 医疗机构 主要负责病例（疫情）的诊断和报告，并开展临床救治。有条件的医疗机构应及时进行网络直报，并上报所在辖区内的疾病预防控制机构。同时，医疗机构应主动配合疾病预防控制机构开展事件的流行病学和卫生学调查、实验室检测样本的采集等工作，落实医院内的各项疾病预防控制措施；并按照可能的病因假设采取针对性的治疗措施，积极抢救危重病例，尽可能减少并发症，降低病死率；一旦有明确的实验室检测结果，医疗机构应及时调整治疗方案，做好病例尤其是危重病例的救治工作。

2. 疾病预防控制机构 主要负责进行群体性不明原因疾病事件的流行病学和卫生学调查、实验室检测样本的采集和检测，同时要提出具体的疾病预防控制措施（如消毒、隔离、医学观察等），并指导相关单位加以落实。

3. 卫生监督机构 主要协助卫生健康主管部门对事件发生地区的食品卫生、环境卫生以及医疗卫生机构的疫情报告、医疗救治、传染病防治等进行卫生监督和执法稽查。

三、日常监测与报告

（一）监测工作

1. 构建监测网络和体系 国家将群体性不明原因疾病监测工作纳入全国疾病监测网络。各级医疗机构、疾病预防控制机构、卫生监督机构负责开展群体性不明原因疾病的日常监测工作。上述机构应及时对群体性不明原因疾病的资料进行收集汇总、科学分析、综合评估，早期发现不明原因疾病的苗头。

省级人民政府卫生健康主管部门要按照国家统一规定和要求，结合实际，建立由省、市、县（市、区）级和乡镇卫生院或社区卫生服务中心（站）及村卫生室组成的监测网络，积极开展不明原因疾病的监测。

2. 监测资料的收集、整理和分析

（1）疾病预防控制机构对各种已有的监测资料进行收集、整理和分析，早期发现群体性不明原因疾病。

对上报的有相似症状的不明原因疾病资料进行汇总，及时分析不明原因疾病的分布、关联性、聚集性及发展趋势，寻找和发现异常情况。

在现有监测的基础上，根据需要扩大监测的内容和方式，如缺勤报告监测、社区监测、药店监测、电话咨询监测、症状监测等，以互相印证，提高监测的敏感性。

（2）医疗机构医务人员接诊多名不明原因疾病患者，具有相似临床症状，并在发病时间、地点、人群上有关联性的要及时报告。

（二）报告工作

1. 责任单位和责任报告人 区县级以上各级人民政府卫生健康主管部门指定的突发公共卫生事件监测机构、各级各类医疗卫生机构为群体性不明原因疾病事件的责任报告单位；执行职务的各级各类医疗卫生机构的医疗卫生人员、个体开业医生为责任报告人。此外，任何单位和个人均可向国务院卫生健康主管部门和地方各级人民政府及其有关部门报告或举报群体性不明原因疾病事件。

2. 报告内容 各级卫生健康主管部门指定的责任报告单位，在接到群体性不明原因疾病报告后，要详细询问事件名称、事件类别、发生时间、地点、涉及的地域范围、人数、主要症状与体征、可能的原因、已经采取的措施、事件的发展趋势、下一步工作计划等。并按事件发生、发展和控制的过程，收集相关信息，做好初次报告、进程报告、结案报告。

（1）初次报告 报告内容包括事件名称、初步判定的事件类别和性质、发生地点、波及范围、发生时间、涉及发病人数、死亡人数、主要的临床症状、可能原因、已采取的措施、报告单位、报告人员及通信方式等。

（2）进程报告 应报告事件的发展趋势与变化、处置进程、事件的诊断和原因或可能因素，势态评估、控制措施等内容。同时，对初次报告的内容进行补充和修正。

重大及特别重大群体性不明原因疾病事件至少应按日进行进程报告。

（3）结案报告 事件终止应有结案报告，凡达到《国家突发公共卫生事件应急预案》分级标准的群体性不明原因疾病事件结束后，均应由相应级别卫生健康主管部门组织评估。在确认事件终止后2周内，对事件的发生和处理情况进行总结，分析其原因和影响因素，并提出今后对类似事件的防范和处置建议。结案报告的具体内容应包括整个事件发生、发展的全过程，包括事件接报情况、事件概况、背景资料（包括事件发生地的地理、气候、人文等一般情况）、描述流行病学分析、病因假设及验证、讨论、结论和建议等。

3. 报告时限与程序　发现群体性不明原因疾病的责任报告单位和报告人，应在2小时内以电话或传真等方式向属地卫生健康主管部门或其指定的专业机构报告，具备网络直报条件的机构在核实后应立即进行网络直报。不具备网络直报条件的责任报告单位和责任报告人，应采用最快的通信方式将《突发公共卫生事件相关信息报告卡》报送属地卫生健康主管部门指定的专业机构。接到群体性不明原因疾病报告的专业机构，应对信息进行审核，确定真实性，2小时内进行网络直报，同时以电话或传真等方式报告同级卫生健康主管部门。具体要求按照《国家突发公共卫生事件相关信息报告管理工作规范（试行）》执行。

第二节　群体性疑似预防接种异常反应事件现场处置

情境导入

情境： 2010年10月12日，某镇中心卫生院对193名小学生进行乙肝疫苗查漏补种。当晚20时左右，5名学生出现发热、恶心、呕吐等症状。10月13日9点30分，新增15名学生出现类似症状，截至13日12时，共41名学生身体不适。学校立即将学生送至地区人民医院急诊科就诊，查体显示最高体温37.2℃，注射部位无红肿，生命体征平稳，采用葡萄糖、维生素类药物静滴对症治疗。

接到报告后，市疾病预防控制中心要求该镇卫生院立即停止接种，封存剩余疫苗。市卫生局和市疾病预防控制中心组织人员赶到医院和学校，进行流行病学调查和案例分析，诊断为预防接种后群体性心因性反应。医院采取分住病房、疏导暗示治疗为主，辅以药物治疗。市卫生局组织心理干预，家长和学生消除疑虑，陆续康复出院。

思考：

1. 群体性疑似预防接种异常反应是什么？

2. 该起群体性疑似预防接种异常反应应如何按发生原因进行分类？

3. 如果你作为该市疾病预防控制中心专业技术人员，应该如何开展现场调查与处置？

一、概述

（一）疑似预防接种异常反应的定义与分类

疑似预防接种异常反应（adverse event following immunization，AEFI）是指在预防接种后发生的怀疑与预防接种有关的反应或事件。疑似预防接种异常反应经过调查诊断分析，按发生原因分成不良反应、疫苗质量事故、接种事故、偶合症、心因性反应五种类型。

1. 不良反应　合格的疫苗在实施规范接种后，发生的与预防接种目的无关或意外的有害反应，包括一般反应和异常反应。

（1）一般反应　在预防接种后发生的，由疫苗本身固有的特性引起的，对机体只会造成一过性生理功能障碍的反应，主要有发热和局部红肿，同时可能伴有全身不适、倦怠、食欲不振、乏力等综合症状。

（2）异常反应 合格的疫苗在实施规范接种过程中或者实施规范接种后造成受种者机体组织器官、功能损害，相关各方均无过错的药品不良反应（图8-2）。例如，疫苗所致喉水肿、过敏性休克、荨麻疹等急性过敏反应、卡介苗所致淋巴结炎、脊髓灰质炎疫苗所致VAPP、含麻疹成分疫苗所致血小板减少性紫癜、季节性流感疫苗所致吉兰-巴雷综合征等。

2. 疫苗质量事故 由于疫苗质量不合格，接种后造成受种者机体组织器官、功能损害（图8-3）。例如，1930年德国吕伯克卡介苗事件，因卡介苗中混入强毒人型结核菌，249名口服卡介苗儿童中73名患粟粒性结核病死亡。

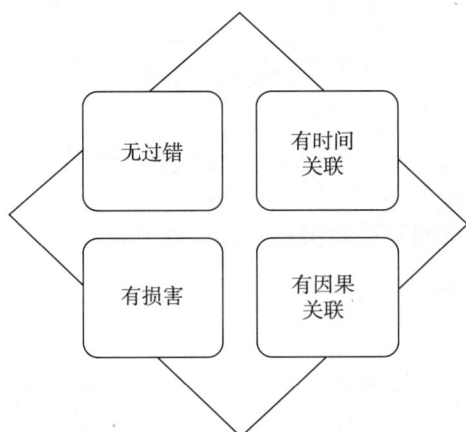

图8-2 异常反应特征

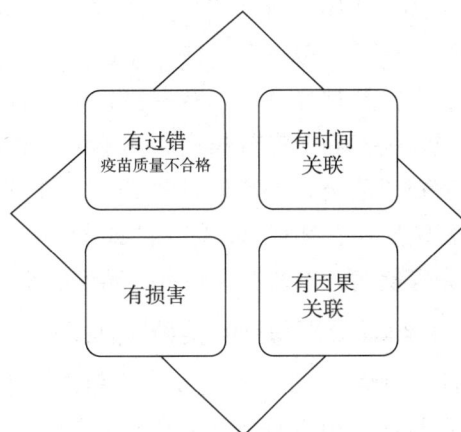

图8-3 疫苗质量事故特征

3. 接种事故 由于在预防接种实施过程中违反预防接种工作规范、免疫程序、疫苗使用指导原则、接种方案，造成受种者机体组织器官、功能损害（图8-4）。例如，1997年也门实施接种差错事故，将胰岛素误作百白破疫苗给70名婴儿注射，导致21名婴儿死亡。

4. 偶合症 受种者在接种时正处于某种疾病的潜伏期或者前驱期，接种后巧合发病（图8-5）。常见偶合症包括急性传染病、内科疾病、神经精神疾病、婴儿窒息或猝死等。

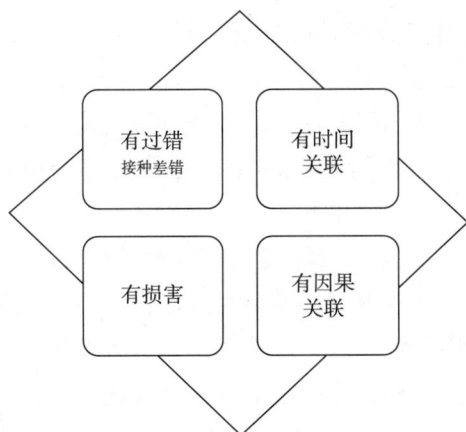

图8-4 接种事故特征

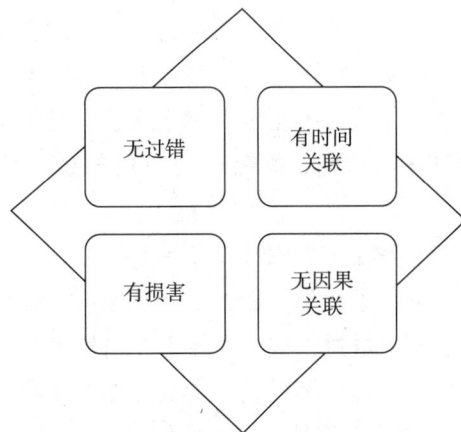

图8-5 偶合症特征

5. 心因性反应 在预防接种实施过程中或接种后因受种者心理因素发生的个体或者群体的反应（图8-6），包括晕厥、癔症、群发性癔症等。例如，2005年泗县甲肝疫苗事件，安徽省泗县大庄镇防保所对该镇2500名中小学生接种甲肝疫苗。接种次日，个别学生在接种后出现头晕、胸闷、恶心等症状，后陆续有学生自觉不适，累计达到216人，均无阳性体征，最终经调查确定为群发性癔症。

疑似预防接种异常反应按照其结局的严重程度又可分为严重疑似预防接种异常反应与非严重疑似预

防接种异常反应。

严重疑似预防接种异常反应，具备下列情形之一者：①死亡；②危及生命；③需要住院治疗或延长已在住院治疗的时间；④持续的或显著的人体伤残/失能；⑤先天性异常或者出生缺陷（怀疑受种者母亲孕期接种疫苗所致）；⑥如不干预或者治疗可能出现上述所列情况的情形。一般需要采取住院治疗等措施，包括需要临床治疗的重度疾病。如怀疑与疫苗相关的过敏性休克、喉头水肿、紫癜、局部过敏坏死反应（Arthus反应）等变态反应性疾病，臂丛神经炎、吉兰-巴雷综合征、脑病、脑炎等神经系统疾病，疫苗株病原体感染导致的疫苗相关麻痹型脊髓灰质炎、卡介苗骨髓炎、全身播散性卡介苗

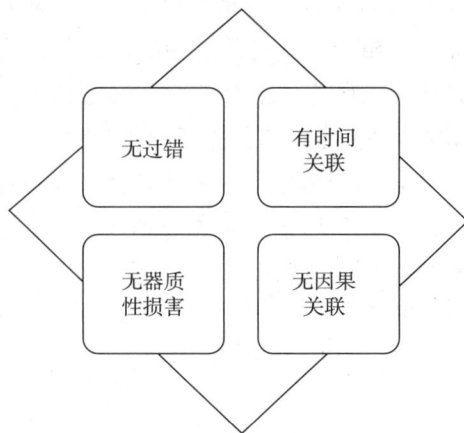

图8-6 心因性反应特征

感染等特定疾病，怀疑偶合发生的或者与接种差错、疫苗质量问题等相关的中毒性休克综合征、全身化脓性感染等疾病，以及由这些疾病导致的残疾和死亡。

（二）群体性疑似预防接种异常反应

目前，群体性AEFI尚无统一的概念，根据世界卫生组织（WHO）1999年发布的《预防接种安全性监测》指南，相应的概念为聚集性事件（cluster），定义为2例及以上相同或类似反应在时间、地区和（或）接种的疫苗方面具有相关性。

我国在《全国疑似预防接种异常反应监测方案》中，将群体性AEFI定义为短时间内同一接种单位的受种者中，发生的2例及以上相同或类似临床症状的严重疑似预防接种异常反应；或短时间内同一接种单位的同种疫苗受种者中，发生相同或类似临床症状的非严重疑似预防接种异常反应明显增多。最常见的群体性疑似预防接种反应事件包括接种疫苗后感染、接种事故和群体性心因性反应三种类型。

1. 接种疫苗后感染 接种疫苗后感染是由于：①在生产中如分装过程疫苗被细菌污染，安瓿破裂，或开启后疫苗，或稀释液未用完在保存过程中被细菌污染；②免疫接种的现场选择不当，卫生条件差；③注射器材或接种部位局部消毒不严格，不换注射器或针头连续注射多人，或注射操作时针管内芯或针头被污染；④接种护士本人有皮肤感染等污染注射器具、接种部位等原因，导致接种部位局部脓肿、淋巴管炎和淋巴结炎、蜂窝织炎等局部感染或毒血症、败血症、脓毒血症、中毒性休克综合征等全身感染。

2. 接种事故 接种事故多是因为：①接种工作人员责任心不强，未落实"三查七对一验证"规范；②接种人员技术水平较低，不熟悉疫苗接种程序等；③疫苗管理有漏洞，疫苗存放混乱，造成接种途径错误、接种剂量过大或者误将卡介苗作为其他疫苗和药物使用所致。可引起接种部位红肿、溃疡、淋巴结肿大和溃烂等局部反应，少数可伴有体温升高、乏力、烦躁不安、食欲减退等全身症状。

3. 群体性心因性反应 群体性心因性反应，亦称群体性癔症，是指在一个特定的群体中，由于接受了同一种"刺激因子"，如接种同一种疫苗，由于个别人出现躯体异常不适反应，而导致一批人同时或先后发生类似的连锁反应，是一种精神或心理因素造成的接种反应。

几乎所有的疫苗在群体性接种时都有可能引起群体性心因性反应。群体性心因性反应以精神或神经系统症状为主，其中以自主神经系统紊乱症状最为多见，且以自诉症状为主，症状往往较轻，有反复发作倾向，而没有任何可以检出的器质性变化（表8-1）。

表 8-1 群体性心因性反应临床表现

反应类型	主要临床表现
自主神经系统紊乱	头痛、头晕、恶心、面色苍白或潮红、出冷汗、肢冷、阵发性腹痛等
运动障碍	阵发性抽搐、下肢活动不便、四肢强直等
感觉障碍	肢麻、肢痛、喉头异物感
视觉障碍	视物模糊、一过性复视
精神障碍	翻滚、嚎叫、哭闹
其他	嗜睡（阵发性）

群体性心因性反应具有以下特点。

（1）群体发病 病例年龄基本一致，属同一区域，且处在同一环境下同一时间段发作，同受一种精神刺激引起。

（2）暗示性强 首例患者出现后，其他人会相继出现症状，多数会在数分钟至数小时发病，少数在次日或第 3 日发生。暗示治疗有效，不良暗示可以恶化病情。

（3）发作短暂 一般发作时间不长，以运动障碍型时间最短，常发作 5~20 分钟。其他感觉障碍、精神障碍等发作一般在 10~30 分钟。自主神经功能紊乱一般可达 1 小时或更长时间。症状在病例注意力转移或睡眠时可明显减轻或消失。

（4）间歇发作 各种临床类型阵发性发作不一，发作次数可能不等，症状轻重不一，但临床表现类似，间歇期内活动如常。

（5）无阳性体征 临床表现及主观症状与客观症状不符，未能检出阳性体征及器质性病变。

（6）预后良好 经适当治疗均能痊愈，一般无后遗症。

（三）群体性疑似预防接种异常反应事件分级

按照《国家突发公共卫生事件应急预案》要求，预防接种出现群体心因性反应或不良反应属于较大突发公共卫生事件（Ⅲ级），预防接种出现人员死亡属于重大突发公共卫生事件（Ⅱ级）。

知识链接

《中华人民共和国疫苗管理法》节选

第五十条 县级以上地方人民政府卫生健康主管部门根据传染病监测和预警信息，为预防、控制传染病暴发、流行，报经本级人民政府决定，并报省级以上人民政府卫生健康主管部门备案，可以在本行政区域进行群体性预防接种。

需要在全国范围或者跨省、自治区、直辖市范围内进行群体性预防接种的，应当由国务院卫生健康主管部门决定。

作出群体性预防接种决定的县级以上地方人民政府或者国务院卫生健康主管部门应当组织有关部门做好人员培训、宣传教育、物资调用等工作。

任何单位和个人不得擅自进行群体性预防接种。

二、群体性 AEFI 的监测与报告

（一）监测

WHO 于 1968 年建立了监测系统，负责国际药品监督项目数据库运转，数据库包括 250 万例预防接种不良反应，并且每年以 20 万例的速度递增。1990 年美国 CDC 和 FDA 成立疫苗预防接种不良反应报告系统（VAERS）。

我国现如今的疫苗被动监测模式已经逐渐完善，初成模型，中国疾病预防控制中心（CCDC）在 2005 年建立的全国 AEFI 信息监测系统（China National AEFI Information System，CNAEFIS）是覆盖全国的上市后疫苗安全性被动监测系统，将全国所有疫苗接种单位纳入监测与报告网络，形成完备的国家、省、市、县/区、乡四级监测体系，及时、动态、科学收集疑似预防接种异常反应信息，并定期进行分析、评估。

根据《全国疑似预防接种异常反应监测方案》（2022 年版），国家、省级疾病预防控制机构和药品不良反应监测机构对于全国范围内开展的群体性预防接种活动，应当及时进行疑似预防接种异常反应监测信息的分析报告。地方各级疾病预防控制机构和药品不良反应监测机构对于全省（区、市）范围内或局部地区开展的群体性预防接种或应急接种活动，应当及时进行疑似预防接种异常反应监测信息的分析报告。

群体性疑似预防接种异常反应事件发生后，需加强应急监测工作，卫生健康主管部门联合药品监督管理部门、疾控机构主动搜集包括接种单位、疫苗生产企业等群体性疑似预防接种异常反应事件相关信息。确定病例定义后按照标准对当地人群及医院开展主动病例搜索工作，并及时报告主动监测情况。

（二）报告

1. 报告范围　按照发生时限分为以下情形。

（1）24 小时内　如过敏性休克、不伴休克的过敏反应（荨麻疹、斑丘疹、喉头水肿等）、中毒性休克综合征、晕厥、癔症等。

（2）5 天内　如发热（腋温≥38.6℃）、血管性水肿、全身化脓性感染（毒血症、败血症、脓毒血症）、接种部位发生的红肿（直径≥2.5cm）、硬结（直径≥2.5cm）、局部化脓性感染（局部脓肿、淋巴管炎和淋巴结炎、蜂窝组织炎等）。

（3）15 天内　如麻疹样或猩红热样皮疹、过敏性紫癜、局部过敏坏死反应（Arthus 反应）、热性惊厥、癫痫、多发性神经炎、脑病脑炎和脑膜炎等。

（4）6 周内　如血小板减少性紫癜、吉兰-巴雷综合征、疫苗相关麻痹型脊髓灰质炎等。

（5）3 个月内　如臂丛神经炎、接种部位发生的无菌性脓肿等。

（6）接种卡介苗后 1~12 个月　如淋巴结炎或淋巴管炎、骨髓炎、全身播散性卡介苗感染等。

（7）其他　怀疑与预防接种有关的其他严重疑似预防接种异常反应。

2. 报告单位和报告人　医疗机构、接种单位、疾病预防控制机构、药品不良反应监测机构、疫苗生产企业、疫苗批发企业及其执行职务的人员均为群体性疑似预防接种异常反应的责任报告单位和报告人。

3. 报告与核实内容　报告内容主要包括姓名、性别、出生日期、儿童监护人姓名、现住址、联系方式、接种疫苗名称、剂次、生产厂家、接种时间、发生反应时间、主要临床经过、初步临床诊断、就诊医疗机构、报告单位、报告人、报告时间等。县级疾病预防控制机构接到报告后，需及时核实疑似预

防接种异常反应的基本情况、发生时间和人数、主要临床表现、初步临床诊断、疫苗接种等信息。

4. 报告程序

（1）行政报告　疑似预防接种异常反应报告实行属地化管理。责任报告单位和报告人发现属于报告范围的疑似预防接种异常反应（包括接到受种者或其监护人的报告）后应当及时向受种者接种所在地的县级卫生健康主管部门、药品监督管理部门报告。发现怀疑与预防接种有关的群体性疑似预防接种异常反应时，责任报告单位和报告人应当在发现后 2 小时内向所在地县级卫生健康主管部门、药品监督管理部门报告；县级卫生健康主管部门和药品监督管理部门在 2 小时内逐级向上一级卫生健康主管部门、药品监督管理部门报告（图 8 - 7）。

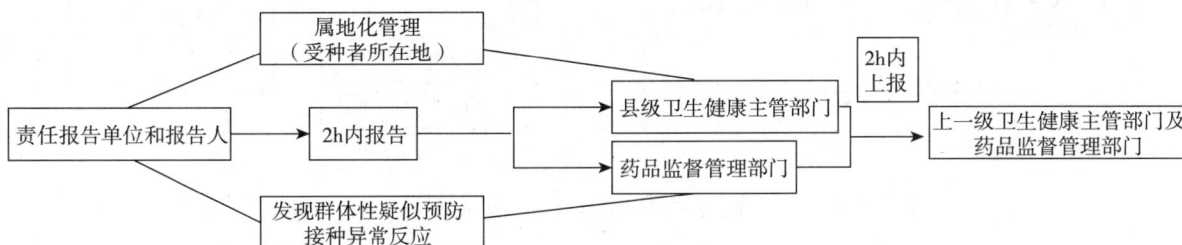

图 8 - 7　群体性疑似预防接种异常反应行政报告程序

（2）网络直报　责任报告单位和报告人应当在发现怀疑与预防接种有关的群体性疑似预防接种异常反应时，在 2 小时内以电话等最快方式向受种者所在地的县级疾病预防控制机构报告（图 8 - 8）。县级疾病预防控制机构经核实后立即通过全国预防接种信息管理系统进行网络直报。各级疾病预防控制机构和药品不良反应监测机构应当通过全国预防接种信息管理系统实时监测疑似预防接种异常反应报告信息。

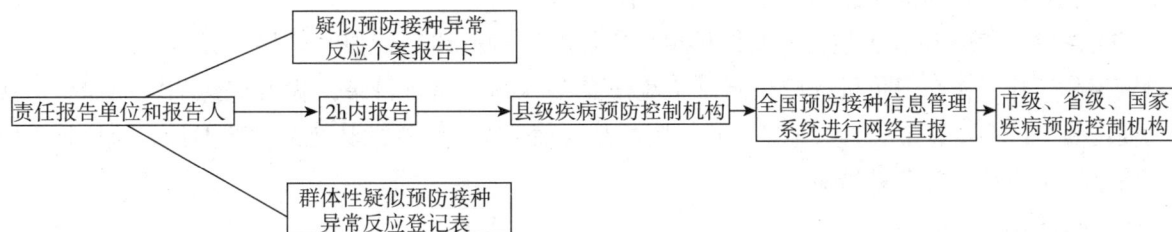

图 8 - 8　群体性疑似预防接种异常反应网络直报程序

对于死亡或群体性疑似预防接种异常反应，同时还应当按照《突发公共卫生事件应急条例》的有关规定进行报告。

第十九条　如发生或者发现不明原因的群体性疾病的省、自治区、直辖市人民政府应当在接到报告 1 小时内，向国务院卫生行政主管部门报告。国务院卫生行政主管部门对可能造成重大社会影响的突发事件，应当立即向国务院报告。

第二十条　突发事件监测机构、医疗卫生机构和有关单位发现有本条例第十九条规定情形之一的，应当在 2 小时内向所在地县级人民政府卫生行政主管部门报告；接到报告的卫生行政主管部门应当在 2 小时内向本级人民政府报告，并同时向上级人民政府卫生行政主管部门和国务院卫生行政主管部门报告。县级人民政府应当在接到报告后 2 小时内向设区的市级人民政府或者上一级人民政府报告；设区的市级人民政府应当在接到报告后 2 小时内向省、自治区、直辖市人民政府报告。

三、群体性疑似预防接种异常反应的应急处置

对群体性疑似预防接种异常反应事件开展应急处置,目的是尽快确定原因、评估事件严重程度及发展,以便及时采取针对性措施,控制事态蔓延(图8-9)。

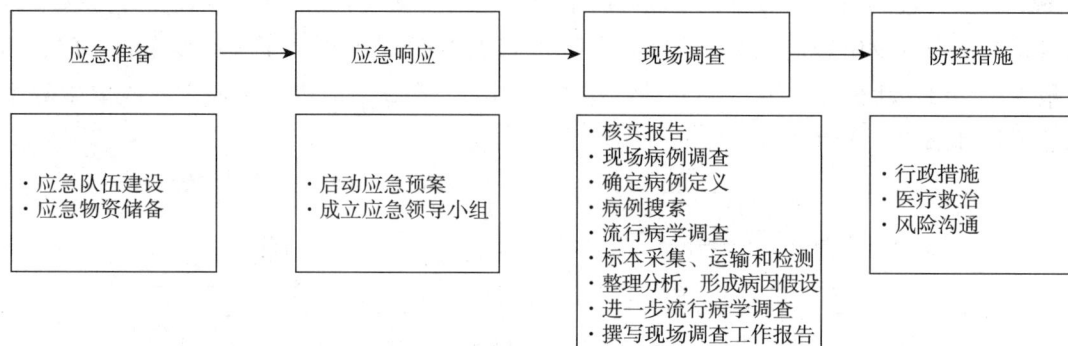

```
┌──────────┐    ┌──────────┐    ┌──────────┐    ┌──────────┐
│ 应急准备 │───▶│ 应急响应 │───▶│ 现场调查 │───▶│ 防控措施 │
└──────────┘    └──────────┘    └──────────┘    └──────────┘
┌──────────┐    ┌──────────┐    ┌──────────────┐  ┌──────────┐
│·应急队伍 │    │·启动应急 │    │·核实报告     │  │·行政措施 │
│  建设    │    │  预案    │    │·现场病例调查 │  │·医疗救治 │
│·应急物资 │    │·成立应急 │    │·确定病例定义 │  │·风险沟通 │
│  储备    │    │  领导小组│    │·病例搜索     │  └──────────┘
└──────────┘    └──────────┘    │·流行病学调查 │
                                │·标本采集、运输│
                                │  和检测      │
                                │·整理分析,形成│
                                │  病因假设    │
                                │·进一步流行病 │
                                │  学调查      │
                                │·撰写现场调查 │
                                │  工作报告    │
                                └──────────────┘
```

图8-9 群体性疑似预防接种异常反应事件应急处置流程图

(一)应急准备

1. 应急队伍建设 按照统一领导、分级负责的应急工作原则,由各级卫生健康主管部门组建群体性疑似预防接种异常反应事件应急处置小组,包括卫生健康、市场监督、宣传、教育、公安等多部门组成,并制定群体性疑似预防接种异常反应应急预案。各级疾控中心成立预防接种异常反应调查诊断专家组,负责辖区内预防接种异常反应调查诊断工作。同时,定期组织各类专业人员参加疑似预防接种异常反应应急处置理论知识培训及卫生应急演练,使相关人员能掌握群体性疑似预防接种异常反应事件处置的基本知识和技能,从而能快速响应并科学处置相关事件。

2. 应急物资储备 医疗卫生机构及接种单位应做好应对群体性疑似预防接种异常反应事件的卫生应急物资保障工作。医疗卫生机构应按照《卫生应急基本物资储备目录》做好应急物资的储备。接种单位均需配备1:1000肾上腺素、地塞米松、阿托品、葡萄糖溶液等急救药品,体温计、血压计、听诊器、压舌板、吸氧设备等急救器械。

(二)应急响应

1. 接报群体性疑似预防接种异常反应后,按照突发公共卫生事件分级标准,应立即启动应急预案,成立群体性疑似预防接种异常反应事件应急领导小组,下设综合协调组、信息联络组、医疗救治组、事件防控组、风险沟通组、后勤保障组等。

(1)综合协调组 负责卫生应急综合管理,负责卫生应急各工作小组之间、部门间的综合协调工作。

(2)信息联络组 负责收集卫生应急工作信息,汇总分析,及时将信息上报给相关领导,并通报给各工作小组和有关单位及部门,同时做好信息保密工作。

(3)医疗救治组 负责医疗救治和心理干预,并负责病情和突发公共卫生事件信息报告工作。

(4)事件防控组 负责群体性疑似预防接种异常反应的监测、收集、报告、调查和处理工作。

(5)风险沟通组 负责组织开展对群众的预防接种及异常反应知识宣传等沟通工作;负责与媒体的沟通,对外通报和公布卫生应急相关工作情况等信息。

(6)后勤保障组 负责应急物资采购、接收、调拨等后勤物资保障统筹管理工作,负责提供和调配交通工具,保证卫生应急人员、抢救患者和物资等运输工作安全到位;负责宣传资料的印发。

2. 同时成立应急处置专家组，由临床、免疫规划、流行病学、心理学等方面专家组成应急处置专家组，提供技术咨询和指导；疾控机构需组织预防接种异常反应调查诊断小组，对群体性疑似预防接种异常反应个案进行诊断，明确是否为异常反应。

（三）现场调查

1. 调查目的

（1）判断是否为群体性疑似预防接种异常反应；区分群体性疑似预防接种异常反应分类（不良反应、疫苗质量事故、接种事故、偶合症、心因性反应），即查明发生原因，与预防接种的因果关联。

（2）明确临床诊断，预判与评估事件严重程度及后果，及时开展救治，避免事态进一步发展和恶化。

（3）获取预防接种不良反应发生率，评估疫苗安全性，树立公众安全接种信心。

2. 调查步骤

（1）核实报告　接到群体性疑似预防接种异常反应事件报告后，根据初步报告信息，核实出现反应者的基本情况，主要临床表现、初步诊断、疫苗接种情况、发生反应的时间和人数等，完善相关资料，做好深入调查准备工作。

（2）现场病例调查　调查表信息包括基本信息（姓名、性别、年龄、职业、住址、联系方式等）、临床信息（发病日期、就诊日期、既往患病史、服药史、AEFI 史、过敏史、家族史、本次临床症状、体征、诊疗情况、实验室检查结果等）、预防接种信息（疫苗资质及使用、接种实施、同批次疫苗其他人员反应、当地相关疾病发病情况）等。

（3）确定病例定义　初步调查后，需确定病例定义，包括发生时间、地点、临床表现、实验室检查结果等。病例可划分为确诊病例、临床诊断病例、疑似病例。病例定义可根据调查进展动态调整。

（4）病例搜索　按照确定的病例定义开展病例搜索，填写群体性疑似预防接种异常反应登记表，搜索范围除在事件发生地医院、社区、受种者外，还可调查周边地区或单位有无类似病例发生。

（5）流行病学调查

1）针对受种者　对搜索的病例开展详尽的流行病学调查，调查内容包括一般情况、初次发病时间与预防接种时间的关系、预防接种史、既往史，需关注首发病例和特殊病例。通过询问、体检及咨询病例主治医生、查阅病历记录等方式了解病例的临床症状、体征及实验室检查结果、已采取的措施和治疗效果。如病例已死亡，建议家属进行尸体解剖。在个案调查的基础上，根据需要，可开展专题调查，调查病例或其他受种者（未出现症状者）、家属、接种人员对本次预防接种过程的描述，接种前饮食、生活、作息、活动情况，接种前健康问询，受种者当时哭闹情况，近期当地传染性疾病发生情况（流行范围及流行特征等）。

2）针对疫苗　需调查疫苗供应渠道、供应单位的资质证明、疫苗购销记录；疫苗批次检验合格或者审核批准证明，进口疫苗的进口药品通关文件；疫苗运输、储存条件和温度记录；疫苗种类、生产企业、批号、出厂日期、有效期、同批号疫苗感官性状等；注射器来源、厂家、批号、有效期等。

3）针对预防接种服务　需调查预防接种组织形式、接种时间和地点、接种单位和接种人员资质等；接种实施情况，包括接种部位、途径、剂次和剂量，稀释液的使用，接种前告知和健康状况询问、安全注射情况等；接种同批次疫苗其他人员的反应情况、当地相关疾病发病情况等。

（6）样本采集、运输和检测　根据调查情况，采集病例生物学样本及反应涉及疫苗，及时进行实验室检测，明确病因。病例生物学样本采集后按样本运输管理规定尽快送达实验室，实验室接到样本后需尽快检测并出具检测报告。疫苗需按规定温度储存运输，必要时交付给当地市场管理部门，送国家药品生物制品鉴定机构进行检测。

（7）整理分析，形成病因假设　对调查资料进行整理归纳分析，运用描述性流行病学方法展示疾病的时间、空间及人群分布情况，形成初步病因假设。

以下问题有助于建立假设：①反应发生率如何（常见/罕见/无报道）②已知此类反应与疫苗有关吗？③反应可用疫苗的生物特性解释吗？④反应是否处于疫苗反应时间窗？⑤接种前是否有类似症状？⑥病例在接种疫苗的同时或之前是否有服药史？⑦是否有某类传染病可导致此类反应？⑧有其他作用的因素导致此类反应吗？

（8）进一步流行病学调查　针对病因假设可能的危险因素，运用病例–对照研究、回顾性队列研究等分析流行病学方法，对病因进行验证。

（9）撰写现场调查工作报告　在调查的初始、过程及结束时，需撰写现场调查工作报告。现场调查报告可以分为初次报告、进程报告、结案报告。

1）初次报告　是指在事件发生后或到达现场对事件进行初步核实后，根据事件发生情况及初步调查结果所撰写的调查报告，需要在短时间内完成，内容包括事件发生、发现及特征的简要描述、目前掌握的病例三间分布、事件可能的趋势和走向、初步判断的原因及下一步工作、措施等。

2）进程报告　主要用于动态反映某事件调查处理过程中的主要进展、控制措施效果及发展趋势、下一步工作安排及建议等，强调持续性。

3）结案报告　是在事件处理结束后，对整个事件处理工作的全面回顾和总结，包括事件的发现、患者的救治、调查研究工作的开展及其结果、预防控制措施及其效果、事件发生及调查处理工作中暴露出的问题、总结的经验、建议等。

（四）防控措施

1. 行政措施

（1）暂停使用该批次疫苗　若预防接种异常反应调查诊断小组判定事件与疫苗接种存在因果关联，应由当地卫生健康主管部门决定，暂停该批号疫苗的使用。

（2）暂停涉事接种门诊接种　若应急处置专家组或事件防控组判定事件发生与接种门诊违规操作存在因果关联，应由当地卫生健康主管部门决定，暂停该门诊预防接种工作，根据事件性质及严重程度，确定整顿、改进及处罚措施。

（3）开展相关宣传　积极主动开展预防接种及异常反应相关政策、知识的宣传工作，消除群众对预防接种的误解。如预防接种异常反应调查诊断小组判定，事件发生与疫苗接种无因果关联，而是偶合疾病发生，则需宣传该传染病的防治知识，并及时开展传染病综合防制措施。

（4）及时对外发布信息　当地政府或卫生健康主管部门，应根据事件的病因、发展、影响及媒体关注情况，适时地通过相关新闻媒体对外发布真实信息。要第一时间向全人群公开信息，避免群众轻信谣言出现恐慌。对一些失实的新闻报道应及时通过相关部门进行交涉，消除不良社会影响。

2. 医疗救治　一旦发生群体性疑似预防接种异常反应，在开展全面调查的同时，应及时就地、分散治疗，避免病例集中在一起相互感染，造成连锁反应。医疗救治组应组织相关专家，在事发地对病例进行诊断，采取适当的医疗处置措施。指定医疗机构收治病例，把病情较重病例优先安排入院，进一步明确诊断，及早救治，减少损害；全力抢救病危患者，避免死亡病例发生。对于群体性心因性反应，可运用心理疏导、暗示疗法、放松训练、解释性心理疗法、催眠疗法等心理干预措施。

3. 风险沟通　通过监测媒体报道、互联网信息、公众反映等，掌握舆情走势，进行分析研判，以备及时、准确回应。在政府的统一领导下，卫生健康主管部门与药品监督、宣传、教育等有关部门加强信息沟通，各司其职，加强对预防接种异常反应的监测工作，增强应对群体性预防接种反应事件的能力。

在舆情事件发生后，只有做好舆情研判工作，才能明确公众关注点、宣传点和引导点。及时通过互联网、电话和短信等渠道收集舆情，分析研判，提出风险沟通建议，为决策提供参考。充分发挥专家优势，利用访谈、直播等方式，传播预防接种相关知识，提升公众健康素养。尽量协调网络和通信部门，充分发挥新媒体作用，开展信息发布、知识传播等风险沟通工作，引导媒体对事件做出客观报道，澄清事实真相。

第三节　群体不明原因事件现场处置

一、调查前准备

（一）人员准备

成立调查小组，成员由传染病学、流行病学、食品卫生、环境卫生、职业卫生、放射、消毒、检验、健康教育等专业人员组成。

负责进行群体性不明原因疾病事件的流行病学和卫生学调查、实验室检测样本的采集，同时要提出具体的疾病预防控制措施（如消毒、隔离、医学观察等），并指导相关单位加以落实。

（二）物品准备

群体不明原因事件现场处置物品准备见图 8 – 10。

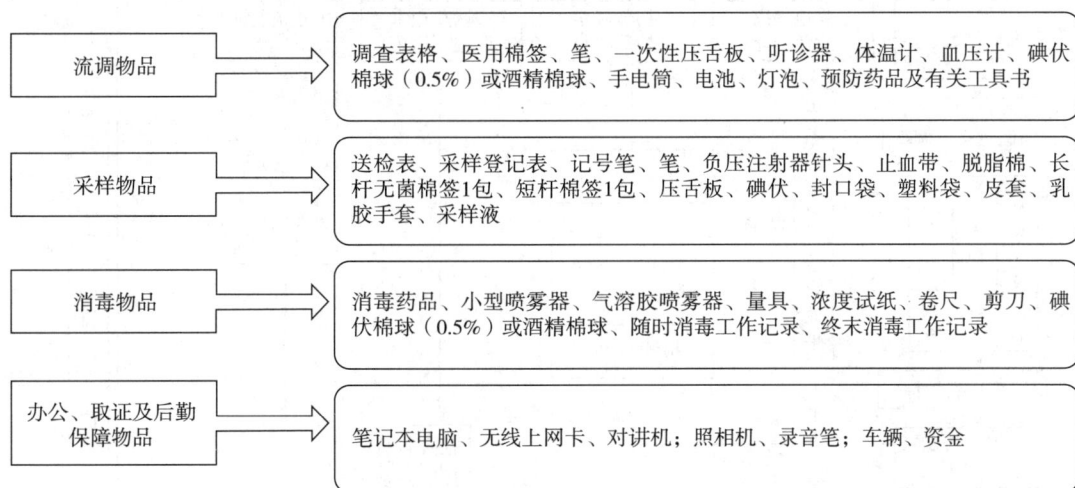

流调物品	→	调查表格、医用棉签、笔、一次性压舌板、听诊器、体温计、血压计、碘伏棉球（0.5%）或酒精棉球、手电筒、电池、灯泡、预防药品及有关工具书
采样物品	→	送检表、采样登记表、记号笔、笔、负压注射器针头、止血带、脱脂棉、长杆无菌棉签1包、短杆棉签1包、压舌板、碘伏、封口袋、塑料袋、皮套、乳胶手套、采样液
消毒物品	→	消毒药品、小型喷雾器、气溶胶喷雾器、量具、浓度试纸、卷尺、剪刀、碘伏棉球（0.5%）或酒精棉球、随时消毒工作记录、终末消毒工作记录
办公、取证及后勤保障物品	→	笔记本电脑、无线上网卡、对讲机；照相机、录音笔；车辆、资金

图 8 – 10　群体性不明原因事件物品准备

（三）防护要求

1. 防护原则　在群体性不明原因疾病的处置早期，需要根据疾病的临床特点、流行病学特征以及实验室检测结果，鉴别有无传染性、确定危害程度和范围等，对可能的原因进行判断，以便采取相应的防护措施。对于原因尚难判断的情况，应由现场的疾控专家根据其可能的危害水平，决定防护等级。

2. 防护服分类　一般来说，在群体性不明原因疾病的处置初期，如危害因素不明或其浓度、存在方式不详，应按照类似事件最严重性质的要求进行防护。防护服应为衣裤连体，具有高效的液体阻隔（防化学物）性能、过滤效率高、防静电性能好等。一旦明确病原学，应按相应的防护服由上衣、裤、帽等组成，按其防护性能可分为四级（图 8 – 11）。

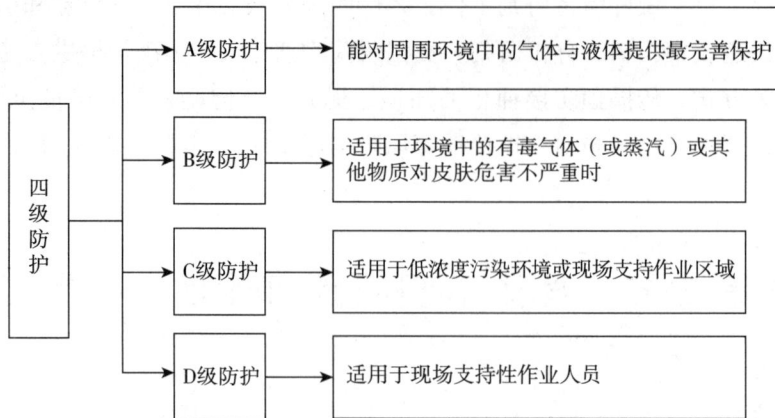

图 8 – 11 群体性不明原因疾病事件防护服分类

二、应急处置

群体不明原因事件应急处置流程见图 8 – 12。

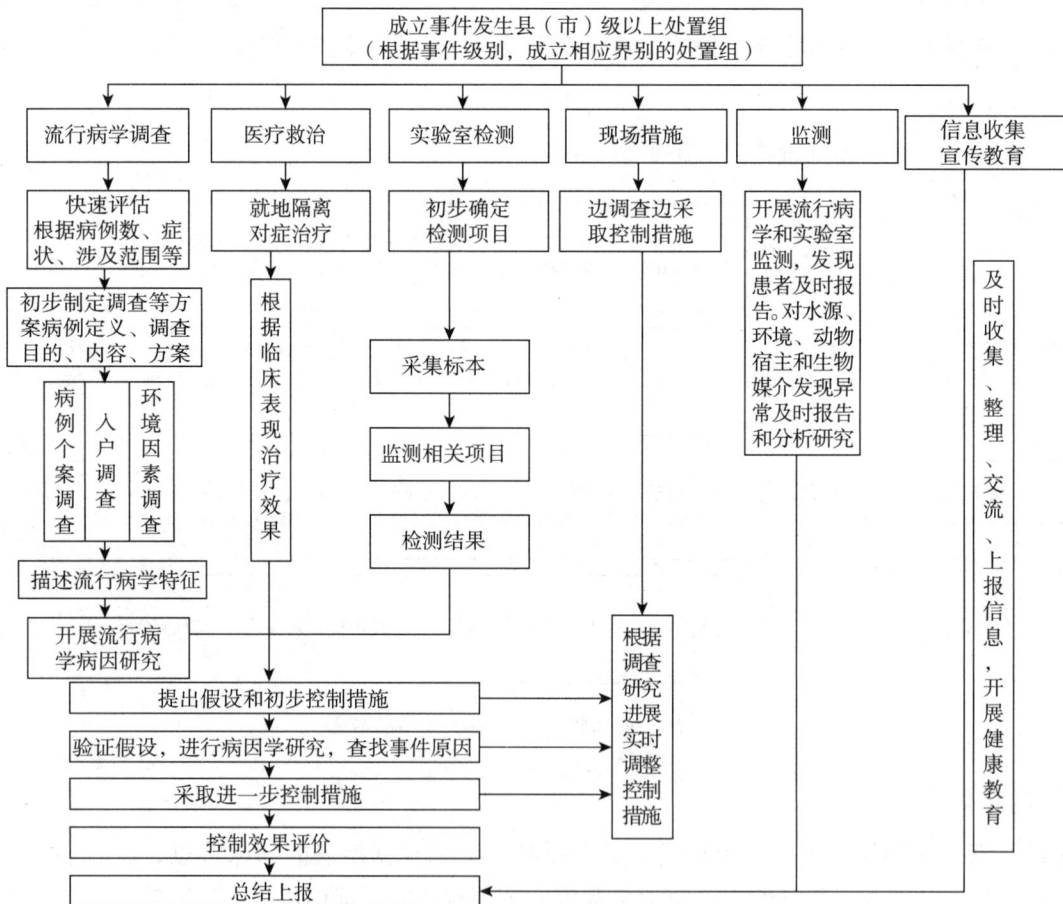

图 8 – 12 群体性不明原因疾病事件应急处置流程

三、现场处置

群体性不明原因事件的处置查因是关键，以下将重点阐述不明事件的查因流程和技术方法。

（一）查因流程

群体性不明原因疾病事件查因流程见图 8 - 13。

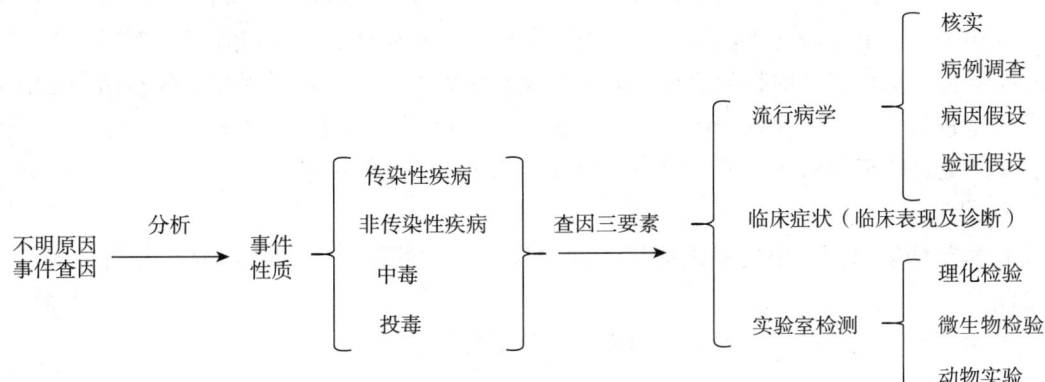

图 8 - 13　群体性不明原因疾病事件查因流程

（二）技术方法

群体性不明原因疾病发生后，首先应根据已经掌握的情况，尽快组织力量开展调查并分析，查找病因。分析事件的性质，首先定性或假设该事件是属传染性疾病还是非传染性疾病、是中毒还是投毒事件。然后通过流行病学调查、临床症状分析和实验室检测查因三要素来查明事件的原因。

（三）流行病学调查

1. 核实　接到报告后应立即派出专业人员（包括流行病学或卫生学、临床、检验等专业人员）通过访谈相关人员（医生、患者、家属等）及现场查看等方式对不明原因疾病进行初步核实，核实内容主要包括：病例的临床特征、诊断、治疗方法和效果；发病时间、经过和特点；发病数、死亡数及患者的生活习惯和就餐史等。

2. 判断　根据核实结果进行综合分析，初步判断群体性不明原因疾病是否存在，若确认疫情存在，应对群体性不明原因疾病的性质、规模、种类、严重程度、高危人群、发展阶段和趋势进行初步判断，并制订初步的调查方案和控制措施。

3. 病例调查及分析　根据病例定义的内容，在一定的时间、范围内搜索类似病例并开展个案调查、入户调查和社区调查。设计调查表，培训调查人员，统一调查内容和方法。统计病例的发病数、死亡数、病死率、病程等指标，描述病例的三间分布及特征，进行关联性分析。

4. 提出假设　从临床、流行病学基本资料入手，寻找病因线索。根据临床表现（发热、咳嗽、腹泻、皮疹等）、病情进展、常规检验结果，以及基本的流行病学调查（个人史、家族史、职业暴露史等），初步判定是感染性疾病还是非感染性疾病（表 8 - 2）。

表 8 - 2　传染病和非传染病事件的区别

特征	传染性疾病	非传染性疾病
病原体	有特异性病原体	病原非特异性或无病原体
临床特征	典型	典型或非典型
流行病学	有传染性、季节性、地方性、周期性及获得感染后免疫	无传染性，有或无季节性，有或无地方性，无周期性，无感染后免疫
实验室诊断	患者体内检出特异性病原体或特异性抗体增高	患者体内不一定检出病原体；相关危险因素中检出病原体可诊断；体内或可疑食品中检出化学毒物

若判定为感染性疾病可能性大，可根据患者的症状、体征、实验室检测结果，以及试验性治疗效

果，判定是细菌性、病毒性，还是其他病原微生物的感染，同时需考虑是否具有传染性。根据临床主要特征提出病因假设。

如考虑为非感染性疾病，需先判定是否中毒，再考虑是否心因性、过敏性、放射性（辐射）或其他的原因引起的疾病；结合进食史、职业暴露史、临床症状和体征、发病过程等，判定是否中毒，以及可能引起的中毒物；结合患者的临床表现、周围人群特征等，判定是否心因性疾病；结合进食史、用药史、生活或职业暴露史、临床症状和体征、发病过程等，判定是否是过敏性疾病（如药物疹等）；结合生活或职业暴露史、临床症状和体征、发病过程等，判定是否是辐射病。

5. 验证病因假设

（1）流行病学病因验证　根据病因假设，通过病例－对照研究、队列研究等分析性流行病学方法进行假设验证。

（2）实验室证据　收集样本，通过实验室检测验证假设。

（四）临床症状分析

临床表现是查找病因的一个重要的基本资料，可通过访谈就诊医生、查看患者、查看接诊记录、病历档案获取。根据患者的发病时间、临床症状、体征及药物治疗效果及医生的诊断结论，提出假设，为作出初步判断提供线索。

（五）实验室检测

相当多的情况下，由于发生暴发的疾病的临床特点并无特异性，难以在尽可能小的范围内预判病原体种类，则可能需要进行多种病原体的实验室排查。

1. 如果检测结果并无明确的指向，甚至呈现多种病原体检测结果皆为阳性的情况，常需要调查人员认真总结归纳病例的典型临床特征，结合流行病学情况对疫情性质进行判定。判断是否为心因性疾病，则需要排除更多可能的病原并综合考虑具体情况才能做出结论。判断新发传染病的病原体，则需要考虑是否符合科赫原则。

2. 如果实验室检测结果与现场调查中所怀疑的主要疾病的临床表现不符，或者检测结果均为阴性时，应考虑所采用的实验室检测方法是否得当、检测试剂是否有效、样本采集时间及种类是否正确、现场调查中是否遗漏重要临床表现等问题，分析可能存在的问题，并及时解决。

（六）经验交流

由于不明原因事件的种类繁多，性质复杂，我们认为处理不明原因突发事件时，首先要对事件的性质进行分析，理清思路，了解和掌握病因的流行病学、临床诊断和实验室检测三要素，这三要素是查明事件原因的技术关键。另外，需再次提示，提高不明原因事件查明率很重要的一个技术环节就是要充分利用动物毒性试验在不明原因事件调查中所发挥的独特作用。权威调查资料显示，每年近千起突发事件病因无法查清，原因虽然很多，但采用的技术方法单一，手段落后，特别是采用动物实验技术的极少，很大程度上影响了案件的查明，因此学习掌握动物毒性试验技术并能灵活地运用到实际工作中，将有助于提高不明原因事件的查明率。

✐ **练习题**

答案解析

一、选择题

1. 群体性不明原因疾病通常指在多长时间内出现 3 例以上相同临床表现的疾病

　　A. 1 周内　　　　　　　　　　B. 2 周内　　　　　　　　　　C. 1 个月内

D. 3 个月内　　　　　　　E. 6 个月内

2. 群体性不明原因疾病事件的特点不包括

　　A. 发病人群聚集性　　　　B. 流行病学关联性　　　　C. 健康损害轻微性

　　D. 起病急人数多　　　　　E. 病因不明显

3. 特别重大群体性不明原因疾病事件的应急处置工作由谁组织

　　A. 县级人民政府　　　　　　　　　B. 市（地）级人民政府

　　C. 省级人民政府　　　　　　　　　D. 国务院或国务院卫生健康主管部门

　　E. 地方各级人民政府

4. 群体性不明原因疾病事件的报告时限是

　　A. 1 小时　　　　　　　　B. 2 小时　　　　　　　　C. 4 小时

　　D. 6 小时　　　　　　　　E. 12 小时

5. 疑似预防接种异常反应（AEFI）不包括

　　A. 不良反应　　　　　　　B. 疫苗质量事故　　　　　C. 接种事故

　　D. 偶合症　　　　　　　　E. 心理因素

6. 群体性疑似预防接种异常反应事件分级中，以下哪项属于重大突发公共卫生事件（Ⅱ级）

　　A. 预防接种后出现群体性心因性反应　　　　B. 预防接种后出现不良反应

　　C. 预防接种后出现人员死亡　　　　　　　　D. 预防接种后出现偶合症

　　E. 预防接种后出现疫苗质量事故

7. 群体性疑似预防接种异常反应事件报告范围不包括

　　A. 24 小时内发生的过敏性休克　　　　　　B. 5 天内发生的发热

　　C. 15 天内发生的癫痫　　　　　　　　　　D. 6 周内发生的格林巴利综合征

　　E. 3 个月内发生的疫苗接种信息更新

8. 群体性疑似预防接种异常反应事件的网络直报程序中，责任报告单位和报告人应在多少小时内报告

　　A. 1 小时　　　　　　　　B. 2 小时　　　　　　　　C. 4 小时

　　D. 6 小时　　　　　　　　E. 12 小时

9. 群体性不明原因疾病事件的查因流程中，以下哪项不是首要步骤

　　A. 核实报告　　　　　　　B. 流行病学调查　　　　　C. 病例调查及分析

　　D. 临床症状分析　　　　　E. 实验室检测

10. 在群体性不明原因疾病事件中，以下哪项不是技术方法

　　A. 核实　　　　　　　　　B. 提出假设　　　　　　　C. 经验交流

　　D. 临床症状分析　　　　　E. 实验室检测

11. 群体性不明原因疾病事件的防护原则中，以下哪项不正确

　　A. 根据疾病的临床特点采取防护措施

　　B. 根据流行病学特征采取防护措施

　　C. 一旦明确病原学，按相应的防护等级进行防护

　　D. 无论疾病性质，初期均采取最高等级防护

　　E. 由疾控专家根据可能的危害水平决定防护等级

12. 群体性不明原因疾病事件的应急处置流程中，以下哪项不是关键步骤

　　A. 人员准备　　　　　　　B. 物品准备　　　　　　　C. 防护要求

　　D. 经验交流　　　　　　　E. 查因流程

二、思考题

1. 群体性不明原因疾病报告分级有哪几种？
2. 群体性不明原因疾病报告监测工作主要有哪些内容？
3. 群体性不明原因疾病报告内容有哪些？
4. 简述群体性心因性反应的特点。
5. 简述群体性预防接种异常反应的现场调查步骤。
6. 不明原因事件的处置流程分哪几个步骤？

书网融合……

本章小结　　　　微课　　　　题库

第九章　消毒与病媒生物控制技术

学习目标

知识目标

1. 掌握消毒、灭菌、预防性消毒和疫源地消毒概念；现场消毒技术以及各类传染病现场消毒处置；病媒生物监测和控制的基本方法。

2. 熟悉常用消毒方法、常用消毒剂常规消毒对象及使用浓度、紫外线灯使用方法和注意事项、常用消毒和防护装备要求；病媒生物防制中的化学、物理、生物和遗传防制技术。

3. 了解微生物对消毒因子的敏感性、消毒因子作用的水平、消毒效果评价；病媒生物实施控制原则。

能力目标

具有能运用消毒基本概念、现场消毒技术基本知识开展消毒药品配制、不同消毒对象预防性消毒处理、消毒器械使用和基本故障排除、各类传染病现场消毒处置的能力；能够根据不同病媒生物的特点选择合适的监测和控制策略，科学合理地制定病媒生物防制方案。

素质目标

通过本章的学习，培养规范、精准、科学开展突发公共卫生事件现场消毒处置的意识，能充分认识消毒是消灭传染源、切断传染病传播途径的有效措施。

情境导入

情境：2008 年 5 月 12 日，四川省汶川县发生地震，给人民的生命财产造成了巨大的损失。同时，地震发生后，自然环境受到巨大破坏，水源受到严重污染，垃圾、粪便不能及时处理，蚊、蝇、鼠等媒介生物大量出现，肠道传染病、虫媒传染病等暴发的危险性急剧增加，消毒与媒介生物控制工作成为地震灾后疾病预防控制的一项非常重要的内容。汶川地震灾情发生后，我国政府和军民迅速投入抗震救灾工作中，消毒与媒介生物控制作为切断传染病传播途径的主要措施，在震后被广泛运用，如对废墟的处理，对生活垃圾、粪便的处理，对临时灾民安置点环境、饮用水的消毒处理，控制媒介生物密度、杀虫、灭鼠等，这些工作对防止灾后疾病流行起到了非常重要的作用。

思考：

1. 自然灾害发生后，生活饮用水面临污染，如何开展消毒处理？

2. “大灾之后无大疫”是灾后卫生救援工作的重点之一，为了切断疾病的传播途径，如何全面开展消毒与媒介生物控制工作？

第一节　消毒应急处置技术

一、概述

消毒作为切断传染病传播途径的有效措施和手段，在传染病防控中发挥了重要作用。消毒学是研究杀灭、去除和抑制外环境中病原微生物和其他有害微生物的理论、技术、方法及其评价检测技术的科学；同时，消毒学也是一门应用性学科，运用消毒技术服务于传染病控制、医院感染控制、实验室生物安全、饮用水卫生、食品卫生、公共场所卫生等各个领域。在具体工作中需要贮备大量流行病学、卫生检验学、微生物学、化学、物理学、传染病学等方面的知识，并与杀虫灭鼠、隔离防护、抗菌抑菌等技术关系密切。

在现场实施消毒工作中有许多因素直接影响消毒效果。针对所要消毒的微生物特点，选择合适的消毒因子、强度或浓度，以及作用时间是消毒工作成败的关键。在确定使用剂量时需考虑的因素主要有：消毒对象的性质；杀菌因子的穿透能力；污染微生物的种类和数量；有机物的含量；杀菌因子稳定性；环境的温湿度变化；腐蚀性的强弱；酸碱度；允许使用的浓度；允许作用的时间；对人体和环境的危害等。

消毒分为预防性消毒和疫源地消毒。预防性消毒即是在没有明确的传染源存在时对可能受到病原微生物污染的场所和物品进行的消毒。例如，日常生活中的防病消毒，对公共场所、餐具、医疗用品、器械、公用物品、交通工具、饮水等进行的消毒；同时，需要进行预防性消毒的场所和物品，一般都有一定的卫生学指标要求，即消毒后必须将其污染的菌数控制在规定标准范围内。

疫源地消毒是指对存在或曾经存在传染源的场所进行的消毒。疫源地是指传染源排出的病原体所能波及的范围，疫源地的大小主要取决于三个因素：传染病患者的活动范围、传播途径的特点、人群的易感水平。根据有无传染源存在，疫源地消毒分为随时消毒和终末消毒。根据消毒范围的不同，疫源地消毒分为疫点消毒和疫区消毒，疫点消毒是对传染源直接污染场所的消毒，重点是病家或与病家同一户出入的住户为一个疫点，消毒的对象主要是患者接触的污染物品和场所。疫区消毒是根据流行病学特点和地理条件、水系、交通等自然分布特点，由一个或数个行政单元（如市、街道、居委会、乡、村）构成的疫区所进行的消毒。疫区主要是开展环境消毒、卫生宣传教育、加强饮食卫生、饮水消毒、污水消毒和杀虫灭鼠等。

（一）消毒基本概念

1. 消毒（disinfection）　　杀灭或清除传播媒介上病原微生物，使其达到无害化的处理。

2. 灭菌（sterilization）　　杀灭或清除传播媒介上一切微生物的处理。

3. 灭菌剂（sterilant）　　可杀灭一切微生物（包括细菌芽孢）使其达到灭菌要求的制剂。

4. 消毒剂（disinfectant）　　用于杀灭传播媒介上的微生物使其达到消毒或灭菌要求的制剂。

5. 高效消毒剂（high – efficacy disinfectant）　　可杀灭一切细菌繁殖体（包括分枝杆菌）、病毒、真菌及其孢子等，对细菌芽孢（致病性芽孢菌）也有一定杀灭作用，达到高水平消毒要求的制剂。

6. 中效消毒剂（intermediate – efficacy disinfectant）　　仅可杀灭分枝杆菌、真菌、病毒及细菌繁殖体等微生物，达到消毒要求的制剂。

7. 低效消毒剂（low-efficacy disinfectant） 仅可杀灭细菌繁殖体和亲脂病毒，达到消毒要求的制剂。

8. 有效氯（available chlorine） 是衡量含氯消毒剂氧化能力的标志，是指与含氯消毒剂氧化能力相当的氯量（非指消毒剂所含氯量），其含量用 mg/L 或 % 浓度表示（有效碘及有效溴的定义和表示法与有效氯对应）。

9. 疫源地消毒（disinfection of epidemic focus） 对存在或曾经存在传染源的场所进行的消毒。

10. 随时消毒（concomitant disinfection） 有传染源存在时对其排出的病原体可能污染的环境和物品及时进行的消毒。

11. 终末消毒（terminal disinfection） 传染源离开疫源地后进行的彻底消毒。

12. 预防性消毒（preventive disinfection） 对可能受到病原微生物污染的物品和场所进行的消毒。

13. 暴露时间（exposed time） 消毒或灭菌物品受到消毒因子作用的时间。又称作用时间、处理时间。

14. 中和剂（neutralizer） 在微生物杀灭试验中，用以消除试验微生物与消毒剂的混悬液中、微生物表面上残留的消毒剂，使其失去对微生物抑制和杀灭作用的试剂。

（二）微生物对消毒因子的敏感性

一般认为，微生物对消毒因子的敏感性从高到低的顺序为：①亲脂病毒（有脂质膜的病毒），例如乙型肝炎病毒、流感病毒等。②细菌繁殖体。③真菌。④亲水病毒（没有脂质包膜的病毒），例如甲型肝炎病毒、脊髓灰质炎病毒等。⑤分枝杆菌，例如结核分枝杆菌、龟分枝杆菌等。⑥细菌芽孢，例如炭疽杆菌芽孢、枯草杆菌芽孢等。⑦朊病毒（感染性蛋白质）。

（三）消毒因子作用的水平

根据消毒因子的适当剂量（浓度）或强度、作用时间对微生物的杀灭能力，可将其分为四个作用水平的消毒方法。

1. 灭菌 可杀灭一切微生物（包括细菌芽孢）达到灭菌保证水平的方法。属于此类的方法有：热力灭菌、电离辐射灭菌、微波灭菌、等离子体灭菌等物理灭菌方法，以及用甲醛、戊二醛、环氧乙烷、过氧乙酸、过氧化氢等消毒剂进行灭菌的方法。

2. 高水平消毒法 可以杀灭各种微生物，对细菌芽孢杀灭达到消毒效果的方法。这类消毒方法应能杀灭一切细菌繁殖体（包括结核分枝杆菌）、病毒、真菌及其孢子和绝大多数细菌芽孢。属于此类的方法有：热力、电离辐射、微波和紫外线等以及用含氯、二氧化氯、过氧乙酸、过氧化氢、含溴消毒剂、臭氧、二溴海因等甲基乙内酰脲类化合物和一些复配的消毒剂等消毒因子进行消毒的方法。

3. 中水平消毒法 可以杀灭和去除细菌芽孢以外的各种病原微生物的消毒方法，包括超声波、碘类消毒剂（碘伏、碘酊等）、醇类、醇类和氯己定的复方，醇类和季铵盐（包括双链季铵盐）类化合物的复方、酚类等消毒剂进行消毒的方法。

4. 低水平消毒法 只能杀灭细菌繁殖体（分枝杆菌除外）和亲脂病毒的化学消毒剂和通风换气、冲洗等机械除菌法。如单链季铵盐类消毒剂（苯扎溴铵等）、双胍类消毒剂如氯己定、植物类消毒剂和汞、银、铜等金属离子消毒剂等进行消毒的方法。

知识拓展

朊病毒（prion）

1997 年，美国生物化学家斯坦利·普鲁辛纳（Stanley B. P Prusiner）发现了一种新型的生物——朊病毒（Prion）（一种特殊的致病蛋白质），并且研究表明，疯牛病的致病原也是该物质。这一发现震惊了世界，他也因此被授予了诺贝尔生理医学奖。

朊病毒又称朊粒，是一种不含核酸的蛋白侵染因子，主要会引起人和动物的中枢神经疾病，可表现为痴呆、共济失调、震颤、姿势不稳、行为异常、肌阵挛、视力障碍、无动性缄默等症状。朊病毒类感染因子对理化消毒及灭菌因子的抵抗力很强，消毒及灭菌处理困难。高温杀死朊病毒的方法为 132℃ 高压蒸汽灭菌 60 分钟，也可使用 1~2mol/L 氢氧化钠浸泡污染物 1 小时，可完全灭活感染因子，上述两种方法联合使用效果更佳。由于目前尚无有效治疗朊病毒相关疾病的方法，因此建议积极预防，以减少疾病发生。

（四）常用消毒方法

1. 煮沸消毒法 适用于餐（饮）具、服装、被单等不耐湿、耐热物品的消毒。水沸开始计时，持续 15~30 分钟。计时后不得再新加入物品，否则持续加热时间应从重新加入物品再次煮沸时算起。亦可用 0.5% 肥皂水或 1% 碳酸钠溶液代替清水，以增强消毒效果。操作时应注意，煮锅内的水应将物品全部淹没。

2. 消毒剂溶液浸泡消毒法 适用于餐（饮）具、服装、污染的医疗用品等的消毒。作用至规定时间后，取出并用清水冲净，晾干。根据消毒剂溶液的稳定程度和污染情况，及时更换所用溶液。操作时应注意，消毒剂溶液应将物品全部浸没；对导管类物品，应使管腔内也充满消毒剂溶液。

3. 消毒剂溶液擦拭消毒法 适用于家具、办公用具、生活用具、玩具、器械等物体表面，以及医院和实验室环境表面消毒处理。用布浸以消毒剂溶液，依次往复擦拭被消毒物品表面。必要时，在作用至规定时间后，用清水擦净以减轻可能引起的腐蚀、漂白作用。操作时应注意，不耐湿物品表面不能应用该方法实施消毒处理；擦拭时应防止遗漏；污物可导致消毒剂有效浓度下降，因此表面污物较多时，应适时更新消毒液，防止污物中的病原体对消毒剂溶液的污染。

4. 消毒剂溶液普通喷雾消毒法 适用于室内空气、室内墙面和地面、居室表面和家具等表面的消毒。到达疫区或疫点后，先从足下喷洒，开辟无害化通道至操作端点，而后按先上后下、先左后右的顺序依次喷洒。喷洒量可依据表面的性质而定，以消毒剂溶液可均匀覆盖表面至全部湿润为度。喷洒液体雾粒直径多在 100μm 以上，各种农用和医用喷雾器均可应用。操作时应注意，喷洒有刺激性或腐蚀性消毒剂时，消毒人员应佩戴防护口罩、眼镜，穿防护服；室内喷雾时，喷前将食品、衣被及其他不需消毒的物品收叠放好，或用塑料膜覆盖防湿；室外喷雾时，消毒人员应站在上风向。

5. 气溶胶喷雾消毒法 适用于室内、坑道、车辆、帐篷内空气和物体表面消毒。消毒前关好门窗，喷雾时，按自上而下、由左向右顺序喷雾。喷雾量以消毒剂溶液可均匀覆盖在物品表面或消毒液的雾团充满空间为度。喷雾时，雾粒直径 20μm 以下者占 90% 以上，由于所喷雾粒小，浮于空气中易蒸发。作用 30~60 分钟后，打开门窗通风，驱除空气中残留的消毒液的雾粒及气味。操作时应注意，同普通喷雾消毒法，特别注意做好个人防护，防止消毒剂气溶胶进入呼吸道。

（五）常用消毒剂

1. 乙醇 俗称"酒精"，无色透明液体，易燃、易挥发，忌明火；广谱、中水平消毒剂，可快速、有效杀灭细菌和亲脂病毒（如流感病毒和冠状病毒）；对金属无腐蚀，对物品损害小，对黏膜有刺激性，受有机物影响大；是良好的溶剂，能与水、甘油、乙醚和三氯甲烷以任何比例混合；对其他消毒剂如戊二醛、碘伏、氯己定等有增效或协同作用。

（1）常规消毒对象及使用浓度　乙醇主要用于手及皮肤消毒，也可用于体温计、血压计等医疗器具、精密仪器的表面消毒和较小物体表面的消毒，不宜用于空气消毒和医疗器械的浸泡消毒。可用于皮肤消毒脱碘，或与其他消毒剂复配使用。用于消毒的浓度一般为 70% ~ 80%（v/v），含醇手消毒剂 > 60%（v/v）。①卫生手消毒：均匀喷于或涂擦于手部 1 ~ 2 遍，作用 1 分钟。②外科手消毒：擦拭 2 遍，作用 3 分钟。③皮肤消毒：涂擦于皮肤表面 2 遍，作用 3 分钟。④物体表面消毒：擦拭物体表面 2 遍，作用 3 分钟。⑤体温计消毒：将体温计完全浸泡于消毒剂中，作用 30 分钟。

（2）注意事项　①75% 乙醇消毒液易燃，应置于阴凉、干燥、通风处避光保存。②使用时应采取擦拭方法进行消毒，不应往身上喷洒。③不可用于空气消毒。

2. 含氯消毒剂　是指能溶于水产生次氯酸的消毒剂。品种较多，可分为无机化合物类与有机化合物类，用"有效氯"这一指标衡量其氧化能力。含氯消毒剂中的有效氯不是指氯的含量，而是指消毒剂的氧化能力相当于多少氯的氧化能力。

有效氯越高，消毒剂消毒能力越强；反之，消毒能力就越弱。有效氯含量用百分率表示。例如，测定 100g 次氯酸钙与盐酸完全作用后，能放出 62g 氯，那么就称这种次氯酸钙的有效氯为 62%。它表明 100g 这种次氯酸钙的氧化能力相当于 62g 氯气的氧化能力。常见含氯消毒剂包括次氯酸钠、次氯酸钙、次氯酸、二氯异氰尿酸钠、三氯异氰尿酸等。含氯消毒剂属于高水平消毒剂，可杀灭包括细菌芽孢在内的各种微生物，但有刺激性气味、腐蚀性、漂白作用和对消毒物品的损害性等缺点，过量使用还会对环境造成污染。

（1）常用含氯消毒剂种类

1）次氯酸钠　能与水相混溶，稀释液不稳定，有效氯降低很快，84 消毒液有效氯常见为 2% ~ 5%，依据产品使用说明书操作。

2）次氯酸水　指原液中含有稳定次氯酸分子的水溶液，是一种新型高水平消毒剂。有效氯含量一般在 50 ~ 200mg/L，pH 为 4.0 ~ 6.8，氧化还原电位在 1040mV 以上，在室温、密闭、避光的环境中稳定性较好。

3）次氯酸钙　又称漂白粉，漂白粉精。漂白粉为白色颗粒状粉末，是一种混合物，主要成分是次氯酸钙，还有氢氧化钙、氯化钙、氧化钙，溶于水，在光照、热、潮湿环境中极易分解，漂白粉含有效氯 25% 左右；漂白粉精为白色粉末，比漂白粉易溶于水且稳定，含杂质少，受潮易分解，有效氯含量为 80% ~ 85%。

4）二氯异氰尿酸钠　又名优氯净，白色晶粉，含有效氯 60% 左右，性质稳定，即使贮存于高温高湿条件下，有效氯也丧失极少。溶解度为 25%，水溶液的稳定性较差。常用于预防性消毒和疫源地消毒，在医院内主要用于环境和诊疗用品的消毒。剂型有片剂、粉剂和颗粒剂。

5）三氯异氰尿酸　常用于游泳池水和医院污水的消毒。剂型有片剂（泡腾片和缓释片）、粉剂和颗粒剂。泡腾片每片含有效氯量为 250mg、500mg 或 1000mg，最常用的为 500mg；缓释片剂通常有效氯含量占 88%；粉剂和颗粒剂的有效氯含量占 10% ~ 90%，常见的占 20%。

（2）常规消毒对象及使用浓度　含氯消毒剂适用于医疗卫生机构、公共场所和家庭的一般物体表面（如桌椅、床头柜、洁具、门窗把手、楼梯扶手、公交车座椅、把手和玩具等表面）、医疗器械、医疗废物、食饮具、织物、果蔬和水等的消毒，也适用于疫源地各种污染物（如分泌物、排泄物、垃圾等）、尸体的消毒处理。除次氯酸水之外，含氯消毒剂不适用于空气、手、皮肤和黏膜的消毒。次氯酸水除上述用途外，可以用于室内空气、手、皮肤、黏膜以及二次供水设备表面的消毒。含氯消毒剂使用时应现用现配，具体使用方法按照产品说明书进行。根据消毒物品的特点，可采用喷洒、浸泡、擦拭和冲洗等消毒方法。

1）一般物体表面　预防性消毒时可采用有效氯浓度为250～500mg/L的消毒液，作用10～30分钟；被细菌繁殖体和亲脂病毒污染可采用有效氯含量500～1000mg/L作用1小时；被分枝杆菌和亲水病毒污染可采用有效氯含量1000～2000mg/L作用1小时；被芽孢污染可采用有效氯含量10000～15000mg/L作用2小时；物体表面有血液、黏液等有机物污染时，可根据污染情况提高有效氯浓度和延长作用时间。

2）餐饮具　预防性消毒不推荐使用；传染病病原体污染的餐饮具中如果被细菌繁殖体和亲脂病毒污染可采用有效氯含量500mg/L浸泡30分钟；被分枝杆菌和亲水病毒污染可采用有效氯含量1000～2000mg/L作用1小时；被芽孢污染可采用有效氯含量10000～15000mg/L作用2小时。上述消毒后的餐饮具用清水将残留的消毒剂冲洗干净。

3）织物　预防性消毒时可采用有效氯浓度为250～400mg/L的消毒液将织物全部浸没，作用20分钟，消毒后用清水将残留的消毒剂冲洗干净。对传染病病原体污染的织物中如果被细菌繁殖体和亲脂病毒污染可采用有效氯含量500mg/L浸泡30分钟；被分枝杆菌和亲水病毒污染可采用有效氯含量1000mg/L作用1小时；被芽孢污染可采用有效氯含量2000mg/L作用2小时。上述消毒后用清水将残留的消毒剂冲洗干净。

4）果蔬　预防性消毒时，将果蔬先洗净，再用有效氯浓度为100～200mg/L的消毒液浸泡作用10分钟，消毒后用清水将残留的消毒剂冲洗干净。

5）分泌物与排泄物　传染病患者稀薄的分泌物、排泄物、呕吐物，每1L可加漂白粉（25%有效氯）50g或有效氯浓度为20000mg/L的消毒剂溶液2L搅匀放置；尿液1L加有效氯浓度为10000mg/L的消毒剂溶液100ml搅匀放置；成形粪便可加有效氯浓度为50000mg/L的消毒剂溶液2倍于粪便的量混匀放置。

6）饮用水　饮用水消毒使用含氯消毒剂消毒作用30分钟后余氯为0.3～0.5mg/L，消毒后的水质需达到饮用水相关标准。①缸水消毒：使用河、湖及塘水作为饮用水时采用缸水法消毒处理。当缸水浊度高于3度时，应先经洁治处理（混凝沉淀、过滤）后再进行消毒。对经洁治处理的水使用含氯消毒剂消毒时，其有效氯浓度随水的污染程度投加浓度在2～5mg/L，作用30分钟，消毒后余氯应达到0.3～0.5mg/L。②井水消毒：使用直接投加法或持续投加法进行消毒，直接投加法井水每天消毒2～3次，每次消毒30分钟，使用含氯消毒剂消毒后余氯量为0.5mg/L。③集中供水消毒：集中式供水使用含氯消毒剂消毒，出厂水和末梢水指标应符合《生活饮用水卫生标准》（GB 5749—2022）要求。

7）污水　被污染的少量污水使用容器收集后实施消毒；大量污水且有污水处理设施的情况下，以及医院污水应达到《医疗机构水污染物排放标准》（GB 18466—2005）要求后再排放；无污水处理设施时应对排放的污水进行分段截流实施消毒处理。

对一般细菌繁殖体和病毒污染的少量污水，每10L污水加入有效氯含量20g/L的含氯消毒剂100ml，或加漂白粉8g，作用1小时，余氯为4～6mg/L；对一般细菌繁殖体和病毒污染的大量污水，投加有效氯含量80～100mg/L的含氯消毒剂，作用1～2小时，余氯应大于6.5mg/L；有分枝杆菌、亲水病毒、芽孢污染或有机物污染严重时，应选择有效消毒水平的消毒剂类型，并适当增加浓度和作用时间。

8）空气　一般而言，除次氯酸水外，其他含消毒剂不可用于空气消毒。清除污染源，关闭门窗，在无人情况下，采用有效氯浓度为100mg/L的次氯酸水溶液，配合专用气溶胶雾化器，将原液按10～20ml/m³的用量，喷雾消毒，作用30分钟，即可投入使用。

9）手　一般而言，除次氯酸水外，其他含氯消毒剂不可用于手消毒。采用有效浓度为150mg/L的次氯酸水溶液。①卫生手消毒：取足量消毒剂，使之完全覆盖或浸没待消毒部位，作用1分钟；②外科手消毒：外科洗手后，取适量的消毒剂均匀涂布于双手、前臂和上臂下 1/3 的皮肤，作用 3 分钟。

10）皮肤和黏膜　采用有效浓度为 100mg/L 的次氯酸水溶液，向待消毒部位喷洒至均匀覆盖，或用浸透消毒液的无菌棉签或纱布擦拭。其他含氯消毒剂不可用于皮肤和黏膜消毒。

11）尸体　对具有传染性的感染者死亡后，尽量减少尸体移动和搬运。用浸有效氯含量5000～10000mg/L 的含氯消毒剂的布巾包裹全尸，装入双层尸体袋中，专用车辆送至指定地点尽快火化。不具备火化条件的农村、边远地区或民族地区，选择远离居民点 500m 以外、饮用水源 50m 以外的地方，将尸体在距地面 2m 以下深埋，坑底及尸体周围垫撒 3～5cm 厚的漂白粉。因鼠疫、炭疽、狂犬病等死亡的动物尸体，一经发现立即深埋或焚烧，并在死亡动物周围（鼠为 30～50cm，大动物为 2m）撒漂白粉。

12）生活垃圾　在重大传染病暴发流行期间，重点防控区域内生活垃圾注意日产日清，使用专门垃圾袋收集。感染者生活垃圾根据污染病原微生物的种类、传播危害程度和相关规定，进行规范化收集后，按照医疗废物或特殊管控生活垃圾进行处理。必要时，应对盛装容器扎口使用有效氯含量不低于 2000mg/L 的含氯消毒剂喷洒消毒。

（3）注意事项

1）外用消毒剂，不得口服；配制和分装浓消毒液时，应戴口罩和手套；使用时应戴手套，避免接触皮肤；如不慎溅入眼睛，应立即用水冲洗，严重者应就医。

2）对织物有漂白作用，不应用于有色织物的消毒；对金属与其他物品有腐蚀，消毒后及时冲洗。

3）用于餐具与诊疗器械消毒后，应及时用清水洗净残留消毒液后方可用于人体。

4）被消毒物品有机物污染严重时，应适当提高使用浓度或延长作用时间。

3. 含溴消毒剂　具有高效、杀菌谱广、杀菌作用强，对物品损伤性较小、安全性好，对环境无污染、环保性好等特点。由于溴与氯同属卤族元素，因而，其化学性状、杀微生物作用与氯基本相似，但溴在水中的溶解度比氯小得多。常用的有二溴海因（1,3 - 二溴 - 5,5 - 二甲基乙内酰脲）和溴氯海因（溴氯 - 5,5 - 二甲基乙内酰脲）。

（1）常规消毒对象及使用浓度　含溴消毒剂主要用于物体表面、污水和餐饮具的消毒。不适用于手、皮肤黏膜和空气的消毒。一般物体表面消毒：①预防性消毒时可采用有效溴浓度为 200～500mg/L 的消毒液，对各类清洁物体表面擦拭、浸泡和喷洒消毒，作用 10～30 分钟。②被细菌繁殖体和亲脂病毒污染可采用有效溴含量 500～1000mg/L 作用 10～30 分钟。物体表面有分枝杆菌、亲水病毒、芽孢污染、血液、黏液等有机物严重污染时，可提高消毒剂有效浓度和作用时间。餐饮具预防性消毒不推荐使用，传染病患者使用后的餐饮具，可在清洁的基础上采用有效溴浓度为 500mg/L 的消毒液浸泡消毒，作用 30 分钟，消毒后用清水将残留的消毒剂冲洗干净。污水消毒遵循产品使用说明书。

（2）注意事项

1）外用品，不得口服；本品有刺激性气味，对眼睛、黏膜、皮肤等有灼伤危险，操作人员应佩戴防护眼镜、橡胶手套等防护用品，如有不慎接触，则应及时用大量水冲洗，严重时送医院治疗。

2）本品属强氧化剂，与易燃物接触可能引发无明火自燃，应远离易燃物及火源。

3）未加入防腐剂的产品对金属有腐蚀性。

4）对有色织物有漂白褪色作用。

4. 二氧化氯消毒剂　具有杀菌谱广、作用迅速、效果可靠、无有害物质残留、不污染环境、对人体安全等特点。二氧化氯按物理形态分为一元包装和二元包装。一元二氧化氯固体制剂使用时只需溶解即可得到纯度比较高的二氧化氯溶液，一元二氧化氯溶液是一种单一包装的水溶液制剂，无须活化，开瓶即可直接使用；二元包装二氧化氯需根据产品使用说明书活化后才能使用。

（1）常规消毒对象及使用浓度 二氧化氯主要应用于空气、水体和一般物体表面消毒。在使用二氧化氯消毒剂时，应严格按产品说明书的使用剂量、作用时间和消毒方式进行操作。一般而言，二氧化氯推荐浓度和作用时间如下。

1）生活饮用水和二次供水 投加二氧化氯的量不低于5mg/L，作用30分钟，消毒后水中二氧化氯浓度不低于0.1mg/L。

2）医院污水 有效浓度为20~40mg/L，投加并混匀，作用30~60分钟。

3）餐饮具 传染病患者使用后的餐饮具，可在清洁的基础上采用有效浓度为250mg/L消毒液浸泡消毒，作用20分钟，消毒后用清水将残留的消毒液冲洗干净。

4）一般物体表面 预防性消毒时可采用有效浓度为100~250mg/L的消毒液，对各类清洁物体表面擦拭、喷洒、浸泡消毒，作用10~30分钟；对传染病病原体污染的物体表面可采用有效浓度为500~1000mg/L的消毒液，擦拭、喷洒、浸泡消毒，作用10~30分钟。

5）空气 空气消毒时密闭房屋，用浓度为500mg/L的二氧化氯消毒液10~20ml/m³进行气溶胶喷雾，作用1小时。

6）非金属医疗器械消毒 采用浸泡方式消毒，作用15~30分钟。高水平消毒时浓度为400~600mg/L，中水平消毒时浓度为100~300mg/L，低水平消毒时浓度为50~100mg/L。

（2）注意事项

1）外用消毒剂，不得口服；置于儿童不易触及处；不宜与其他消毒剂、碱或有机物混用。

2）对金属有腐蚀性，对织物有漂白作用，消毒完成后应及时清洗。

3）二氧化氯活化液和稀释液不稳定，应现配现用。

4）使用时应戴手套，避免高浓度消毒剂接触皮肤和吸入呼吸道；如消毒剂不慎接触眼睛，应立即用水冲洗，严重者应及时就医。

5. 过氧乙酸 是无色或浅黄色透明液体，有刺激性气味，并带有醋酸味，易挥发，易溶于多种有机溶剂和水，不稳定，易分解。产品多为二元包装，有较强的腐蚀性，对被消毒的物品有损害。可杀灭各种微生物，温度在0℃以下时，仍可保持活性。其杀菌作用强弱的顺序依次为细菌繁殖体、真菌、病毒、结核杆菌（分枝杆菌）和细菌芽孢。

（1）常规消毒对象及使用浓度 过氧乙酸常用于室内空气消毒，也用于一般物体表面消毒、耐腐蚀物品消毒，适用于内镜等专用器械等消毒灭菌。

二元包装的过氧乙酸使用前应按产品使用说明书要求，将A液（经过处理的冰醋酸）和B液（按比例配制好的过氧化氢溶液）混合均匀，活化，一般在使用前一天混合活化。现在还有二元包装为固体的剂型，即两种可溶于水的固态有机化合物，分别含乙酰基和过氧基，平时单独存放，使用时按比例溶于水，两种化合物通过化学反应生成过氧乙酸。

1）空气消毒 无人情况下进行消毒处理。0.2%~0.5%过氧乙酸消毒液，用气溶胶喷雾方法，按照10~20ml/m³的用量进行喷雾消毒，作用60分钟，然后进行通风换气；也可使用15%过氧乙酸消毒液加热蒸发，用量按7ml/m³计算，相对湿度为60%~80%，室温熏蒸1~2小时，然后进行通风换气。

2）一般物体表面消毒 预防性消毒时可采用0.1%~0.4%过氧乙酸消毒液对各类清洁物体表面擦拭、浸泡和喷洒消毒，作用时间应不少于30分钟；被细菌繁殖体、病毒和分枝杆菌病原体污染的物体表面可采用0.5%的过氧乙酸消毒液喷洒或浸泡，消毒60分钟；被细菌芽孢病原体污染过的物体表面可采用1%的过氧乙酸消毒液喷洒或浸泡2小时，然后用清水冲洗，去除残留消毒剂。

3）耐腐蚀医疗器械的消毒 0.5%过氧乙酸消毒液作用10分钟，消毒结束后应使用无菌水冲洗，去除残留消毒液；内镜消毒、灭菌应遵循产品使用说明书的适用范围及操作方法。

（2）注意事项

1）过氧乙酸有腐蚀性，对眼、黏膜或皮肤有刺激性，有灼伤危险。实施消毒作业时，应佩戴口罩、手套等个人防护用品，若不慎接触，应用大量水冲洗并及时就医。

2）如出现容器破裂或渗漏现象，应用大量水冲洗，或用沙子、惰性吸收剂吸收残液，并采取安全防护措施。

3）对多种金属和织物有很强的腐蚀和漂白作用，浸泡消毒后及时用水冲洗干净。

4）易燃易爆，遇明火、高热会引起燃烧爆炸，与还原剂接触、遇金属粉末有燃烧爆炸危险，应贮存于通风阴凉处，远离可燃物质。

5）过氧乙酸溶液不稳定，用前应测定有效含量。

6. 含碘消毒剂　是一类用于手、皮肤和黏膜的广谱消毒剂，对革兰阳性和阴性细菌高度敏感，对抗酸杆菌、细菌芽孢、亲脂病毒及亲水病毒等都敏感。常见含碘消毒剂包括碘伏和碘酊。碘伏是碘与表面活性剂（载体）及增溶剂（碘化钾）形成的不定型的络合物，其实质是一种含碘表面活性剂，主要品种是聚乙烯吡咯烷酮碘（PVP－I）和聚醇醚碘（NP－I），可用于破损皮肤和黏膜的消毒。由于碘的水溶液溶解度低，因此将其溶于醇溶液中，制成碘酊，故碘酊又称为"碘酒"，为棕红色澄清液，有碘和乙醇气味，对破损皮肤和黏膜具有刺激性，着色不易褪色，需要用乙醇脱碘。

（1）常规消毒对象及使用浓度　碘伏适用于手、皮肤、黏膜及伤口的消毒。碘酊适用于注射及手术部位皮肤，不适用于黏膜和敏感部位皮肤消毒。

1）碘伏　有效碘含量为 1000～10000mg/L，以 5000mg/L 多见。①外科术前手消毒：在常规刷手的基础上，用无菌纱布蘸取含有效碘 2000～10000mg/L 的碘伏均匀擦拭，从手指尖擦至前臂部位和上臂下 1/3 部位皮肤，作用 3～5 分钟；②皮肤消毒：可用无菌棉拭蘸取含有效碘 2000～10000mg/L 的碘伏在消毒部位擦拭 2～3 遍，作用 1～3 分钟。③黏膜消毒：用有效碘浓度为 250～500mg/L 的碘伏稀释液直接对消毒部位进行冲洗或擦洗。

2）碘酊　目前消毒产品以 2% 碘酊常用，用无菌棉拭或无菌纱布蘸取本品，在消毒部位的皮肤上进行擦拭 2 遍以上，作用时间为 1～3 分钟，再用无菌棉拭或无菌纱布蘸取 75% 医用乙醇擦拭脱碘。

（2）注意事项

1）外用消毒液，禁止口服，置于儿童不易触及处；对碘过敏者慎用。

2）密封，避光，置于阴凉、通风处保存。

3）碘伏对二价金属制品有腐蚀性，不应用于相应金属制品的消毒。

（六）常用消毒器械

1. 紫外线灯　紫外线消毒方法属于物理消毒方法，具有广谱高效、快速彻底、无须添加化学药剂、不存在抗药性、无二次污染等特点，被广泛应用于医院、空调系统、消毒柜等领域。紫外线按照波长可划分为四个波段：长波 UVA、中波 UVB、短波 UVC、真空波 UVD。其中，短波紫外线 UVC 波长为 200～275nm，只有短波紫外线 UVC 具有杀菌消毒作用。紫外线可以杀灭各种微生物，包括细菌繁殖体、芽孢、分枝杆菌、病毒、真菌、立克次体和支原体等，凡被上述微生物污染的表面，水和空气均可采用紫外线消毒。

（1）使用要求

1）用于消毒的紫外线灯在电压为 220V、环境相对湿度为 60%、温度为 20℃ 时，辐射波长为 253.7nm 紫外线强度（使用中的强度）应不低于 70μW/cm²。

2）空气消毒可采用悬吊式或移动式直接照射消毒。灯管吊装高度一般距地面 1.8～2.2m。安装紫外线灯的数量为平均 ≥1.5W/㎡，照射时间 ≥30 分钟。

3）紫外线消毒物体表面时，有效距离不超过1m。要求用于消毒的紫外线灯在电压为220V、环境相对湿度为60%、温度为20℃时，辐射的253.7nm的紫外线强度（使用中的强度）不得低于70μW/cm²。

（2）具体方法

1）空气消毒　在室内无人的状态下，关闭门窗，保持室内环境清洁干燥，每次照射时间1小时，并做好登记，记录项目包括消毒时间、消毒地点、照射时间、累计时间、清洁（更换）灯管情况、执行人等。

2）物体表面消毒　使照射表面充分暴露于紫外线，有效距离在1m以内，照射时间≥30分钟。

（3）注意事项

1）在使用过程中，应保持紫外线灯表面的清洁，灯管表面的灰尘、油污会影响紫外线的发射，一般每1~2周用酒精棉球擦拭一次。

2）用紫外线灯消毒室内空气时，房间内应保持清洁干燥，减少尘埃和水雾，温度低于20℃或高于40℃，相对湿度>60%时，应适当延长照射时间。

3）不得使紫外线光源照射到人，以免引起损伤。必要时应穿防护服和佩戴防护眼镜。

4）使用紫外线消毒灯消毒结束之后，尽量通风30分钟以上再进入房间。即使是无臭氧的紫外线在使用过程中也会产生微量的臭氧，因此应先通风再进入。

5）普通型或低臭氧型直管紫外线灯（30W），在灯管下方垂直1m的中心处，测量新灯管的辐照度值应≥90μW/cm²；使用中灯管的日常监测的辐照度值应≥70μW/cm²，低于此值者应及时更换灯管。

2. 循环风空气消毒机　根据消毒杀菌的原理，空气消毒机可以分为采用化学因子消毒的空气消毒机（二氧化氯消毒机、臭氧空气消毒机等）和采用物理因子消毒的空气消毒机（紫外线空气消毒机、静电吸附空气消毒机、等离子体空气消毒机、纳米光催化空气消毒机等）。采用物理因子消毒的空气消毒机是专门为人机共处环境所设计的，其优势及特点是可以在有人的情况下进行消毒杀菌，可以杀灭或去除空气中的细菌、病毒、真菌、孢子等病原微生物，且在消毒时无气味、无辐射线，不腐蚀设备。

循环风紫外线空气消毒机由高强度紫外线灯和过滤系统组成，可以有效地滤除空气中的尘埃，并可将进入消毒器的空气中的微生物杀死。按产品说明书安装和操作。本机采用低臭氧紫外线灯制备，工作时空气中的臭氧浓度≤0.1mg/m³，低于国家规定的标准（0.15mg/m³），对人安全，故可在有人的房间内进行消毒。

静电吸附式空气消毒机采用静电吸附原理，加以过滤系统，不仅可过滤和吸附空气中带菌的尘埃，也可吸附微生物。在一个20~30m²的房间内，使用一台大型静电式空气消毒器，消毒30分钟后，应达到国家卫生标准。可用于有人在房间内空气的消毒。

综上所述，循环风空气消毒机适用于预防性消毒以及传染病患者所处环境的空气随时消毒。通过循环风的方式进行消毒杀菌（循环风的风量可达850~1500m/h，机器每小时风量必须达到被消毒空气体积的10倍以上才能达到消毒效果），具体操作须按说明书执行，并根据产品使用说明书定期对机器内的元部件进行清洁或更换。

二、事件现场处置

（一）组织执行与人员要求

1. 对甲类传染病和肺炭疽、艾滋病等乙类传染病必须在当地疾病预防控制和监督机构的监督指导下，由有关单位和个人及时进行消毒处理，或由当地疾病预防控制和监督机构负责进行终末消毒。

2. 对乙类传染病中的病毒性肝炎、细菌性痢疾、伤寒和副伤寒、脊髓灰质炎、白喉、布鲁氏菌病、炭疽、钩端螺旋体病、流行性出血热、淋病、梅毒等和丙类传染病中肺结核，必须按照当地疾病预防控制和监督机构提出的卫生要求，由患者陪护人或所在单位进行消毒处理或由当地疾病控制机构组织进行消毒处理。

3. 对丙类传染病中的急性出血性结膜炎、感染性腹泻等由患者或其陪护人进行消毒处理。

4. 各类传染病（包括非法定传染病）暴发流行时应在当地疾病预防控制和监督机构的监督指导下，由有关单位及时进行消毒，或由当地疾病预防控制和监督负责对其进行消毒处理。

5. 在医院中对传染病患者的终末消毒由医院安排专人进行。

6. 非专业消毒人员开展疫源地消毒前应接受培训合格后上岗。

（二）时限要求

接到甲类传染病疫情报告和乙类传染病中的肺炭疽和艾滋病的疫情报告后，城市应在 6 小时内，农村应在 12 小时内采取消毒措施，其他传染病按病种不同应在 24 ~ 48 小时内采取消毒措施。

（三）消毒处置和防护用品装备要求

承担疫源地消毒任务的单位，应根据工作需要和条件配备消毒工具和防护用品，储备一定数量的消毒剂。在实施现场消毒工作前，应尽快通过电话等方式了解突发公共卫生事件类型、现场的具体情况及可能污染病原体的种类，有针对性地准备消毒和防护应急装备，包括个人防护用品、消毒药械、消毒效果检测用品，以及通信和辅助工具等物资（表 9 - 1），并检查消毒器械是否正常使用，消毒剂是否在使用有效期内，以保证现场消毒有效性。

表 9 - 1　现场消毒处置物资准备清单

物资类别	物资名称	注意事项
消毒工具	背负式喷雾器、气溶胶喷雾器、机动喷雾器、喷壶（装入事先配好的含氯消毒剂，用于开辟消毒通道）	根据传染病传播途径和现场环境条件选择相应消毒器械，未知时尽可能将消毒器械准备齐全
消毒剂	常用消毒剂有过氧化物消毒剂（如过氧乙酸和过氧化氢等）、含氯消毒剂（漂粉精、84 消毒液等）、个人防护消毒剂包括碘伏和快速手消毒液等	过氧乙酸消毒剂需要提前配制，将过氧乙酸 A 液和 B 液混匀，作用 24 小时才能使用，所以现场消毒时须携带配制好的过氧乙酸消毒液
防护用品	工作服、防护服、隔离衣（应防水）、防护眼镜、口罩、帽子、手套（乳胶手套和橡胶手套）、胶鞋或长筒胶靴、毛巾、污物袋（包含感染性废弃物袋）、防水围裙、雨衣等	个人防护用品质量对感染防护效果和消毒剂对人体的伤害影响较大，应选择符合相应标准技术要求的产品，并根据个体身高、体重等选好型号备用
检测用品	10ml PBS 及含相应中和剂的 10ml PBS，普通营养琼脂培养基平皿，相应致病菌检测培养基、灭菌规格板、棉签、空试管、包装纸、火柴、酒精灯、记号笔、采样记录等	检测用品中必须携带一部分含相应中和剂的 PBS，中和剂的选择应根据现场使用消毒剂的种类，不同消毒剂中和剂是不同的，过氧乙酸和含氯消毒剂的中和剂为硫代硫酸钠
其他	通信设备、手电筒、相机、录音笔、各种消毒记录工作表、配药桶、刻度量杯（筒）、消毒剂浓度试纸、卷尺等	配药桶、刻度量杯最好是塑料材质，配药桶可事先标记相应的容量刻度，容积可不必过大，只需将消毒剂溶解即可，应配备相应的搅拌棒，混匀并加速溶解

1. 消毒工具　背负式喷雾器、气溶胶喷雾器、机动喷雾器、配药桶（10L）、刻度量杯（筒）、工具箱、消毒车、消毒剂浓度试纸等。

2. 防护用品　工作服、隔离服、防护眼镜、N95 口罩、外科口罩、帽子、手套、长筒胶靴、毛巾、医疗垃圾污物袋、手电筒、尺、雨衣、长柄毛刷、肥皂盒、皮肤消毒盒（瓶）。

3. 消毒剂　储备一定量的消毒剂并与有关厂家建立联系，确保处置突发公共卫生事件疫情的需要。

常用消毒剂有过氧乙酸、含氯消毒剂、碘伏等。

（四）现场消毒技术要求

1. 疫区消毒

（1）消毒范围和对象　以传染源排出病原体可能污染的范围为依据确定消毒范围和对象。

（2）消毒持续时间　以传染病流行情况和病原体监测结果为依据确定消毒的持续时间。

（3）消毒方法的选择　以消毒因子的性能、消毒对象、病原体种类为依据选择消毒方法。尽量避免破坏消毒对象的使用价值和造成环境的污染。

（4）疑似传染病疫源地的消毒　可按疑似的该类传染病疫源地进行消毒处理或按下一条进行处理。

（5）不明传染病疫源地的消毒　应根据流行病学指征确定消毒范围和对象，采取最严格的消毒方法进行处理。

（6）注意与其他传染病控制措施配合　搞好传染源的管理，疫区的封锁、隔离，杀蝇、防蝇，灭鼠、防鼠，灭蚤，搞好饮用水、污水、食品的消毒及卫生管理，搞好环境卫生。加强易感人群的保护。

（7）填报消毒工作记录　必要时进行消毒效果评价。

2. 疫点的随时消毒

（1）对患者应根据病情做到"三分开"与"六消毒"。"三分开"是指：①分住室（条件不具备可用布帘隔开，至少要分床）；②分饮食；③分生活用具（包括餐具、洗漱用具、便盆、痰罐等）。"六消毒"是指：①消毒分泌或排泄物（如呼吸道传染病主要为口鼻分泌物，肠道传染病主要为粪便，接触性传染病主要为脓液、痂皮等）；②消毒生活用具；③消毒双手；④消毒衣服、被单；⑤消毒患者居室；⑥消毒生活污水、污物。

（2）患者陪伴和护理人员，除做好患者的随时消毒外，应做好本人的卫生防护，护理患者后，应消毒双手。

3. 疫点的终末消毒程序

（1）在出发前，应检查所需消毒用具、消毒剂和防护用品，做好准备工作。

（2）消毒人员到达疫点，首先核对门牌号和患者姓名，并向有关人员说明来意，做好防疫知识宣传，禁止无关人员进入消毒区域内。

（3）对脱掉外衣应放在自带的布袋中（不要放在污染或可能受到污染的地方）。穿隔离服、胶鞋，戴上口罩、帽子。用过氧乙酸或含氯制剂时，须戴防护眼镜。

（4）仔细了解病员患病前和患病期间居住的房间、活动场所，用过的物品、家具，吐泻物、污染物倾倒或存放地点，以及污水排放处等，据此确定消毒范围和消毒对象。根据消毒对象及其污染情况，选择适宜的消毒方法。

（5）进入疫点时，应先消毒有关通道。

（6）测量房屋、家具及地面需消毒的面积和体积，估算需消毒的污水量。

（7）必要时，由检验人员对不同消毒对象进行消毒前采样。

（8）消毒前应关闭门窗，将水缸盖好，将未被污染的贵重衣物、饮食类物品、名贵字画及陈列物品收藏好。

（9）针对呼吸道传染病，应对室内空气进行消毒；针对肠道传染病，应先于室内灭蝇，再进行消毒。

（10）对室内地面、墙壁、家具和陈设物品消毒时，应按照先上后下，先左后右的方法，依次进行消毒。

（11）患者用过的餐（饮）具、污染的衣物若不能集中在消毒站消毒时，可在疫点进行煮沸、浸泡或擦拭消毒。进行浸泡消毒时，必须使消毒液浸透被消毒物品。进行擦拭消毒时，必须反复擦拭 2 ~ 3 次。对污染重、经济价值不大的物品和废弃物，在征得同意后焚烧。

（12）室内消毒后，必要时对厕所、垃圾、下水道口、自来水龙头、缸水和井水等进行消毒。

（13）对传染源密切接触者进行人员卫生处理。

（14）疫点消毒工作完毕，对消毒人员穿着的工作服、胶靴等进行喷洒消毒后脱下。将衣物污染面向内卷在一起，放在医疗垃圾袋按医疗垃圾处理。所用消毒工具表面用消毒剂进行擦洗消毒。

（15）必要时，到达规定的消毒作用时间后，由检验人员对不同消毒对象进行消毒后采样，进行消毒效果评价。

（16）填写疫点终末消毒工作记录。离开病家前，让病家开窗通风，擦拭打扫。

4. 消毒人员注意事项

（1）出发前，要检查应携带的消毒工具是否齐全无故障，消毒剂是否足够。

（2）应主动取得病家合作和相关人员的配合。选择消毒因子时，应尽量采用物理法消毒。在用化学法消毒时应尽量选择对相应致病微生物杀灭作用良好，对人、畜安全，对物品损害轻微，对环境影响小的消毒剂。

（3）消毒过程中，不得吸烟、饮食。要注意自我保护，既要防止或减少受到消毒因子的伤害又要避免受到微生物感染。

（4）消毒过程中，不得随便走出消毒区域，禁止无关人员进入消毒区内。

（5）消毒应有条不紊，突出重点。凡应消毒的物品，不得遗漏。严格区分已消毒和未消毒的物品，勿使已消毒的物品被再次污染。

（6）携回的污染衣物应立即分类进行最终消毒。

（7）清点所消耗的药品器材，加以整修、补充。

（8）填好的消毒记录应及时上报（附录10）。

（五）各类传染病现场消毒处置

消毒是切断传染病传播途径一项非常重要的措施。不同传播途径的传染病，消毒的对象、方法和重要性也不尽相同。努力做到科学消毒、精准消毒，避免过度消毒和消毒不足问题。

1. 肠道传染病现场消毒处置　肠道传染病病原体主要以粪－口途径传播，所以首先要做好粪便的管理，如霍乱、伤寒和副伤寒、细菌性痢疾、甲型肝炎、戊型肝炎、脊髓灰质炎等传染病。患者的呕吐物、排泄物、分泌物以及被患者的呕吐物、排泄物、分泌物污染的物品应作为重点消毒对象。

2. 呼吸道传染病消毒处置　呼吸道传染病病原体主要以空气飞沫为途径传播，如传染性非典型肺炎、人感染高致病性禽流感、新型冠状病毒感染、结核、白喉等传染病，首先要做好空气消毒，主要是患者发病时生活和工作的场所，特别是密闭环境的空气消毒，同时必要情况下患者呼吸道分泌物垃圾以及呼吸道分泌物污染的物品也应作为消毒对象。

3. 性传播疾病消毒处置　性传播疾病如艾滋病、乙型肝炎、丙型肝炎、丁型肝炎等，消毒主要以患者的血液、体液、分泌物以及被患者的血液、体液、分泌物污染的物品为主要消毒对象。

4. 人畜共患传染病的消毒处置

（1）炭疽

1）皮张、畜毛　①将被消毒物品置环氧乙烷消毒柜中，在温度为54℃，相对湿度为80%条件下，用环氧乙烷气体800mg/L消毒4 ~ 6小时。②0.5% ~ 1%过氧乙酸溶液浸泡消毒2 ~ 4小时。

2）病畜圈舍和病畜或死畜停留处的地面、墙面　用0.5%过氧乙酸或20%漂白粉澄清液喷洒，药量为150 ~ 300ml/m²，连续喷洒3次，每次间隔1小时。畜圈地面为泥土时，应将地面10cm的表层泥土挖起，按 1 份漂白粉加 5 份泥土混合后深埋 2m 以下。

3）病畜污染的饲料、杂草和垃圾　应焚烧处理。

4）病畜的粪尿　按 1 份漂白粉加 5 份粪尿，或最终作用浓度为 40000mg/L 有效氯的其他含氯消毒剂搅匀后消毒作用 2 小时，深埋 2m 以下。不得用作肥料。

5）已确诊为炭疽的家畜　应整体焚烧，严禁解剖。

6）其他污染对象　消毒方法同传染病控制常用消毒方法。炭疽杆菌可形成芽孢，故在消毒中不得使用中、低效消毒剂。疫源地内要同时开展灭蝇、灭鼠工作。

（2）布鲁氏菌病

1）奶　用巴氏消毒法（60℃ 30 分钟）消毒或煮沸消毒 3 分钟。病畜的皮毛可集中用环氧乙烷消毒。

2）动物的棚舍　用 0.5% 过氧乙酸溶液进行喷雾消毒。

3）其他污染对象　消毒方法同传染病控制常用消毒方法。

（3）流行性出血热

1）疫点室内、庭院，有鼠隐蔽、栖息场所的地面和杂物堆，用有效氯 10000mg/L 含氯消毒剂或 0.5% 过氧乙酸，按 $100 \sim 200ml/m^2$ 喷洒消毒。

2）对发热期患者和疫鼠的排泄物、分泌物、血及其污染物污染伤口，或被鼠咬伤的伤口，用 0.5% 碘伏消毒。

3）疫区应开展杀虫、灭鼠。

（4）不明原因传染病消毒处置　对于不明原因传染病，由于病原体抗力、传播途径等决定消毒剂的选择和使用方式的因素未知，所以应采用高水平消毒剂，按照各种传播途径均存在的情况下采取严格的消毒方法。

（六）消毒效果评价

为了保证消毒质量，确保传染病病原体被彻底杀灭，有效阻止其传播，必要时进行消毒效果评价。

1. 评价标准　符合以下全部要求者，可判为消毒处理合格。

（1）消毒后消毒对象中不得检出相应的病原微生物。

（2）消毒后消毒对象中自然菌的杀灭率应 ≥90%。

（3）有关指标菌残留菌量，不得超过国家相关标准和规定。

2. 检测方法

（1）物体表面的检测方法

1）采样　消毒前和消毒至规定的时间后分别采样。将无菌棉拭在含 10ml 中和剂的 PBS 试管中浸湿，并于管壁上挤压至不出水后，对 $25cm^2$（5cm × 5cm）无菌规格板框定被检的物品表面涂抹采样，横竖往返各 8 次，使棉拭四周都接触到物体表面。以无菌操作方式将棉拭采样端剪入原 PBS 试管内，充分振打，进行活菌培养计数。对不适宜用规格板采样的物体表面（例如门把手、热水瓶把等）可按实际面积采样。

2）分离培养　将消毒前、后样本 4 小时内在送实验室进行活菌培养计数以及相应致病菌与相关指标菌的分离与鉴定。

3）评价　医疗机构随时消毒应符合 GB 15982—2023 医疗机构各类环境物体表面菌落总数卫生标准，不得检出传染病病原微生物（表 9－2）。

表9-2　各类环境空气、物体表面菌落总数卫生标准

环境类型		空气平均菌落数ᵃ		物体表面平均菌落数（CFU/cm²）
		CFU/皿	CFU/m³	
Ⅰ类环境	洁净手术部	符合 GB 50333 要求	≤150	≤5.0
	其他洁净场所	≤4.0（30 分钟）ᵇ	–	
Ⅱ类环境		≤4.0（15 分钟）	–	≤5.0
Ⅲ类环境		≤4.0（5 分钟）	–	≤10.0
Ⅳ类环境		≤4.0（5 分钟）	–	≤10.0

注：a. CFU/皿为平板暴露法，CFU/m³为空气采样法。b. 平板暴露时间

（2）排泄物、呕吐物的检测方法

1）采样　消毒前和消毒达到设定的作用时间时，分别取1ml（或1g）污染物放入含9ml含相应中和剂PBS的试管。振荡混匀，取0.5ml放入另一含4.5ml PBS的试管内进行。在管壁上做好标记。

2）分离培养　将消毒前、后的样本4小时内送实验室进行活菌培养计数以及相应致病菌与相关指标菌的分离与鉴定。

（3）空气的检测方法

1）采样　将拟消毒房间的门窗关好，在消毒前和消毒达到规定的时间后，在无人的条件下经10分钟后，在室内的四角和中央相当于桌面高度处各放置一个无菌普通营养琼脂平板。打开平皿盖，暴露5~10分钟后盖好平皿盖。各平皿应做好标记。

2）分离培养　将消毒前、后的样本和阴性对照样本，尽快送实验室，于37℃培养箱中培养48小时，计数菌落。

3）评价　医疗机构随时消毒，各类环境空气应符合医疗机构卫生标准，不得检出传染病病原微生物（表9-2）。

（4）水的检测方法

1）采样　消毒前和消毒至规定作用时间后，分别取水源水样于2个装有无菌采样瓶中，每瓶100ml。

2）分离培养　消毒前、后的水样4小时内送实验室进行检测。将水样注入滤器中，加盖，在负压为0.05MPa的条件下抽滤。滤完后，再抽气5秒，关闭滤器阀门，取下滤器。用无菌镊子夹取滤膜边缘，移放在品红亚硫酸钠琼脂培养基平板上。滤膜的细菌截留面朝上，滤膜与培养基完全紧贴。将平皿倒置，放于37℃恒温箱内，培养22~24小时，观察结果。计数滤膜上生长的带有金属光泽的黑紫色大肠埃希菌菌落。

3）评价　饮用水以消毒后水样中大肠菌群下降至0个/100ml、菌落总数100CFU/L，相应致病菌不得检出为消毒合格。医疗机构水污染物排放标准应符合表9-3要求。

表9-3　医疗机构水污染物排放标准

传染病、结核病医疗机构水污染物排放标准（日均值）		综合医疗机构和其他医疗机构水污染物排放标准（日均值）		
控制项目	标准值	控制项目	排放标准	预处理标准
粪大肠菌群数	100（MPN/L）	粪大肠菌群数	500（MPN/L）	5000（MPN/L）
肠道致病菌	不得检出	肠道致病菌	不得检出	—
结核杆菌	不得检出	肠道病毒	不得检出	—
总余氯	0.5（mg/L）	总余氯	0.5（mg/L）	

注：采用含氯消毒剂消毒的工艺控制要求：
1. 消毒接触池接触时间≥1.5小时，接触池出口总余氯6.5~10mg/L
2. 采用其他消毒剂对总余氯不作要求
3. 排放标准：消毒接触池接触时间≥1小时，接触池出口总余氯3~10mg/L；预处理标准：消毒接触池接触时间≥1小时，接触池出口总余氯2~8mg/L
4. 采用其他消毒剂对总余氯不作要求

第二节 病媒生物防制应急处置技术

一、概述

病媒生物是指能够将病原体从人或者其他动物传播给人的生物，如蝇、蚊、鼠类等。广义的病媒生物包括脊椎动物和无脊椎动物两大类群。脊椎动物中的病媒生物主要是鼠类；无脊椎动物中常见的病媒生物有蚊、蝇、蜚蠊、跳蚤等，有些病媒生物不易被人察觉，但无处不在，例如螨虫。

病媒生物能直接或间接传播疾病，从而威胁人类的健康。鼠疫、登革热、疟疾、伤寒等部分我国法定传染病都是属于病媒生物性传染病。病媒生物性传染病具有传播快、易流行的特点，严重威胁人民群众的身体健康。通过对病媒生物的有效控制，可减少其对人群的骚扰和经济损失，有效预防和控制病媒生物性传染病的发生和传播。

病媒生物对人的危害程度与其密度、分布范围密切相关，密度越高，危害越大；密度低到一定程度，就不受危害。因此，系统地开展鼠、蚊、蝇和蟑螂等病媒生物密度监测，不仅为制定病媒生物控制方案提供依据，而且为病媒生物性传染病的流行趋势提供监测预警信息。

二、应急物资储备

在实施现场工作前，应尽快通过走访、电话咨询等方式了解现场的具体情况，有针对性地准备应急物资，包括个人防护用品、监测设备、控制药物与器械以及通信和交通工具等物资，定期进行更换和维护以保证其有效性。

三、实施控制

（一）病媒生物实施控制原则

病媒生物实施控制包括常规原则和应急原则。

当病媒生物密度不高、未发生媒介相关疾病或未对群众生活等造成严重影响时，可遵循常规原则，即始终坚持病媒生物监测，加强环境治理，对病媒生物孳生地进行有效管理，辅以个人防护和药物治疗。

当病媒生物密度过高、媒介生物性疾病流行或对群众生活等造成严重影响时，应遵循应急原则，即坚持病媒生物监测，以化学防治为主，辅以个人防护和环境治理，迅速降低目标病媒生物密度。

（二）病媒生物密度监测

因地制宜地开展病媒生物监测工作，不同的病媒生物至少各选一种监测方法，重点在居民安置点及其周围环境监测，监测点首选重灾区（受地震、洪涝等灾害严重的地区），每个区、县（县级市）至少按方位设 3~5 个有代表性的灾民安置点进行监测。以下以蚊、蝇、蜚蠊和鼠为代表，介绍这四种病媒生物的密度监测方法。

1. 蚊虫密度监测 蚊虫密度监测方法包括诱蚊灯法、BG－Trap 法、产卵雌蚊诱集法、人诱停落法、手持式蚊虫采样器法、挥网法、动物诱集法、栖息蚊虫捕捉法、帐诱法、黑箱法、幼虫吸管法、幼虫勺捕法、路径法、诱蚊诱卵器法、诱卵杯法。其中，诱蚊灯法、BG－Trap 法、产卵雌蚊诱集法、人诱停落法、手持式蚊虫采样器法、挥网法、动物诱集法、栖息蚊虫捕捉法、帐诱法、黑箱法适用于成蚊的监测；吸管法、幼虫勺捕法、路径法适用于幼虫或蛹的监测；诱蚊诱卵器法适用于成蚊与卵的监测；诱卵杯法适用于卵的监测。进行蚊虫密度监测时，要在相应表格内记录温度、湿度和风速等气候数据（表9-4）。

（1）成蚊密度监测　诱蚊灯法：选择正在使用的动物厩舍和有人居住的民房作为室内监测点，诱蚊灯光源离地1.5m。日落前1小时接通电源，开启诱蚊灯诱捕蚊虫，直至次日日出后1小时，或根据监测目的决定诱集时间。密闭收集器后，关闭电源，然后对蚊虫进行收集、分类和计数。

$$蚊密度 = 雌蚊数量/（灯的数量 \times 诱蚊小时数）$$

注：蚊密度单位为只/（台·h）

（2）产卵雌蚊密度监测　产卵雌蚊诱集法：日落前1小时放置产卵雌蚊诱集器，盘内装不少于2L的产卵诱集物。每次日出后1小时移走诱集的蚊虫，对蚊虫进行收集、分类和计数。每晚更换产卵诱集物。

$$蚊密度 = 雌蚊数量/（诱集器内蚊数量 \times 诱蚊夜数）$$

注：蚊密度单位为只/（个·夜）

（3）蚊幼虫密度监测　幼虫勺捕法：沿着大中型水体岸边，每隔10m选择一个采样点，用500ml标准水勺迅速从水体中舀起一勺水，用长吸管或小滴管吸出幼虫（蛹）并放入已编号的采样管中，对蚊虫进行收集、分类和计数，并记录日期、场所。

$$幼虫勺舀指数 = 采集所得的蚊幼虫（蛹）总数/阳性勺数$$

注：幼虫勺舀指数单位为条/勺

表9-4　蚊虫成蚊监测表

监测时间：＿＿＿＿ 年 ＿＿＿＿ 月 ＿＿＿＿ 日

监测地点：＿＿＿ 省（自治区、直辖市）＿＿＿ 市 ＿＿ 区（县）＿＿ 街道（乡）

监测方法：＿＿＿＿＿＿＿＿＿＿＿＿＿＿＿＿＿

密度计算单位：＿＿＿＿＿＿＿＿＿＿＿＿＿＿＿＿＿＿＿＿＿＿＿＿＿＿＿＿

温度：＿＿＿＿ 湿度：＿＿＿＿ 风速：＿＿＿ 气候：＿＿＿＿＿＿＿＿＿＿＿＿＿＿＿＿＿＿＿

编号	环境类型	蚊虫种类和雌蚊的数量									密度	备注

监测人：
审核人：　　　　　　　　　　　　　　　　　　　　监测负责人：

2. 蝇类密度监测　蝇类密度监测方法包括笼诱法、粘捕法、目测法等。其中，笼诱法和粘捕法用于成蝇密度的监测；目测法用于成蝇密度和蝇类孳生率的监测。进行蝇类密度监测时，要在相应表格记录温度、湿度和风速等气候数据（表9-5）。

（1）笼诱法　每个捕蝇笼诱饵盘内放置50g红糖、50ml食醋及50ml水。监测时间为上午9：00到下午3∶00（或者按照监测目的设定监测时间）。将捕获蝇类麻醉后分类、计数。

$$蝇类密度＝捕获蝇总数／（投放捕蝇笼数×监测时间）$$

注：蝇类密度单位为只／（笼·h）

（2）粘捕法　监测时将长400mm、宽35mm粘蝇带挂置在离地面2.5m处，粘蝇带之间需相距3m以上，每标准间放置1条。监测时间为上午9∶00至下午3∶00（或者按照监测目的设定监测时间），记录粘捕到的蝇数。

$$蝇类密度＝粘捕蝇总数／（粘蝇带总数×监测时间）$$

蝇类密度单位为只／（条·h）

（3）目测法　监测人员在每个监测点选一点站立，目测蝇类停留面的蝇类数目，3分钟之内计数两遍，以数目较高者数字为准。每天定点定时观察，观测时间为10∶00～16∶00。注意，当蝇类数量超过50只，计数时间不以3分钟为限。条件允许时，可以用数码相机对蝇类停留面照相后再计数。

$$蝇类密度＝观察到的苍蝇数／停留面总面积$$

注：蝇类密度单位为只／平方米

表9－5　蝇类密度监测记录表

监测时间：_____年_____月_____日

检测地点：_____省（市、自治区）_____市_____区（县）_____街道（乡）

温度：_____℃　湿度：_____%　风速：_____m/s　气候：_____

监测方法：_____监测时间：_____诱饵：_____

监测地点	编号	捕获蝇数																		合计	备注
		家蝇	市蝇	丝光绿蝇	铜绿蝇	亮绿蝇	大头金蝇	伏蝇	新陆原伏蝇	红尾拉蝇	巨尾阿丽蝇	红头丽蝇	乌拉尔丽蝇	厩腐蝇	夏厕蝇	元厕蝇	瘤胫厕蝇	棕尾别麻蝇	黑尾黑麻蝇	其他		

本旬（月）蝇类监测结果：_____蝇密度_____比上旬（月）增减_____比去年同期增减____%

监测人：_____审核人：_____监测负责人：_____

3. 蜚蠊密度监测　包括粘捕法、药激法及目测法。

（1）粘捕法　监测时，在粘蟑纸中央放置2g新鲜面包屑作为诱饵，将其放置于蜚蠊经常栖息活动的地点，每15m²房间放1张，不足15m²的单独房间按15m²计算，大于15m²房间按15m²为1间折算，粘蟑纸放置12小时，晚放晨收。记录捕获蜚蠊种类及数量，计算蜚蠊粘捕率、侵害率、密度、密度指数，监测记录表格（表9－6）。监测时不得选择一周内药物处理过的场所作监测点，每次监测时，粘蟑纸必须更新。

$$蜚蠊密度指数＝粘捕到蜚蠊数／粘捕到蜚蠊的粘蟑纸数$$

注：蜚蠊密度指数单位为只／张

表 9 – 6 蜚蠊密度监测记录表（粘捕法）

序号	监测场所	投放部位	投放张数	有效张数	粘捕张数	大 蠊				小 蠊		
						种类	成虫只数 雌	成虫只数 雄	若虫只数	侵害率/密度、密度指数	成虫只数 雌	成虫只数 雄	若虫只数	侵害率/密度、密度指数

（2）药激法　蜚蠊密度检测剂是用于将蜚蠊从其栖息活动场所中驱赶出来，以便于监测时查看的一种药剂；常用的检测剂有质量分数为 0.3% 的氯菊酯乙醇液等。用蜚蠊密度检测剂对蜚蠊栖息活动地点进行喷洒，用手电筒照明、检查 5 分钟内驱出的蜚蠊，并计数。

$$蜚蠊密度 = 5 分钟内激出的蜚蠊总数/监测总房间数$$

蜚蠊密度单位为只/间

（3）目测法　监测房间内选择蜚蠊栖息活动的场所，用手电筒照明，检查并记录每个场所 3 分钟内观察到的蜚蠊种类、数量、活卵鞘数和蟑迹（空卵鞘壳、死尸、残尸等）数。

$$蜚蠊密度 = 监测到的蜚蠊总数/监测总房间数$$

注：蜚蠊密度单位为（只/间）

4. 鼠类密度检测　鼠类密度监测方法包括粘鼠板法、夹夜法、粉迹法、盗食法、鼠迹法、堵洞查盗法、目测法。其中，粘鼠板法、粉迹法适用于室内鼠密度的监测；堵洞查盗法适用于室外鼠密度的监测；夹夜法和鼠迹法适用于室内外环境的鼠密度监测；盗食法适用于下水道鼠密度的监测；目测法适用于旱獭密度的监测。

（1）粘鼠板法　将胶面规格为 150mm × 200mm 粘鼠板展开，紧靠墙基放置于室内鼠类经常活动或栖息的场所。每 15m² 房间对角放置 2 张。粘鼠板应避免放置于阳光直射、水淋、地面潮湿的场所，并防止尘土等污物对粘鼠板的污染。记录经过一夜抓捕到的鼠的种类和数量。以粘捕率或粘捕指数表示鼠密度。

$$粘捕率 = （捕鼠板数/有效粘鼠板数）× 100\%$$
$$粘捕指数 = 捕鼠数/有效粘鼠板数$$

注：粘捕指数单位为（只/块）

（2）夹夜法　以生花生米等为诱饵，室外沿一定地势放置规格为 120mm × 65mm 的鼠夹，夹距 5 ~ 10m，行距 20 ~ 50m。室内沿墙基放置，鼠夹和墙基垂直，踏板端靠墙。小于 15m² 房间放置 1 夹，15m² 房间放置 2 夹，大于 15m² 的房间按每 15m² 为 1 间折算标准间数，放夹数量以此类推。傍晚放置，次日清晨检查记录捕获鼠的种类及数量。以捕获率表示鼠密度。

$$捕获率 = （捕获鼠的鼠夹数/有效鼠夹数）× 100\%$$

（3）盗食法　选择当地鼠类喜食以及便于检查的饵料（如 10mm × 10mm 的红薯块）。打开下水道井盖，诱饵钩钩住饵料，用细绳将饵料吊入井内，置于鼠类活动场所，系牢绳子，盖好井盖，做好标记。次日检查，被鼠类盗食或留有啮痕的饵料即为阳性饵料。以盗食率表示鼠密度。

$$鼠饵盗食率 = （阳性饵料数/总饵料数）× 100\%$$

（三）病媒生物防治

病媒生物的综合防制包括环境治理（环境改造及环境处理）、物理防制（粘捕、笼捕、光电诱杀等）、生物防制（细菌性、真菌性或病毒性杀虫剂、自然天敌等）和化学防制等。长期以来，化学杀虫剂因高效、经济、操作方便，为病媒生物治理作出了巨大贡献，但病媒生物的抗药性问题也随之产生，并成为全球公共卫生及病媒生物治理的重大难题。

1. 蚊虫防制 是预防和控制各种蚊媒病的重要环节，要搞好这一工作，需要依靠广大的社会群体和专业机构相结合，实施突击防制和长效管理相结合的策略，从防制的目的、蚊虫的生态特性、环境因素、社会因素以及经济条件等整体观点出发，以治本为主的原则，把蚊虫控制到不足为害的水平，并争取清除，以达到除害灭病和减少其骚扰的目的。

（1）采取防蚊蝇措施，保护人群 使用市售驱避剂涂在身体暴露部位。傍晚、清晨尽量穿长袖衣裤，减少蚊虫叮咬。使用房屋装置纱门纱窗，个人使用蚊帐，必要时使用经药物浸泡过的蚊帐。

（2）环境治理、消除蚊蝇孳生地 蚊类的孳生地是各种水体，通过有计划、有目的地对环境进行治理、改造和处置，来消除蚊虫孳生、繁殖场所，是防制蚊虫的根本措施。及时排除居住周围的积水，填平洼坑，疏通沟渠，间歇灌溉，控制植被都是简便、易行、经济有效的环境防制措施。例如，稻田采用间歇灌溉，可阻挠中华按蚊、三带喙库蚊的产卵和生长发育；城市居住周围及时排除积水，翻盆倒罐，可减少伊蚊的孳生。

蚊类孳生地的治理思路为"清除水体、加快水流速度、生物灭蚊幼虫、投药灭蚊幼虫"。对于不能清除且投药难以起到良好的效果的水体，可考虑加快水流速度，如城边污水沟疏通、清理江湖距离岸边1m内水体里的杂草等；对于"死水塘""臭水泡"等无法清除、无法疏通的水体，可以考虑投药灭蚊。也可考虑在保证安全和不污染环境的情况下，利用不溶于水且比水密度小、不易燃易爆的液体如柴油，覆盖整个水面，从而避免蚊幼虫孳生。

蝇类的环境治理包括清除室内外垃圾污物，加强人畜粪便管理，垃圾桶、厕所、垃圾堆放场所要定期进行清查和清理，垃圾的收集、转运过程尽量做到容器密闭，做到及时收集、外运、处理，并进行无害化处理。

（3）化学防制 通过对蚊蝇密度的监测评估，使用常量喷雾器、超低容量喷雾器、热烟雾机等器械，喷洒按国家相关要求规范登记注册的含有高效氯氰菊酯、溴氰菊酯等有效成分的卫生杀虫剂，降低蚊蝇密度。在喷洒杀虫剂过程中，要做好宣传工作，避免群众中毒；要充分掌握天气情况，评估风向、风速、周边环境及潜在的风险，如风速过大或周边人口较密均不适合做空间喷洒。

（4）物理防制 利用机械方法，以及光、声、电子等物理条件，来捕杀、诱杀或驱除蚊虫。例如，家庭挥扇驱蚊是最简单的物理防制方法，装置纱窗纱门及使用蚊帐来阻隔蚊虫也是物理防制的措施之一。此外，利用某些蚊种对光的趋向习性，制造诱蚊灯，来诱杀成蚊；利用声波或超声波来驱赶蚊虫均是较理想的物理防制方法。

（5）生物防制 利用生物或生物的代谢产物防制蚊虫。人为地增加蚊虫天敌的数量和种群，打破自然界的相对平衡，使之不利于蚊虫种群的增长，从而减少和防止蚊虫的危害。目前我国真正用于蚊虫生物防制的主要是细菌制剂，如球形芽孢杆菌、苏云金芽孢杆菌和放养鱼类以及用人工繁殖蚤类来控制蚊虫幼虫。该方法有对人畜安全，作用特异，不污染环境且持效期长，不易产生抗性的优点，也有作用单一、杀灭蚊虫不够迅速、不能根除蚊虫的缺点。

（6）遗传防制 通过化学、射线照射和杂交处理等手段，改变蚊虫的遗传物质，降低其繁殖能力，从而达到控制或消灭蚊虫种群的目的。目前研究较多的方法有以下几种：①释放人工繁殖的绝育雄蚊和自然界种群的雌蚊进行交配，使蚊虫绝育，从而降低自然界中蚊虫的数量，直到被消灭。②利用转基因技术，处理人工繁殖的蚊虫，并释放到自然界中，逐步替换自然界中的蚊虫种群的生态平衡，使之后代畸变以及染色体易位，逐渐减少自然界中蚊虫的数量和传病能力。

遗传防制的方法可以从根本上解决蚊虫问题，但其缺点是技术壁垒高、资金需求量大，例如蚊虫的大量繁殖、绝育处理、杂交技术、转基因技术、装运装置以及释放方法相对复杂；对释放后蚊虫的散布、存活、交配竞争力以及自然种群动态的了解比较困难等。

2. 蜚蠊防制　树立综合可持续防制理念，掌握蜚蠊的生物学、生理学和生态学知识是开展蜚蠊科学、可持续防制的基础，因卵壳的存在，蜚蠊的防治在大多数情况下是一项长期且艰巨的工作，仅靠一次施药或某项措施不能将环境中的蜚蠊种群全部灭杀。在科学的调查监测和充分的现场勘察基础上，综合运用环境治理、物理措施、卫生杀虫剂、昆虫信息素和生长调节剂等防制技术，方可实现长期、可持续有效控制。蜚蠊的防制原则应以综合防制为主，而化学防制仍是目前十分重要的手段。当前对蜚蠊的防治药物和剂型很多，都有各自的优缺点。

（1）治理环境，消除孳生地　管理环境中蜚蠊可摄取到的食物源和水源，处理孔洞、缝隙等孳生栖息处，保持环境卫生的整洁有序，从而减少或消除蜚蠊孳生的条件。广泛开展爱国卫生运动，进行实用性的防制技术知识健康教育，是实现城市蜚蠊密度被控制在不足危害水平的前提。

（2）物理防制　常用的物理方法较多，例如诱捕、粘捕、吸捕、烫杀等，因不使用杀虫剂，对环境安全友好。粘蟑纸或粘蟑盒诱捕法，具有监测与防治的双重效果，并能有效指导后期资源投放到密度高的区域。粘捕法是物理防制措施中，较易操作和方便后期蟑尸处理的方法，适合家庭、宾馆、饭店、医院、商务楼、机房、食品加工等环境场所。诱饵决定着诱捕的效果，以含水量大的新鲜面包屑配伍洋葱丝为最。

（3）生化防制　目前仍是控制蟑螂的重要手段，可起到立竿见影的效果。以往粗放型的灭蟑活动，普遍采取空间喷雾或滞留喷洒技术作业，因易导致蜚蠊向周边环境的逃逸和扩散，目前逐渐被毒饵或胶饵措施取代。

1）毒饵及胶饵　使用毒饵进行灭蜚蠊具有使用安全、方便、减少药物浪费、杀灭率高、不易产生抗药性等优点，已成为灭蟑首选剂型之一。随着研究的发展，毒饵的配方从过去仅采用单一杀死蜚蠊个体的药物，发展到加入能具有连锁毒性效果的灭蟑药或能抑制幼虫生长的生长调节剂，如瑞劲特。为了使用更加方便，开发出了适口性更佳的胶饵。此类胶饵在施药后可持续半年保湿，不变质、杀灭率高、适口性好，特别适用于传统的喷雾和胶饵不能处理的高标准场所。

2）长效杀虫剂喷雾或滞留喷洒　此为杀灭蜚蠊较为传统的方法。在蜚蠊密度非常高时，效果显现较快。使用药物多为拟除虫菊酯类、有机磷类杀虫剂等。此法弊端较多，由于蜚蠊多隐匿藏身，因而蜚蠊其接触的药量往往低于致死的剂量，同时蜚蠊对滞留性喷洒、喷雾易产生抗性。另外，该种方法还会产生环境污染的问题。

针对蜚蠊防制，应在科学调查和现场详细勘察的基础上，结合当地实际情况，掌握和利用蜚蠊的生物学、生态学及时空分布规律，因地制宜地采用多种技术措施，开展综合性科学防制。特别注意的是，灭蟑后一周内须全面清理蟑尸和卵壳，清除蟑迹，对栖息场所进行堵洞、抹缝等环境处理措施，方能较长时间避免蟑螂再次孳生。

3. 鼠类防制　在不同的环境中，鼠类的活动区域、危害程度及危害方式有所差异，在防制过程中，要重点对待特殊单位及其他环境中害鼠活动频繁和危害严重区域，针对不同单位环境的特殊性，选择合适的灭杀方式和策略。

（1）环境治理　鼠类环境治理工作应从规划和整治环境入手。尽可能做到住处整齐、禽畜圈养有序、杂物堆放成行，并尽可能将食品离地妥善保存，铲除杂草，发现鼠洞立即堵塞。在修理旧房或重建新居时，应全面规划，改善卫生条件，其中包括以下防鼠的内容：减小门、窗与框的空隙，用水泥等硬化室内地面，尽量增设30cm高的墙裙，堵塞管道和电线等的穿墙孔，设置铁皮挡鼠板等。

（2）物理防制　使用器械灭鼠如鼠笼、鼠夹、粘鼠板等，禁止私拉电网捕鼠。还可用水或泥浆灌堵鼠洞，必要时可以配合磷化铝片。需要注意的是，避免徒手拿鼠，捕到的老鼠要焚烧或深埋。注意，器械灭鼠应轮换使用，避免引起鼠类警觉；鼠尸深埋深度不少于1m且远离水源，距离水源的距离不少于30m。

（3）化学防制　当鼠密度较高或人群受到鼠源疾病严重威胁时，则应在充分宣传、严密组织的基础上，开展化学毒饵灭鼠。如有鼠传疾病发生须灭鼠时，须按照特定鼠源疾病的相关要求做好死鼠的收集、处理等。

灭鼠只能选用国家登记注册的鼠药，尽可能使用高效、安全、可以用维生素K为特效解毒药的抗凝血灭鼠剂。使用急性鼠药，一定要注意安全，准备必要的解毒剂。如遇紧急情况必须使用急性鼠药时，首选0.5%～1.0%的磷化锌。磷化锌对人、家禽、牲畜有一定危险，尤其对鸡鸭毒性大。若需当地配制毒饵，需由专业技术人员统一制备。为防止人畜中毒事故，严禁使用毒鼠强、氟乙酰胺、氟乙酸钠、甘氟等急性剧毒鼠药。

灭鼠毒饵使用方法：根据鼠情决定毒饵投放量。室内沿墙根每10～15m^{2}投放两堆，每堆5～10g，室外沿墙根或鼠道每5～10m投放一堆，每堆20g，晚上放早上收，每天检查。按吃多少补多少、吃光处加倍补充原则，若多于1/4毒饵投放点毒饵被吃光，说明毒饵投放点密度不够，应适当增加。敌鼠钠盐、杀鼠迷连放5晚；氯敌鼠、溴敌隆在第1和第4晚各投1次，磷化锌连投三晚。对于粮食配制的毒饵，应该放置在毒饵盒或临时毒饵盒内，以防雨防霉。

毒饵的投放要做全面防治，不要遗漏任何地带，造成防治上的盲区。投放毒饵的位置要适当，要投放在有效位置上，让鼠容易遇到毒饵，如投放在鼠洞、鼠路、出入口、转角位等，同时投放位置要尽量选择干净干爽隐蔽的地方。投放的毒饵量要充足，让鼠群内每个个体都有机会取食到致死量的毒饵。在布药防治时要做到投放的毒饵量不见消耗为止。采取措施15天后，测定鼠密度并进行评价，如达不到预期效果，则要继续处理，特殊场所可以更换毒饵处理。

（四）病媒生物化学防制中的注意事项

1. 使用的卫生杀虫剂时，要严格按世界卫生组织（WHO）推荐的药品用药，保证药物在保质期内。卫生杀虫、灭鼠药剂要做到专库、专人管理。采取施药措施前注意做好宣传工作，防止人畜中毒。

2. 室内外喷洒杀虫剂时，操作人员要穿防护服，戴帽子、口罩和手套，发现喷雾器漏药时要及时处理。污染的地面或家具要及时擦干净。室内喷药时室内避免有人，如必须留人，需做好防护工作，且操作人员避免将药喷溅到人身上。

3. 室外喷洒杀虫剂时，喷药前要选择适宜的时间，避开高温和大风，喷药时使雾流方向与风向一致，避免药物污染。

4. 使用气雾剂时，不可近热源和明火处，也不可置于高温处，防止燃烧和爆炸。

5. 在食堂或厨房喷药时，需要将食材和餐具做好储存工作。

6. 工作结束后，要进行个人清洗、器械清洗、药剂入库和废弃物无害化处理。

7. 发现有中毒现象，首先清除毒物。立即将患者移离中毒现场，脱去污染衣服，用肥皂水或清水彻底清洗污染的皮肤、头发、指（趾）甲；眼部受污染时，迅速用清水或有效的清洗剂清洗，并及时送医院治疗。

（五）病媒生物化学防制工作的评估与总结

在杀虫、灭鼠工作中，要对蚊、蝇、鼠等进行杀灭前后的密度监测，并进行防制效果评价。

$$灭效＝［（处理前密度－处理后密度）÷处理前密度］×100\%$$

在完成病媒生物防制与病媒生物性疾病防制工作后，应于10天内进行总结，包括现场处理的经过及措施、各部门参与及协作情况和现场处理中得到的经验和教训等内容。

知识链接

中国在病媒生物防治领域：创新与实践的典范

中国在病媒生物防治应急处置技术方面做出了重要的贡献。近年来，中国构建了覆盖全国的病媒生物生态学、病原学和抗药性"三位一体"监测网络，开展网络直报和实时分析预警，从被动应急控制转变为主动风险管控，努力创建无媒介生物传染病危害的国家。同时，中国还积极分享抗疟经验，发挥全球引领作用，为实现"无疟疾世界"愿景做出贡献。

此外，中国在病媒生物防治领域也取得了一系列历史性成就。例如，在2006年，全国仍有疟疾病例6万多、流行性出血热病例2万多，而现在这些传染病得到了很好的控制。这些成就的取得，得益于中国在病媒生物防治方面的创新和实践。

未来，中国将继续巩固防控成果，不断丰富和创新防控策略及技术内涵，让媒介生物可持续控制的创新理念惠及全球。同时，中国也将积极参与全球卫生治理，与世界各国共同应对全球性挑战，推动全球卫生事业的可持续发展。

✏️ 练习题

答案解析

一、选择题

1. 消毒和灭菌的主要区别是
   A. 消毒可以减少病原微生物，而灭菌必须杀灭所有微生物
   B. 消毒和灭菌是同一概念
   C. 消毒剂和灭菌剂可以通用
   D. 消毒过程不需要使用化学剂
   E. 灭菌过程不涉及物理方法

2. 预防性消毒是指
   A. 对已经明确受到病原微生物污染的场所进行的消毒
   B. 在没有明确的传染源存在时对可能受到病原微生物污染的场所和物品进行的消毒
   C. 仅对医院环境进行的消毒
   D. 仅对传染病患者使用过的物品进行的消毒
   E. 对公共场所进行的定期消毒

3. 以下哪项不是影响消毒效果的因素
   A. 消毒剂的浓度   B. 环境的温度和湿度   C. 消毒对象的性质
   D. 有机物的含量   E. 消毒剂的价格

4. 疫源地消毒包括
   A. 随时消毒和终末消毒   B. 日常消毒和预防性消毒   C. 物理消毒和化学消毒
   D. 空气消毒和表面消毒   E. 个人消毒和物品消毒

5. 紫外线灯消毒的主要波段是
   A. UAB   B. UVB   C. UVC
   D. UVD   E. UAB 和 UVB

6. 在使用紫外线灯进行空气消毒时，以下操作正确的是

    A. 开启紫外线灯后人员可留在房间内　　　B. 消毒时应保持室内适度湿度和温度

    C. 消毒后立即进入房间　　　D. 消毒时应保持门窗打开

    E. 消毒后无须通风

7. 以下哪种消毒剂适用于手和皮肤消毒

    A. 过氧乙酸　　　B. 次氯酸钠　　　C. 乙醇

    D. 二氧化氯　　　E. 过氧化氢

8. 含氯消毒剂的最大优点是

    A. 对金属无腐蚀　　　B. 对环境无污染　　　C. 价格低廉，使用方便

    D. 对所有微生物都有杀灭作用　　　E. 不受有机物影响

9. 病媒生物防制的常规原则包括

    A. 化学防治为主　　　B. 加强环境治理，辅以个人防护和药物治疗

    C. 迅速降低目标病媒生物密度　　　D. 仅在病媒生物密度过高时采取行动

    E. 以上都不是

10. 以下不属于病媒生物密度监测方法的是

    A. 诱蚊灯法　　　B. BG－trap 法　　　C. 产卵雌蚊诱集法

    D. 动物诱集法　　　E. 随机抽样法

11. 在病媒生物化学防制中，以下操作正确的是

    A. 在食堂或厨房喷药时不需要特别储存食材和餐具

    B. 发现喷雾器漏药时可以忽略

    C. 室外喷洒杀虫剂时应选择高温和大风天气

    D. 使用气雾剂时靠近热源和明火处

    E. 工作结束后进行个人清洗和器械清洗

12. 鼠类防制中，以下哪种方法是化学防制

    A. 使用鼠笼　　　B. 使用鼠夹　　　C. 使用粘鼠板

    D. 使用磷化锌　　　E. 使用超声波

二、思考题

1. 简述消毒和灭菌在实际操作中的主要区别，并举例说明它们在不同情境下的应用场景。

2. 针对不同类型的病原微生物，消毒剂的选择和使用方式应如何调整以确保有效的消毒效果？

3. 紫外线灯在空气消毒中的应用有哪些限制和注意事项？

4. 在使用化学消毒剂进行环境消毒时，如何平衡消毒效果与可能产生的环境影响？

5. 病媒生物密度监测对于病媒生物防制工作有何重要意义？请结合实际例子说明。

6. 描述在发生病媒生物密度突增时，应如何迅速有效地进行应急处置以控制病媒生物的扩散？

书网融合……

本章小结　　　题库

第十章　现场毒物快速检测技术

学习目标

知识目标

1. 掌握中毒的概念及不同性状毒物样本的采集方法；不同毒物快速检测技术的应用场景。
2. 熟悉不同现场毒物快速检测技术的原理、特点及优势。
3. 了解毒物的分类及现场毒物快速检测技术的操作方法。

能力目标

能够运用不同的方法正确采集毒物样本；能够根据不同情况对所采集样本选用合适的快速检测方法。

素质目标

通过本章的学习，形成科学的思维方式，培养创新思维和探索新的毒物检测方法和技术的意识。

情境导入

情境： 某日凌晨 4 时 30 分，戴某食用麻团 10 分钟后突然头晕、抽搐，紧急送入医院时已经进入昏迷状态。5 时整，该医院又收治了一名食用麻团后相同症状的民工。同日晨，该镇某中学陆续发现有多位同学发生倒地、抽搐、表情异常、口吐白沫。经检测，导致此次中毒事件的毒性物质为毒鼠强。

思考：

1. 现场毒物快速检测的基本步骤有哪些？
2. 现场毒物快速检测有哪些技术？

第一节　概　述

一、概念及意义

（一）毒物的概念

突发中毒事件是最常见且危害较大的突发公共卫生事件类型之一，此类事件种类多且事发前通常没有前兆，扩散迅速、危害广泛，因此，处置该类事件需要很强的时效性。

毒物是指以较小剂量通过吸入、食入或接触等途径进入人体，从而引起机体暂时或永久的器质性或功能性异常的外来物质。毒物通常包括以下特征：外来物通过特定的方式进入人体；进入人体的外来物质达到了一定的水平；该物质直接影响人体代谢过程；造成损害机体健康的后果。

突发中毒事件是指短时间内，毒物通过一定的方式作用于特定人群造成的急性群体性健康影响的事件。

（二）现场毒物快速检测的概念及意义

快速检测是一种约定俗成的概念，即包括样本制备在内，可以在短时间内出具检测结果的行为称之为快速检测。从严格意义上讲，快速检测方法与常规方法相比，应具有明显的便携性、经济性与简捷性。快速检测方法首先需要达到的是缩短检测时间，其次是在样本采集、实验准备、操作过程上进行简化。具体体现在以下 3 个方面，一是简化实验准备过程，使用的试剂较少；二是样本经简单预处理后即可进行测试，或采用高效快速的样本处理方式；三是简单、快速和准确的分析方法，能对处理好的样本在很短的时间内测试出结果。

现场快速检测方法是指能够应用于现场，并且可以在 30 分钟内出具检测结果的检测方法。现场毒物快速检测是处理突发中毒事件的关键技术之一。检测结果对确定事件原因、患者救治方案的制定、环境污染处理方案以及人群疏散方案的制定提供了可靠的依据。

二、毒物分类

造成突发性公共卫生事件的毒物根据不同的分类方法可以分为不同的种类。按毒物的毒性作用分为腐蚀毒物、实质毒物、酶系毒物、血液毒物、神经毒物；按毒物的化学性质分为挥发性毒物、非挥发性毒物、金属毒物、阴离子毒物等；按毒物的来源、用途和毒性作用综合分类可分为腐蚀性毒物、毁坏性毒物、障碍功能性毒物、农药、细菌及霉菌性毒素等。

三、现场毒物快速检测前的准备

现场快速检测需要准备快速检测仪器、试剂盒、实验动物及辅助工具等，具体包括以下内容。

1. 现场快速检测仪器　包括光谱仪、气象色谱仪、分光光度计等设备。

2. 其他辅助用具　包括采样箱（箱内装有注射器、肛拭子、消毒棉、水浴锅、镊子、样本容器等）、流调箱、卫生文书及流调表（采样记录、食物中毒个案调查表、调查结果汇报表等）、各种食物中毒诊断标准、处理规范、仪器试剂使用说明书等。

四、可疑样本采集

所采集的可疑样本需要满足代表性、适时性、典型性、及时性和不污染这五大特征。并根据中毒类型及特点准备相应的采样仪器和用品。

（一）空气样本的采集

空气中的有害化学物质部分以气态（一氧化碳、氨气等）或蒸气态（汞、苯等）存在，部分以气溶胶态（雾、烟、尘）存在，有的化学物质则两种存在状态皆有。存在的状态不同，决定采样方法的不同。气体样本采集时，有以下注意事项：应以使采集的样本具有代表性和能满足检测目的为原则来确定采样地点；采样高度一般在人的呼吸带高度；采样时应在同一地点至少采集两个平行样本；在中毒现场采集时，采样人员需根据现场情况做好个人防护，以防自身中毒事件的发生。

1. 直接采样法　当空气中被测组分浓度较高，或具有高灵敏度的分析方法时，直接采集少量空气样本就能满足检测需要。包括采气袋采样、注射器采样、真空罐采样等。

2. 浓缩采样法　当空气中被测组分较低时，需对气体样本进行浓缩后采集。包括液体吸收法、滤膜法、固体吸附法等。

（二）液体样本的采集

液体样本主要是各种水样、饮料样本、油料样本（包括各种石油样本和植物油样本）及各种溶剂样本等。液体样本的采集一般使用玻璃制品或者聚乙烯的塑料类制品等。采样量一般为300~500ml。对于易挥发样本，应充满容器并保证气密性；对于见光易分解的样本应使用透光性差的棕色采样瓶盛装。对于有固定包装的样本，除采集剩余样本外，还可直接采集原包装产品。

（三）固体样本的采集

固体样本如各种食品、土壤等，一般使用玻璃样本瓶收集500g以上的样本并密闭保存。如有条件可使用铝箔将上述样本瓶进行包装后储存。

采集污染的土壤样本时，应根据对事件现场状况的调查情况，初步界定事件对土壤的污染范围，采样点不少于3个，并注意对照点土壤的采集。

（四）生物材料的采集

1. 血液样本的采集 血液样本是确诊中毒最主要的样本之一。一般采集中毒患者静脉血10~15ml，放入含抗凝剂的无菌容器中，轻晃使血液与抗凝剂混匀。需注意，要根据不同毒物在血液中的半衰期确定最佳采样时间；选择适合的容器，如百草枯患者血液样本不可放于玻璃瓶内；要尽快送检等。

2. 尿液样本的采集 毒物常以原型或其代谢产物的形式通过尿液排出体外，因此尿液也是一种重要的生物样本。尿液可通过直接收集或导尿法进行收集，无尿者也可收集膀胱冲洗液。

3. 毛发样本的采集 毛发能反映不同时期的营养吸收和判断有毒元素进入人体内的程度，还可以反映过去一段时间内微量元素吸收和代谢状况。通常取枕部距头皮2~3cm内的发段，经洗净干燥后即可检测。

4. 胃内容物的采集 胃内容物可以通过收集中毒患者呕吐物、洗胃液、胃内抽取液和尸体解剖获得。胃内容物的收集时效性强，因而洗胃液最好采集最初抽出的液体。需注意，由于胃内胃液呈酸性，可与金属容器壁发生反应，因此所采集的样本需用玻璃或塑料盛装，应避免使用金属器皿盛装胃内容物。

五、现场不明原因中毒事件采样、毒物检测前需要掌握的三要素

当发生突发中毒类公共卫生事件时，采用现场毒物快速检测对中毒原因进行排查时，要根据事件的性质了解并且掌握事件的流行病学的特点，根据患者的发病情况和临床表现，结合现场调查资料，确定是否存在中毒的可能，及可能引起中毒的毒物类型，为实验室检测提供方向。

（一）现场流行病学调查

现场流行病学调查是指对人群中疾病或者健康状况的分布及其决定因素进行调查研究。不同的突发公共卫生事件原因各异，不同时段对事件原因认识也在变化。如事件发生初期，原因往往不明，调查人员到达中毒现场后，应先了解中毒事件的概况，具体包括事件核实、病例定义、开展病例搜索、个案调查、描述流行病学分析等。

（二）临床诊断

调查人员既要了解事件的流行病学情况，又要查询、了解患者的临床症状及医生的诊断结果。调查人员到达现场应核实发病情况、开展病例访谈、采集患者样本和可疑毒物样本等。

（三）实验室检测结果

病因确定依赖于现场调查，包括病例调查、实验室检测等。病例调查是基础，能够提供现场和实验室检测的线索，也是确定病因的基础。现场调查可确定事件性质，为实验室检测提供方向，实验室检测能够直接证实事件原因，两者紧密相连。因此要及时收集、了解他人已经完成的检测结果，包括患者样

本、食物、饮用水等一些临床指标和卫生学指标，将上述三要素综合分析，科学判断。

最后根据以上了解的情况和所做的工作，提出假设，确立检验目标和检验方法。

六、现场毒物快速检测基本步骤

（一）感官检测法进行初步判断

感官检测法是通过眼、鼻、口、皮肤等人体感觉器官对可疑样本进行初步判定，观察或体会样本的颜色、形态、气味等性状进行毒物初步鉴别，是其他鉴定检测的基础。主要从以下几个方面进行分析判断。

1. 根据样本颜色和形态观察判断 如通过形态及颜色鉴别不同毒蕈。

2. 根据样本气味判断 某些毒物具有特殊的气味，一旦发生中毒事件后，在中毒现场或现场下风方向，通过嗅觉判断有无特殊气味。如具有苦杏仁味的氰化物、有烂干草味的碳酰氯、有大蒜味的有机磷农药、有臭鸡蛋味的硫化氢等。到达一定浓度且具有特殊气味的毒物可通过气味进行初步判断。需注意，很多化学物可能散发出相同或相似的气味，因此不能以此作为鉴别品种的单一指标。两种以上化学品混合后可能会出现气味改变的情况，或者出现一种化学物气味将另一种气味掩盖的情况。

3. 根据中毒现场环境特征判断 由于各种毒物的理化性质存在较大的差异，因而发生中毒事故后产生的征候各有差别。比如，氨气、氯气等毒物，由于沸点低、易挥发，泄漏后常以气态形式扩散且地面无明显残留物，但周围的植物会受到影响，如茎叶枯萎、发黄等；而苯、有机磷农药等毒物是呈油状的液体，故而常漂浮在水面或流淌到低洼处。

4. 根据人或动物中毒症状判断 各种毒物的作用机制不同，因而人或动物中毒之后会出现相应特有的症状，而根据这些特有症状也可以对毒物做出初步判断。如刺激性毒物中毒会出现刺激眼睛和呼吸道、流泪、打喷嚏、流鼻涕等症状；氰化物、一氧化碳中毒后，患者皮肤和黏膜呈樱桃红色；吸入高浓度的氯气、氰化氢、硫化氢可致患者发生"电击样"死亡；有机磷中毒会导致瞳孔缩小、大汗淋漓、腺体分泌增多等症状；铅中毒、汞中毒患者口腔内可出现有金属味等。

表 10 - 1 气味异常对应可能的毒物

气味	可能毒物	气味	可能毒物
酒精味	甲醇、乙醇等	刺鼻味	强酸、强碱、苯酚等
臭鸡蛋味	硫化氢、二氧化硫、硫醇等	芳香味	苯、苯乙烯、丁二烯等
苦杏仁味	氰化氢等	干草味	碳酰氯
大蒜味	有机磷农药、工业用乙炔等	醋味	各种酸类

表 10 - 2 不同皮肤颜色对应可能的毒物

皮肤色泽	可能毒物
樱桃红色	常见于一氧化碳中毒，也可见于氰化物中毒
青紫色	常见于亚硝酸盐、苯丙砜等毒物中毒后引起的高铁血红蛋白症
潮红色	可见于酒精中毒及其他可使血管扩张的毒物
黄疸	可见于毒蕈等毒物中毒后的急性肝损伤

（二）仪器法和试剂盒法进行现场快速检测

仪器法和试剂盒法是应用最为广泛的毒物的定性或半定量检测方法，具有简便快捷、费用低、准确度高、灵敏度高等特点。仪器法可检测项目较多，但存在价格昂贵、操作难度大的缺点，且时常受现场实验条件限制。试剂盒法成本低、操作简单，但检测项目单一，灵敏度和稳定性较仪器法差。仪器法和试剂盒法虽然操作相对简单，但使用前需对仪器、试剂盒进行调试和质控，避免现场检测中出现假阴性或假阳性。

第二节　现场毒物快速检测技术

一、仪器法

仪器法是利用毒物的热学、光学、电化学、色谱学等特征测定毒物种类和浓度的方法。主要包括拉曼光谱仪法、便携式重金属测定仪法、红外光谱法、发光细菌毒性检测法、质谱仪法、气相色谱法、高效液相色谱法等。仪器法的优点是便携性高、可同时检测多个项目，准确度高、灵敏高、精密度高且全程操作时间较短。但个别仪器价格较贵且操作技术要求高。

（一）拉曼光谱仪法

1. 检测原理　拉曼光谱是一种散射光谱，拉曼光谱分析法是基于拉曼散射效应而发明的一种光学检验方法，通过拉曼光谱检验，可以得到毒物中的分子振动、转动等方面的信息，对分子结构进行研究的一种毒物检测方法。当一束光照入物体时，大部分光子发生弹性散射，只有少数光子发生非弹性散射。在弹性散射中，散射光波长与激发光波长二者相同，在非弹性散射中，散射光会产生很大差异，有的波长较长，有的波长较短，这种波长（频率）因散射作用会发生变化的现象称为拉曼效应。分子结构不同，则位移量一般也不同，其相应的拉曼图谱也有所不同，因而可以通过拉曼图谱来判断某种分子的存在，从而进行微量物质的检测。拉曼光谱分析仪通常由光源、信号采集、单色仪和数据处理这四大模块组成。

2. 应用范围　拉曼光谱仪的应用范围广泛，可用于多种类常量及微量物质的检测。可检测非法添加剂（如牛奶中三聚氰胺）、超范围使用添加剂（如面粉中的增白剂、食品中合成色素等）、水果蔬菜的农药残留、水产品、肉制品的兽药残留、饮料儿童食品中过量的调味剂等微量化学物质。

3. 特点优势　拉曼光谱检测技术具有所需样本用量少、干扰条件少、准确度高等优点；其检验步骤简单、速度快，能够对固、液、气等状态的物质进行无损检验；样本制备简单，无须前处理，可直接通过玻璃、石英进行检验。除此以外，拉曼光谱是水溶液样本检测的理想工具；可对有机物和无机物进行分析；因图谱的特征峰直观清晰，更适合定性研究。

（二）色谱仪法

1. 检测原理　色谱仪检测毒物的原理是通过分离和检测复杂混合物中的各组分来进行毒物检测。其基本原理是将混合物中的各个组分在色谱柱上分离，使每个组分都通过检测器进行检测。常用的色谱柱有硅胶、氧化铝、活性炭等，检测器则有热导检测器、氢火焰离子化检测器等。

在色谱分析过程中，混合物样本在色谱柱上分离成单个组分，每个组分依次通过检测器。检测器将组分转化为电信号，电信号的大小与组分的性质和浓度有关。通过记录各组分的电信号，可以得到各个组分的色谱图。通过对比已知的标准物质色谱图和未知样本的色谱图，可以确定未知样本中存在的毒物成分。

2. 应用范围　色谱仪法应用范围广泛，可以检测环境中的有毒有害物质，如有机氯、有机磷、重金属等；食品中的农药残留、兽药残留、添加剂等物质；生物体内的药物浓度、毒素等物质。

3. 特点优势 色谱分析的优点是分离效果好、灵敏度高，可以用于复杂混合物的分离和检测。缺点是需要专业人员操作，操作复杂，且需要较长时间才能得出结果。此外，色谱分析的准确度也受到多种因素的影响，如色谱柱品质、样本纯度、操作条件稳定性等。

（三）质谱仪法

1. 检测原理 质谱仪检测原理是利用一些特定方法，如高能电子轰击样本分子，使该分子失去一个电子而产生带正电荷的离子，然后对这些离子进行加速、分离和检测，以获得化合物的分子质量和结构信息。

质谱仪检测的基本过程包括电离、加速、分离和检测。样本分子首先被电离成带电粒子，常用的电离方法包括电子轰击电离、化学电离和电喷雾电离。其中，轰击电离是最常用的电离方法，通过高能电子撞击样本分子，使其失去一个电子而产生带正电荷的离子。其次，带电粒子在电场中被加速，获得足够的动能，以便在质谱仪中进行分离和检测。带电粒子进入质谱仪的磁场区域后，根据其质荷比不同，被磁场弯曲成不同的轨道，从而实现对不同质量的粒子的分离。最后，分离后的粒子通过检测器，生成质谱图。提供化合物的分子质量和结构信息。

2. 应用范围 质谱仪可以用于检测各种类型的毒物，包括有机毒物、无机毒物、生物毒素等。

3. 特点优势 质谱仪可以快速地检测出毒物，不需要长时间的样本处理和繁琐的分离过程；具有高灵敏度，可以检测出低浓度的毒物，有利于早期发现和预防中毒事件；可以准确地测定化合物的分子质量和结构信息，有利于确定毒物的种类和来源。但质谱仪价格昂贵，需要专业的操作和维护人员，因此其使用成本较高；对于某些复杂的样本，可能需要进行额外的样本处理和纯化才能进行检测。

知识链接

民族脊梁——卢佩章

他是我国第一台体积色谱仪的设计者，他开创了中国色谱科学……他就是我国著名分析化学家、中国色谱分析的先驱者、中国科学院院士卢佩章。

卢佩章院士长期从事以色谱为主的分析化学研究。20世纪50年代，他完成了"熔铁催化剂水煤气合成液体燃料及化工产品"项目。为开创中国色谱学科，他开展了气相色谱及液相色谱理论、新技术发展及其应用方面的研究。60年代，他发展了腐蚀性气体色谱等一系列国防分析技术和仪器，填补了国内空白。70年代，他开展了高效液相色谱的研究，成功研究K-1型细内径高效液相色谱柱，达到世界先进水平。他开创了中国色谱科学从无到有的局面。

（四）便携式色谱-质谱联用法

1. 检测原理 便携式色谱-质谱联用技术是一种基于色谱和质谱的复合技术，其原理是将实验室的色谱-质谱仪进行防震设计并且小型化，形成利于携带的便携式设备。

2. 应用范围 色谱-质谱联用技术是一种高灵敏度、高分辨率的分析方法，广泛应用于毒物检测领域。常见的色谱-质谱联用技术包括以下几种：液相色谱-质谱联用技术，常用于检测分子量较大、难气化、不易挥发或对热敏感的物质，如农药残留、食品添加剂等；气相色谱-质谱联用技术，用于检测食品中的挥发性有机化合物、有机溶剂等。

3. 特点优势 色谱-质谱联用技术具有高灵敏度、高准确性、采集速度快、检测结果准确度高的优势。并且，该技术应用范围广泛，可以用于重金属、毒素、致癌物质、添加剂、农药残留等物质的检测。

二、试剂盒法

（一）概述

检测毒物的试剂盒主要包括基于化学原理开发的试剂盒以及基于免疫技术的试剂盒。化学试剂盒是根据各种毒物在进行化学反应中出现的性质（如颜色、气味、沉淀、结晶等）而研发出来的试剂盒。基于免疫技术的试剂盒是利用抗原－抗体专一结合反应的原理而研发的试剂盒，包括荧光偏振免疫学分析法、放射免疫学法、酶联免疫吸附法、放射性免疫分析法等。

试剂盒法有操作简单、方便携带、检测速度快、样本和试剂用量少等优点；其缺点是检测项目单一，个别试剂的灵敏度和稳定性相对较差。因放射性免疫分析法需要处理放射性材料、过程繁琐易污染、自动化程度低等缺点，已逐步被取代。

（二）应用范围

荧光偏振免疫分析广泛应用于临床检验、毒品分析、农药残留量分析、环境和食品监测等方面，特别适用于对血、头发、胆汁等样本中滥用药物的分析。酶联免疫吸附法试剂盒可用于不同基质，如尿、全血、血清、唾液、汗液、胎粪、胆汁、玻璃体液、组织提取液样本的检验。免疫胶体金标记技术主要用于巴比妥类、苯丙胺类、氯胺酮、大麻类、吗啡、可卡因等精神类药物的快速筛查。

（三）注意事项

1. 试剂盒为半定量或定性检测方法，主要用于突发公共卫生事件现场快速检测和初筛，不能作为法律法规直接判断的依据。当所检样本的检测结果阳性结果时，样本必须进一步进行实验室检验。

2. 试剂盒所用试剂多为化学物质，禁止儿童及无关人员接触试剂，以免发生意外。检测人员在使用试剂时，需采取防护措施。

三、动物毒性试验

动物毒性试验对毒物样本进行快速初筛，具有成本低、实用性强、结果直观的特点。动物毒性试验的目的是及时查找出可疑毒物，从而及时采取措施，挽救患者生命，并且防止中毒事件继续扩大和蔓延，同时为下一步毒物的检测指明方向。

（一）实验动物选择的主要原则

1. 尽量选择中毒反应与人相近的哺乳动物，例如猴、狗、兔、鼠等。
2. 选择易于饲养管理、繁殖生育力较强、操作方便的动物。
3. 选择数量较大、易于获取的动物，从而保障实验动物的供应。

（二）实验动物的受试剂量及染毒途径

实验动物的受试剂量根据染毒途径和实验动物物种来确定。最常用的染毒途径为经口染毒，其次为经腹腔注射、经呼吸道吸入、经皮接触等途径染毒。如采用经口途径染毒，实验动物胃肠道内存留的食物对毒物的毒性可产生较大干扰，因此在染毒前对实验动物应作禁食处理。

（三）毒性作用观察

动物毒性试验的观察和记录内容主要包括以下方面：实验动物的中毒体征及中毒发生过程、实验动物死亡情况、实验动物病理学改变等。不同的毒物其中毒症状出现的时间和特点各不相同，引起动物死亡的时间个体差异很大。有些毒物中毒症状发展迟缓，有些毒物染毒后迅速引发中毒症状并使动物迅速死亡，如毒鼠强、氰化物等。必要时应对动物进行解剖，观察实验动物的病理变化。

四、现场毒物快速检测技术的进展

随着社会的发展，突发公共卫生事件屡有发生，重大传染病、新发传染病和中毒事件、水源、食源的污染和有毒有害物质的泛滥，严重威胁着人民的健康和生命。毒物现场快速检测是处理突发中毒事件中的关键技术之一。突发中毒事件的病因具有高度不确定性、化学品种类繁多、每种化学品中毒对人体造成的损害不同等特点。快速实现毒物的定性与定量筛查是正确处置这类事件的关键，可以第一时间为临床治疗提供方向。

✎ 练习题

答案解析

一、选择题

1. 毒物的定义不包括以下哪项特征

    A. 外来物质   B. 达到一定水平   C. 影响人体代谢过程

    D. 造成损害机体健康的后果   E. 可治疗性

2. 现场毒物快速检测不涉及以下哪项技术

    A. 光谱分析   B. 气相色谱   C. 质谱分析

    D. 流式细胞术   E. 高效液相色谱

3. 以下哪个不是现场毒物快速检测前的准备内容

    A. 快速检测仪器   B. 试剂盒   C. 实验动物

    D. 交通工具安排   E. 辅助工具

4. 采集可疑样本时，以下哪项不是必须满足的特征

    A. 代表性   B. 适时性   C. 典型性

    D. 及时性   E. 可污染性

5. 拉曼光谱法的检测原理不基于以下哪种效应

    A. 光的折射   B. 拉曼散射   C. 光的反射

    D. 荧光效应   E. 光电效应

6. 色谱仪法不适用于检测以下哪类物质

    A. 有机氯   B. 有机磷   C. 重金属

    D. 放射性物质   E. 农药残留

7. 质谱仪法的主要缺点不包括

    A. 设备价格昂贵   B. 操作技术要求高   C. 检测速度慢

    D. 需要专业人员维护   E. 结果解读复杂

8. 试剂盒法的主要优点不包括

    A. 操作简单   B. 检测速度快   C. 样本和试剂用量少

    D. 检测项目单一   E. 成本低

二、思考题

1. 动物毒性试验中，实验动物的选择有哪些？

2. 色谱法是一种分离和分析复杂样本的技术。请简述色谱法的基本原理。

3. 随着技术的进步，你认为色谱仪、质谱仪和光谱仪在毒物检测方面将会有哪些新的发展和应用？

书网融合……

| 本章小结 | 微课 | 题库 |

实践指导

实践 1　公共卫生应急演练实训

【实践目的】

1. 了解应急演练对于预防和控制疫情的重要性。

2. 熟悉在新发输入传染病应急演练流程和操作步骤。

3. 通过模拟演练，提高在面对突发公共卫生事件时的快速反应能力和决策能力。

【实践内容】

输入性埃博拉出血热病例联防联控应急演练实例

一、演练概述

埃博拉出血热是由埃博拉病毒引起的一种急性出血性传染病，主要通过接触患者或被感染动物的血液、体液、分泌物或排泄物及其污染物等而被感染，临床表现主要为突起发热、出血和多脏器损害，病死率达50%～90%。埃博拉出血热疫情防控中，及时发现、诊断和严格隔离控制患者以及落实密切接触者隔离医学观察是核心关键措施。本次演练聚焦启动医学观察场所，落实密切接触者隔离流程环节，检验输入性传染病联合部门协作以及医学观察场所运行落实情况。

二、演练方案

×××作为我市指定的医学观察场所，供传染病病例密切接触者集中隔离医学观察。为进一步完善我市重大传染病联防联控工作机制，检验输入性传染病联合部门协作以及医学观察场所运行情况，A 市卫生健康主管部门联合海关部门共同组织开展本次演练，具体方案如下。

（一）演练目标

本次演练模拟以我国在刚果民主共和国［以下简称刚果（金）］务工的某工厂工人中确诊 1 例埃博拉出血热病例，该病例的接触者经飞机航班 ET888 分批入境我市回国为背景，市重大传染病联防联控成员单位获悉后立即响应，按照职责分工，开展接触者入境卫生检疫、疫情信息报告、医学观察场所启动/关闭、人员追踪和转运、医学健康监测等应急处置。演练旨在检验各联防联控成员单位应对境外输入性埃博拉出血热疫情沟通协作机制，各联防联控成员单位应对埃博拉出血热疫情应急处置能力和水平，以及 A 市医学观察场所启动运作管理工作方案的适用性和可操作性。

（二）演练依据和原则

以《关于印发埃博拉出血热防控方案（第三版）的通知》（国卫发明电〔2014〕56 号）、《埃博拉出血热诊疗方案（2014 年第 1 版）》（国卫发明电〔2014〕69 号）、《埃博拉出血热医院感染预防与控制技术指南（第二版）》《关于印发口岸埃博拉出血热留观病例与疑似病例转运工作方案的通知》（国卫发明电〔2014〕46 号）、《埃博拉出血热防控行业人员个人防护指引》等文件为依据，结合我市实际情况，按照"平战结合、快速反应，贴近实战、注重实效，突出重点、强化细节"的原则，制订本演练方案。

（三）演练时间

20××年×月 28 日（星期×）

（四）演练地点

A 市医学观察场所健康综合楼 1 楼大厅。

（五）组织架构

为加强演练组织管理，本次演练设置演练领导指挥小组，领导指挥小组下设三个工作组，分别为导演组、演练执行组和综合保障组。

（六）演练内容

1. 演练类型　本次演练采用视频展示和实战演练直播的方式进行。实战演练直播展示医学观察期间的日常工作、异常情况处置、清洁消毒工作等内容。

2. 演练背景信息　×月 29 日，A 市海关接海关总署通报：近日，我国在刚果（金）务工人员中确诊 1 例埃博拉病毒感染病例。该确诊病例的同行 50 名劳务人员将分两批乘坐 ET888 航班经 A 市国际机场口岸入境，其中第一批 18 人已于昨日入境，第二批 32 人将于今日入境，抵达 A 市国际机场。A 市海关接报后，立即向 A 市卫生健康委员会通报疫情，并通知相关部门做好卫生检疫准备。飞机停靠 A 市国际机场后，机场海关卫生检疫人员立即登机检疫和处置，并及时转运发热病例、接触者。发热病例被确诊为埃博拉出血热病例后，A 市卫生健康委员会立即组织联席会议，启用市医学观察场所，并组织市传染病医院、市急救中心、市疾病预防控制中心等单位，联合对接触者开展转运交接、知情告知、健康监测、异常情况处置、信息通报、清洁消毒等防控工作，最终感染者治愈，接触者中未发现确诊病例，疫情得到有效控制。

（七）演练流程安排

项目	第一幕 发现疫情	第二幕 医学观察场所启用	第三幕 接触者转运	第四幕 医学健康监测	第五幕 医学观察场所关闭
模拟地点	国际机场 入境海关	联席会议办公室 市疾控中心	国际机场 接触者家 工厂宿舍	医学观察场所	联席会议办公室 医学观察场所
演练内容	疫情预警 发现疑似病例、登机检疫准备 登机检疫；信息通报 专区排查	联席会议讨论机制启动 成立市医学观察工作组	机场、社区、工厂接触者转运 车辆清洁消毒	知情告知、入住医学观察场所 医学健康监测 异常情况处置 场所清洁消毒	联席会议讨论 关闭医学观察场所后期工作
演练方式	预先拍摄	预先拍摄	预先拍摄	预先拍摄 + 实战直播	预先拍摄
参演单位	A 市海关 市卫生健康委 市传染病医院	联防联控成员单位 市疾控中心	A 市海关 市急救中心 市传染病医院 医学观察场所	市卫生健康委 医学观察场所 市疾控中心 市传染病医院	联防联控成员单位

三、演练脚本

序号	活动项目	现场背景	演练内容	旁白
			第一幕：发现疫情	
1	环节1：疫情预警	背景：国际机场	【视频】机场环境	×月29日，A海关收到海关总署通知、WHO和境外传染病哨点通报，在刚果（金）工作的某公司中国籍劳务人员中确诊一例埃博拉出血热病例。经与其所属劳务公司核实，该确诊病例的同行劳务人员将于近日分两批经A市机场口岸入境 A市海关接报后，立即将相关情况通报A市卫生健康委，并通知机场海关按要求做好卫生检疫工作。接报后，机场海关通知机场运行控制中心，安排该航班停靠专用廊桥位接受卫生检疫，组织所有旅客原位等待查验
2	环节2：发现疑似病例和登机检疫准备工作	背景：海关办公室	【拍摄动作】海关值班人员在办公室接电话 【拍摄动作】空乘人员对王先生采取相应防护措施 【拍摄动作】机场海关人员穿好个人防护装备列队跑步冲向指定桥位待命	13：30，机场海关接塔台通知，ET888航班申报有一名来自刚果（金）的中国籍旅客王国庆王先生出现发热症状 根据机场海关指示，空乘人员对王先生给予口罩、手套等防护措施，将其安置在后舱独立区域，尽量远离其他旅客 同时，根据《口岸防控埃博拉出血热工作方案》，机场海关立即组织人员做好卫生检疫准备，分为登机检疫组、专区检疫组、卫生处理组
3	环节3：登机检疫	背景：机舱内部	【拍摄动作】 （前舱门开启）[病例处置组人员]：我们接报，机上有一名发热旅客，请协助我们开展检疫查验 【拍摄动作】检疫组登机后，由空乘人员引领至发热病例王先生所在位置。登机检疫组对发热旅客王先生进行体温测量、流行病学调查和初步医学排查，并指导其穿着一次性反穿隔离衣、戴上N95口罩和外科手套	14：55，航班抵达，缓缓靠近桥位
4	环节4：信息通报	背景：海关办公室	【拍摄动作】 [登机检疫组人员通过单兵音视频通话系统沟通]：航班ET888上发现一名发热旅客，根据流行病学调查和医学排查，该旅客在刚果（金）工作半年，曾与确诊的埃博拉出血热病例有密切接触史，现体温38.8℃，伴有头痛和乏力症状，符合口岸埃博拉病毒病疑似病例的定义，请指示！ [分管领导]：启动埃博拉出血热疑似病例机边直接转运流程 【拍摄动作】 [市卫生健康委领导]：请立刻联系120转运该疑似病例至传染病医院，继续核实统计同机乘客和航班工作人员的信息和去向。 [海关工作人员]：明白 【拍摄动作】工作人员引领乘客有序下机前往测温通道。体温正常且无异常发现的一般旅客自行办理通关手续入境，而密切接触者前往检疫查验专区负压排查室进行信息登记，等待转运至指定场所 【拍摄动作】待一般旅客与密切接触者离开后，发热旅客由登机检疫组协助经后舱门转运至医院隔离病房 【PPT】图片展示卫生处理小组对飞机客货舱现场环境进行卫生消毒	海关立即将登机检疫信息通报卫生健康委，机场海关同时立即通报"120"机场运行控制中心等相关联防联控单位 待各旅客离开飞机后，卫生处理小组对该航班客货舱现场环境进行卫生消毒

序号	活动项目	现场背景	演练内容	旁白
第二幕：医学观察场所启用				
1	环节1：召开联席会议	背景：会议室	【拍摄动作】旁白内容视频小片段汇集	接市卫生健康委通知，市疾控中心对王先生开展流行病学调查并做好医学观察场所的驻点准备工作；各区卫生健康局按照海关提供的名单和联系方式通知当地"120"中心和区疾控中心做好接触者调查、样本采集、转运工作；市医学观察场所做好腾空场所接受医学观察人员的准备 29日晚，实验室反馈病例血液样本核酸检测为埃博拉病毒阳性，拟上送国家疾控复核
		背景：会议室	【拍摄动作】联防联控成员单位开会	市卫生健康委报市联席会议总召集人，组织召开市联席会议。经评估确诊1例埃博拉病毒感染病例，根据有关等处置规范要求，将病例转运至定点收治医院隔离治疗，并对接触者进行集中隔离医学观察 成立市医学观察场所运行管理专项工作组，各有关单位按具体职责做好启用、运行相关工作
2	环节2：启动准备	背景：市疾控中心	【拍摄动作】市疾控中心接到通知后采取的行动	接到通知后，市疾控中心立即组织碰头会议，传达上级通知，明确分工，布置任务，携带物资出动
第三幕：接触者转运				
1	环节1：机场转运	背景：机场转运车辆	【拍摄动作】无声表演。机场转运接触者 【拍摄动作】无声表演。转运车辆于医学观察场所指定地点消毒	医学观察场所启用后，市卫生健康委协调交委派出车辆转运机场接触者，同时医院派出医务人员跟随
2	环节2：社区转运	背景：接触者家里	【拍摄动作】 [居委工作者]：（敲门）刘女士吗？你好，我是居委的。区疾控中心工作人员找您有些事。 [接触者]：（开门）你好。 [区疾控中心工作人员]：女士您好，我是疾控中心工作人员。今天我们上门是因为您本月29日乘坐的航班ET888上发现一名埃博拉出血热病例，正好在您座位旁边，您被确定为同机接触者，我们需要将您送往医学观察场所隔离观察，隔离期限是一个最长潜伏期21天，在那里您将得到免费的健康咨询和照顾，还有免费的饮食和住宿。为了您和家人的健康，请配合我们开展隔离工作，谢谢	病例的部分同行劳务人员已前日入境，散入社区及工厂。相应辖区卫生健康局协调"120"派救护车转运社区和工厂接触者，通知区疾控中心协助转运工作
3	环节3：工厂转运	背景：工厂宿舍	【拍摄动作】区疾控中心工作人员与工厂负责人、工厂员工接触者等交谈	随后区疾控中心工作人员在居委工作者和工厂负责人的协助下，采集接触者血样，并向接触者家人再次解释情况，叮嘱这段时间尽量减少外出，关注自身健康状态，如有不适立即前往医院就诊；向居委和工厂转送埃博拉出血热宣传手册，同时要求对其接触者家人做好健康监测工作等。各工厂接触者接送至医学观察场所
		背景：转运车辆	【拍摄动作】随车医生引领15名接触者有序上车，并向各接触者简要说明情况，发放口罩、手套等	

续表

序号	活动项目	现场背景	演练内容	旁白
			第四幕：医学健康监测	
1	环节1：转运人员交接、入住医学观察场所	背景：医学观察场所大厅	【实战演练】将接触者转运至留观场所指定场所后，接触者有序下车，随车医生与驻点医生进行交接。 驻点医生向各接触者介绍医学观察场所有关事宜（具体内容略）。 驻点医生安排各接触者领取房卡和知情同意书（动作：工作人员递房卡和知情同意书给接触者，接触者签名）	转运车辆按照指定路线驶入医学观察场所，随车医生与驻点小组医生联系，并进行人员信息交接，核实医学观察人员身份，双方签名确认，一式两份
2	环节2：书面告知、常规健康监测	背景：医学观察隔离房间	【实战演练】（医学观察人员进房间后。）疾控工作人员和护士开展健康监测相关工作。完成后在门口进行手部消毒，换手套。通过半污染区、清洁区离开	埃博拉出血热接触者的隔离期为从最后一次与病例或污染物等接触之日起至21天结束知情告知后，知情同意书需由疾控工作人员和医学观察人员双方签名确认。医学观察场所护士对医学观察人员及场所工作人员进行健康监测，对医学观察人员的健康监测为早晚各一次的体温监测和体格检查
3	环节3：异常情况①	背景：医学观察隔离房间	【实战演练】护士对自感不适的医学观察人员李健进行测温，显示发热	医学观察期第三天，驻点小组发现医学观察人员中出现1例有不适症状的病例
			【实战演练】医生前往病房询问、检查	医生穿戴应遵循标准预防和额外预防相结合的原则，做好个人防护，穿戴隔离衣或防护服、医用防护口罩、鞋套、手套、帽子等
			【实战演练】救护车转运发热医学观察人员	经驻点小组医生检查，认为李某的情况疑似埃博拉前期症状，建议送定点医院隔离排查治疗 使用负压担架将发热医学观察人员李某送往市定点医院负压隔离病房进行排查和治疗，采集血液样本，送往指定实验室检测
			【实战演练】房间消毒和监测消毒结果	留观场所工作人员开展疫点消毒工作，疾控中心工作人员对消毒后环境进行采样，监测消毒结果
4	环节4：异常情况②	背景：医学观察房间走廊	【拍摄视频】 表演内容：有一名医学观察人员自觉健康无症状，拒绝继续留在场所，情绪激动，一度引起其他房间的留观人员围观、应和，现场混乱。 安保人员进入留观区域，制止其行为，同时疏散围观者，劝告回房。必要时，向市医学观察场所申请心理辅导医生协助	
			第五幕：医学观察场所关闭	
1		背景：会议室	【拍摄动作】联防联控成员单位开会	×月18日，市医学观察工作组召开市联席会议 经过市联席会议讨论，此次输入埃博拉出血热病例已痊愈，所有医学观察人员在最长潜伏期21天内未出现新病例，疫情已得到控制，现况已达到关闭医学观察场所条件，作出解除人员隔离，关闭医学观察场所决定

续表

序号	活动项目	现场背景	演练内容	旁白
2		背景：医学观察场所		医学观察结束后，市医学观察工作组组织各成员单位对疫情防控和医学观察相关工作情况进行总结。评估内容主要包括疫情概况、应急处置情况、患者排查救治情况、接触者医学观察情况、所采取措施的效果评价、应急处理过程中存在的问题和取得的经验及改进建议。评估报告于事件结束后 10 天内书面报送至市医学观察工作组 现场演练结束

实践 2　一起饮水污染引起的霍乱暴发调查

【实践目的】

1. 掌握霍乱疫情调查的基本步骤；控制霍乱疫情的主要措施。

2. 熟悉暴发原因的调查分析方法。

3. 能运用现场调查技术分析传染源和危险因素，根据调查结果制定和实施疫点、疫区处理措施。

【实践内容】

一、疫情报告与核实

20××年 8 月 13 日上午 9：40，A 市疾病预防控制中心（以下简称 CDC）流行病防治所接到 B 区 C 乡 D 街卫生所报告：近日该村腹泻患者明显增多，部分患者出现剧烈腹泻、呕吐，疑似霍乱患者。A 市 CDC 防疫科立即向中心领导汇报，通知 B 区 CDC，并于当日 10：30 到达现场核实调查。现场发现，截至 13 日 10：30，该卫生所共接诊 12 例疑似霍乱患者，具有典型的霍乱症状：剧烈腹泻，先泻后吐，无腹痛、无发热，发病时间为本月 10~13 日，均居住在 D 街 E 路以北的居民区，无共餐史。初步判断为疑似霍乱暴发疫情，当场采集诊所内的 2 例疑似霍乱患者粪便样本，立即送实验室检测。同时要求当地暂时限制该村居民的活动范围、暂停使用现有的水源水、暂停该村餐饮业。

根据防疫科的反馈，A 市 CDC 立即启动应急预案，组织由流行病学调查、消杀、检验专业人员组成的调查组开展霍乱暴发疫情调查。

问题：现场调查的主要工作步骤有哪些？请以流程图展示。

二、现场流行病学调查

8 月 13 日 13：00，A 市 CDC 微生物实验室报告，上午送检的两例疑似霍乱病例的粪便样本，经快速检测霍乱弧菌呈阳性。此次疫情暂定为疑似霍乱暴发疫情。根据现场调查处置方案开展了以下工作。

（一）首发病例的调查

张某，女，61 岁，×学院退休干部，独自居住于 D 街 E 路以北的×号居民楼××室。8 月 10 日晨起自感不适，10：20 开始腹泻，水样便，13：00 时共腹泻 6 次，之后呕吐，皮肤弹性差，无腹痛、发热、里急后重。于 13：30 到 D 街卫生所就诊，给予大量补液、抗生素治疗。患者于 9 日晚食用自制凉面。凉面自制过程为热面条用自来水浇凉，当时注意到自来水发黑、浑浊、有腥味，但并未在意，拌生水清洗的黄瓜丝一起食用。生活饮用水水源为 D 街 E 路以北的自备水井，洗漱、洗锅刷碗、清洗瓜果蔬菜等均直接使用自来水，无喝生水习惯。该患者发病前 6 天无外出史，无亲朋好友、邻居之间的接触史，无外出就餐史，所有餐次均为自制熟食，未食用过海产品、淡水产品和市售直接入口食品，未参加过聚餐，无其他凉拌菜、冰糕、冷饮的食用、饮用史。居室内自带卫生间。

问题：根据首诊病例的调查，可初步获得哪些信息？

（二）病例分布

开展病例搜索、统计工作，自 20×× 年 8 月 10 日至 15 日，D 街 E 路以北共报告实验室确诊霍乱病例 25 例，带菌者 6 例，罹患率为 992/10 万，无重型病例、无死亡病例。

问题：进行病例搜索时，信息收集应注意哪些事项？

1. 人群分布　男女病例数、带菌者分别为 14 例、17 例，男女性别比为 0.82 : 1。最小的 2 岁，最大的 80 岁，几乎各年龄组均有病例、带菌者（表实 2 - 1）；患者遍布多个职业，但农民、学生、家庭待业者和工人相对较多，其职业分布见图实 2 - 1。常住人口、流动人口中的病例、带菌者分别为 17 人、14 人，罹患率分别为 890.52/10 万、1151.32/10 万，二者之间无统计学意义（$\chi^2 = 0.514$，$P = 0.473$）；OR = 0.77（95% CI = 0.36 ~ 1.70）。

表实 2 - 1　D 街霍乱暴发疫情年龄分布

年龄组	病例、带菌者（例）	构成比（%）	年龄组	病例、带菌者（例）	构成比（%）
0	0	0.00	45	1	3.23
1	1	3.23	50	1	3.23
5	2	6.45	55	2	6.45
10	2	6.45	60	3	9.68
15	2	6.45	65	2	6.45
20	4	12.90	70	1	3.23
25	2	6.45	75	1	3.23
30	2	6.45	80	1	3.23
35	2	6.45	合计	31	100.00
40	2	6.45			

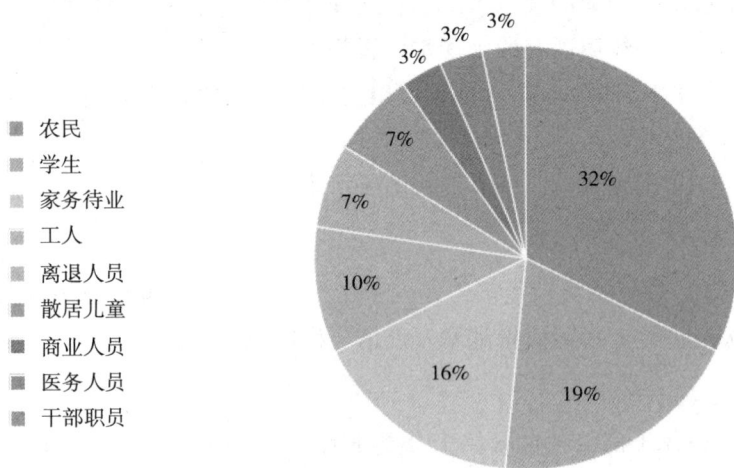

图实 2 - 1　D 街霍乱疫情的职业分布图

问题：根据人群分布特征，可发现什么信息？

2. 时间分布　所有病例、带菌者均发生在 8 月 10 日～15 日，发病高峰在 12 日（表实 2 – 2）。

表实 2 – 2　D 街霍乱病例发病时间分布

发病日期	病例、带菌者（例）	构成比（%）	发病日期	病例、带菌者（例）	构成比（%）
10	3	12	14	2	8
11	5	20	15	2	8
12	8	32	合计	25	100
13	5	20			

3. 地点分布　所有病例、带菌者均分布于 D 街 E 路以北的居民区内、楼房、平房内；D 街 E 路以南的居民区无病例和带菌者发生。

问题：地点分布信息提示了什么？

（三）临床表现及治疗

25 例霍乱患者的临床症状有恶心、呕吐、腹泻、水样便、血水样便、脱水，先泻后吐，均无发热、腹痛、里急后重。临床分型为轻、中型病例，分别为 24 例、1 例，无重型及死亡病例。经过大量补液和抗生素治疗，均痊愈，预后良好。

三、实验室检测

采集 25 例患者的粪便样本 32 份，确诊霍乱患者 25 例。分别采集 D 街 E 路以北、以南两个居民区内未发病者的粪便样本或肛拭子 209 份、153 份，前者检出霍乱弧菌阳性 6 例（带菌者），后者未检出霍乱弧菌。检出霍乱弧菌病原学分型均为 Eltor 型，血清学分型均为小川型。

控制措施实施前后对 D 街 E 路以北、南的两个自备水井及其末梢水各采集水样 3 份，共 24 份进行霍乱弧菌检测。控制措施采取之前，D 街 E 路以北的自备水井及其末梢水均检出霍乱弧菌，型别同患者；之后，未检出霍乱弧菌。D 街 E 路以南的自备水井及其末梢水在措施采取前后均未检出霍乱弧菌。

四、传染源及危险因素调查

1. 基本情况　B 区 C 乡 D 街位于 A 市西郊二环以内的城乡接合部，交通便利，流动人口多。全村总人口 6756 人，其中常住人口 3914 人、流动人口 2842 人。全村被 E 路隔开分为南北两部分，各有 1 个自备水井供水，自备井水直接饮用，不进行饮水消毒。E 路以北居住人口 3125 人，其中常住人口、流动人口分别为 1909 人、1216 人，是 D 街的老居民区。整个居民区环境卫生差，街道上垃圾、污水随处可见。

2. 危险因素调查　调查北区自备水井时发现，该水井周围有杂物堆积，其西北方向 10m 处有一露天旱厕，西侧 6m 处有一开放性废水井，该废水井的地下通道与北区自备水井相连。据村民回忆，8 月 9 日当地有暴雨，旱厕被冲，夹杂粪便等污物的污水经废水井流入自备水井。被污染的自备井水未消毒而直接供水。村民反映自来水发黑、浑浊、有腥味。有些村民煮沸后使用，而有些村民未进行处理直接用于生活洗漱、清洗瓜果蔬菜、清洗餐具、浸泡热面条等，甚至直接饮用生水。

E 路以南的居民区的自备水井维护良好，周围无旱厕、垃圾、污水等，未受 9 日暴雨影响。

8 月 13 日，未对自备井采取控制措施之前，采集两个自备井水各 3 份，采集其末梢水各 3 份。E 路以北的自备水井及其末梢水均检出霍乱弧菌，型别同患者；控制措施采取之后，采集 E 路以北的自备井水及其末梢水各 3 份，未检出霍乱弧菌。

对 E 路以北居民区 3125 人进行了逐一调查，共发现霍乱患者和带菌者 31 人，所有病例和带菌者均无聚餐史。

问题：病例全部集中在 E 路以北，为什么还要对南区的居民进行调查？同理，已知北区自备井被霍乱弧菌污染，为什么还要调查南区的自备井水？

2. 查找传染源

（1）病例追溯：经仔细查阅各医疗机构特别是 D 街附近的医疗机构的就诊记录；对该疫情发生前的同年霍乱病例、带菌者再次进行回顾性调查（重点是其传染期的活动范围），未发现异常。

（2）市售食品和外环境监测：7 月 22 日，从 B 区的某大型超市当日市售的某品牌熟鸭中检出小川型霍乱弧菌，该超市、熟鸭及其货源已于本起暴发疫情之前被相关部门及时进行卫生学处理。调查该村所有居住者，7 月以来均未食用过该品牌的市售熟鸭。疫情期间对全市，特别是该村及其毗邻区域的海产品、淡水产品、市售直接入口食品、凉拌菜、外环境水、水底泥、水生动植物、二次供水、自备水井进行监测，检测样本 597 份，未检出霍乱弧菌。尽管未能确定本起疫情的传染源和传播链，但该村流动人口多，20××年 A 市及其周边地区均有霍乱病例发生，且 7 月下旬的市售直接入口食品中检出与本起疫情同血清型的小川型霍乱弧菌，在如此严峻的形势下，发生本起暴发疫情亦在情理之中。

五、控制措施及效果评价

（一）疫点、疫区处理

1. 疫点、疫区的划定　凡有患者发生的居民楼单元为疫点，共划疫点 19 个；D 街 E 路以北的居民区为疫区。

2. 疫点处理

（1）坚持"早、小、严、实"的原则：即时间要早，范围要小，措施要严，落在实处。凡有可能被污染的物品，未经消毒不得带出疫点。

（2）患者和带菌者的隔离治疗：本着就地隔离治疗的原则，患者、疑似患者和带菌者分别集中在 D 街诊所、C 乡卫生院和 A 市传染病医院接受隔离治疗。为了保证隔离措施的落实，C 乡卫生院的住院患者，可以转院的，全部转到其他医疗机构，腾出病房，收治患者。对于送往市传染病医院的患者实行专车转送，随带盛放吐泻物的容器。对途中被污染的工具做好随时消毒处理措施。

（3）疫点消毒：认真做好疫点内的消毒与灭蝇工作。特别注意对患者、疑似患者和带菌者吐泻物及污染物进行随时消毒，妥善处理缸水、食具、衣物、极可能受到污染的地面及墙壁等。当患者、疑似患者和带菌者移出疫点隔离后，对其住室及污染环境进行疫源地终末消毒。

（4）接触者管理：调查所有与患者发病前 5 天内及病后有过饮食、生活上密切接触的人，并进行登记和检疫，要认真了解和观察其健康状况，特别是每日大便的次数和性状，并进行粪便检查。限制其活动，对其排泄物进行消毒，特别要注意防止污染水源。

（5）验便与服药：疫点所有人员，自开始处理之日起每日验便 1 次，连续 2 次。给密切接触者预防服药。

（6）发现、隔离并治疗带菌者。

（7）开展卫生活动：做好饮用水消毒，规劝群众不喝生水，不吃生冷变质食物，严禁使用新粪便施肥，积极杀蛆灭蝇，改善环境卫生。

3. 疫区处理

（1）加强饮用水卫生管理：立即关闭 D 街 E 路以北自备水井，封堵废水井与该自备井之间的通道，并加盖封闭。用漂白粉对自备水井、储水塔进行消毒清洗，水塔消毒后反复冲洗地下管网。水塔安装自动加氯器进行持续消毒，自 8 月 13 日开始，每日对水源水和末梢水采样 8 次，测定余氯，8 月 15 日余氯达到生活饮用水卫生标准。逐户发放漂白粉精片进行储存缸水的消毒。

（2）做好粪便管理，改善环境卫生：13 日对 D 街 E 路以北自备水井旁边的旱厕进行消毒后填埋。

对疫区内的外环境进行清理消毒，处理苍蝇孳生地，采取各种方法杀蛆灭蝇，改善环境卫生。

（3）及时发现患者、疑似患者和带菌者：疫区内无发热、腹痛的腹泻患者集中到乡卫生院隔离治疗。对疫区内居民逐户进行流行病学调查、采样检测和预防服药，共投诺氟沙星胶囊 56250 粒。市内各级医疗机构要严格执行肠道门诊相关制度，对腹泻患者要做好登记报告、采便送验和及时治疗，发现疑似患者要隔离留验。各级医务人员认真做好查病报病；对疫区人群，按流行病学指征进行检索，及时发现传染源，特别要及时发现首发病例同期内的所有腹泻患者并及时处理。

（4）加强饮食卫生和集市贸易管理：清理 D 街的集贸市场，周围饮食摊点、饭店暂停营业，饮食从业人员要接受带菌检查。

（5）限制人员流动，防止传染源扩散：禁止大型集会，考虑到本起疫情局限，未暂停集市贸易。

（6）加强卫生宣传教育：充分利用有线广播，反复宣传肠道传染病基本知识、预防、治疗，告知村民不外出，发现患者及时报告，及时就诊，接受治疗，配合做好卫生防疫工作。

问题：卫生宣传教育的要点有哪些？

（二）效果评价

疫情发生后，各级政府、卫生健康主管部门、疾病预防控制中心十分重视，各级卫生防疫人员日夜奋战在疫区一线，各专业人员协调合作，处理及时，措施得当，疫情被及时扑灭，没有发生二代病例。但遗憾的是，最终没有查到本起霍乱暴发的原因。

问题：根据此次霍乱暴发调查结果，你应当向政府提出什么公共卫生建议？

实践 3　人感染 H7N9 禽流感应急处置

【实践目的】

1. 掌握人感染 H7N9 禽流感报告、现场流行病学调查处置技术等方法。
2. 熟悉人感染 H7N9 禽流感流行病学调查表的填写。
3. 了解疫情形势研判。
4. 能运用现场应急处置技术对人感染 H7N9 禽流感疫情进行处置，具备现场流行病学调查、危险性评估、紧急处理等卫生措施的实施能力。

【实践内容】

本次实践课为桌面演练，通过讨论来培训学生并使其熟悉各自的角色、职责或程序，有助于学生基于现有的规范来尝试解决问题，不断提升应急处置能力。

桌面演练在非正式或压力较低的环境下，受练人员聚集在会议桌周围，针对模拟的突发事件发生场景讨论相关问题和程序。桌面演练是否成功，既取决于能否将预案、方案涉及的所有相关方调动起来，通过共同参与来确定存在的问题（即尽可能发现所有的问题），也取决于受练人员的改进建议在完善预案、实施方案和程序方面的落实情况（即解决发现的问题）。

一、演练准备

（一）场地

智慧教室、实训室或会议室。

（二）演练时长

80 分钟。

（三）参与人员

疾控中心或者医院感染科专业人员、老师、全体学生。

（四）演练模式

桌面演练。

（五）演练布置及人员分组

如图实 3 - 1。

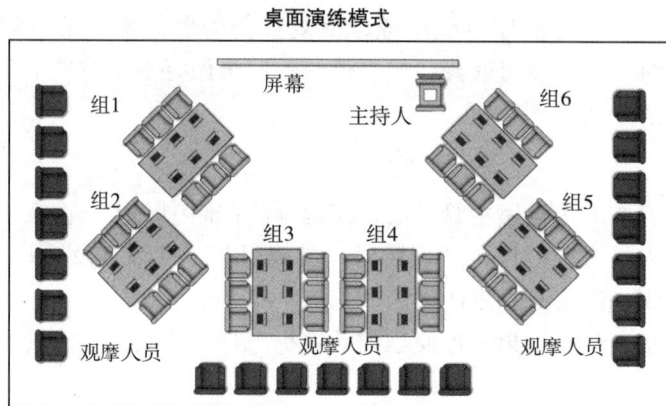

图实 3 - 1 桌面演练模式

（六）参演人员

1. 控制人员 控制人员也称为主持人，负责全程引导、协调和调度整个桌面讨论。由主持人确定向谁提出问题或发送事件进展信息以及顺序，并要求其他受练人员参与讨论，主持人还负责询问问题和引导受练人员做出决定。一般由老师或有经验的学生担任。

2. 受练人员 受练人员的具体选择取决于每次演练的目的。只要受练人员能够从演练中获得提高，或是对既定的讨论主题有益处，桌面演练可以包括多个单位和个人，其来源范围可包括与制定计划、预案或方案以及实际应急响应有关的所有单位。本次演练为学生。

3. 评估人员 需 1~2 名评估人员全程观察演练，演练结束后进行点评。

4. 记录人员 负责演练过程的记录。

二、正式演练

背景：男，55 岁，发热伴肌肉酸痛 5 天。患者于 5 天前突然出现发热，测体温 39.5℃，伴头痛、咽痛，全身肌肉酸痛，否认咳嗽、咳痰、腹痛、腹泻。就诊于当地医院就诊，化验血常规未见异常，甲乙流核酸阳性，予青霉素治疗仍高热，进一步就诊。询问流行病学史，家中饲养 5 只鸡。否认共同居住的其他家属发热。查血：白细胞 $3.2 \times 10^9/L$，N 0.54，血小板 $160 \times 10^9/L$；肝功能：ALT 10U/L、AST 30 U/L；腹部 B 超：未见异常；心电图未见异常。继续予抗生素治疗。既往体健。门诊诊断发热原因待查？禽流感？

问题 1：请简述发热门诊的医生接诊该病例后，医院的处置流程措施。（7 分钟）

问题 2：如果你是医院院感科工作人员，科长要求你向辖区疾病预防控制中心报告，你准备报告哪些核心信息？（8 分钟）

问题 3：如果疾病预防控制中心领导委派你带队到现场开展流行病学调查，出发前你将做哪些方面的准备？（15 分钟）

问题4：本次调查的目的是什么？（10分钟）

问题5：请根据工作需要拟定现场暴发调查步骤。（15分钟）

问题6：当流行病学调查队到达现场后，发现没有带调查表，请你现场设计一个调查表？（15分钟）

学生互动，行业专家、老师总结点评。（10分钟）

实践4　手足口病及诺如病毒暴发案例分析

【实践目的】

1. 掌握手足口病和诺如病毒的基本特征和传播机制；疫情暴发的分析、调查与处理方法。

2. 熟悉疫情暴发的应急处置流程。

3. 通过案例分析，加强公共卫生意识，提高解决实际问题的能力。

【实践内容】

【案例一】　手足口病疫情

2019年6月25日，A市H区疾病预防控制中心在监测系统中发现：M幼儿园一周内网报手足口病发病达到10例，发现疑似事件后，区疾病预防控制中心立即出动应急队伍赴现场进行核实，开展流行病学调查和疫情处置工作。

问题1：临床医生在报告手足口病病例时，他的诊断标准是什么？需要采集什么样本？

问题2：疾病预防控制中心应急队伍在调查处置前需要准备什么？

问题3：区疾病预防控制中心应急队伍达到现场后，首先需要做的是什么？

区疾病预防控制中心到达现场后，根据调查需要，制定本次疫情的病例定义如下。

（1）疑似病例：2019年5月12日~7月4日期间，M幼儿园学生中出现手、足、口及臀部皮疹者。

（2）临床诊断病例：发热伴手、足、口、臀部皮疹，部分病例可无发热，疑似病例经医疗机构诊断者。

（3）确诊病例：临床诊断病例病原学检测阳性者。

通过查阅接诊医院就诊病例信息和学校因病缺课记录进行病例主动搜索。共发现病例37人（临床诊断病例32人，确诊病例5人），均为M幼儿园学生。

问题4：此次疫情规模如何判定？

问题5：作为疾病预防控制中心调查人员该如何开展流行病学调查？

发病时间分布为：5月12日1例、19日1例、27日1例；6月1日1例、2日1例、3日2例、10日1例、15日2例、16日1例、18日3例、19日1例、20日1例、22日2例、23日4例、24日5例、26日1例、27日2例、28日2例、29日1例、30日1例和7月1日1例及4日2例。

问题6：根据给出的发病时间，绘制流行曲线，进行时间分布描述。

根据病例临床表现、流行病学调查情况，判定此次疫情为一起手足口病暴发疫情。传染源可能是托（2）班张某（男，3岁，5月12日发病），传播途径是空气传播及密切接触传播，高危人群为该园学生、授课教师及患病学生的家人。

问题7：如何开展疫情控制？

【案例二】诺如病毒疫情

2010年2月27日，G市H区报告，该区一所养老院从2月20日起有29名老人陆续出现呕吐和腹泻症状而就诊。

问题1：医院门诊医生在接到第一例患者时，可能首先会做什么诊断？如果同天又接到数例相同症状体征的患者后，又应该如何考虑？如何处理？

对4名患者的呕吐物/粪便样本进行检测，有3份样本诺如病毒ELISA抗原阳性。为查明暴发原因及传播危险因素，以采取有针对性的预防和控制措施，当地疾病预防控制中心开展了本次调查。

问题2：按照诺如病毒疫情判定标准，你初步判定此次事件属于什么规模的事件？

问题3：疾病预防控制中心开展调查，首先需要做什么？

根据疾病预防控制中心的初步调查，发现养老院在院老人有199名，工作人员69名（其中护工41人，医务室有2名医生和4名护士），养老院大楼呈"井"字形，5层楼66间宿舍，每间宿舍住1~5名老人，分4类护理方式，一般、半护、全护和特殊护理，每层楼9~11名护工。

问题4：根据上述资料，我们需要做什么？

养老院设有1个饭堂供应职工及老人三餐，工作人员持有健康证，近期无供应过海产品类食物，采用消毒碗柜对餐具消毒，饮用水使用市政供应的自来水，开水供应充足，日常使用紫外线灯、含氯消毒剂进行空气、物体表面等消毒。医务室有2名医生和4名护士，负责老人的日常诊疗。

问题5：诺如病毒感染的途径有什么？我们下一步调查的思路是什么？

全院268名人员中，共搜索到70名病例（疑似病例14人，可能病例39人，确诊病例17人），罹患率为26%，老人和护工罹患率高于其他工作人员。另有4名隐性感染者。病例的临床症状以腹泻（80%）和呕吐（61%）为主。流行曲线显示首例在2月18日发病，22日疫情达高峰，23~26日维持在一个较高的平台，从27日开始病例数快速下降。

该院水源为市政自来水，使用热水器烧开后饮用；三餐由食堂统一制作供应全院人员，老人使用的餐具统一清洗、消毒与分发。老人呕吐均发生在宿舍中，未在公共场所。各楼层老人互不串层/串房，3、4层大多数老人生活不能自理，约2/3的老人在各自楼层的公共场所就餐和休闲，位置相对固定。疫情发生早期，养老院未对患者的呕吐物及大便进行消毒处理，护工也没能做到每次处理污物时戴口罩、处理后更换手套与及时洗手。

问题6：根据以上调查结果，要形成的病因假设是什么？如何去验证假设？

最终形成了疫情主要通过护工护理导致老人间交叉传播的假设。为验证这一假设，我们在病例较多的3层和4层，对94名老人开展回顾性队列研究，调查发病与老人行走能力的关联，结果显示，坐轮椅者的感染风险是自己行走者的1.6倍（RR=1.6，95%CI=0.96~2.7），长期卧床者的感染风险是自己行走者的1.9倍（RR=1.9，95%CI=1.1~3.2）；发病率随着老人行走能力的降低而增高（趋势χ^2=5.8，P=0.016）。

对五种需要护理的情形进行赋分：大小便失禁2分，床边/床上大小便1分，需要喂饭、协助洗澡、洗衣或刷牙均赋1分。用Logistic回归对发病与需要护理程度的总分值进行分析，结果表明，发病风险随着总分值的增加而增加（评分每增加1分，OR=1.28，95%CI=1.03~1.59）。

本次调查共采集粪便样本93份、呕吐物1份、老人衣物床单拭子8份，进行诺如病毒ELISA抗原检测，其中23份粪便样本阳性，其余样本均阴性。

问题7：根据以上分析结果，此次疫情得出的结论是什么？

问题8：此次疫情调查结束后，应对养老院提出哪些预防措施建议？

实践 5　食物中毒事件应急处置

【实践目的】

1. 掌握食物中毒报告和调查处理规范和方法；食物中毒调查处理工作的职责。
2. 了解食物中毒流行病学调查所需要收集的信息数据及汇总，解释食物中毒流行病学调查数据。
3. 能运用食物中毒事件处置技术对食物中毒事件进行处置，具备现场流行病学调查和卫生学处置能力。

【实践内容】

2022 年 5 月 14 日 15：30 时，X 市疾控中心接到市卫健委电话通知：X 医院陆续收诊 100 余名急诊患者，均系 A 公司员工，主要临床表现为恶心、呕吐、腹痛、腹泻、头痛、头晕、呼吸困难、口唇及指甲发绀等症状，初步诊断急性胃肠炎，疑似食物中毒。

问题 1：接到报告，还需询问哪些内容？并在第一时间做哪些紧急建议？

问题 2：CDC 到达现场前应该做哪些准备工作？

经 X 市疾控中心在 X 医院初步核实，该医院陆续有 126 名 A 公司员工就诊，其中门诊就诊 95 人、住院 31 人。

问题 3：经核实诊断，该起食物中毒事件已经构成哪级突发公共卫生事件？应该由哪级卫生健康主管部门确认？2 个小时内报告如何计时？

问题 4：在该起事件中，市疾控中心应如何开展人群流行病学调查？

接到报告后，市疾控中心和辖区疾控中心第一时间赶赴现场调查、核实。经对重点病例的访谈，发现目前就诊病例均在 5 月 14 日发病，都是 A 公司员工，主要临床症状/体征为恶心、呕吐、腹痛、头痛、头晕、呼吸困难、口唇及指甲发绀。现场对部分患者呕吐物快速检测显示亚硝酸盐阳性。

问题 5：根据上述访谈结果，请制定本次食物中毒事件的病例定义？

问题 6：该起事件应如何开展病例搜索？

X 市疾控中心对 A 公司食堂 5 月 13 和 14 日打卡记录，对其中 50 例病例及选取的 50 例 A 公司员工开展个案调查分析，结果见表实 5 - 1。

表实 5 - 1　个案调查结果

日期	餐次	病例数	食用人数	罹患率（%）	OR	95%CI
	早餐	0	57	—	—	
13/5	中餐	15	313	4.8	Ref	
	晚餐	21	247	8.5	1.85	0.89 ~ 3.9
	夜宵	23	251	9.2	2	0.98 ~ 4.1
14/5	早餐	14	67	21	5.25	2.2 ~ 12
	中餐	60	335	18	4.33	2.3 ~ 8.2

问题 7：请问从上表中的结果，可以做出什么判断？

通过进一步对 5 月 14 日可疑餐次进行分析，获得以下结果，结果见表实 5 - 2。

表实 5 - 2　可疑餐次分析结果

早餐	中餐	发病人数	总人数	罹患率（%）	OR	95%CI
+	+	7	33	21	8.1	1.0 ~ 63
+	−	0	8	—	—	
−	+	37	148	25	9.2	1.3 ~ 65
−	−	0	215	—	—	

注：$\chi^2 = 0.38$，$P = 0.83$。　　+ 表示进餐，− 表示未进餐。

问题 8：请问从表中结果，可以做出什么判断？

现场流调组在医院进行调查的同时，另外部分现场流调组和现场采样组人员对 A 公司进行调查。

问题 9：在 A 公司食堂需要进行什么调查工作？

问题 10：现场采样人员到达 A 公司食堂后，需要进行哪些现场采样工作？

经调查发现，此次事件涉及男女比为 5.3 : 1，男女罹患率分别为 82%（32/39）、17%（6/36），卡方值为 32.02，$P < 0.05$。人群分布和时间分布如下（图实 5 - 1，图实 5 - 2）

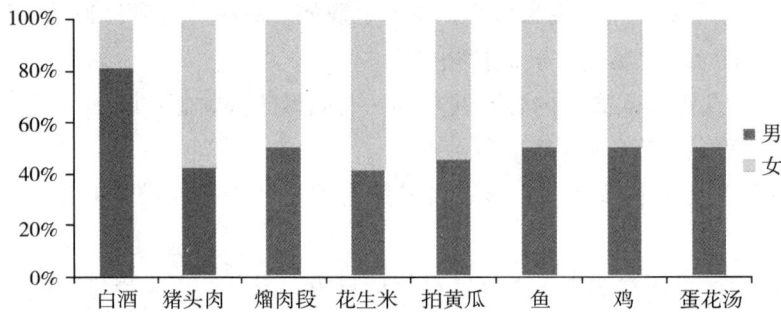

图实 5 - 1　人群分布情况统计

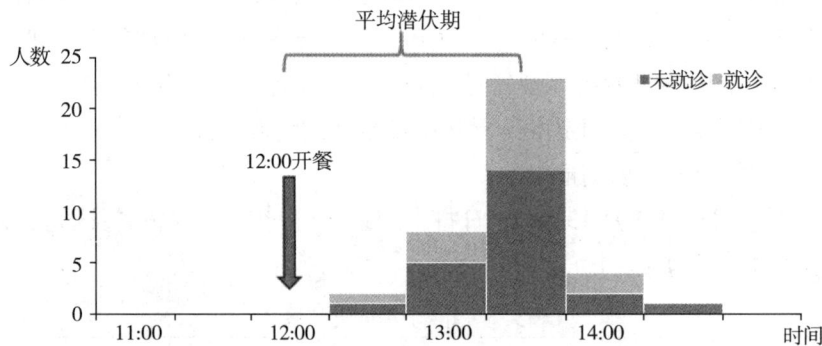

图实 5 - 2　发病时间情况统计

问题 11：根据以上 2 个分布图，你能初步得出什么结论？

问题 12：根据表实 5 - 3 提供的信息，你能对该起事件可疑食品做出什么结论？

表实 5 - 3　可疑食品分析结果

食品	发病	未发病	RR 值	95%可信区间	备注
白酒	38	37	+ ∞		
花生米	32	27	2.07	1.02 ~ 4.23	
啤酒	0	28	− ∞		

食品	发病	未发病	RR 值	95%可信区间	备注
熘肉段	30	29	1.46	0.80～2.64	
猪头肉	25	24	1.53	0.93～2.58	
拍黄瓜	28	22	1.40	0.82～2.40	
鸡	30	31	0.86	0.51～1.45	
蛋花汤	38	37			均食用
鱼	37	38			均食用

实践 6 传染性非典型肺炎定点医院终末消毒处置演练

【实践目的】

1. 掌握传染性非典型肺炎现场消毒应急处置物资准备、现场消毒处置技术。

2. 熟悉空气消毒剂、物体表面消毒剂的使用方法和注意事项；传染性非典型肺炎现场消毒处置防护要求。

3. 了解传染性非典型肺炎现场消毒组织执行与人员要求、时限要求。

4. 能运用现场消毒技术对传染性非典型肺炎病毒污染现场进行终末消毒处置，具备发现问题、分析问题、解决问题的能力，及团队合作、沟通协调能力。

【实践材料】

1. 消毒工具 背负式喷雾器、超低容量喷雾器、配药桶（10L）、刻度量杯（筒）、清洁工具箱等。

2. 防护用品 工作服、医用防护服、防护眼镜/面屏、医用防护口罩（N95 口罩）、一次性帽子、一次性医用手套、橡胶手套、防水靴套/长筒胶靴、医疗废物袋等。

3. 消毒药品 ①空气消毒剂（二氧化氯、过氧乙酸、过氧化氢）；②物体表面消毒剂（含氯泡腾片、漂白粉、漂粉精等含氯消毒剂，二氧化氯、过氧乙酸、季铵盐类）；③手消毒剂；④消毒湿巾（含氯、75%乙醇、季铵盐）。

【实践内容】

某医院为三级甲等专科医院，为传染性非典型肺炎定点医院。建筑结构分为 4 部分，分别为综合楼、发热门诊、行政办公楼、食堂楼；共设临床科室、医疗辅助科系、机关科系等 30 个科室，总建筑面积 19000m²，300 个房间，其中传染性非典型肺炎病房 80 间。从××年×月××日接收第一例传染性非典型肺炎病例，2 个月后全部清空院区，累计收治传染性非典型肺炎患者 258 例。现需要对该院区进行终末消毒，现场工作方案如下。

一、现场工作程序

1. 了解消毒现场测量估算需消毒面积、体积，计算消毒剂用量，配置消毒液准备消毒药械，培训队员。

2. 开辟消毒通道，清理物品，原则上外露织物及冷冻冷藏物品全部按照感染性医疗废物双层打包进行无害化处理。

3. 对被抽取开展消毒效果监测的区域，进行消毒前空气本底采样，沉降 15 分钟后回收样本（未被抽取此步骤省略）。

4. 室内环境使用超低容量喷雾器对室内空气进行消毒，作用 1 小时。

5. 对被抽取开展消毒效果监测的区域，进行消毒后空气采样沉降 15 分钟后回收样本（未被抽取此步骤省略）。

6. 对被抽取开展消毒效果监测的区域，进行物体表面采样布点（未被抽取此步骤省略）。

7. 使用常量喷雾器对表面进行消毒；消毒顺序为先外后内、先上后下、从左到右，从污染轻到重，再边打边退出，密闭作用 30 分钟以上；消毒重点为门、地面、家具、墙壁、污染物等。

8. 对被抽取开展消毒效果监测的区域，进行物体表面样本回收（未被抽取此步骤省略）。

9. 消毒后严格按照防护用品脱卸原则脱卸个人防护用品。

10. 采集评价样本带回实验室进行培养，汇报结果。

二、具体消毒方法

1. 开辟通道 在无人条件下可选择 500mg/L 二氧化氯或 3% 过氧化氢消毒剂，按照 $20\sim30ml/m^2$ 的用量，对通往各病房沿途进行超低容量喷雾消毒。

2. 污染物（患者血液、分泌物和呕吐物） 处理肉眼可见的污染物（患者血液、分泌物和呕吐物）。少量污染物可用一次性吸水材料（如纱布、抹布等）蘸取有效氯 10000mg/L 的消毒液小心移除。大量污染物应使用含吸水成分的 10000mg/L 含氯消毒粉完全覆盖，作用 30 分钟以上，小心清除。清除过程中避免接触污染物，清理的污染物按医疗废物集中处置。患者的分泌物、呕吐物等专门收集容器用有效氯 20000mg/L 的含氯消毒剂 30 分钟，然后清洗干净。

3. 衣服、被褥等纺织品 在收集时应避免产生气溶胶，外露纺织品建议均按医疗废物集中处理。选择 500mg/L 二氧化氯或 3% 过氧化氢消毒剂，按照 $100\sim300ml/m^2$ 的用量，对各病房针织物物表进行常量喷洒消毒后，打包各病房针织窗帘、床单、被褥、草布、枕头、空气消毒机滤网、室内垃圾等，均按医疗废物处理，规范使用双层黄色医疗废物袋收集。盛装的医疗废物达到包装袋的 3/4 时，进行紧实严密地封口，在隔离病区的污物暂存区喷洒消毒剂处理封口和手套，再放入外层医疗废物袋并封口。使用塑料布、塑料袋等包裹/遮盖高精密仪器。

4. 空气消毒 选择 500mg/L 二氧化氯或 3% 过氧化氢消毒剂，按照 $20\sim30ml/m^3$ 的用量，进行超低容量喷雾消毒。由内至外、由上至下喷洒，作用 1 小时。后开窗通风不少于 30 分钟。

5. 物体表面消毒 使用常量喷雾机，500mg/L 二氧化氯配比。对包裹/遮盖的贵重诊疗设备，按照各自相应规程或说明书进行处理；其他物体表面可根据物品属性适当选择喷洒、擦拭、浸泡等消毒方式。个人电子产品可选用 75% 乙醇擦拭消毒。物体表面消毒不少于 30 分钟，消毒完毕后开窗通风，并根据需要对物体表面进行清水擦拭，去除消毒剂残留。

6. 地面、墙面 有肉眼可见污染物时，应先完全清除污染物再消毒。无肉眼可见污染物时，可用有效氯 1000mg/L 的含氯消毒液或 500mg/L 的二氧化氯消毒剂擦拭或喷洒消毒。地面消毒先由外向内喷洒一次，喷药量为 $100\sim300ml/m^2$，按照从上到下、从左到右依次喷洒，避免遗漏，待室内消毒完毕后，再由内向外重复喷洒一次。消毒作用时间应不少于 30 分钟。

7. 清洁工具处理

（1）**毛巾** 用后使用 500mg/L 的含氯消毒液浸泡 30 分钟，清水冲洗干净晾干备用。浸泡桶须各区域分开使用，并有明显标识。

（2）**地巾** 需有终末消毒专用地巾，用后使用 500mg/L 的含氯消毒液浸泡 30 分钟，清水冲洗干净晾干备用。

8. 纸张、书报、工作证件处理 价值重要文件、材料及纸张类，可采用过氧乙酸或环氧乙烷气体熏蒸方式或二氧化氯熏蒸加紫外线灯照射进行消毒。无价值纸张、报刊采用无害化处理方式。

三、终末消毒工作人员个人防护

现场消毒人员在配制和使用化学消毒剂时应做好个人防护，应掌握防护用品选择的指征及使用方法，并能正确且熟练地正确穿脱防护用品。进入隔离病区的消毒人员，采取二级防护，穿戴一次性工作帽、医用防护口罩、医用防护服、护目镜、一次性医用手套、橡胶手套、防水靴套/长筒胶靴。

四、消毒记录

在每次开展消毒工作时均应做好消毒记录，包括消毒对象、消毒面积（体积）、消毒剂浓度（或消毒器械强度）、剂量、作用时间等，参考附录 10 进行。

五、消毒评价

加强现场消毒评价工作。所有疫源地现场消毒均应进行过程评价，发现问题及时整改，确保消毒过程有效。根据现场实际需求，必要时进行消毒效果评价。

六、医疗废物处理

隔离病区内所有垃圾，包括患者的生活垃圾均按医疗废物处理。医疗废物处置应遵循《医疗废物管理条例》的要求，规范收集。

【实践方法】

1. 教师讲解与回顾 讲解传染性非典型肺炎终末消毒处置的相关程序及注意事项，确保学生对整个流程充分理解。回顾消毒技术内容，包括消毒液配制，空气、地面、物体表面及相关物品的消毒方法等，确保学生掌握正确的消毒方法。

2. 学生分组 学生分成 3~4 人的小组，每组中 3 人扮演进行终末消毒处置的消毒人员，另外 1 人扮演消毒记录人员。

3. 模拟演练 按照既定程序和内容，学生模拟进行传染性非典型肺炎病房的终末消毒处置并填写相关的消毒记录表，进行小组汇报。

4. 评价与反馈 教师根据评分标准对各组学生的表现进行评分，并组织学生进行组间互评及小组讨论，分析模拟过程中存在的不足。

5. 教师点评与小结 教师根据每组的评分对每组的表现进行点评和小结，强化学习效果。

实践 7　乙脑流行地蚊虫的监测与控制

【实践目的】

1. 掌握蚊虫技术方案和总结撰写要领。

2. 熟悉常用的蚊虫调查及监测方法；蚊虫防制效果评估内容与方法。

流行性乙型脑炎是由乙脑病毒经媒介蚊虫叮咬引起的一种人畜共患急性传染病。我国 A 县属热带、亚热带气候，降雨多、温湿度高、植被丰富，有利于蚊媒的生存、繁殖以及虫媒病毒的存在和传播。此外，该县多农村地区，生猪养殖较多，乙脑发生和流行的自然条件持续存在，常年有乙脑本地病例散发。请根据 A 县的情况，制定 A 县蚊虫调查、监测及评估的方案。

【实践内容】

乙脑流行地蚊虫的监测方案。

一、蚊类防制目标和步骤

蚊类综合防制的目标是消除或减少人与蚊类的接触，并减少人类对杀虫剂的暴露。蚊类综合防制主要包括以下步骤：蚊类密度监测、实施灭蚊措施、灭效评价。

（一）蚊类密度监测

1. 监测目的 掌握 A 县蚊类密度、分布及季节变化和长期趋势。为蚊传疾病的风险评估、预测预警、控制规划提供科学依据。

2. 监测方法 根据 A 县蚊类的孳生和活动特性主要推荐 6 种常用方法，分别为诱蚊灯法、人诱停落法、帐诱法、幼虫勺捕法、路径法、诱卵器法，其中诱蚊灯法、人诱停落法、帐诱法用于成蚊的监测，幼虫勺捕法用于大中型水体中幼虫和蛹的监测，路径法用于小型水体中幼虫和蛹的监测，诱卵器法用于白纹伊蚊的监测。

3. 成蚊密度常规监测

（1）监测点选择 县区每区选择居民区 2 个、医院 1 个、公园 1 个作为监测点；郊区及农村选择牲畜棚 2 个、农户 2 个作为监测点。

（2）监测时间 每年 4～11 月进行监测，每月 2 次，间隔时间不少于 15 天。

（3）监测方法 采用诱蚊灯法。在远离干扰光源和避风场所挂灯，光源离地 1.5m，从日落前 1 小时开始，到次日日出前 1 小时。

4. 蚊虫侵害调查

（1）调查点选择 选择不同方位的区域随机抽样调查。蚊虫的调查地点选择居委会、有独立院落的单位、建筑工地、道路的雨水井口及大中型水体等。

（2）调查方法 主要采取路径法、幼虫勺捕、人诱停落法。

（二）实施灭蚊措施

1. 孳生地环境治理

（1）填塞 可用砂石或泥土填平水坑、洼地，防止积水生蚊，特别要注意建筑工地的临时坑洼积水和树洞积水等孳生地。废弃的池塘和沟渠清淤排水，可养鱼控蚊，不适宜养鱼的水体可填埋或药物控制。

（2）排水 平整河道和沟渠的壁面，河底、沟底硬化，清除杂物淤泥，保持河道和沟渠畅通而不至于淤塞成为蚊虫孳生地。下水道系统完整，通畅不淤塞。易积水的屋顶等应有排水系统，并保持疏通不淤积。

（3）隔离和封闭 二次供水水箱、储水容器等可能产生蚊虫孳生的容器，加盖密闭。

（4）治理积水，清除孳生点 清除室外废弃容器（罐头盒、瓶子、快餐盒等）和废弃塑料袋，闲置容器翻转倒置。检查水生植物容器、花盆、易积水的盆罐等容器的小型积水，定期换水或及时清除积水；喷泉等景观的大型积水应定期换水或放养食蚊幼虫的鱼类。加强废旧轮胎管理，减少露天堆放，室外存放应打孔处理或以防雨布遮盖。

2. 物理灭蚊

（1）灭蚊灯（装置）　利用二氧化碳、紫外线、引诱剂等吸引蚊虫，并通过电子高压、粘捕、气流吸入等方式灭蚊，在特定的外环境中使用可减少成蚊。

（2）电蚊拍　室内发现有少数几只成蚊，可用电蚊拍杀死成蚊。

3. 化学灭蚊

（1）杀虫剂的选择　应选用有农药登记证和农药生产许可证或农药生产批准证书的杀虫剂，优先选用 WHO 推荐的药剂品种。

（2）杀虫剂的投放　孳生地灭蚊幼虫处理：对无法清除的积水或尚未清理的孳生地，如下水道口、电缆井、防火缸、废旧轮胎等，可使用灭蚊幼虫剂进行防制。

（3）成蚊处理　室内成蚊杀灭以滞留喷洒为主要措施，重点场所在滞留喷洒的同时还需要按 $0.5ml/m^3$ 剂量进行空间喷雾。室外成蚊杀灭以超低容量喷雾为主要措施，配合对蚊虫栖息地的滞留喷洒。

（4）滞留喷洒　使用常量喷雾机，将具有残效的触杀杀虫剂喷洒在室内蚊虫经常停落或栖息的物体表面，如墙壁、天花板、衣柜背面等，不吸水表面施药量 $40ml/m^2$，吸水表面施药量 $80ml/m^2$。

（5）空间喷雾　适用于居住区室内外、人群临时集结地、蚊媒病疫区、灾区蚊虫的大面积快速杀灭。空间喷雾包括超低容量喷雾和热烟雾喷雾。超低容量喷雾灭蝇应在清晨或傍晚进行，风力不应大于3级，喷雾从上风向开始，行走路线应与风向垂直。室内可使用电动或背负式超低容量喷雾机喷雾，建议使用毒性较低的杀虫剂的水剂等品种对住所、餐厅、商店、禽（畜）舍等处理，要注意避免水、食品的污染。室外适于使用背负式超低容量喷雾机或热烟雾机喷雾，主要处理农贸市场、食品生产点、垃圾堆、垃圾箱和垃圾车等；在 1~2 周内多次进行喷雾，一旦繁殖周期被打破，喷雾间隔可以扩展到1或2周，要避免人、动物的接触。在环境比较复杂、杂物多的环境，可使用热烟雾机按 $1~5ml/m^3$ 进行喷雾；热烟雾喷雾适合树林、竹林、灌木丛等植物比较密集的地方蚊虫速杀。

（三）蚊类灭效评估

在实施灭蚊措施后，按照前述介绍的监测方法（诱蚊灯法、人诱停落法、帐诱法、幼虫勺捕法、路径法、诱卵器法）选择1种方法进行检查，对灭蚊工作效果进行评价，蚊密度下降率≥85%，为效果显著。蚊密度下降率计算公式如下：

$$蚊密度下降率 = （灭前蚊密度 - 灭后蚊密度）/灭前蚊密度 \times 100\%$$

二、防蚊设施设置

防蚊设施包括纱门纱窗、蚊帐、纱网、下水道防蚊闸等。无法安装纱门、纱窗的场所，可安装门帘、窗帘挂于门、窗入口处，亦有较好的防蚊效果。蚊帐颜色宜淡，以白色最好，蚊帐下缘应压在床席下，有破洞应及时缝补。室内消防水池的通气口应安装防蚊纱网。下水道入水口可安装防蚊闸。

三、蚊类防制的个人防护

从事蚊类防制工作的人员，必须加强个人防护，以减少感染的机会。

1. 工作人员作业时应身着工作服或防护服、戴橡胶手套。作业时，可在脸、颈等裸露部位涂抹驱避剂，一般可有 3~5 小时的驱蚊效果。

2. 在用药过程中，禁止吸烟、喝水与进食；工作结束后应洗手。

实践 8 　 亚硝酸盐和硝酸盐的测定

【实践目的】

1. 掌握样本的采集方法。

2. 熟悉亚硝酸盐·硝酸盐快速检测仪的使用方法。

3. 了解并遵循国家标准改良法和快速初筛法的测定步骤，确保测定结果的准确性和可靠性。

4. 具备通过感官检测、流行病学特点和临床特征，初步判断样本中是否含有亚硝酸盐或硝酸盐，并判断其可能的中毒情况。

5. 能够根据测定结果，判断食品中亚硝酸盐和硝酸盐的含量是否超过国家允许限量，并采取相应的措施。

【实践内容】

亚硝酸盐是常用食品添加剂，要严格按照国家标准规定控制最大使用量和最大残留量，否则会导致以组织缺氧为主要症状的中毒表现，甚至危及生命安全。在中国化学性食物中毒事件报告中，由亚硝酸盐导致的食物中毒占有较高比例，这也是造成患者死亡的主要原因之一。在亚硝酸盐引起食物中毒的原因中，误用及食品存储不当占比较高，因生活饮用水被污染引起食物中毒也有报道。

2021 年 4 月 11 日 11：10，某县疾控中心接到县人民医院电话报告，该县某项目施工单位工人当日晚上分别在 2 个食堂用餐后，23 名职工陆续出现头痛、头晕、乏力、恶心、呕吐等症状，先后前往县人民医院就医，1 人于送医途中死亡。个案调查 22 例，22 例主要症状为头痛、头晕、乏力、恶心、呕吐、发绀、呼吸困难。

【问题讨论】

一、如何采集可疑样本

1. 饮用水样　采集使用玻璃制品或者聚乙烯的塑料类制品。采样量为 300～500ml。

2. 生物材料的采集

（1）血液样本的采集　采集中毒患者静脉血 10～15ml 放入含抗凝剂的无菌容器中，轻晃使血液与抗凝剂混匀，尽快送检。

（2）尿液样本的采集　可通过直接收集或导尿法进行收集，无尿者也可收集膀胱冲洗液。

（3）胃内容物的采集　收集中毒患者呕吐物、洗胃液、胃内抽取液。样本可用玻璃或塑料盛装，避免使用金属器皿盛装胃内容物。

二、如何对毒物进行初步判断

1. 感官检测　通过眼、鼻、口、皮肤等人体感觉器官对可疑样本进行初步判定。因亚硝酸盐可以使血红蛋白中的二价铁氧化成三价铁，从而形成高铁血红蛋白失去携氧能力，导致组织器官缺氧，因此亚硝酸盐中毒患者血液的颜色一般呈深棕色甚至黑褐色。

2. 流行病学特点　调查中毒患者是否进食了腐烂变质的蔬菜、腌制不久的咸菜或存放过久的熟菜，使用过量的亚硝酸盐腌肉，将亚硝酸盐当作食盐烹调的食物或饮用水源被污染。

3. 临床特征 摄入过量亚硝酸盐，短期内会引起以高铁血红蛋白症为主的全身性疾病。轻者有头晕、头痛、乏力、胸闷、恶心、呕吐，口唇、耳廓、指（趾）甲轻度发绀等，高铁血红蛋白在 10% ~ 30%。重者可有心悸、呼吸困难。甚至心律失常、惊厥、休克、昏迷、皮肤黏膜明显发绀，高铁血红蛋白往往超过 50%。

三、如何快速检测样本

经过初步判断此次事件极有可能是亚硝酸盐中毒，如何使用"GDYQ - 120MA 亚硝酸盐·硝酸盐快速检测仪"快速检测样本中亚硝酸盐和硝酸盐的含量。

（一）开机和关机

1. 开机 将仪器电源线插头一端与车载电源或车载电源适配器连接，或与市电（220V 50Hz）连接，另一端与仪器连接。然后打开车载电源或车载电源适配器开关，再打开仪器右下方的电源开关。

2. 关机 关闭仪器右下方的电源开关，然后关闭车载电源适配器开关。

（二）仪器操作

本仪器具有五项功能，包括测量、设置、记录、联机、帮助。功能选择通过键盘按键来实现。

1. 测量 样本测量。

2. 设置

（1）样本类型——固体、液体/可溶性固体。

（2）待测液体积——准确移取待测样本溶液的体积。

（3）总体积——提取样本时定容的总体积。

（4）取样质量——准确称取样本的质量。

（5）工作曲线——默认工作曲线/自建工作曲线。

（6）显色时间——显示反应的时间 15 分钟（或 3 分钟）。

（7）显色温度——显色时待测样本溶液的温度。

3. 记录 用于记录测量时选择保存的数据。通过按键实现记录。按"下一步"键，显示记录功能。包括查找、打印、删除、数据统计。

（1）查找 查找所需记录，通过按键选择编码、日期、浓度。

（2）打印 机器自身不具备打印功能，连接个人计算机后可进行打印。

（3）删除 删除记录中不需要的数据。其中包括删除一行、删除查阅区内、删除查阅区外、删除全部，通过按键选择和确认要删除的内容。

（4）数据统计 用于数据的分析、统计，其中，n 表示记录的个数，E 表示平均值，M 表示最大值，m 表示最小值，s 表示标准偏差。

4. 联机 选择此项功能后即可在个人计算机上控制仪器的各项操作。

5. 帮助 用于用户扩展工作内容、厂家维护仪器等。包括自建工作曲线、维护仪器、校正时钟、帮助等。其中，自建工作曲线用于用户自己配制亚硝酸盐标准，自己建立工作曲线进行亚硝酸盐的测量。包括工作曲线号、输入标准值、空白测量、输入吸光度、测量吸光度、标准点个数。

（三）食品中亚硝酸盐测定

1. 试剂 亚硝酸盐相关的一号至五号试剂。需注意所有亚硝酸盐试剂均需避光、低温（4℃左右）保存。

2. 操作步骤

（1）国标改良法

1）样本处理

①水溶性固体样本：准确称取约 1g 均匀样本后，置于 10ml 比色瓶中，加水溶解稀释至 5ml 刻度线，备用。

②其他固体样本：将适量的样本移入搅碎机容器内，按照其说明书安装好，搅碎 1 分钟，样本呈匀浆状。准确称取 1g 样本，连同称量纸一起放入 100ml 提取容量瓶中（带汁的固体先称入比色瓶中，再用水转移到提取容量瓶中），加入一号亚硝酸盐试剂一支，用搅拌棒搅拌均匀，然后加水稀释至 60ml 刻度线左右，于沸水浴（98～100℃）中加热 20 分钟后取出，冷却至室温，加入二号亚硝酸盐试剂一支，摇匀，再加入三号亚硝酸盐试剂一支，摇匀，加水至 100ml 刻度线处，摇匀，放置 30 分钟，上清液用滤纸过滤，弃去初滤液 20ml 后再滤出 10ml 以上作为待测溶液。

③液体样本：移取混合均匀的液体样本于干净并且干燥的提取容量瓶中至 100ml 刻度线处，用滤纸过滤出 10ml 以上作为待测溶液（如果样本为澄清液，则不用过滤）。

2）显色操作

①样本：用 5ml 移液器准确移取待测溶液 5.0ml，置于干燥过的白色刻度线比色瓶中，加入四号亚硝酸盐试剂一支后摇匀，静置 5 分钟后加入五号亚硝酸盐试剂一支，静止显色 15 分钟后测定。

②试剂空白对照：加水至干燥过的蓝色刻度线比色瓶的 5ml 刻度线处，再加入四号亚硝酸盐试剂一支后摇匀，静置 5 分钟后加入五号亚硝酸盐试剂一支，静止显色 15 分钟后测定。（样本与试剂空白对照同时操作）

（2）快速初筛法

1）样本处理

①水溶性固体样本：准确称取约 1g 均匀样本后，置于 10ml 比色瓶中，加水溶解稀释至 5ml 刻度线备用。

②其他固体样本：将适量的样本移入搅碎机容器内，按照其说明书安装好，搅碎 1 分钟样本呈匀浆状。准确称取 1g 样本，连同称量纸一起放入 100ml 提取容量瓶中（带汁的固体先称入比色瓶中，再用水转移到提取容量瓶中），加入一号亚硝酸盐试剂一支，用搅拌棒搅拌均匀，然后加水稀释至 60ml 刻度线左右，于沸水浴（98～100℃）中加热 20 分钟，取出，冷却至室温，加入二号亚硝酸盐试剂一支，摇匀，再加入三号亚硝酸盐试剂一支，摇匀，加水至 100ml 刻度线处，摇匀，用滤纸过滤，弃去初滤液 20ml 后再滤出 10ml 以上作为待测溶液。

③液体样本：移取混合均匀的液体样本于干净并且干燥的提取容量瓶中至 100ml 刻度线处，用滤纸过滤出 10ml 以上作为待测溶液（如果样本为澄清液，则不用过滤）。

2）显色操作

①样本：用 5ml 移液器准确移取待测溶液 5ml 置于干燥过的白色刻度线比色瓶中，加入四号亚硝酸盐试剂一支和五号亚硝酸盐试剂一支后，盖上比色瓶盖摇匀，于水浴（35℃±2℃）加热显色 3 分钟后测定。

②试剂空白对照：加水至干燥过的蓝色刻度线比色瓶的 5ml 刻度线处，再加入四号亚硝酸盐试剂一支和五号亚硝酸盐试剂一支后，盖上比色瓶盖摇匀，于水浴（35℃±2℃）加热显色 3 分钟后测定。（样本与试剂空白对照同时操作）

3. 测量操作

（1）选择"测量 亚硝酸盐"项目，旋紧试剂空白比色瓶（蓝色刻度线）定位器，擦净比色瓶外壁，放入比色槽中锁定。

（2）取下空白比色瓶，旋紧样本比色瓶（白色刻度线）定位器，擦净比色瓶外壁，将样本比色瓶放入比色瓶槽中锁定。显示器中出现的数值即为样本中亚硝酸盐的含量。如果还有样本要测定，可以换上所要测定的样本比色瓶。

4. 结果判定 当被测样本中亚硝酸盐含量超过国家允许限量时（快速初筛法），应采用国标改良法对样本进行重复检测，进一步确定检测结果。如果检测结果继续超过国家允许限量时，必须送有资质条件的质检部门进行确认或裁决。

（四）食品中硝酸盐测定

1. 所需试剂 硝酸盐试剂（强酸性溶液，使用时必须戴好防护手套和眼镜）

注意，所有硝酸盐试剂均需避光、低温（4℃左右）保存。

2. 操作步骤

（1）**样本处理** 准确称取 1g 样本（需经搅碎机搅碎呈匀浆状）于 20ml 具塞提取瓶中，用水稀释至 20ml 刻线处，放入沸水浴（98～100℃）中加热 10 分钟，取出，冷却至室温。然后用针头式过滤器过滤出约 1ml 溶液至一个干净并干燥的比色瓶中作为待测溶液。

将塑料连接管安装在注射器针头位置，吸取待过滤溶液约 10ml，取下塑料连接管，安装上针头式过滤器，将待测溶液过滤于一支干净并且干燥过的比色瓶中备用。

（2）**显色和测量操作**

1）用 3ml 塑料吸管向一个干净并干燥的比色瓶中滴加硝酸盐试剂至 5ml 刻线处，旋紧比色瓶定位器，擦净比色瓶外壁，将比色瓶放入比色瓶槽中锁定。选择"测量·硝酸盐"项目。

2）按退出键后取出比色瓶，用移液器移取待测溶液 200μl 至比色瓶中，旋紧比色瓶定位器，上下摇动 8 次，静置显色 5 分钟，将比色瓶放入比色瓶槽中锁定。画面上出现的数值即为样本中硝酸盐的浓度。

附　录

附录 1　不明原因肺炎病例调查表

附录 2　不明原因肺炎病例会诊记录单

附录 3　人感染 H7N9 禽流感病例调查表
————流行病学部分

附录 4　食品安全事故现场调查
和处理物资设备清单

附录 5　中华人民共和国疾病预防控制机构
文书————样本采集单

附录 6　食品安全事故个案调查登记表

附录 7　食品安全事故现场调查统计表

附录 8　食品安全事故食品加工
场所卫生学调查表

附录 9　食品安全事故调查报告

附录 10　疫点随时消毒和终末
消毒工作记录表

参考文献

[1] 夏保成，刘娇，夏元兴. 应急预案编制与管理 [M]. 北京：中国文史出版社，2020.

[2] 黄仁彬，李仕周，吴志坚. 医疗应急演练与救援 [M]. 北京：科学技术文献出版社，2018.

[3] 袁俊，谢朝军. 基于情景构建下的公共卫生应急演练实务 [M]. 广州：广东经济出版社，2022.

[4] 祝益民，吕传柱，曹钰. 卫生应急预案与演练 [M]. 北京：人民卫生出版社，2020.

[5] 王飞，郑晓翠，李鑫，等. 应急演练设计与推演 [M]. 北京：清华大学出版社，2020.

[6] 程玉兰，田向阳. 突发公共卫生事件健康教育实用技术与方法 [M]. 北京：人民卫生出版社，2017.

[7] 李群. 基层卫生人员常见传染病实用防控技术 [M]. 北京：人民卫生出版社，2018.

[8] 陆霓虹，杜映荣，刘贵明. 突发传染病防治手册 [M]. 云南：云南科技出版社，2020.

[9] 杨兴龙，庄英杰. 新突发传染病医院防控模式与流程 [M]. 北京：科学出版社，2022.

[10] 姜志宽，贾德胜，韩招久. 鼠疫的流行特点与防控对策 [J]. 中华卫生杀虫药械，2020，26（01）：8 - 15.

[11] 郭新彪，刘君卓. 突发公共卫生事件应急指南 [M]. 3 版. 北京：化学工业出版社，2022.

[12] 孙长颢. 营养与食品卫生学 [M]. 8 版. 北京：人民卫生出版社，2017.

[13] 邬堂春. 职业卫生与职业医学 [M]. 8 版. 北京：人民卫生出版社，2017.

[14] 于维森，高汝钦，孙健平. 常见职业中毒快速处置技术 [M]. 北京：人民卫生出版社，2016.

[15] 凌峰，屈志强，覃玉斌，等. 我国病媒生物防制研究进展 [J]. 医学动物防制，2020，36（04）：346 - 347，351.

[16] 蒋淑英，郭冬冬，张诗京. 法医鉴定中法医毒物的快速筛查与检测方法研究 [J]. 法制博览，2022（31）：94 - 96.

[17] 王楠，刘满祥. 投毒案件现场毒物快速检验方法的研究进展 [J]. 中国司法鉴定，2018（05）：64 - 67.